中医基础学科
图表解丛书

中医基础理论图表解

（第4版）

周学胜　编著

人民卫生出版社
·北　京·

图书在版编目(CIP)数据

中医基础理论图表解 / 周学胜编著. —4 版. —北京：人民卫生出版社，2022.8
(中医基础学科图表解丛书)
ISBN 978-7-117-33408-2

Ⅰ. ①中… Ⅱ. ①周… Ⅲ. ①中医医学基础－中医学院－教学参考资料 Ⅳ. ①R22

中国版本图书馆 CIP 数据核字(2022)第 134370 号

中医基础学科图表解丛书——中医基础理论图表解
Zhongyi Jichu Xueke Tubiaojie Congshu
Zhongyi Jichu Lilun Tubiaojie
第 4 版

编　　著：周学胜
出版发行：人民卫生出版社（中继线 010-59780011）
地　　址：北京市朝阳区潘家园南里 19 号
邮　　编：100021
E - mail：pmph @ pmph.com
购书热线：010-59787592　010-59787584　010-65264830
印　　刷：北京汇林印务有限公司
经　　销：新华书店
开　　本：710 × 1000　1/16　**印张：**25　**插页：**2
字　　数：422 千字
版　　次：2000 年 3 月第 1 版　2022 年 8 月第 4 版
印　　次：2022 年 10 月第 1 次印刷
标准书号：ISBN 978-7-117-33408-2
定　　价：79.00 元
打击盗版举报电话：010-59787491　E-mail：WQ @ pmph.com
质量问题联系电话：010-59787234　E-mail：zhiliang @ pmph.com
数字融合服务电话：4001118166　E-mail：zengzhi @ pmph.com

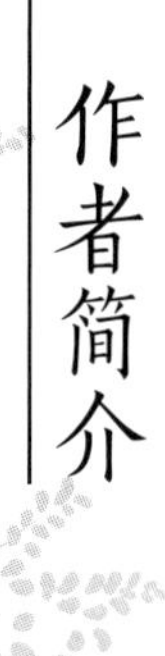

作者简介

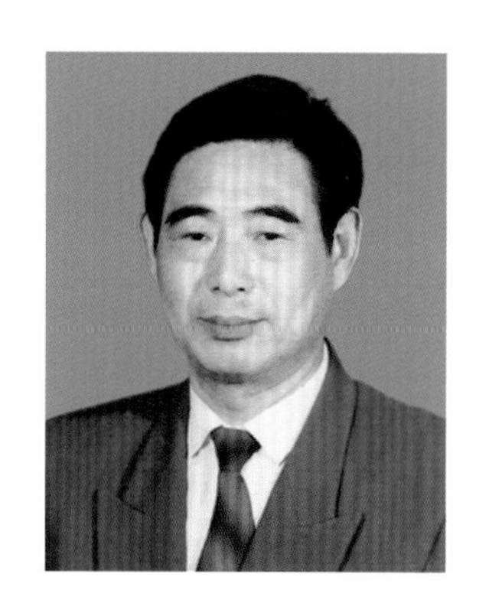

周学胜教授，生于 1940 年 4 月，江苏省建湖县人。1962—1968 年就读于南京中医学院（现为南京中医药大学）医疗系（学制 6 年）。1968—1972 年在江苏省灌南县从事中医临床医疗卫生工作。1972 年至今，先后在江苏新医学院、南京中医药大学从事中医基础理论教学、临床及研究工作。曾先后任讲师、副教授、教授职称。曾担任南京中医药大学中医基础理论教研室主任，江苏省中医基础理论重点学科行政负责人。曾受聘为教育部高等学校本科教学工作水平评估专家组专家，被江苏省高等教育自学考试指导委员会聘请为高等教育自学考试命题老师。曾担任中国中医药学会传统生命学分会第一届全国委员，江苏省中医药学会第一届基础理论专业委员会副主任委员等职。

从事中医基础理论教学、临床及研究工作 50 余年，坚持教学与临床实践相结合，基础理论扎实，临床经验丰富。注重教学方法与教学手段的研究，曾主持江苏省教育科学规划研究课题——“中医基础理论光电显示教具的研制”和江苏省中医药高等教育研究课题——“中医基础理论图示教学法研究”等课题。在国家级与省级学术期刊上发表学术论文 40 余篇。多次获得优秀教学成果奖和优秀论文奖。独立编写和参与编写并出版的论著，有《中医基础理论图表解》《中医基础理论》（教参、高参）、《中医学基础》（教参）、《黄帝内经素问译释》以及《吴中医集·方药类》（《脉药联珠》点校）等 10 余部。

第 4 版编写说明

《中医基础理论图表解》自 2000 年 3 月首次出版以来，已 3 次修订再版发行，并翻译成英文等版本在国际上发行，深得广大读者和网友的认可与点赞。有的读者对此书提出了很好的建议，在此致以衷心感谢。

对此书前 3 版各个章节主要知识点的阅读学习，分为三个部分。一是现代语言的论述部分，通过对简明通俗、精练准确的现代语言论述内容的学习，掌握知识点的基本概念及理解与应用，这是主要的。二是图表部分，通过形象直观的示意图表的解释、归纳，能起到帮助理解、加深印象与记忆的作用。三是原文解读部分，能适应不同层次读者的需要，了解该知识点的渊源之处。如此阅读，为深奥抽象、难理解、难记忆的中医基础理论的学习，把握了方向，找到了路径，能收到事半功倍之效。这就是本人编写此书的初心所在。

由于《中医基础理论》教材的修订再版，为了能使《中医基础理论图表解》更好地与新教材相匹配，满足广大读者的需求，再次编写第 4 版《中医基础理论图表解》。

全国各高等中医药院校使用的《中医基础理论》教材版本虽不完全统一，教材章节内容及次序也不尽相同，但经过多年的教学实践与数次编写，在整体内容上没有多大出入。《中医基础理论图表解》的此次编写修订，保持原版特色，章节内容及体例上不做大变动，而主要是做如下修改：一是对现代语言论述部分，做些内容补充，使其知识点的应用更具有实践性。再则，对语言文字做修改。二是对图表部分，根据修改后的内容，做相应的改动。三是对原文解读部分，选择紧扣知识点的原文。对原文较长或以后有关课程学习的内容做了删减，并对一些难懂的词语及其意义增加解释。此外，在每章之后立本章【学习要点提示】，系根据各章节内容及本科教学大纲的教学要求，提出对本章内容的重点掌握与一般了解的学习要求提示，使读者学有目的。

《中医基础理论图表解》经过4版修订，其内容更具有系统性、完整性，知识面更广泛，剖析更深透，是初学中医者的引路入门之书，是教学、临床及研究人员难以觅得的参考之书。

此次修订，本人虽尽了主观努力，但因限于个人水平，疏漏及不当之处在所难免，殷切希望广大读者予以批评指正。

周学胜

2021年12月

于南京中医药大学

第3版编写说明

中医基础理论是学习中医的第一门课程，只有打牢基础，才能学好中医。在学习中医基础理论的过程中，《中医基础理论图表解》能帮助初学者解决“难理解、难记忆”的问题，因而，此书1版、2版自出版以来，深受广大读者喜爱，多次重印。此次为满足广大读者的需求，为适应教材的更新及教学内容不断深入的需要，编写第3版《中医基础理论图表解》。

此次编写，在保持原版特色的基础上，参考全国高等中医药院校使用的《中医基础理论》教材，主要做如下修改：一是对知识点的内容做了修改补充，使其内容更全面，说理更清楚，证据更充分，层次更分明。二是对《内经》等古典论著的原文部分，立【原文解读】标题，选用与知识点内容相关的、针对性强的、精练的原文，以说明该知识点（观点）的出处，或作简要解释。此既能保持中医基础理论的传统特色，也能适应不同层次读者的需要。三是根据修改后的内容，对图表部分进行相应修改。

由于个人水平所限，书中不当之处在所难免，敬请读者在使用的过程中，提出宝贵意见，以便进一步修改提高。

周学胜

2011年5月

于南京中医药大学

第2版编写说明

《中医基础理论图表解》是与《中医基础理论》教材相匹配的教学参考书。本书自2000年3月出版以来，已6次印刷，颇受广大读者的欢迎。鉴于新世纪的教材更换，《中医基础理论》新版教材，在内容、体例等方面有了较大变动，为了使《中医基础理论图表解》与新教材相配套，编写第2版《中医基础理论图表解》。

此次编写，在体例方面，为与新教材相配套，设立章、节标题。在内容方面，第1版对未有图表解释的有关内容没有收纳，为保持中医基础理论内容的系统性和完整性，凡新教材各个章节的主要知识点，都列为本书的编写内容，并尽量绘制图表解释。

对每个章节的主要知识点的编写，保持第1版特色。即在内容与形式上，包括三个方面：一是现代语言的论述，做到语言简明精练，文字通俗，表述准确，概括全面。为避免文白混杂，在现代语言论述中，尽量不引用古典原著。二是在现代语言论述之后，集中引用具有针对性的《内经》等古典医籍原文。既作为理论依据，又能适应不同层次读者的需要。三是绘制形象、直观的示意图或表进行解释、归纳，以进一步帮助理解，并能加深印象与记忆。

第2版《中医基础理论图表解》的编写，以《中医基础理论》新版教材为依据，内容更加系统、完整，对中医基础理论主要知识点的阐述更加确切，图表特色更加明显。但因个人水平所限，虽尽了主观努力，而仍然存在着不足之处。为此，殷切地希望广大读者予以批评指正，以便今后充实、改进。

周学胜

2003年9月

于南京中医药大学

第1版编写说明

中医基础理论，渊源于《内经》，有些内容，其理论较深奥，说理较抽象。学生学习时，感到较枯燥，难理解，难记忆。而用“示意图”等能引起学生的学习兴趣，并能加深理解和记忆。从人的高级神经活动的规律来看，凡是新颖的、直观的、生动形象的刺激，最易引起大脑皮层的兴奋，形成记忆优势的兴奋灶，引起学习的兴趣，就可以加强理解和记忆。教师在教学中，根据教学内容，设计各种形象直观的诸如形象图、示意图、逻辑图、专用图，以及归纳、分类图表等，进行讲解，不仅能使抽象概念形象化，深奥理论通俗化，理性认识感性化，复杂问题条理化，而且使讲课“声形并茂”，学生“视听结合”，起到“百闻不如一见”的作用。为此，编写《中医基础理论图表解》一书。

《中医基础理论图表解》的编写，本着既要有系统性，又要重点突出；图表绘制既要有理论根据，又要形象直观的原则。本书根据现行的《中医基础理论》教材，对有关章节及重点、难点内容，设计各种形象、直观的图表进行解释。除绘制各种图表外，还引用《内经》《难经》等古代经典中的论说，既保持中医基础理论的传统特色，又为中医基础理论的溯源做了一些探索。因此，此书不仅是学生学习中医的学习参考书，而且是教师从事中医基础理论教学的教学参考书，同时，对从事中医临床及研究人员，也有一定的参考价值。

本书是本人多年从事中医基础理论教学及研究的经验与体会的总结。中医基础理论，源远流长，内容丰富。在此，只是以图表形式对中医基础理论中的主要内容进行解释。由于对中医基础理论中的某些概念的认识不统一，用图表形式解释又是新的尝试，再加上个人水平所限，因此，疏漏及不当之处在所难免，敬请读者批评指正，以便今后修正提高。

周学胜

1998年8月

于南京中医药大学

目录

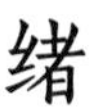

绪论

中医学是发源于中国古代的、以其独特理论为指导的、以整体观念和辨证论治为诊疗特点的、以中药为主要治病手段的一门医学科学。它是研究人体结构、生理、病理以及疾病诊断和防治的一门综合科学。

中医学有数千年的历史，是中华民族在长期的生产和生活实践中同疾病作斗争的经验总结，是我国优秀文化遗产的重要组成部分。

中医学在长期的医疗实践中与其他学科相互渗透、相互影响，形成了独特的理论体系，积累了丰富的防治疾病的经验，为中国人民的健康事业和中华民族的繁衍昌盛做出了巨大贡献。

一、中医学理论体系的形成和发展

中医学理论体系，是包括理、法、方、药在内的一个整体。是关于中医学的基本概念，基本原理和基本方法的科学知识体系。它是以阴阳、五行和精气学说为哲学基础，以整体观念为主导思想，以脏腑经络及精气血津液为生理病理学基础，以辨证论治为诊疗特点的独特的医学理论体系。

（一）中医学理论体系的形成（图绪-1）

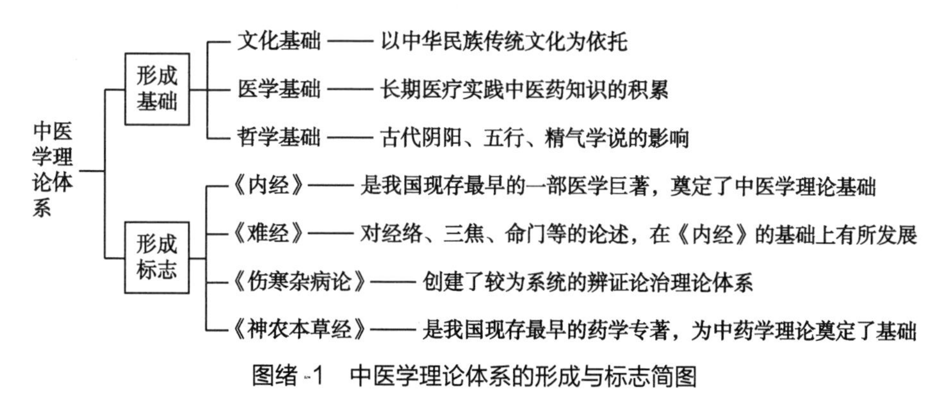

图绪-1　中医学理论体系的形成与标志简图

中医学发源于先秦，其理论体系形成于战国到秦汉时期。

1. 中医学理论体系形成的基础 中医学理论体系是在中华民族传统文化的基础上，通过长期的医疗知识的积累和理论总结，在中国古代哲学思想的影响和指导下而形成的。

（1）社会文化基础：医学的起源是人类文化发育的结果。中华民族从春秋战国到秦汉这一历史时期，社会的变革，生产水平的提高，哲学、农学、天文、物候、植物、矿物、冶炼等各学科都有了发展，并形成诸子百家的学术争鸣局面，这为中医学理论体系的形成奠定了有利的社会文化基础。

中国历史悠久，文化博大精深。中医学对人的生命活动，人体的组织结构与功能，疾病的病因与病理，以及疾病的预防与治疗等的认识，都受到中华民族文化的深刻影响。

（2）医药知识的积累：中医学理论体系的形成，经历了一个漫长的历史时期。中华民族的祖先，在长期的生产斗争、生活实践和医疗实践中，不断地和疾病作斗争，逐步积累了原始的医药知识，掌握了诊疗疾病方法，为中医学理论体系的形成奠定了丰富的医学基础。

医学知识的大量积累，客观上需要整理、总结，使之系统化、理论化，加之社会文化的发展，为其提供了有利的条件，有古代哲学思想的影响与指导，在众多医学家的共同努力下，著成了我国现存最早的医学巨著——《黄帝内经》（简称《内经》）。

（3）古代哲学思想的影响：任何一门自然科学的形成和发展都离不开哲学，必须受着哲学思想的支配和制约。特别是古代，哲学与自然科学尚未彻底分开之时，二者显得尤为密切。那时的医家，就很自然地以当时盛行的哲学思想，对人类生命的起源和本质，健康和疾病等进行探索。

对中医学理论体系形成具有深刻影响的哲学思想，主要有阴阳学说、五行学说和精气学说。古代医学家，以这些朴素的唯物论和辩证法为指导，将丰富的医学知识，结合当时的自然科学成就，加以总结，使之系统化，并从感性认识上升到理性认识，而形成中医学理论。中医学运用哲学的概念和方法，去观察事物，借以阐明中医学中的一系列问题，并贯穿于中医学理论体系的各个方面，使之成为中医学理论体系的重要组成部分。

2. 中医学理论体系形成的标志 《内经》《难经》《伤寒杂病论》《神农本草经》（被称为中医四大经典）等医药典籍的问世，标志着中医学理论体系的基本确立。

《内经》,包括《素问》和《灵枢》两部,是我国现存最早的一部医学巨著,是先秦至西汉时期医学经验和理论的总结。该书全面而系统地论述了中医学的思维方法,人与自然的关系,人体的结构、生理、病理以及疾病的诊断和防治等,为中医学理论体系的确立奠定了基础。

《内经》注重整体观念,既强调人体自身是一个有机整体,又强调人与自然环境、社会环境密切相关;系统地将古代哲学思想引入医学领域,作为思维方法以解释人体生命的产生及过程,疾病发生的原因、机制及诊断、防治等;较详细地阐述了脏腑组织等的生理功能,经络系统的组成内容、分布及功能,构建了藏象、经络理论。《内经》不但为中医学理论体系的确立奠定了基础,同时也是中医学在理论与实践方面继续发展的基石。

《难经》是一部可与《内经》相媲美的古典医籍,相传系秦越人(扁鹊)所作。该书以论述基础理论为主,采用问答形式,对脏腑、经络、脉学、病理、针法等内容进行阐述。其中对经络、命门、三焦等的论述,在《内经》的基础上有所发展。《难经》与《内经》同为后世指导临床实践的重要理论性著作。

《伤寒杂病论》为东汉张仲景所著,是我国第一部临床医学专著,后被分为《伤寒论》与《金匮要略》两部,前者以六经辨伤寒,后者以脏腑论杂病。全书内容概括了中医学的望、闻、问、切四诊,阴、阳、表、里、寒、热、虚、实八纲,以及汗、吐、下、温、清、和、消、补八法,理、法、方、药齐备,创建了辨证论治体系,使中医学的基础理论与临床实践紧密地结合起来,为临床医学的发展,奠定了坚实的基础。

《神农本草经》,托名神农所著,成书于汉代。它是我国现存最早的药学专著。该书共收集药物365种,根据药物功效与毒性的大小而分为上、中、下三品,记载了药物的性能、主治,提出了四气(寒、热、温、凉)、五味(辛、甘、酸、苦、咸)、七情(单行、相须、相使、相畏、相恶、相反、相杀)和合等药物学理论,为临床用药和组方提供了依据,为中药理论体系的形成和发展奠定了基础。

从《内经》《难经》《伤寒杂病论》《神农本草经》等医学典籍所载的内容来看,已形成了中医学的理、法、方、药为一体的独特的医学理论体系。

(二)中医学理论体系的发展

中医学理论体系的建立,促进了医学在理论与实践方面的发展。其发展,反映了相应历史时期的文化科学技术水平。

1. 魏晋隋唐时期 这一时期的医家,既重视继承整理《内经》《伤寒杂病

论》等经典著作，阐发其理论，又重视总结临床经验，揭示疾病现象与本质的关系，并使之上升为理论。如：

晋·王叔和编撰的《脉经》，是我国第一部脉学专著。该书首次从基础理论到临床实践，对中医脉学进行了全面系统的论述，丰富了脉学的基本知识和理论。

晋·皇甫谧编撰的《针灸甲乙经》，是我国现存最早的针灸学专著。

隋·巢元方编撰的《诸病源候论》，是我国第一部病因、病机和证候学专著。

唐·孙思邈编撰的《备急千金要方》和《千金翼方》，详述了唐以前的医学理论、方剂、诊法、治法、食疗等，代表了盛唐时期的医学发展水平，可称为我国第一部医学百科全书。

2. 宋金元时期 南宋·陈言（陈无择），在汉·张仲景《金匮要略》“千般疢难，不越三条”和晋·葛洪《肘后备急方》“三因论”的基础上，结合自己的临床实践，著成《三因极一病证方论》（简称《三因方》）一书，提出“三因学说”，系统阐述三因理论，对后世病因学的分类及发展，有深远的影响。

金元时期，以刘完素、张从正、李杲、朱震亨等医家为代表，对中医学理论的发展做出了重要贡献，后人尊称为“金元四大家”。（表绪-1）

表绪-1 “金元四大家”学派简表

代表医家	主要学术观点	学术派别	代表著作
刘完素	倡导火热论，认为百病皆因火热，治疗用药多以寒凉清热	寒凉派	《素问玄机原病式》 《素问病机气宜保命集》
张从正	倡导攻邪论，认为邪非人身所有，治病以汗、吐、下三法攻邪为主	攻邪派	《儒门事亲》
李杲	创立脾胃论，认为“内伤脾胃，百病由生”，治疗重在调补脾胃	补土派	《脾胃论》 《内外伤辨惑论》
朱震亨	创立相火论，认为“阳常有余，阴常不足”，治病以滋阴降火为主	滋阴派	《格致余论》

刘完素（字守真，河间人，后人尊称刘河间），创河间学派。倡导“火热论”，提出“六气皆从火化”“五志过极皆为热甚”，百病皆因火热的学术观点，用药多以寒凉清热，后人称其为“寒凉派”（河间学派）。代表著作有《素问玄机原病式》《素问病机气宜保命集》等。

张从正（字子和），倡导“攻邪论”。认为邪非人身所有，主张“邪去正自安”，治病以汗、吐、下三法攻邪为主，后人称其为“攻邪派”。代表著作为《儒门事亲》。

李杲（字明之，号东垣老人，后人尊称李东垣），创立“脾胃论”。提出“内伤脾胃，百病由生”的学术观点，治病重在调补脾胃，后人称其为“补土派”（脾胃学派）。代表著作有《脾胃论》《内外伤辨惑论》等。

朱震亨（字彦修，号丹溪翁，后人尊称朱丹溪），创立“相火论”。提出“阳常有余，阴常不足”的学术观点，治病以滋阴降火为主，后人称其为“滋阴派”。代表著作为《格致余论》。

3．明清时期 明清时期，中医学的发展，既有对中医学理论和经验的综合整理，编撰了大量的医学全书、丛书和类书，又有许多重大意义的医学创新与发明。如明代命门学说的产生，为中医学的藏象理论增添了新的内容；明清时期温病学说的形成和发展，是中医学理论的创新与突破。

在温病学说的形成和发展过程中，明代的吴存性及清代的叶桂、薛雪、吴瑭、王士雄等医家做出了卓越的贡献。

吴存性（字又可）著《温疫论》，创“戾气说”，对温病学的病因提出新的概念。

叶桂（字天士）著《温热论》，阐明温热病发生、发展规律，创建了温热病的卫气营血辨证理论。

薛雪（字生白）著《湿热病篇》，指出湿热之病与伤寒、温病不同，对湿热病的病因、症状、传变规律、治则治法等作了阐述。

吴瑭（字鞠通）著《温病条辨》，创立了温热病的三焦辨证理论。

王士雄（字孟英）著《温热经纬》，撰写温病学说，使温病学说逐渐走向系统与完善。

此外，清代王清任著《医林改错》，改正了古医籍中在人体解剖方面的某些错误，并对瘀血理论的发展做出了卓越的贡献。

4．近代与现代 近代时期（1840～1949 年）：鸦片战争以后，随着社会制度的变更，西方科技文化的传入，使中医学理论的发展，形成了新旧并存，中西混杂的趋势：一是继续走收集和整理前人的学术成果之路；二是出现了中西汇通和中医理论科学化的思潮。

现代时期（1949 年至今）：中华人民共和国成立以后，国家制定中医政策，大力提倡中西医结合，中医学理论经过梳理研究而更加系统、规范。用多学科方法研究中医学，将中医学理论纳入现代科学研究序列，使中医学理论体系的研究有了较为深入的发展。

二、中医学的基本特点

中医学在对人体的生理功能和病理变化的认识上，以及在疾病的诊断和治疗等方面，有许多特点，概括起来，主要有整体观念和辨证论治两个基本特点。

（一）整体观念（图绪-2）

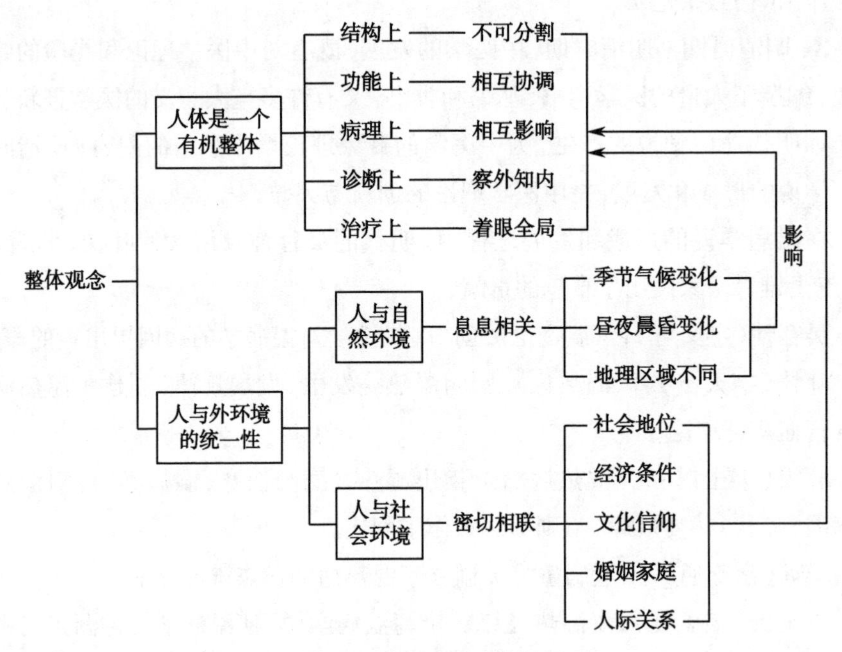

图绪-2　整体观念内容简图

整体观念的概念：整体观念，是关于事物和现象的完整性、统一性和联系性的认识。

中医学的整体观念，则是关于人体自身的完整性以及人与外环境之间的统一性和联系性的认识。

整体观念贯穿于中医学的生理、病理、诊法、辨证、养生、防治等各个方面，是中医学基础理论和临床实践的指导思想。

中医学整体观念的内容：主要包括人体内部的统一性和人与外环境的统一性两个方面。

1. 人体是一个有机的整体　人体是一个有机的整体，体现在以下几个方面：

（1）结构上的整体性：在组织结构上，构成人体的各个组成部分，或是通过脏腑组织器官之间的相互连接，或是通过经络系统的沟通联络，形成了在组织结构上不可分割、相互关联的整体。

（2）功能上的整体性：在生理功能上，构成人体的各个脏腑组织器官，虽各有不同的生理功能，但彼此之间是相互联系、相互为用、相互制约的统一体。

整体观念认为，人体的正常生理活动，既要依靠各个脏腑组织发挥各自的功能，又要依靠脏腑组织之间相辅相成的协同作用和相反相成的制约作用，才能维持其生理功能的协调平衡。而每个脏腑组织各自不同的功能，又必须是在整体活动下的分工合作。这就是人体局部与整体的统一。

（3）病理上的整体性：中医学以整体观念来分析疾病的病理变化规律，主要体现在病变的相互影响和传变方面。认为内脏有病可以相互影响，内脏有病可以影响到相应的形体官窍，形体官窍局部病变可以影响到内脏，把局部病理变化与整体病理反应统一起来。

（4）诊断上的整体性：由于人体各脏腑、经络、形体、官窍在生理与病理上是相互联系、相互影响的，因而在诊察疾病时，就可以通过观察分析形体、官窍、色脉等外在的病变表现，推测内在脏腑的病理变化，四诊合参，审察内外，察外知内，从而做出正确诊断，为治疗提供依据。

（5）治疗上的整体性：由于人体是一个有机整体，局部病变常是整体病理变化在局部的反映。因此，治疗疾病必须着眼于全局，从整体出发，在探求局部病变与整体病变的内在联系的基础上，采取相应的治疗原则和方法。如舌赤糜烂患者，可用清心泻小肠火的方法进行治疗，这是因为心开窍于舌，心与小肠相表里，舌赤糜烂是由心与小肠火盛所致的缘故。

总之，人体以五脏为中心，通过经络系统，将六腑、五体、五官、九窍、四肢百骸等全身组织器官有机地联系起来，构成了一个表里相连，上下沟通，密切联系的统一整体。人体各个脏腑、形体、官窍，各有不同的结构和功能，它们不是孤立的，而是相互关联、相互制约、相互为用的。因此，构成人体的各个部分之间，在结构上，是相互联系不可分割的；在生理功能上，是相互协调、彼此为用的；在病理变化上，又是可以相互影响的；在疾病的诊断上，从整体出发，察外知内，知此及彼；在治疗上，考虑相互联系关系，着眼全局，制定治疗方法，从整体上对病变部分进行调节。

【原文解读】

《孟子·告子下》曰:“有诸内,必形诸外。”

《灵枢·本脏》曰:“视其外应,以知其内脏,则知所病矣。”

以上原文所述,就是在诊断疾病时察外知内的理论根据及例证。

《素问·阴阳应象大论》曰:“善用针者,从阴引阳,从阳引阴,以右治左,以左治右。”“从阴引阳”:病在阳,从阴以诱导之。“以右治左”:取右边(腧穴)以治疗左边的病。

《灵枢·终始》曰:“病在上者下取之,病在下者高取之。”

以上原文所述,就是在整体观念指导下确立的治疗方法。

2. 人与外环境的统一性 中医学的整体观念,既强调人体内部的统一性,又注重人与外环境的统一性。所谓外环境,是指围绕着人类的外部世界,一般可分为自然环境和社会环境,是人类赖以生存和发展的社会和物质条件的综合体。

(1)人与自然环境息息相关:人类生活在自然界中,自然界存在着人类赖以生存的必要条件。同时,自然界的变化又可直接或间接地影响人体,人体也必然相应地发生生理性反应或病理性变化。

自然环境因素,主要包括季节气候变化,昼夜晨昏变化,地理环境等,对人体的生理活动、疾病变化,以及疾病的诊断、治疗,都有一定的影响。

【原文解读】

《灵枢·邪客》曰:“人与天地相应者也。”

《灵枢·岁露论》曰:“人与天地相参也,与日月相应也。”

以上原文,提出“天人相应”观点,就是说人与自然环境息息相关。“天地”,即自然。

1)季节气候变化对人体的影响:生理上,一年四季气候呈现出春温、夏热、秋凉、冬寒的变化规律。因而人体在生理活动上,也相应地发生春生、夏长、秋收、冬藏的适应性的调节变化,使机体的阴阳消长与季节气候的阴阳消长相和谐。如人体的气血运行、水液代谢、脉象变化等也会随着季节气候变化而有相应的适应性改变。

病理上,若季节气候变化异常,人体不能适应其变化,就会发生季节性多发病或季节性流行病。

因此，在诊察疾病时，要考虑季节气候因素。治疗疾病时，就要遵循“因时制宜”的原则。

【原文解读】

《灵枢·五癃津液别》曰：“天暑衣厚则腠理开，故汗出……天寒则腠理闭，气湿不行，水下留于膀胱，则为溺与气。”“腠理”，即皮肤肌肉的纹理，此指汗孔。“溺（niào 尿）”，即小便。是说在天气暑热或衣着过多时，人体的汗孔开张，出汗以散热；在天气寒冷时，人体的汗孔密闭，少汗以保温，必须排泄的水液就下流于膀胱从小便排出。指出气候变化与人体的体温调节、水液代谢（汗、尿变化）有着密切关系。

《濒湖脉学》曰：“春弦夏洪，秋毛冬石，四季和缓。”指出季节气候变化对脉象的影响。

《素问·金匮真言论》曰：“春善病鼽衄，仲夏善病胸胁，长夏善病洞泄寒中，秋善病风疟，冬善病痹厥。”“鼽（qíu 求）”，鼻塞流涕。“衄”，鼻出血。举例说明季节气候变化与发病的关系。

2）昼夜晨昏变化对人体的影响：生理上，天人相应观认为，不仅一年四季气候变化对人体有影响，而且一日之中昼夜晨昏变化对人体也有影响。如体温的升与降，精神的兴奋与抑制等方面，都能明显地表现出来。就人体阳气而言，《内经》提出，早晨人体阳气开始活跃于体表，中午阳气最旺盛，傍晚体表阳气逐渐衰少，夜半阳气入藏于里。因此说，昼夜晨昏之中，自然界阴阳的消长变化，人体亦与之相应。（图绪 -3）

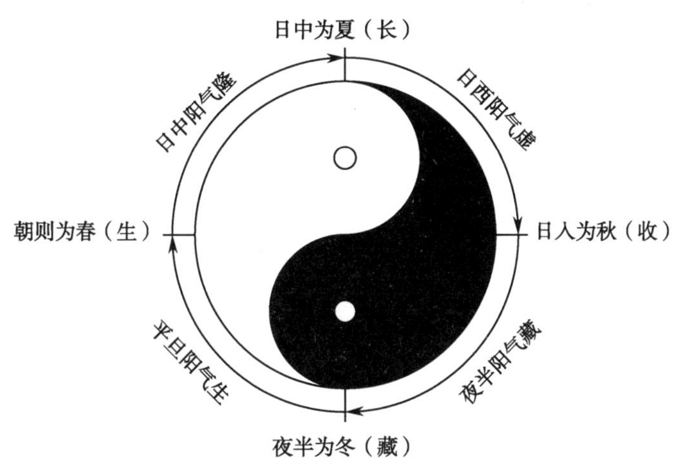

图绪 -3　昼夜晨昏人体阳气消长变化示意图

病理上，昼夜晨昏变化对疾病也有一定的影响。一般疾病，大多是白天病情较轻，夜晚较重。疾病过程中的邪正盛衰变化，影响着病情变化。一般为：正气胜，邪气衰，则病情好转；邪气胜，正气衰，则病情加重。而人体阳气（正气）的盛衰变化又与昼夜晨昏的阴阳消长变化相应，即为早晨、中午、黄昏、半夜，人体的阳气存在着生、长、收、藏的变化规律，并影响着疾病过程中的邪正盛衰关系，因而疾病亦随之有"旦慧、昼安、夕加、夜甚"的变化。（表绪-2）

表绪-2　昼夜晨昏之中邪正消长变化与病情关系表

	早晨（朝）	中午（日中）	黄昏（夕）	夜半
人气（正气）	始生	长	始衰	入藏
病气（邪气）	衰	败（正胜邪）	始生	独居于身
病情	旦慧	昼安	夕加	夜甚

注：以上是病情随着昼夜晨昏变化的一般情况，临床时，还要根据疾病的性质及其具体情况进行分析。

【原文解读】

《灵枢·顺气一日分为四时》曰："春生、夏长、秋收、冬藏，是气之常也，人亦应之。以一日分为四时，朝则为春，日中为夏，日入为秋，夜半为冬。"（图绪-3）

《素问·生气通天论》曰："故阳气者，一日而主外，平旦人气生，日中而阳气隆，日西而阳气已虚，气门乃闭。"（图绪-3）"平旦"，早晨日出。"日西"，黄昏日落。"气门"此指汗孔。这种人体阳气白天多趋向于表，夜晚多趋向于里的现象，反映了人体随昼夜阴阳的盛衰变化而出现的适应性调节。

《灵枢·顺气一日分为四时》曰："夫百病者，多以旦慧、昼安、夕加、夜甚，何也？岐伯曰：四时之气使然。……朝则人气始生，病气衰，故旦慧；日中人气长，长则胜邪，故安；夕则人气始衰，邪气始生，故加；夜半人气入藏，邪气独居于身，故甚也。"（表绪-2）"慧"，智慧，聪明。此指神志清爽。中午之前，人身阳气随自然之阳气的渐生而渐旺，故病较轻；午后至夜晚，人身阳气又随自然之阳气的渐退而渐衰，故病较重。

3）地域环境对人体的影响：生理上，地域环境是人类生存环境的要素之一。在不同的地域，由于地势、气候、水土、物产、人文风俗及其生活习惯的不同，在一定程度上对人体产生影响，形成体质上、生理功能上的不同特点。如东南之域，地处卑下，气候温暖而湿润，故人体腠理多疏松；西北之域，地处高原，气候寒冷而干燥，故人体腠理多致密。又如长期居处某地的人，一旦迁居异地，身体常感到不适应或生病，称为“水土不服”。但经过一段时间后，也就逐渐适应了。这不仅说明自然环境对人体有影响，也说明人体具有适应自然环境的能力。

病理上，地理环境的不同，对疾病也有一定的影响。某些地方性疾病的发生，与地域环境的差异密切相关。

所以，中医诊治疾病，必须遵循“因地制宜”的原则。在《内经》中，较详细地阐述了“异法方宜”的观点。（表绪 -3）

表绪 -3　地域不同对体质、疾病及治疗的影响（异法方宜论）简表

地域	环境及生活习惯	体质	疾病	治疗
东方	鱼盐之地，海滨傍水，食鱼而嗜咸	黑色疏理	痈疡	宜砭石
西方	金玉之域，沙石之处，华食而脂肥	较壮（邪不能伤其形体）	病生于内	宜毒药
北方	天地所闭藏之域，野处而乳食	较壮	脏寒生满病	宜灸焫
南方	天地所长养，阳之所盛，嗜酸而食胕	致理而赤色	挛痹	宜微针

【原文解读】

《素问·异法方宜论》曰：“东方之域……鱼盐之地，海滨傍水，其民食鱼而嗜咸……故其民皆黑色疏理，其病皆为痈疡，其治宜砭石。”“疏理”，腠理疏松。

“西方者，金玉之域，沙石之处……其民华食而脂肥，故邪不能伤其形体，其病生于内，其治宜毒药。”

“北方者，天地所闭藏之域也……其民乐野处而乳食，脏寒生满病，其治宜灸焫。”“灸焫（rùo 弱）”，即灸法。王冰：“火艾烧灼，谓之灸焫。”

“南方者，天地所长养，阳之所盛之处……其民嗜酸而食胕，故其民皆致理而赤色，其病挛痹，其治宜微针。”“胕（fǔ 府）”，同“腐”，指经过发酵腐熟的食物。“挛痹”，筋脉拘急，经气痹阻，麻木不仁。（表绪 -3）

《医学阶梯》曰：“故善疗疾病者，必先别方土，方土分别，远迩高卑，而疾之盛衰，人之强弱，因之矣。”“方土”，即地域。“迩”，近也。“卑”，低下。

《医学源流论·五方异治论》曰：“人禀天地之气以生，故其气体随地不同。西北之人，气深而厚，凡受风寒，难于透出，宜用疏通重剂；东南之人，气浮而

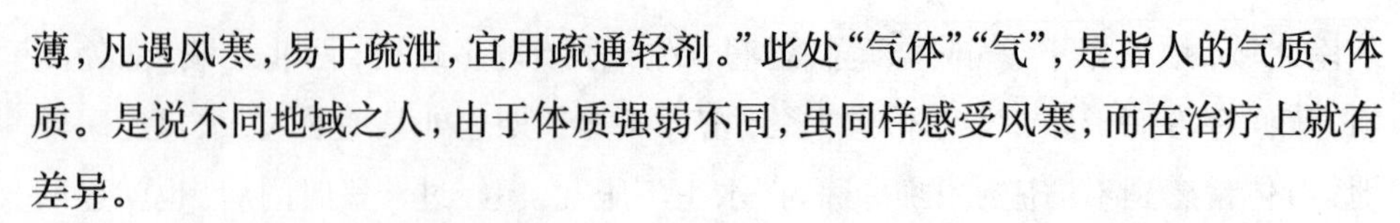

薄，凡遇风寒，易于疏泄，宜用疏通轻剂。”此处“气体”“气”，是指人的气质、体质。是说不同地域之人，由于体质强弱不同，虽同样感受风寒，而在治疗上就有差异。

（2）人与社会环境密切相联：人既有自然属性，又具有社会属性。人的生命活动，不仅受到自然环境变化的影响，而且受到社会环境变化的制约。社会环境，包括社会的政治、经济、文化、宗教、法律、家庭、婚姻、人际关系等社会因素。社会环境因素的不同或变动，直接或间接影响着人们的身心健康，和人体的各种生理功能、心理活动、疾病的发生与变化以及治疗等，都有着密切关系。

一般说来，良好的社会环境，有力的社会支持，融洽的人际关系，可使人精神振奋，勇于进取，而有利于身心健康；不利的社会环境，如家庭纠纷，邻里不和，同事或上下级之间的关系紧张等，可使人精神压抑，或紧张，或恐惧，从而危害身心健康，易引发某些身心疾病，如精神焦虑、头痛、头晕、失眠、消渴、肥胖、胸痹等病变。

【原文解读】

《素问·疏五过论》曰：“凡未诊病者，必问尝贵后贱，虽不中邪，病从内生，名曰脱营；尝富后贫，名曰失精。”“尝贵后贱”，是说以前地位高贵而现在失势低贱。“尝富后贫”，是说以前富有而现在贫穷。“脱营”，古病名，为情志抑郁而致血少脉虚的病证。“失精”，古病名，为情志抑郁而致精气耗损的病证。说明社会地位及经济状况的剧烈变化，常可导致人的精神情志等病变。

（二）辨证论治

1. 病、证、症的概念　中医学的诊疗特点，是强调“辨证论治”，而不是强调一方一药治一病的“辨病治疗”，也不是针对具体症状而治的“对症治疗”。因为病、证、症的概念有区别。

病，即疾病，是机体在一定条件下，由致病因素引起的一种复杂而有一定表现形式和发展规律的病变过程。

证，即证候，是机体在疾病发展过程中的某一阶段的病理概括。

症，即症状（中医学中的症，包括症状和体征），是疾病过程中表现出来的某个现象，是患者主观的异常感觉或某些病态表现。

病、证、症三者，在反映病变本质方面是有区别的，疾病反映全过程的病变本质，证候反映疾病某一阶段的病变本质，症状则是疾病或证候的个别表面现象，不能确切反映疾病或证候的本质。

病、证、症三者又有联系，即都统一在人体病理变化的基础之上。疾病是包含证候、症状在内的病变全部过程，证候是反映疾病阶段性本质的症状集合，症状是病和证的基本要素，即疾病和证候都由症状构成。

从病、证、症三者的区别中可以看出，中医学强调辨证论治，是因为证候是疾病发展过程中某一阶段的病理概括，它包括了疾病的病因、病位、病性、邪正盛衰关系，以及病变趋势，反映了疾病过程中某一阶段的病理变化本质。从“治病求本”的原则来考虑，证候比症状更全面、更深刻地揭示了病变本质，比疾病又更具体、更准确地反映疾病某一阶段的病变本质，治疗时更具有可操作性。中医学的辨证论治，既区别于见痰治痰，见血治血，见热退热，头痛医头，脚痛医脚的只顾现象不求本质地针对具体症状而治的“对症治疗”，又区别于那种不分主次，不分对象，不分阶段地用一方一药治一病的“辨病治疗”。因此，中医学强调辨证论治，而不是强调辨病治疗和对症治疗。

关于“证”与“症”的使用：汉代张仲景在其著作中，首先以“脉证”分篇立目，进行疾病分类，提出“观其脉证，知犯何逆，随证治之”的辨证论治理论。宋代以前的医籍中鲜见“症”字。明、清时期的医籍中，广泛使用“症”字，有的医籍中“证”“症”并用，看不出含义之差别。《中华大字典》说“症”是由“证”衍化而来的一个俗字，《辞源》说“证”是“症”字的古字。由于证候与症状的含义有区别，现在中医术语中，“证”与“症”的使用不能混淆。

2. 辨证论治的概念（图绪 -4） 辨证论治，也叫辨证施治，是中医认识疾病和治疗疾病的基本原则。分为辨证和论治两个阶段。

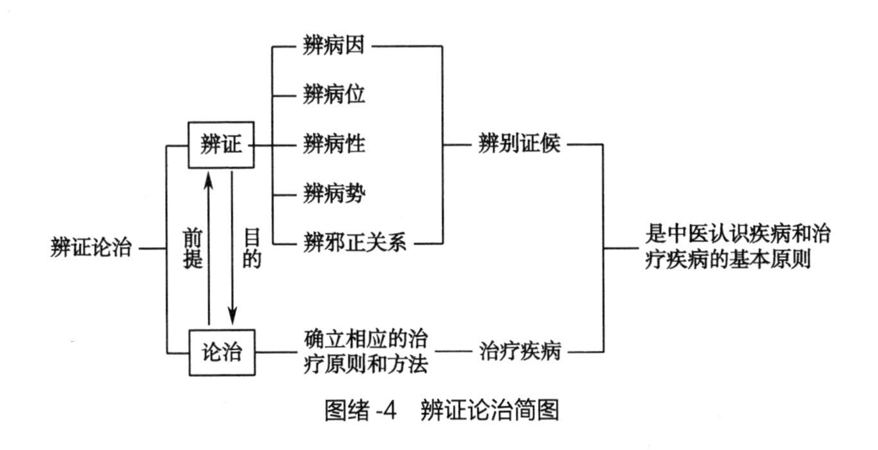

图绪 -4 辨证论治简图

（1）辨证：即辨别证候，就是将四诊（望、闻、问、切）所收集的有关疾病的所有资料，包括症状和体征，运用中医学理论进行分析、综合，辨清疾病的原因、部位、性质、病变趋势，以及邪正盛衰关系，然后概括、判断为某种性质的证候。

辨病因：根据病因学理论分析疾病的症状和体征，推断出疾病发生的原因，即为“审证求因”。针对原因治疗，即为“随因施治”。

辨病位：不同的病因侵袭人体不同的部位，会引起不同的病证。辨病位，就是根据病变表现，来确定病证所在的部位。

辨病性：就是根据病变表现，确定疾病的阴、阳、表、里、寒、热、虚、实等证候性质。

辨病势：疾病一般都有一定的发展和传变规律。辨病势，就是辨明疾病的发展变化趋势与转归。

辨邪正关系：在疾病发展变化过程中，始终存在着邪正斗争所表现出来的盛衰变化。邪正盛衰关系，决定着疾病的证候虚实性质与病势转归。其是实施“扶正祛邪”治则的依据。

辨证对疾病证候作出明确诊断，为治疗提供依据。

（2）论治：即治疗疾病，是根据辨证的结果，针对其证候，确立相应的治疗原则和方法，选择适当的治疗手段、措施，进行治疗疾病。

辨证与论治，在诊治疾病过程中，是相互联系不同分割的两个阶段。辨证是决定治疗的前提和依据，论治是辨证的延续，是辨证的目的，也是对辨证正确与否的检验。因此，辨证论治的过程，就是认识疾病和解决疾病的过程，是中医临床诊疗疾病的基本原则。

3. 同病异治与异病同治　同病异治与异病同治，是运用辨证论治原则在临床诊治疾病过程中的具体体现。

（1）同病异治：所谓同病异治，是指同一种疾病，在其发生、发展过程中，出现了不同性质的证候，而采用不同的治法。即“病同证异治亦异”。这是由于发病的时间、地域不同，或疾病所处的阶段不同，或患者的体质差异，表现出的证候就会不同，因而治疗也就有差异。如同样患感冒病，若是风寒表证，治疗则应采用辛温解表法；若是风热表证，治疗则应采用辛凉解表法；若是暑湿表证，治疗则应采用祛暑化湿解表法。

（2）异病同治：所谓异病同治，是指不同的疾病，在其发展过程中，出现了同一性质的证候，而采用相同的治法。即“病异证同治亦同”。如胃下垂、肾下垂、子宫脱垂、脱肛等不同的疾病，通过辨证分析，多属同一性质的中气下陷证，则应采用补中益气升提的方法来治疗。

由此可知，中医治病主要的不是着眼于“病”的异同，而是着眼于“证”的区别。相同的证，用基本相同的治法；不同的证，用基本不同的治法。即所谓“证同治亦同，证异治亦异”。如1954年，我国石家庄地区“乙脑”（流行性乙型脑炎，中医称“瘟疫”）流行，以一位老中医率领七人医疗队，用白虎汤等治疗，治愈率达92.7%（当时病死率达50%）。卫生部向全国推广石家庄用中药治疗瘟疫成功的经验。1956年，北京地区又发生“乙脑”流行，用石家庄的白虎汤等治疗，效果却不明显。后来经辨证，用白虎加术汤治疗方见显效。同是一种病，为什么治法有异？因为石家庄的“乙脑”性质是以“热”为主，故白虎汤有效，北京的“乙脑”性质是“热加湿”，故用白虎加术汤有效。（注：白虎汤，《伤寒论》方，由石膏、知母、甘草、粳米组成，有清热生津，除烦止渴功用，治疗阳明热盛证。白虎加术汤，即白虎汤加苍术，治疗热甚湿困证。）这种针对疾病发展过程中，不同性质的矛盾用不同方法去解决的原则，就是辨证论治的精神实质。

【原文解读】

《素问·五常政大论》曰：“西北之气，散而寒之；东南之气，收而温之。所谓同病异治也。”原文是说，同感外邪，西北方气候寒冷，其病多外寒里热，应散其外寒，而冷其里热；东南方天气温热，因阳气外泄，故生内寒，应收敛外泄的阳气，而温其内寒。同样发病，因地域不同，证候不同，而治法不同，这就是所谓“同病异治”。《内经》举例说明并提出“同病异治”的治疗原则。

4. 辨证与辨病相结合 辨证与辨病，都是认识疾病的思维过程，根据患者的临床表现，以症状和体征为依据，确立病与证，为治疗提供依据。在发扬中医学辨证论治的诊疗特色，提高中医临床诊疗水平的同时，又要结合现代科学技术对疾病诊断的先进性，在临床诊治疾病过程中，既要辨证，又要辨病，坚持辨证与辨病相结合，以辨证论治为主的治疗原则。

三、中医学的主要思维方法

中医学的思维方法，是在生活实践和临床实践的基础上，运用哲学的思维，在整体上用普遍联系的、动态的观点，对人体健康和疾病进行研究，探索人体内外的本质联系及其规律。归纳起来，常见的有：司外揣内、取象比类、归纳演绎、以常达变、试探反证等方法。

（一）司外揣内

司外揣内，又称“以表知里”。是指通过观察事物的外部表象，以揣测、分析和判断事物内在状况和变化的一种思维方法。《灵枢·外揣》说：“远者司外揣内”。“司”，主其事叫司。“揣”，推测的意思。“远者司外揣内”，就是观察外在形体的变化，可以估量测知内在病变。

《孟子·告子下》曰：“有诸内，必形诸外。”说明事物内在本质和外在的现象是相一致的，本质决定现象，人们通过现象来探求事物本质。古代医家将这一哲学观点应用于医学，认识到人体内部的生理活动、病理变化必然在人体外部以一定形式表现出来，通过对人体外部现象的观察，就能测知人体内的生理、病理状况。在临床上，通过望、闻、问、切四诊收集临床表现（症状和体征），属于“司外”过程，对上述临床表现进行辨证思维，探求病因病机，辨别证候，就是“揣内”过程。司外揣内，是中医学认识藏象和诊断疾病的主要方法。

（二）取象比类

取象比类，《素问·示从容论》称“援物比类”，即引物比类。是运用形象思维，根据被研究对象与已知对象在某些方面的相似或类同，通过二者的比较和推论，从而认为在其他方面也有可能相似或类同，据此推导出被研究对象某些性状特点的认知方法。如用五行学说比类人体，说明五脏分别具有木火土金水的特性和功能，五脏之间存在生克乘侮的生理病理联系，形成了具有五行特色的中医五脏生理病理系统（详见五行学说）。

此外，中医学还运用比类思维创造了不少治疗方法。如用“釜底抽薪法”治疗火热上炎，用“增水行舟法”治疗肠燥便秘，用“提壶揭盖法”治疗小便不利等。

（三）归纳演绎

归纳演绎，又称“推演络绎”法，包括“归纳推理”和“演绎推理”。就是根据已知某事物的属性，而归纳推演其他与之相关事物的属性。在中医学中，推演络绎是构建医学理论体系，阐释生命活动规律，诊断疾病和确定治疗所采用的一种方法。

如阴阳学说，以其阴阳属性和对立统一关系，从自然界昼夜阴阳变化来推断人体脏腑阴阳变化。五行学说，以五行为核心，向人体的外部自然环境延伸，联系五方、五季、五气、五色、五味等，又沿着人体内部环境深入，联系五脏、五腑、五体、五官、五液、五脉、五志等，构成了人体与自然界相统一的五行系统，并推理演绎出人体各脏腑组织器官的五行属性。若有病变，亦根据阴阳之间、五行之间的相互关系，采取相应的治疗方法（详见阴阳学说与五行学说）。

中医学在临床实践中，从望、闻、问、切四诊，到辨证论治，就是归纳演绎相统一的辩证思维过程。

（四）以常达变

以常达变，又称"揆度奇恒"，就是用比较的方法对事物进行鉴别，从特殊与一般、异常与正常的比较中，找出不同或相同之处，从而发现其规律的一种思维方法。《素问·玉版论要》曰："揆度者，度病之深浅也；奇恒者，言奇病也……五色脉变，揆度奇恒"。揆（kuí 奎）度（duó 夺）奇恒："揆度"，就是衡量比较。"奇恒"，就是异常与正常之意。

通过比较的方法，发现事物的异同点，进行归纳，其在中医学中用得很多。例如，人体脉象，通过脉率的比较，区别平人脉、病人脉和危重病人脉。通过比较，可以达到鉴别不同的目的。亦可通过比较发现其共同点。如人体内脏中的心、肝、脾、肺、肾五脏，具有"藏精气"的共同作用，胆、胃、小肠、大肠、膀胱、三焦六腑，具有"传化物"的共同作用。

比较这种思维方法，也被各学科广泛应用。

（五）试探反证

试探，是根据对研究对象的观察分析，做出初步诊断，并采取相应的措施，然后再根据反馈信息做出适当调整，以建立正确的应对方案的一种逐步深入探求实质的思维方法。反证，是从结果来追溯原因并加以证实的一种逆向的思维方法。

试探与反证，它们的相同点，是从结果来反推其原因；它们的不同点，是试探要求事先采取一定措施，以引起反应，而反证则无此环节。

试探与反证，在中医临床实践中有广泛应用。如《景岳全书·传忠录》中曾指出："若疑其为虚，意欲用补而未决，则以轻浅消导之剂，纯用数味，先以探之，消而不投，即知为真虚矣。疑其为实，意欲用攻而未决，则以甘温纯补之剂，轻用数味，先以探之，补而觉滞，即知有实邪也。假寒者略温之，必见烦躁。假热者略寒之，必加呕恶。探得其情，意自定矣。"此是就寒热虚实进行试探而言。可见试探法在中医临床实践中的重要性。

中医学认识病因的"审证求因"，即是典型的反证法，它通过对症状体征的认真分析和辨别，从结果出发来反推其病因。

以上思维方法，在对人体生命活动，疾病变化，诊断治疗等的认识与应用方面有着重要作用。当今，我们还要与时俱进，在保持中医特色的基础上，汲取并运用现代科学的技术、手段及思维方法，对中医学进行探索研究，不断提高临床诊疗水平。如从青蒿中提取青蒿素治疗疟疾，就是很好的例证。

【学习要点提示】

1. 了解中医学理论体系形成的基础与标志（四大经典）、中医学理论体系的发展概况。

2. 掌握中医学的基本特点——整体观念、辨证论治的基本内容，了解其在中医学中的应用概况，为今后的临床运用打下基础。

3. 了解中医学的主要思维方法。

第一章 中医学与古代哲学

自然科学理论的形成和发展离不开哲学，要受哲学思想的支配和制约。中医学理论体系在形成和发展的过程中，也必然受到古代哲学思想的影响。对中医学理论形成和发展影响较深的古代哲学思想，主要有阴阳学说、五行学说和精气学说。

阴阳学说、五行学说和精气学说，是我国古代的哲学理论，是古人认识世界和解释世界变化的世界观和方法论。中医学理论在形成之时，借助古代哲学知识，来解释人的生命现象，并将其渗透到中医学的各个领域之中，以阴阳、五行、精气学说及其术语来阐述人体的生理功能，病理变化，以及疾病的诊断与治疗等。因此，阴阳学说、五行学说和精气学说，不仅是中医学理论形成和发展的指导思想，而且也是中医学理论体系内容的组成部分。

第一节 阴阳学说

阴阳学说，是古人认识世界和解释世界变化的一种世界观和方法论，属于中国古代的唯物论和辩证法的范畴。

阴阳学说认为，世界是物质性整体，世界本身是阴阳二气对立统一的结果，在阴阳二气的相互作用下，使世界上的一切事物发生、发展与变化。

阴阳学说渗透到医学领域，成为中医学的独特思维方法。中医学引用阴阳学说来解释医学中的诸多问题，使阴阳学说与中医学结合起来，形成了中医学中的阴阳学说。阴阳学说贯穿于中医学的各个领域，用以解释人体的生命活动，疾病的发生和变化，并指导着疾病的诊断和防治，成为中医学理论体系的重要组成部分。

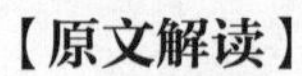

【原文解读】

《易传·系辞上》曰：“一阴一阳之谓道。”此处之“道”，就是道理、规律的意思。就是说一阴一阳的变化是事物的普遍规律。

《素问·阴阳应象大论》曰：“阴阳者，天地之道也，万物之纲纪，变化之父母，生杀之本始，神明之府也。”是说阴阳是自然界的一般规律，是许多事物的纲领，是事物变化的由来，是事物生长、消亡的根本，是事物无穷变化的内部原因所在。

一、阴阳的基本概念

（一）阴阳的含义

阴阳，是中国古代哲学的一对范畴，是对自然界中相互关联的某些事物或现象对立双方属性的概括。

阴阳概念的形成有个过程：阴阳最初的含义是很朴素的，就是指日光的向背而言，朝向日光者为阳，背向日光者为阴。随着观察面的扩展，阴阳的朴素含义又不断引申，如向日光处明亮、温暖，背日光处晦暗、寒冷。于是古人就以明亮、晦暗，温暖、寒冷分阴阳。如此不断引申的结果，几乎将自然界中所有的事物和现象都划归于阴和阳两个方面。这时的阴阳，不再是特指日光的向背，而是一个抽象概念，即用阴阳来概括自然界中具有对立属性的事物和现象的两个方面。

【原文解读】

《诗经·大雅·公刘》曰：“既景乃冈，相其阴阳，观其流泉。”

《说文解字》释阴阳曰：“阴，瘖（暗）也。水之南，山之北也。”“阳，高明也。”

以上原文所说的阴阳，是原始的、朴素的、直观的认识，仅仅是指日光的向背而言。

《灵枢·阴阳系日月》曰：“阴阳者，有名而无形。”

《道德经·四十二章》曰：“万物负阴而抱阳。”

《类经·阴阳类》曰：“阴阳者，一分为二也。”

以上原文所说的阴阳，是一个抽象的概念，具有哲学上的含义，即是用阴阳对自然界中的事物或现象对立双方进行概括。

（二）事物的阴阳属性

阴阳学说认为，自然界中相互关联的事物或现象中对立着的两个方面，具有截然相反的两种属性，并用阴阳来概括之，这就是事物或现象的阴阳属性。也就是说，阴阳是对自然界中事物或现象对立双方属性的概括。

1. 事物阴阳属性的划分 事物或现象对立双方，属阴、属阳的性质是如何划分的?《内经》以“水、火”作为象征，来划分事物的阴阳属性。因为阴阳是抽象的，而水火则是具体的，故《内经》以水火作为划分事物阴阳属性的根据，即“水火者，阴阳之征兆也”，“水为阴，火为阳”。水性寒凉、向下、相对静，则为阴；火性炎热、向上、相对动，则为阳。故事物或现象相互对立的两个方面，我们就可以根据具体而明显的水与火这对矛盾特征，将自然界中的一切事物或现象划分为阴阳两大类，即类似水性者属于阴，类似火性者属于阳。

因此，一般地说，凡是运动的、上升的、外向的、无形的、温暖的、明亮的、兴奋的、刚强的等特性的事物或现象，都属于阳；凡是静止的、下降的、内守的、有形的、寒冷的、晦暗的、抑制的、柔弱的等特性的事物或现象，都属于阴。(表 1-1)也称之为阴阳的基本特性。

表 1-1 阴阳属性归类表(举例)

属性	方位(空间)					时间	季节	温度	湿度	亮度	质能	运动状态			功能状态		
阳	上	左	外	南	天	昼	春夏	温暖	干燥	明亮	功能	升	动	快	兴奋	亢进	气化
阴	下	右	内	北	地	夜	秋冬	寒冷	湿润	晦暗	物质	降	静	慢	抑制	衰退	成形

【原文解读】

《医贯·阴阳论》曰:“阴阳者，虚名也；水火者，实体也。”

《素问·阴阳应象大论》曰:“水为阴，火为阳，……水火者，阴阳之征兆也。”“征兆”，即象征，引申为根据，水火是划分事物阴阳属性的根据。

2. 阴阳属性的相对性 阴阳学说认为，具体事物的阴阳属性，并不是绝对不变的，而是相对可变的，这就是阴阳属性的相对性。也就是说，随着时间的推移或运用范围的不同，事物的性质或对立面的改变，则其阴阳属性也就要随之而改变。

阴阳属性的相对性主要表现为:

(1)属阴属阳是相比较而言的:事物或现象的阴阳属性，是通过比较对象而进行划分的，若比较的对象发生了变化，那么事物的阴阳属性也就发生变化。如温水与冷水相比而言，则温水属阳，冷水属阴；若温水与开水相比而言，则温水属阴，开水属阳。

（2）阴阳之间可以相互转化：事物在一定条件下可以发生转化，事物的阴阳属性在一定的条件下也可以发生转化，阴可以转化为阳，阳可以转化为阴。如属阴的水加热至沸点升腾，可以转化为属阳的蒸汽，其属性即由阴转化为阳；反之，蒸汽遇寒后冷却可以转化为水，其属性即由阳转化为阴。

（3）阴阳之中复有阴阳：事物具有无限可分性，用来概括事物的阴阳也具有无限可分性。即所谓阴中可再分阴阳，阳中可再分阴阳。《素问·金匮真言论》以昼夜为例，说明阴阳之中可以再分阴阳。以昼夜而言，则昼为阳，夜为阴。以白天的上午与下午相对而言，则上午为阳中之阳，下午为阳中之阴；以黑夜的前半夜与后半夜相对而言，则前半夜为阴中之阴，后半夜为阴中之阳（图1-1）。因此说，阴中有阴阳，阳中有阴阳，体现了事物的无限可分性。

在中医学中，根据阴阳属性的划分，则物质属阴，功能属阳。根据阴阳属性的相对性，物质可再分阴阳，功能也可再分阴阳，即是将具有凝聚、滋润、抑制等特征的物质和功能，统属于阴；将具有推动、温煦、兴奋等特征的物质和功能，统属于阳。

【原文解读】

《局方发挥》曰："阴阳二字，固以对待而言，所指无定在。"是说阴阳本来就是相对而言的，所指不是固定的。

《素问·金匮真言论》曰："阴中有阴，阳中有阳。平旦至日中，天之阳，阳中之阳也；日中至黄昏，天之阳，阳中之阴也；合夜至鸡鸣，天之阴，阴中之阴也；鸡鸣至平旦，天之阴，阴中之阳也。故人亦应之。"（图1-1）原文以昼夜阴阳变化来说明阴阳之中可以再分阴阳。古代一日分为十二时辰，以"子丑寅卯辰巳午未申酉戌亥"代称十二时。"平旦至日中"：自卯至午时，6～12点。"日中至黄昏"：自午至酉时，即12～18点。"合夜至鸡鸣"：自酉至子时，即18～24点。"鸡鸣至平旦"：自子至卯时，即0～6点。

3. 阴阳属性的普遍性 阴阳属性并不是局限于某一特定的事物，而是普遍存在于自然界中各种事物和现象之中。在自然界中，事物或现象相互对立而又相互联系的两个方面，是普遍存在的，是无穷无尽的。阴阳既可用以概括相关联的事物或现象相互对立的两个面，又可用以概括同一事物内部属性相反的两个方面。即每一事物或现象都包含着阴阳，都是一分为二的。因此，阴阳属性具有普遍性，运用具有广泛性。

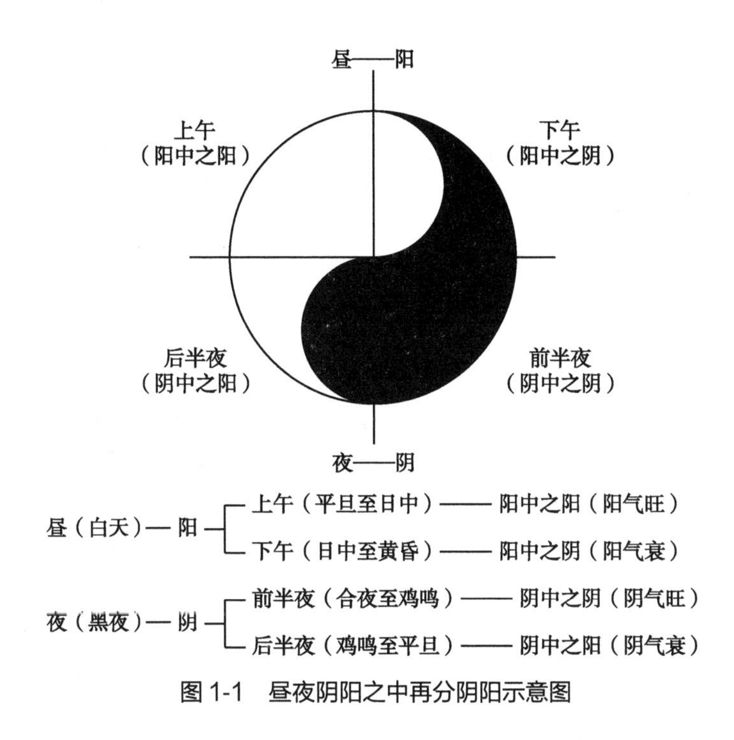

图 1-1　昼夜阴阳之中再分阴阳示意图

【原文解读】

《素问·阴阳离合论》曰："天为阳，地为阴，日为阳，月为阴，……阴阳者，数之可十，推之可百，数之可千，推之可万，万之大，不可胜数，然其要一也。"原文举例说明阴阳的运用是极为广泛的，是数之不尽的。然而总的原则不外乎对立统一的阴阳道理。

二、阴阳学说的基本内容

阴阳学说的基本内容，主要有阴阳的对立制约、互根互用、消长平衡、相互转化四个方面，实质上就是探讨阴与阳之间的关系。

（一）阴阳的对立制约（图 1-2）

1. 含义　对立，是指处于一个统一体的矛盾双方的相互排斥、相互斗争。制约，是指一种事物的存在和变化以另一种事物的存在和变化为条件。阴阳的对立制约，是指属性相反的阴阳双方，存在着相互排斥、相互斗争及其相互制约的关系。

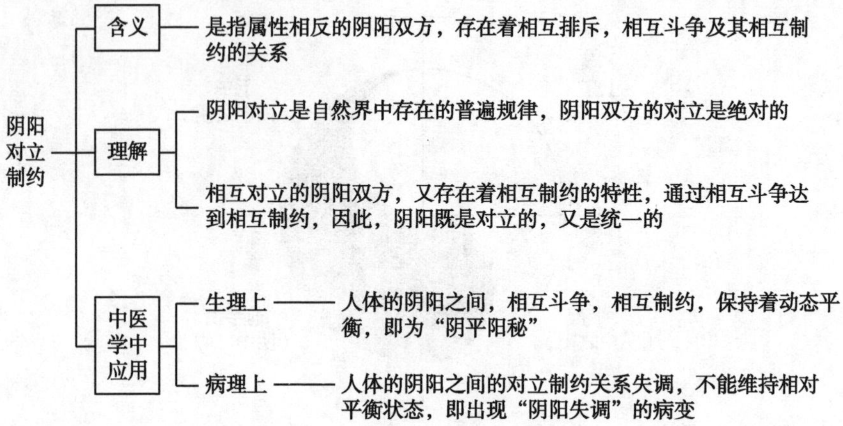

- 阴阳对立制约
  - 含义——是指属性相反的阴阳双方，存在着相互排斥，相互斗争及其相互制约的关系
  - 理解
    - 阴阳对立是自然界中存在的普遍规律，阴阳双方的对立是绝对的
    - 相互对立的阴阳双方，又存在着相互制约的特性，通过相互斗争达到相互制约，因此，阴阳既是对立的，又是统一的
  - 中医学中应用
    - 生理上——人体的阴阳之间，相互斗争，相互制约，保持着动态平衡，即为“阴平阳秘”
    - 病理上——人体的阴阳之间的对立制约关系失调，不能维持相对平衡状态，即出现“阴阳失调”的病变

图 1-2　阴阳对立制约归纳图

2. 理解要点

（1）阴阳对立是自然界中存在的普遍规律：阴与阳代表了属性相反的两种事物和现象，或同一事物内部的两个方面，如上与下、左与右、天与地、动与静、升与降、寒与热、水与火、物质与功能等等，都是属性相反的矛盾双方，这是自然界中普遍存在的规律。同时，它们并不是互不相干地共处于一个统一体中，而是相互作用、相互排斥的。因此，也可以说阴阳双方的对立是绝对的。

（2）相互对立的阴阳双方，又存在着相互制约的特性：阴阳双方的相互对立，主要表现于它们之间的相互斗争、相互制约。斗争是一切事物变化和发展的根本原因，没有斗争，事物就不能变化和发展。制约是指一种事物的存在和变化以另一种事物的存在和变化为条件，通过制约使事物之间保持着相对稳定，没有制约，事物的发展就会失去平衡。阴阳的对立斗争无所不在，通过相互斗争达到相互制约，既斗争又制约，即斗争和制约的统一，构成了阴阳的矛盾运动，推动着事物的发展与变化。

如自然界，春、夏、秋、冬四季，有温、热、寒、凉的气候变化。春夏季节，由于阳热之气逐渐上升，抑制了秋冬的阴寒之气，故春夏季节出现温热气候；秋冬季节，由于阴寒之气逐渐上升，抑制了春夏的阳热之气，故秋冬季节出现寒凉气候。

相互对立的阴阳双方，由于对立制约的关系，若一方过于强盛，则对另一方过度抑制，可导致其不足；若一方过于虚弱，则对另一方的抑制不足，又可导致

其相对亢盛。

3. 中医学中的应用意义 生理上，在中医学中，用阴阳对立制约的理论来说明人体的生理状态。人体相互对立的阴阳之间，处于相互斗争、相互制约之中，保持着动态平衡，即为“阴平阳秘”。

病理上，如果人体的阴阳对立制约关系失调，阴与阳不能维持相对平衡状态，而形成“阴胜则阳病，阳胜则阴病”等病变，即为“阴阳失调”。

【原文解读】

《道德经·四十五章》曰：“静胜躁，寒胜热。”即清静克服躁动，寒冷克服暑热。

《管子·心术上》曰：“阴则能制阳矣，静则能制动矣。”

《类经附翼·一卷·医易义》曰：“动极者，镇之以静；阴亢者，胜之以阳。”

以上原文，指出了静与躁，寒与热，动与静，阴与阳之间的相互斗争、相互制约的关系。

（二）阴阳的互根互用（图 1-3）

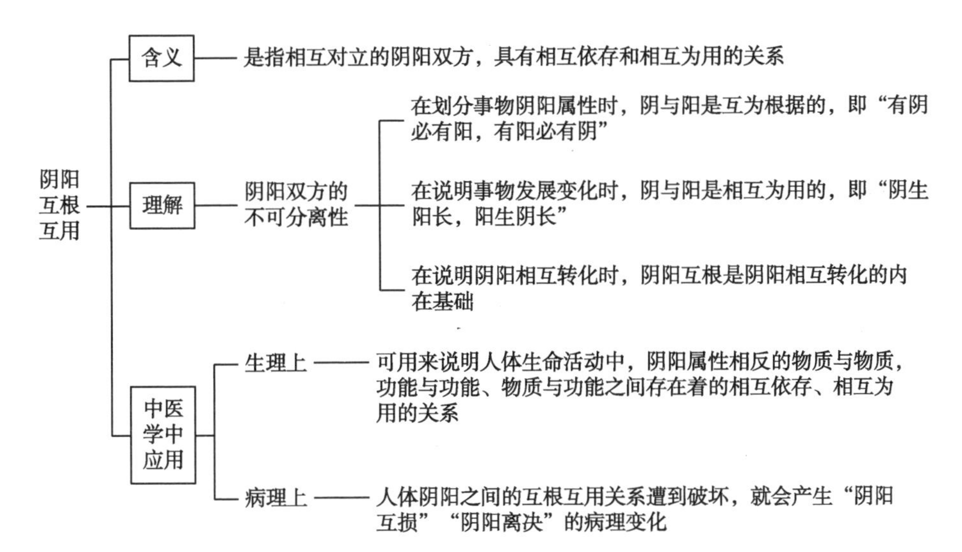

图 1-3 阴阳互根互用归纳图

1. 含义 互根，互为根据，相互依存之意。互用，相互为用，相互资生、促进、助长之意。阴阳的互根互用，是指相互对立的阴阳双方，具有相互依存和相互为用的关系。

2. 理解要点 阴阳的互根互用，也是自然界中存在的普遍规律，主要是说共处于一个统一体中的阴阳两个方面的不可分离性。主要表现为：

（1）在划分事物阴阳属性时，阴与阳是互为根据的：事物的阴阳双方，既是相互对立的，又是相互依存的，任何一方都不能脱离另一方而单独存在，各以对立面的存在为自身存在的前提条件。如上为阳，下为阴，没有上就无所谓下，没有下也就无所谓上。热为阳，寒为阴，没有热就无所谓寒，没有寒也就无所谓热。正如同上与下、寒与热一样，阴阳双方相互依存，不可分离。因此，分析事物的阴阳属性，既要掌握阴阳的基本特性，又要注意事物必须具有相互关联性，双方共处于一个统一体之中，才能用阴阳来分析说明，即"有阴必有阳，有阳必有阴"。

（2）用阴阳来说明事物发展变化时，阴与阳又是相互为用的：这种关系在人体的生命活动过程中体现得十分普遍。如生命活动中的物质（阴）与功能（阳）之间，属阴的物质与属阳的物质（如精与气）之间，属阴的功能与属阳的功能（如抑制与兴奋）之间，都存在着相互资生，相互促进的关系，即"阴生阳长，阳生阴长"。

此外，阴阳互根也是阴阳相互转化的内在基础。阴阳双方在一定条件下能够相互转化，也是以它们的相互依存、相互为用的关系为基础的，如果阴阳双方没有相互联结、相互依存的关系，也就不可能向着与自己相反的方向转化。

【原文解读】

唐·王冰注《素问·四气调神大论》曰："阳气根于阴，阴气根于阳。无阴则阳无以生，无阳则阴无以化。"

《医贯·阴阳论》曰："阴阳又各互为其根，阳根于阴，阴根于阳。无阳则阴无以生，无阴则阳无以化。"

以上原文，说明了阴与阳之间的相互依存、相互资生的关系。"无阳则阴无以生，无阴则阳无以化"，就是阴与阳双方的互根互用关系遭到破坏，阴与阳之间也就失去了相互资生与相互促进的关系，称为"孤阴不生，独阳不长。"

3. 中医学中的应用意义 生理上，可用来说明人体生命活动中，阴阳属性相反的物质与物质，功能与功能，以及物质与功能之间的相互依存、相互为用的关系。如构成人体和维持人体生命活动基本物质的精与气而言，精有形属于阴，气无形属于阳，精能化气，气能生精，精与气之间存在着相互资生和相互促进的关系。再如兴奋与抑制两种功能状态，既是相互制约的，又是相互为用的。即有“阴生阳长，阳生阴长”之意。

病理上，如果人体的阴阳互根互用关系遭到破坏，就会导致疾病的发生，甚至危及生命。如人体生命活动中的阳气与阴液，当阳虚至一定程度时，可进一步发展，使阴液的化生不足，即“无阳则阴无以生”，而形成阴虚，也称为“阳损及阴”。当阴虚至一定程度时，也可进一步发展，使阳气的化生不足，即“无阴则阳无以化”，而形成阳虚，也称为“阴损及阳”。如果人体的阴液与阳气中的一方趋于消失，就会导致“孤阴不生，独阳不长”，甚则阴与阳失去互根关系而相互分离，人的生命活动也就即将终止。《内经》称之为“阴阳离决，精气乃绝”。

【原文解读】

《素问·阴阳应象大论》曰：“阴在内，阳之守也；阳在外，阴之使也。”“守”，镇守、基础之意。“使”，使役、护卫之意。即阴为阳之基，阳为阴之护。是说人体之阴阳相互为用，不可分离。

《类经附翼·求正录》曰：“阴不可以无阳，非气无以生形也；阳不可以无阴，非形无以载气也。”气为阳，形为阴。有形之体赖无形之气以生，无形之气赖有形之体而运载。阴与阳，气与形，相互依赖，相互为用。

《素问·生气通天论》曰：“阴平阳秘，精神乃治；阴阳离决，精气乃绝。”是说阴气平和，阳气固密，精神才能正常；如果阴阳分离决裂，精气也就随之绝灭。

（三）阴阳的消长平衡（图 1-4）

1. 含义　消长，增减、盛衰之意，是指事物运动变化中的增与减、盛与衰的变化状态。平衡，指矛盾的暂时的相对的统一。平衡是和消长运动分不开的，在绝对的、永恒的物质运动过程中，存在着相对的、暂时的静止和平衡。

阴阳的消长平衡，是指相互对立的阴阳双方，不是静止不变的，而是处于不断的互为消长的运动变化之中，维持着相对平衡的关系。也就是说，阴与阳之间的平衡，不是静止的和绝对的平衡，而是在一定限度、一定时间内的互为消长运动之中维持着相对的平衡。

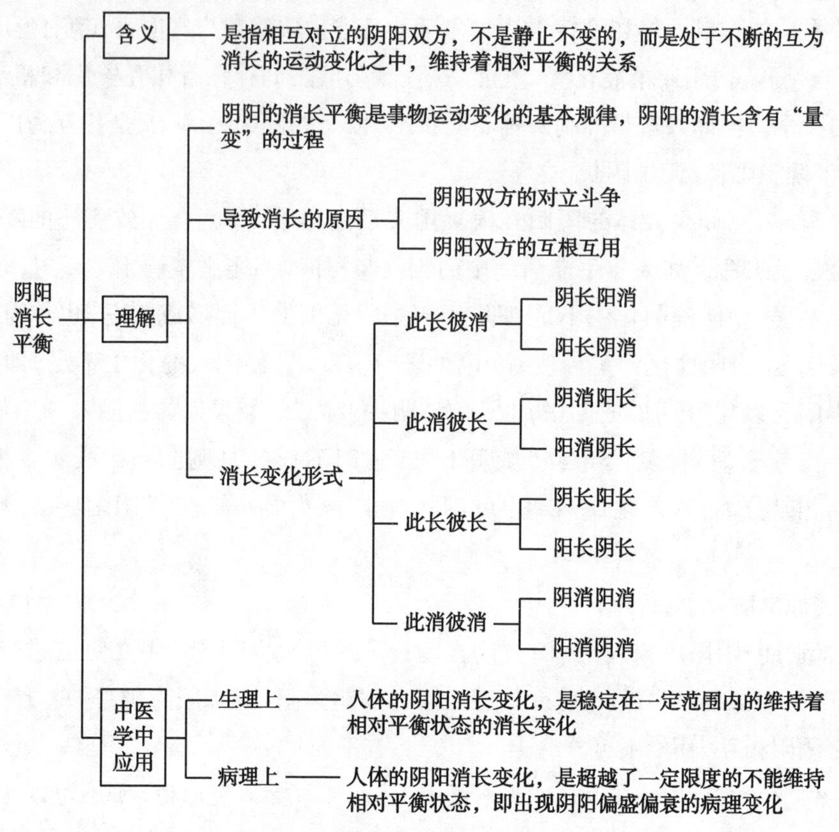

图 1-4 阴阳消长平衡归纳图

2. 理解要点

（1）阴阳的消长平衡是事物运动变化的基本规律：自然界中相关联的事物或现象的对立双方，总是在不断地运动变化着的。阴阳的消长平衡，符合于事物的运动是绝对的，静止是相对的，消长是绝对的，平衡是相对的规律。也就是说，在绝对的消长运动之中维持着相对的静止平衡，在相对的静止平衡之中又存在着绝对的消长运动。阴阳的消长含有“量变”的过程，是事物运动变化的基本规律。

（2）导致阴阳消长的原因：一是阴阳双方的对立斗争，其结果必然会出现一增一减或一盛一衰的互为消长状态，即为此长彼消，此消彼长。二是阴阳双方的互根互用关系，相互之间产生皆盛或皆衰的状态，即为此长彼长，此消彼消。

（3）阴阳消长的运动变化形式：①由阴阳双方的对立斗争，而导致的阴阳互为消长变化，其形式：一为此长彼消，包括“阴长阳消”“阳长阴消”；一为此消彼长，包括“阴消阳长”“阳消阴长”。此长彼消中，“长”是矛盾的主要方面，“消”是矛盾的次要方面，即是由一方的长而导致另一方的消。此消彼长中，“消”是矛盾的主要方面，“长”是矛盾的次要方面，即是由一方的消而导致另一方相对的长。如以四季气候变化而言，从冬到春及夏，由于阳热之气上升，气候由寒冷逐渐转暖变热，这是“阳长阴消”的过程。由夏到秋及冬，由于阴寒之气上升，气候由炎热逐渐转凉变寒，这是“阴长阳消”的过程。②由阴阳互根互用关系，而导致的阴阳双方皆长皆消变化，其形式：一为此长彼长，包括“阴长阳长”“阳长阴长”；一为此消彼消，包括“阴消阳消”“阳消阴消”。如以人体气血为例，气为阳，血为阴。因气能生血，若气虚日久的患者，可导致血的化生不足，而形成气血两虚证，此即是阳消阴消的过程。对因气虚而导致血虚的患者，用补气药治疗，补气可以生血，使患者气血恢复正常，此即是阳长阴长的过程。

【原文解读】

《素问·厥论》曰：“春夏则阳气多而阴气少，秋冬则阴气盛而阳气衰。”季节气候变化，春夏季节，阳热之气上升，阴寒之气下降，是为阳长阴消；秋冬季节，阴寒之气上升，阳热之气下降，是为阴长阳消。

《素问·脉要精微论》曰：“冬至四十五日，阳气微上，阴气微下；夏至四十五日，阴气微上，阳气微下。”原文是以阴阳消长理论来说明季节气候的盛衰变化。“冬至四十五日”，是指从冬至到立春，阳气逐渐上升（冬至一阳生），阴气逐渐下降；“夏至四十五日”，是指从夏至到立秋，阴气逐渐上升（夏至一阴生），阳气逐渐下降。

3. 中医学中的应用意义 阴阳消长平衡理论，在中医学中，既可用以说明人体的生理变化，也可用以分析病理变化，但二者在程度上和性质上是有区别的。

生理上，人体的阴阳消长变化，是稳定在一定范围内的维持着相对平衡状态中的消长变化。

病理上，人体的阴阳消长变化，是超越了一定限度的不能维持着相对平衡状态，即出现阴阳偏盛偏衰的病理变化。

【原文解读】

《素问·阴阳应象大论》曰：“阴胜则阳病，阳胜则阴病。阳胜则热，阴胜则寒。”

（四）阴阳的相互转化（图 1-5）

1. 含义 转化，即转换、变化。指矛盾的双方经过斗争，在一定条件下走向自己的反面。阴阳的相互转化，是指相互对立的阴阳双方，在一定条件下可以各自向其相反方向转化，即阴可以转化为阳，阳可以转化为阴。

2. 理解要点

（1）阴阳转化是事物运动变化的基本规律：事物发展变化的基本规律，是由量变到质变，又由质变到量变的质量互变过程。用阴阳的消长与转化来说明事物发展变化过程，则包含着量变和质变过程。如果说阴阳的消长是一个量变过程，那么阴阳转化就是一个质变过程。阴阳的消长（量变）和转化（质变）是事物发展变化过程中不可分割的两个阶段，阴阳消长是阴阳转化的前提，而阴阳转化则是阴阳消长的必然结果。

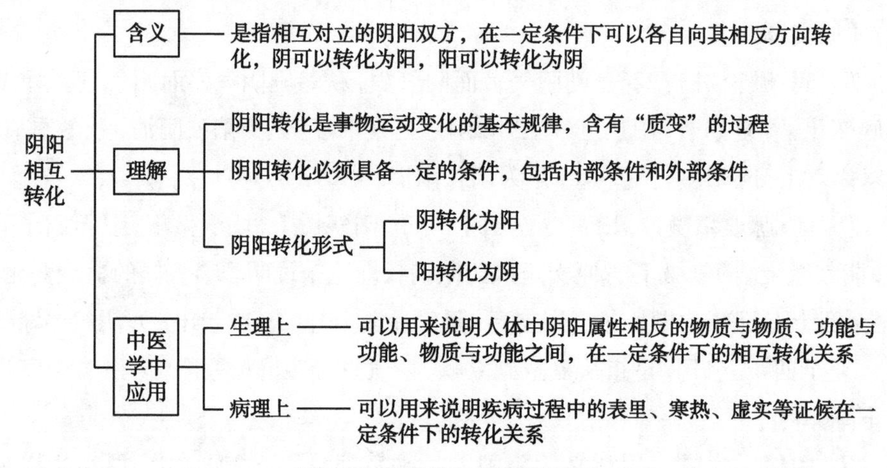

图 1-5 阴阳相互转化归纳图

（2）阴阳转化必须具备一定的条件：阴阳之间的相互转化，一方面，是事物本身的不断运动，对立双方已倚伏着相互转化的因素，这是转化的内在根据。另一方面，事物的转化还必须具有一定的外部条件。在内在根据和外部条件的作用下，事物发展变化到物极阶段，超越了正常消长范围，事物必然向着相反的方面转化。如果没有“内在根据”和“外部条件”，则事物就不可能发生转化。在《内经》中，常常用“极”“重”“甚”来说明转化条件。

就自然界四季气候变化而言，由春温发展到夏热的极点，就是向秋冬寒凉转化的起点；秋凉发展到冬寒的极点，就是逐渐向温热转化的起点。“极”，是指事物发展到极的阶段、极的限度，即“物极必反”之义。古人往往将“极”当作转化的条件。随着事物的不同，其促进转化的内部和外部条件也就会不一样。

（3）阴阳转化形式：包括阴转化为阳，阳转化为阴两个方面。

【原文解读】

《素问·天元纪大论》曰：“物生谓之化，物极谓之变。”是说事物由小到大的生长发展过程称为“化”，事物生长发展到极点向其反面转化阶段称为“变”。

《素问·六微旨大论》曰：“物之生从于化，物之极由乎变，变化之相薄，成败之所由也……成败倚伏生乎动，动而不已则变作矣。”是说事物的新生，是由化而来，事物发展到衰极阶段，是由变而成，变与化的相互斗争与转化，是事物成长与衰败的根本原因。“成败倚伏”，是说新事物生成之时，已倚伏着败亡的因素；当旧事物败亡之时，也孕育着新事物产生的因素。由于相互对立的阴阳双方不断运动，相互斗争而导致事物变化。“薄”，此处同“搏”。

《灵枢·论疾诊尺》曰：“四时之变，寒暑之胜，重阴必阳，重阳必阴。故阴主寒，阳主热。故寒甚则热，热甚则寒。故曰：寒生热，热生寒，此阴阳之变也。”

《素问·阴阳应象大论》曰：“重阴必阳，重阳必阴。”“寒极生热，热极生寒。”这里的“重”和“极”就是指促进转化的条件。“重阴必阳，重阳必阴”，是说阴盛至极必然转化为阳，阳盛至极必然转化为阴。寒极生热，热极生寒，都是阴阳转化的道理。

3．中医学中的应用意义　生理上，阴阳相互转化理论，在中医学中，可以用来说明在人体的生理活动中，阴阳属性相反的物质与物质、功能与功能、物质与功能之间，在一定条件下的相互转化关系。如在人的生命活动中，体内的营养物质（阴）与功能活动（阳）之间的相互转化，是在营养物质滋养了脏腑组织器官后，可产生功能活动；在某些脏腑组织器官功能活动的作用下，对饮食物进行消化吸收，可产生营养物质。这就是体内物质与功能相互转化的条件。

病理上，阴阳相互转化理论，也可以用来说明疾病过程中，表里、寒热、虚实等证候在一定条件下的转化关系。

总之，阴阳学说的基本内容，包括阴阳的对立制约、互根互用、消长平衡、相互转化四个方面，是从不同角度来说明阴阳之间的相互关系、运动规律和变化形式。阴阳的对立与互根，是阴阳学说中最基本的规律，构成了矛盾的对立统一关系。阴阳的消长与转化，是阴阳运动变化的基本形式，说明了事物的量变与质变关系及其过程。阴阳之间的关系是相互联系、相互影响、互为因果的。理解阴阳学说的基本内容，有助于认识错综复杂的事物与现象，也有助于理解阴阳学说在中医学中的运用。

三、阴阳学说在中医学中的应用

阴阳学说贯穿在中医学理论体系的各个方面，用以说明人体的组织结构、生理功能、病理变化，并指导疾病的诊断和治疗。

（一）说明人体的组织结构

人体是一个有机整体，组成人体的各个组织部位，都可以根据阴阳对立互根的理论，来划分人体组织部位的阴阳属性。

人体脏腑经络形体组织的阴阳属性，就大体部位来说，上部属阳，下部属阴；体表属阳，体内属阴。就背腹四肢来说，则背部属阳，胸腹部属阴；四肢外侧属阳，内侧属阴。就脏腑来说，五脏属阴，六腑属阳；五脏之中，心肺在胸中（膈上）属阳，肝脾肾在腹中（膈下）属阴。就十二经脉来说，循行于四肢外侧面的经脉为阳经，循行于四肢内侧面的经脉为阴经。（图 1-6）

确立人体组织结构的阴阳属性，一是根据“水火者，阴阳之征兆也”，来划分其属阴属阳；二是根据阴阳属性的相对性，即阴阳之中还可以再分阴阳。可见人体组织结构的阴阳属性的划分也是相对而言的。

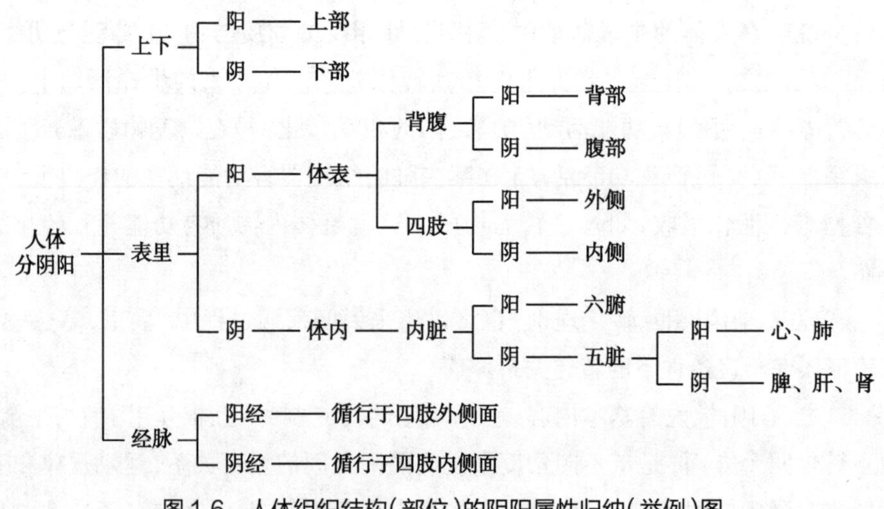

图 1-6　人体组织结构（部位）的阴阳属性归纳（举例）图

【原文解读】

《素问•宝命全形论》曰："人生有形，不离阴阳。"

《素问•金匮真言论》曰："夫言人之阴阳，则外为阳，内为阴。言人身之阴阳，则背为阳，腹为阴。言人身之脏腑中阴阳，则脏者为阴，腑者为阳。肝、心、脾、肺、肾五脏皆为阴，胆、胃、大肠、小肠、膀胱、三焦六腑皆为阳。……故背为阳，阳中之阳，心也；背为阳，阳中之阴，肺也。腹为阴，阴中之阴，肾也；腹为阴，阴中之阳，肝也；腹为阴，阴中之至阴，脾也。"

（二）说明人体的生理功能

阴阳学说认为，在人体的生命活动过程中，由于体内阴阳二气的对立制约、互根互用和消长转化，维系着协调平衡的状态，人体的生命活动才能有序进行，各种生理功能才能得到稳定发挥。

就人体生命活动中的物质与功能之间的关系而言，物质基础称为阴精（体阴），功能活动称为阳气（用阳）。人体的生理活动（阳）是以物质（阴）为基础的，没有阴精就无以化生阳气；而功能活动的结果，又不断地化生阴精。这样，物质与功能（体阴与用阳）共处于相互对立、互根、消长和转化的统一体之中，维持着动态平衡，保证生命活动的正常进行。

【原文解读】

《素问•生气通天论》曰："阴平阳秘，精神乃治。"就是说机体的阴精平和，阳气秘固，阴阳协调，生命活动就正常。

（三）说明疾病的病理变化

病理，是指疾病发生、发展与变化的机制。阴阳学说认为，在人体复杂的生理活动中，阴阳的对立制约、互根互用、消长平衡与相互转化，保持着协调平衡关系，是维持生命活动的基本条件。即是"阴平阳秘，精神乃治。"如果阴阳之间的协调平衡关系一旦遭到破坏，使阴阳失去平衡，就会产生疾病。因此，"阴阳失调"是疾病发生和发展变化的基础。

疾病的发生取决于邪气与正气两个方面因素，即邪正斗争导致阴阳失调而发生疾病。疾病的病理变化虽然很复杂，但总的不外乎阴阳的偏盛和偏衰两个方面。

1. 阴阳偏盛（图 1-7） 盛，指邪气盛。阴阳偏盛，是指疾病过程中阴邪或阳邪偏盛，是阴或阳高于正常水平的病理状态。"邪气盛则实"，阴阳偏盛的证候为实证。在阴阳偏盛的病变过程中，邪气盛（胜）必然要制约或损伤人体正气，因此，在阴阳偏盛的实证中，还可导致虚的症状表现。

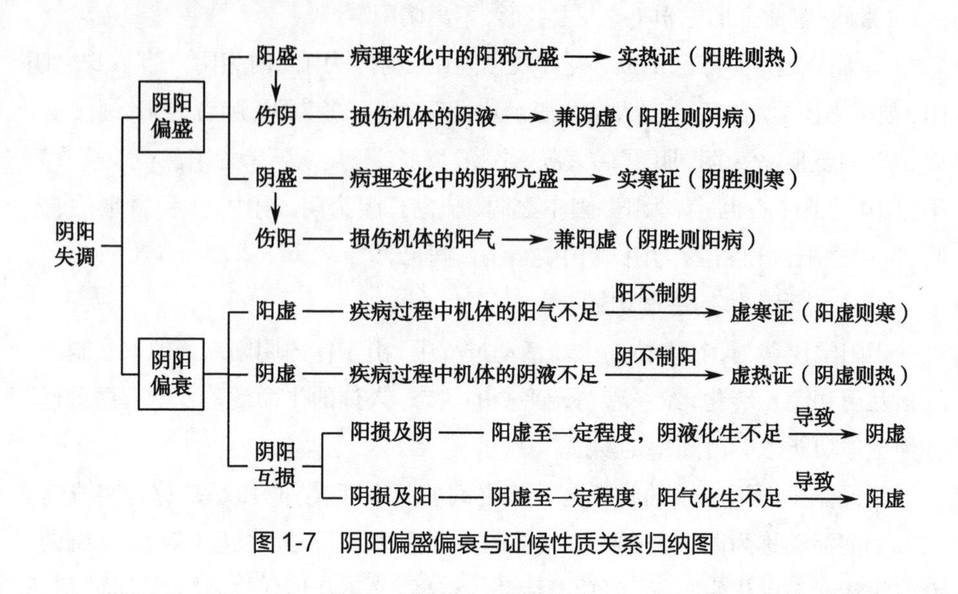

图 1-7　阴阳偏盛偏衰与证候性质关系归纳图

（1）阳偏盛：是指病理变化中的阳邪亢盛，由于阳邪的性质和致病特点多为热，故阳盛多表现为实热证候，即为“阳胜则热”。阳盛又能损伤人体的阴液而导致阴虚，因此，阳盛的实热病证往往可以兼有阴虚，即为“阳胜则阴病”。此“病”字，是损伤之意。

如人体感受暑热之邪，造成机体阳气偏盛，出现高热、烦躁、面赤、汗出、脉数等实热证候，即为“阳胜则热”。而暑热阳邪往往又可损伤机体的阴液，同时还出现口渴喜饮、唇干舌燥、小便短赤等阴液不足的症状表现，即为“阳胜则阴病”。

（2）阴偏盛：是指病理变化中的阴邪亢盛，由于阴邪的性质和致病特点多为寒，故阴盛多表现为实寒证候，即为“阴胜则寒”。阴盛又能损伤人体的阳气而导致阳虚，因此，阴盛的实寒病证往往可以兼有阳虚，即为“阴胜则阳病”。

如过食生冷或外感寒邪，可造成机体阴邪亢盛，出现恶寒、脘腹冷痛、泻下清稀、舌淡苔白、脉迟等实寒证候，即为“阴胜则寒”。而阴寒之邪往往又可损伤机体的阳气，同时还可出现形寒肢冷、神疲蜷卧等阳气不足的症状表现，即为“阴胜则阳病”。

2. 阴阳偏衰（图 1-7）　衰，指正气虚。阴阳偏衰，包括阴偏衰、阳偏衰，是机体的阴液或阳气低于正常水平的病理状态。“精气夺则虚”，故阴阳偏衰导致的证候为虚证。

（1）阳偏衰：是指疾病过程中机体阳气不足的病理变化。阴阳是相互制约的，阳虚不能制约阴，则阴相对偏盛而出现寒象，此寒是由阳虚不能温煦所导致的，故为虚寒，即为“阳虚则寒”。

如机体阳气亏虚，临床上常见到畏寒肢冷、神疲蜷卧、自汗、舌淡、脉微等症状，就是虚寒病证。

（2）阴偏衰：是指疾病过程中机体阴液不足的病理变化。阴虚不能制约阳，则阳相对亢盛而出现热象，此热是由阴虚不能滋润所导致的，故为虚热，即为“阴虚则热”。

如机体阴液亏虚，临床上常见到潮热盗汗、五心烦热、口干舌燥、舌红少苔、脉细数等症状，就是虚热病证。

（3）阴阳互损：由于阴阳之间具有互根互用的关系，所以在阴阳偏衰病变的发展过程中，当机体的阴精或阳气任何一方虚损到一定程度时，会导致另一方不足，形成阴阳俱损的病理状态，称之为“阴阳互损”。

当阳气虚至一定程度时，因阳不能生阴，继而又出现阴虚现象，称为“阳损及阴”。同样，当阴精虚至一定程度时，因阴不能生阳，继而又出现阳虚现象，称为“阴损及阳”。阳损及阴、阴损及阳，最终导致阴阳两虚的病理状态。但二者在程度上有所不同，阳损及阴是以阳虚为主的阴阳两虚，阴损及阳是以阴虚为主的阴阳两虚。

如气虚到一定程度不能生血，引起血的化生不足，即属阳损及阴；血虚到一定程度不能生气，引起气的生成不足，即属阴损及阳。

总之，阴阳失调的病理变化，主要包括阴阳偏盛和阴阳偏衰，导致证候性质有寒、热、虚、实的不同，“阳胜则热”是实热证，而“阴虚则热”是虚热证，“阴胜则寒”是实寒证，而“阳虚则寒”是虚寒证。

【原文解读】

《素问·通评虚实论》曰：“邪气盛则实，精气夺则虚。”这是划分虚实证候的主要根据。在病变过程中，若以邪气盛为矛盾主要方面的则为实证，若以正气虚为矛盾主要方面的则为虚证。

《素问·阴阳应象大论》曰：“阴胜则阳病，阳胜则阴病。阳胜则热，阴胜则寒。”

《素问·调经论》曰："阳虚则外寒，阴虚则内热。"

（四）用于疾病的诊断

中医诊断学主要包括诊法和辨证两个方面。阴阳学说用于疾病的诊断，主要是用于分析四诊所收集的症状体征的阴阳属性，以及辨别疾病证候的阴阳属性两个方面。

1. 分析四诊资料 即是将望、闻、问、切四诊收集的临床资料，以阴阳理论来分析具体症状和体征的阴阳属性。（表1-2）如：

望诊方面，以色泽分阴阳，则色泽鲜明者属阳，色泽晦暗者属阴。

闻诊方面，以语音分阴阳，则语声高亢洪亮者属阳，语声低微无力者属阴。

问诊方面，以寒热喜恶分阴阳，则怕热喜冷者属阳，怕冷喜热者属阴。

切诊方面，以脉象形态分阴阳，则脉象浮、数、洪、滑者属阳，脉象沉、迟、细、涩者属阴。

在症状和体征方面分清了阴阳属性，为辨证提供了依据。

表1-2　症状体征分属阴阳表（举例）

四诊		属阳	属阴
望诊	望色泽	色泽鲜明	色泽晦暗
闻诊	闻语声	语声高亢洪亮多言，伴躁动	语声低微无力少言，伴沉静
	听呼吸	呼吸有力，声高气粗	呼吸无力，声低气怯
问诊	寒热喜恶	身热怕热喜冷	身寒怕冷喜热
	问口渴	口干而渴	口润不渴
切（脉）诊	从部位分	寸部	尺部
	从动态分	至（起）者	去（伏）者
	从至数分	数者	迟者
	从形态分	浮、数、洪、滑脉	沉、迟、细、涩脉

2. 辨别疾病证候 疾病证候是复杂的，以阴阳理论来辨别证候，主要是辨清证候的阴阳属性。如八纲辨证（阴、阳、表、里、寒、热、虚、实八个辨证纲领）中，阴阳是八纲辨证的总纲，即表证、实证、热证属阳，里证、虚证、寒证属阴。又如外科体表感染性疾病中，病变局部表现为红、肿、热、痛等症状者属阳证，局部表现为苍白、漫肿或平塌、不热、隐痛等症状者属阴证。

在证候方面辨清了阴阳证候，有利于认清疾病的本质，为治疗提供了依据。

【原文解读】

《素问·阴阳应象大论》曰："善诊者，察色按脉，先别阴阳。""察色按脉"，泛指四诊所见。

《素问·脉要精微论》曰："微妙在脉，不可不察，察之有纪，从阴阳始。""纪"，纲纪，头绪。"从阴阳始"，首先辨清阴阳属性。

《素问·阴阳别论》曰："所谓阴阳者，去者为阴，至者为阳；静者为阴，动者为阳；迟者为阴，数者为阳。"指脉象分阴阳。

《景岳全书·传忠录·阴阳篇》曰："凡诊病施治，必须先审阴阳，乃医道之纲领。阴阳无谬，治焉有差？医道虽繁，而可以一言蔽之者，曰阴阳而已。故证有阴阳，脉有阴阳，药有阴阳。以证而言，则表为阳，里为阴；热为阳，寒为阴……以脉而言，则浮大滑数之类皆阳也，沉微细涩之类皆阴也。……设能明彻阴阳，则医道虽玄，思过半矣。"

以上原文例举阴阳在辨证上的重要性。

（五）用于疾病的防治

调整阴阳，使之保持或恢复相对平衡，达到阴平阳秘，是防治疾病的基本原则。

1. 指导养生防病 养生，即保养生命之意。养生的目的，是健身防病和延年益寿。阴阳学说认为，人体的阴阳变化与自然界四时阴阳变化保持协调统一，就可以达到防病和延年益寿的目的。因而主张顺应四时养生，春夏养阳，秋冬养阴，精神内守，饮食有节，起居有常，法于阴阳，以保持机体内部，以及机体与外界环境之间的阴阳协调平衡，达到增进健康，预防疾病的目的。

根据"春夏养阳，秋冬养阴"的原则，对"能夏不能冬"["能(nài 奈)"，通"耐"]的阳虚阴盛体质者，夏用温热之药预培其阳，则冬不易发病；对"能冬不能夏"的阴虚阳亢者，冬用凉润之品预养其阴，则夏不易发病。此即所谓"冬病夏治""夏病冬养"之义。

【原文解读】

《素问·四气调神大论》曰："夫四时阴阳者，万物之根本也，所以圣人春夏养阳，秋冬养阴，以从其根，故与万物沉浮于生长之门。逆其根，则伐其本，坏其真矣。故阴阳四时者，万物之终始也，死生之本也。逆之则灾害生，从之则苛疾不起，是谓得道。”原文指出了调养四时阴阳的基本原则及其重要性。“春夏养阳，秋冬养阴”，是《内经》提出的顺应四时养生的基本原则。是说人们在生活习惯，衣着更换，饮食调配，起居规律等方面，在春夏阳气发泄的季节，要注意保养阳气；在秋冬阴气收敛的季节，要注意保养（藏）阴精，以适应自然万物阴阳消长之规律。

2. 指导疾病的治疗 阴阳学说指导疾病的治疗，一是确定治疗原则，二是归纳药物的性能。

（1）确定治疗原则（图1-8）：由于疾病的基本病理变化是阴阳失调，因此，阴阳学说在治疗方面的应用，主要就是根据这一基本病理变化来确定治疗原则，调整阴阳的偏盛偏衰，恢复阴阳的协调平衡。所以说，调整阴阳失调是治疗疾病的基本原则。

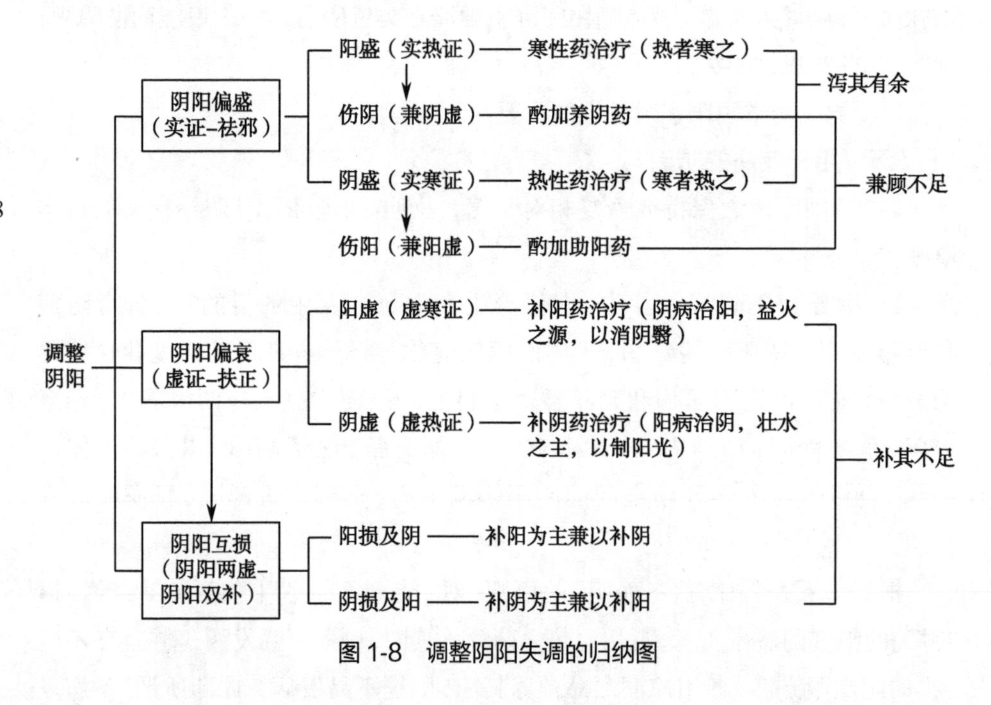

图1-8 调整阴阳失调的归纳图

1）阴阳偏盛的治疗原则：阴阳偏盛为邪气盛的实证，治疗时采用“泻其有余”“实则泻之”（祛邪）的治疗原则。

对阳偏盛导致的实热证，用寒性药治疗，《内经》称之为“热者寒之”。若阳盛伤阴，兼有阴虚时，又须酌加养阴药，以兼顾其不足。

对阴偏盛导致的实寒证，用热性药治疗，《内经》称之为“寒者热之”。若阴盛伤阳，兼有阳虚时，又须酌加助阳药，以兼顾其不足。

2）阴阳偏衰的治疗原则：阴阳偏衰为人体正气不足的虚证，治疗时采用“补其不足”“虚则补之”（扶正）的治疗原则。

对阳虚不能制约阴而致阴相对盛的虚寒证，用补阳药治疗，扶阳以抑阴，《内经》称之为“阴病治阳”。亦为“益火之源，以消阴翳”的治法。

对阴虚不能制约阳而致阳亢的虚热证，用补阴药治疗，滋阴以抑阳，《内经》称之为“阳病治阴”。亦为“壮水之主，以制阳光”的治法。

3）阴阳互损的治疗原则：阴阳互损导致阴阳两虚，应采用阴阳双补的治疗原则。根据阴阳互根互用的理论，对阳损及阴的以阳虚为主的阴阳两虚证，以补阳为主，兼以补阴。对阴损及阳的以阴虚为主的阴阳两虚证，以补阴为主，兼以补阳。

【原文解读】

《素问·至真要大论》曰：“谨察阴阳所在而调之，以平为期。”“寒者热之，热者寒之。”

《灵枢·邪客》曰：“补其不足，泻其有余。”

《素问·阴阳应象大论》曰：“阳病治阴，阴病治阳。”“阳病治阴”，对阴虚不能制约阳而致阳亢的虚热证，用补阴的方法、药物治疗。“阴病治阳”，对阳虚不能制约阴而致阴相对盛的虚寒证，用补阳的方法、药物治疗。

《素问·至真要大论》王冰注：“益火之源，以消阴翳；壮水之主，以制阳光。”“益火”，即补阳。“阴翳（yì 意）”，此指虚寒证。“壮水”，即补阴。“阳光”，此指虚热证。是说用补阳的方法，治疗阳虚阴盛的虚寒证；用补阴的方法，治疗阴虚阳亢的虚热证。

（2）归纳药物的性能（表1-3）：用阴阳来分析和归纳药物性能的阴阳属性，作为指导临床用药的依据。药物的性能，主要以药物的性、味、升降浮沉来决定的，而药物的性、味、升降浮沉，又可用阴阳来概括说明。

表1-3 药物性能的阴阳属性归类表

药物性能	属阴	属阳
药性（四气）	寒性、凉性	温性、热性
五味	酸、苦、咸	辛、甘（淡）
升降浮沉	沉、降	升、浮

1）药性：是指药物的寒、热、温、凉四种性质，又称“四气”。其中，寒性、凉性的药物，能清热泻火，减轻或消除热象，故属阴，多用于阳热之证；热性、温性的药物，能散寒温里，减轻或消除寒象，故属阳，多用于阴寒之证。

2）五味：是指药物的酸、苦、甘、辛、咸五种滋味。其中，辛味能发散，甘味能补中，故属阳；酸味能收敛，苦味能清火，咸味能软坚，故属阴。

3）升降浮沉：是指药物在体内发挥作用的趋向。其中，具有升、浮作用趋向的药物属阳；具有沉、降作用趋向的药物属阴。

【原文解读】

《素问·至真要大论》曰：“辛甘发散为阳，酸苦涌泄为阴，咸味涌泄为阴，淡味渗泄为阳。”

《医贯·阴阳论》曰：“神农尝药，按阴阳而分寒、热、温、凉、辛、甘、酸、苦、咸之辨。凡辛、甘者属阳，温、热者属阳；寒、凉者属阴，酸、苦者属阴。”

《景岳全书·传忠录·阴阳篇》曰：“以药而言，则升散者为阳，敛降者为阴；辛热者为阳，苦寒者为阴；行气分者为阳，行血分者为阴；性动而走者为阳，性静而守者为阴。”

以上原文，以阴阳的属性来归纳药物的性能。

总之，治疗疾病，就是根据病证的阴阳偏盛偏衰情况，确定治疗原则。再结合药物性能的阴阳属性，选择相应的药物，以纠正由疾病引起的阴阳失调状态，从而达到治愈疾病之目的。

第二节　五行学说

五行学说，是属于中国古代的唯物论和辩证法的范畴。五行学说认为，宇宙间的一切事物都是由木、火、土、金、水五种物质所构成的，自然界各种事物和现象的发展与变化，都是这五种物质不断运动和相互作用的结果。

中医学将五行学说引用于医学领域，以五行学说来阐释人体的局部与局部、局部与整体、体表与内脏的有机联系，以及人体与外界环境之间的联系关系。五行学说贯穿于中医学理论体系的各个方面，用以说明人体的生理功能，病理变化，指导疾病的诊断和治疗，成为中医学理论体系的重要组成部分。

一、五行的基本概念

（一）五行的含义

五行，即木、火、土、金、水五种物质及其运动变化。

五行最初称为“五材”，是我国古代人民在长期的生活与生产实践中，逐渐认识到木、火、土、金、水这五种物质，是人们日常生活与生产中最为常见和不可缺少的五种基本物质，故称“五材”。

后来，对木、火、土、金、水五种具体物质本义进行抽象化，并引申运用，认为世界上一切事物都是由木、火、土、金、水五种物质之间的运动变化而生成的。在此基础上，产生了相生、相克和制化的理论，并以五行的生克制化规律来解释各种事物或现象之间的相互关系，从而形成了五行学说。

【原文解读】

《左传·襄公二十七年》曰：“天生五材，民并用之，废一不可。”

《尚书·正义》曰：“水火者，百姓之所饮食也；金木者，百姓之所兴作也；土者，万物之所资生也，是为人用。”

以上原文，说明木、火、土、金、水五者，是人们生活与生产活动中不可缺少的五种物质，又称为“五材”。

《国语·郑语》曰：“故先王以土与金、木、水、火杂，以成百物。”是说世界上一切事物都是木、火、土、金、水五者的相互作用而生成的。

（二）五行的特性

五行的特性，是指木、火、土、金、水五行本身所固有的性质，是古人在长期的生活和生产实践中，对木、火、土、金、水五种物质的直观观察和朴素认识的基础上，进行抽象而逐渐形成的理论概念。五行特性是：

“木曰曲直”：曲，是弯曲之意；直，是伸直之意。曲直，是指木的生长状态既能屈又能伸，向上向外舒展的自然特性。引申为凡具有生长、升发、舒畅、条达等性质或作用的事物和现象，都可归属于木。

“火曰炎上”：炎，炎热；上，向上。炎上，是指燃烧的火具有炎热、上升的自然特性。引申为凡具有温热、升腾、明亮等性质或作用的事物和现象，都可归属于火。

“土爰稼穑”：爰（yuán 元），此通“曰”。稼，是播种谷物；穑（sè 色），是收获谷物。稼穑，是指土具有提供人类播种植物和收获谷物的特性。“万物土中生”“土为万物之母”，就是此意。引申为凡具有化生、承载、受纳等性质或作用的事物和现象，都可归属于土。

“金曰从革”：从，顺从之意；革，变革之意。从革，是指金属物质具有顺从人意，对其熔炼铸造，变革成各种器具的特性。引申为凡具有沉降、肃杀、收敛等性质或作用的事物和现象，都可归属于金。

“水曰润下”：润，滋润；下，向下。润下，是指水具有滋润、向下的特性。引申为凡具有滋润、向下、寒凉、闭藏等性质或作用的事物和现象，都可归属于水。

由此可知，五行的特性，是基于五行，又高于五行。所谓“基于五行”，是说五行的特性是根据木、火、土、金、水五种物质的某些性质而概括出来的。所谓“高于五行”，是说五行的特性已从具体事物抽象化，并引申运用，实际上已大大超越了这五种物质的本身，而是五种不同属性的概括。

【原文解读】

《尚书·洪范》曰：“五行，一曰水，二曰火，三曰木，四曰金，五曰土。水曰润下，火曰炎上，木曰曲直，金曰从革，土爰稼穑。”原文是对五行及五行特性作了经典概括。

（三）事物的五行属性归类（表 1-4）

表 1-4 事物属性的五行归类表(举例)

自然界						五行	人体									
五味	五色	五化	五气	五方	五季		五脏	五腑	五体	五官	五志	五音	五声	五变	五脉	五液
酸	青	生	风	东	春	木	肝	胆	筋	目	怒	角	呼	握	弦	泪
苦	赤	长	暑	南	夏	火	心	小肠	脉	舌	喜	徵	笑	忧	洪	汗
甘	黄	化	湿	中	长夏	土	脾	胃	肉	口	思	宫	歌	哕	缓	涎
辛	白	收	燥	西	秋	金	肺	大肠	皮	鼻	悲	商	哭	咳	浮	涕
咸	黑	藏	寒	北	冬	水	肾	膀胱	骨	耳	恐	羽	呻	栗	沉	唾

注：五音：角、徵（zhǐ 纸）、宫、商、羽，亦称“五声”。是中国古代五声音阶中五个音级。五音之名，最早见于《玉篇》前《五音声论》，为音韵学术语。音韵学上按照声母发音部位分为唇音、舌音、齿音、牙音、喉音五类，谓之五音。五音应当是为人体发出的五种声音。

1. 归类方法 事物和现象的五行属性，是根据五行的特性，运用取象比类法和推演络绎法，对自然界的各种事物和现象，人体各脏腑组织器官及其某些表现进行归类而获得的。

（1）取象比类法：取象，即从事物的形象（包括形态、作用、性质等）中找出能反映本质的特有征象。类，是指具有共同特征的个体的集合。比类（亦称类比），即比较类别，含有归类、分类的意思。用取象比类法对事物进行五行属性归类，就是将事物的特有征象与五行的抽象特性相比较，以确定事物的五行特性。如事物的特有征象与木的特性相类似，就将其归属于木类。其他以此类推。

例如，以方位配五行：日出于东方，与木的升发特性相类似，故东方归属于木；南方炎热，与火的炎上特性相类似，故南方归属于火；日落于西方，与金的沉降特性相类似，故西方归属于金；北方寒冷，与水的寒凉特性相类似，故北方归属于水。

又如，以五脏配五行：肝主疏泄、主升发而归属于木，心阳温煦而归属于火，脾主运化而归属于土，肺主肃降而归属于金，肾主水而归属于水。

（2）推演络绎法：就是根据已知的某事物的五行属性，推演归纳其他与之相关事物的五行属性。

例如：已知肝属木，而肝与胆、筋、目、爪有着密切的联系关系（肝合胆、肝主筋、肝开窍于目、肝其华在爪），于是就推演出胆、筋、目、爪也属于木。其他以此类推。

【原文解读】

《素问•阴阳应象大论》曰："东方生风……在天为风，在地为木，在体为筋，在脏为肝，在色为苍，在音为角，在声为呼，在变动为握，在窍为目，在味为酸，在志为怒。"

"南方生热……在天为热，在地为火，在体为脉，在脏为心，在色为赤，在音为徵，在声为笑，在变动为忧，在窍为舌，在味为苦，在志为喜。"

"中央生湿……在天为湿，在地为土，在体为肉，在脏为脾，在色为黄，在音为宫，在声为歌，在变动为哕，在窍为口，在味为甘，在志为思。"

"西方生燥……在天为燥，在地为金，在体为皮毛，在脏为肺，在色为白，在音为商，在声为哭，在变动为咳，在窍为鼻，在味为辛，在志为忧。"

“北方生寒……在天为寒，在地为水，在体为骨，在脏为肾，在色为黑，在音为羽，在声为呻，在变动为栗，在窍为耳，在味为咸，在志为恐。”

在整体观念思想指导下，《素问·阴阳应象大论》原文，按照五行属性进行归纳，将人体相关的组织器官及生命活动与自然界的事物或现象联系起来，构成了五行结构系统（见表1-4）。

2. 对五行归类的看法 五行归类，是古人对事物和现象进行分类与说理的一种方法，使复杂的事物条理化，便于分析和说明归属于五行的同一类事物之间（表1-4中的纵行）和同一五行属性事物之间（表1-4中的横行）的密切关系。

五行归类，在中医学中，将人体生命活动和自然界的事物及现象联系起来，以此说明人体自身以及人体与外界环境之间的统一性。

五行归类，其基础是事物和现象都必须是“五数”，这就很难符合事物的本来情况。在归类的基础上，进而运用五行的相生、相克来说明事物之间的关系，有时也就很难符合事物之间的关系。

二、五行学说的基本内容

五行学说的基本内容，包括五行的相生、相克与制化，五行的母子相及与相乘、相侮。其中，五行的相生、相克与制化，主要是阐释五行之间的相互资生和相互制约的联系关系，以维持五行结构系统的协调平衡。在中医学中，多用来说明脏腑之间在生理上的协调关系。五行的母子相及与相乘、相侮，主要是阐释五行之间的异常变化关系。在中医学中，多用来说明脏腑之间在病理上的相互影响关系。因此，五行学说的基本内容，主要就是探索五行之间正常与异常的相互关系。

（一）五行的相生、相克与制化

1. 五行相生

（1）含义：相，表示一方对另一方有所动作之词，或递相（顺次、一个接一个）的意思。生，即资生、助长、促进的意思。五行相生，是指木、火、土、金、水之间具有依次有序的递相资生、助长和促进的关系。

（2）次序（规律）：木火土金水依次相生，即木生火，火生土，土生金，金生水，水生木。（图1-9）

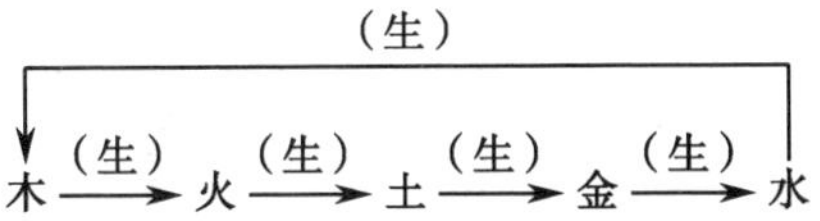

（生）
木 （生）→ 火 （生）→ 土 （生）→ 金 （生）→ 水

图 1-9　五行相生次序图

（3）母子关系：五行相生关系中，任何一行都有“生我”和“我生”两方面的关系，《难经》中比喻为“母子关系”。即生我者为我之母，我生者为我之子。如以“火”行为例：因木生火，故木为火之母（生我者）；因火生土，故土为火之子（我生者）。（图 1-10）

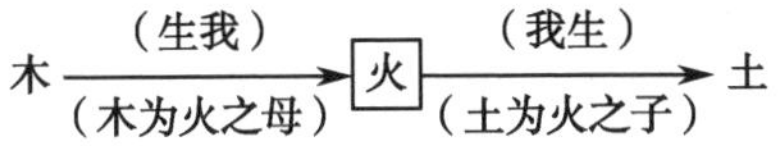

木 （生我）（木为火之母）→ 火 （我生）（土为火之子）→ 土

图 1-10　五行母子关系示意图（举例）

【原文解读】

《中藏经·生成论第三》曰：“金生水，水生木，木生火，火生土，土生金，则生成之道，循环无穷。”

2．五行相克

（1）含义：克，即有克制、制约的意思。五行相克，是指木、火、土、金、水之间具有隔一有序的递相克制、制约的关系。

（2）次序（规律）：木火土金水隔一相克，即木克土，土克水，水克火，火克金，金克木。（图 1-11）

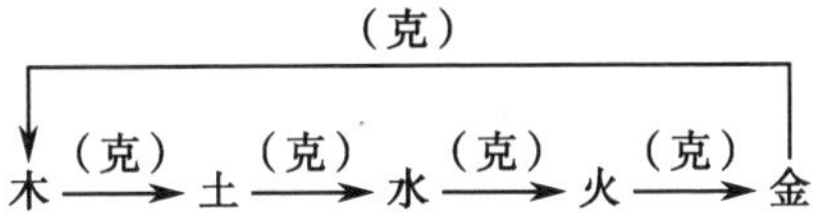

（克）
木 （克）→ 土 （克）→ 水 （克）→ 火 （克）→ 金

图 1-11　五行相克次序图

（3）所胜与所不胜关系：五行相克关系中，任何一行都有“克我”和“我克”两方面的关系，《内经》中称相克关系为“所胜”和“所不胜”关系。即“克我”者为我“所不胜”，“我克”者为我“所胜”。如以“火”行为例：因水克火，故水为火之所不胜（克我者）；因火克金，故金为火之所胜（我克者）。（图 1-12）

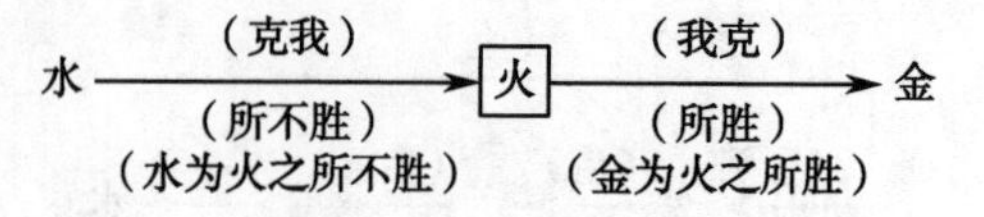

图 1-12　五行所胜与所不胜关系示意图（举例）

【原文解读】

《素问·宝命全形论》曰："木得金而伐，火得水而灭，土得木而达，金得火而缺，水得土而绝，万物尽然。"指出木、火、土、金、水之间具体的制约关系。即木遇到金而折伐，火遇到水而熄灭，土遇到木而疏达，金遇到火而熔化，水遇到土而绝止。

3. 五行制化

（1）五行制化的含义：制化，即制约、化生。五行制化，是五行相生与相克关系的相互结合。五行中的任何一行，既受一行生，又受另一行克，（图 1-13）使五行之间维持着生中有制，制中有生的生克协调配合关系。也就是说，相生与相克是不可分割的两个方面。没有生，就没有事物的发生与成长；没有克，事物的发展就会过分亢盛而为害。因此，必须是生中有克（化中有制），克中有生（制中有化），相反相成，才能维持和促进事物的相对协调平衡与发展变化。

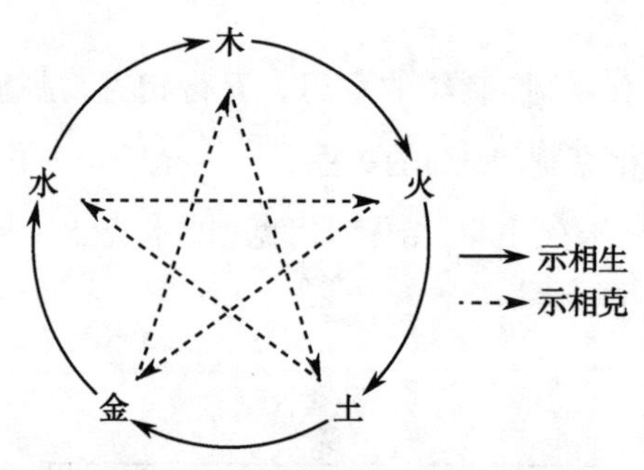

图 1-13　五行相生相克规律示意图

（2）五行制化的规律：木火土金水之间，既相生又相克，即木生火，火生土，木克土；火生土，土生金，火克金；土生金，金生水，土克水；金生水，水生木，金克木；水生木，木生火，水克火。

例如，就木、火、土行的关系来说：木能生火，火又生土，就会造成土行太过，但木又来克土，则可防止土行太过。（图 1-14）这样，相生之中，寓有相克，相克之中，寓有相生，如此循环往复，维持五行之间的协调平衡。

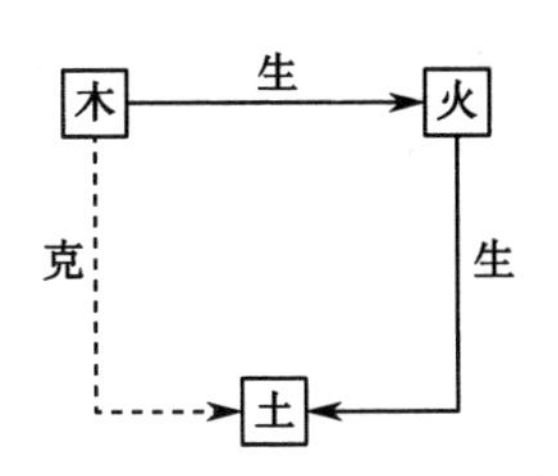

图 1-14　五行制化关系示意图（举例）

【原文解读】

《素问·六微旨大论》曰："亢则害，承乃制，制则生化。"是说六气亢盛产生损害，承袭之气来制约，制约后才能维持正常生化。

《类经图翼·运气上》曰："造化之机，不可无生，亦不可无制。无生则发育无由，无制则亢而为害。"

（二）五行的母子相及与相乘、相侮

1. 母子相及

（1）含义：及，即至、到，此是连累、影响的意思。五行的母子相及，又称母子相犯（即侵犯之意），是五行之间的正常关系遭到破坏，引起相生关系的反常。

（2）内容：五行的母子相及，包括母及子（母病及子）和子及母（子病及母）两个方面。由"母行"的异常，累及到子行，导致母子关系的反常，为母及子；由"子行"的异常，影响到母行，导致母子关系的反常，为子及母。

（3）次序：母及子的次序与相生的次序一致，即为：木及火，火及土，土及金，金及水，水及木。子及母的次序与相生的次序相反。即为：火及木，土及火，金及土，水及金，木及水。

如以木行为例：木行异常，若影响到火行，此与相生次序一致，则为母及子（亦称母病及子）；若影响到水行，此与相生次序相反，则为子及母（亦称子病犯母）。（图 1-15）

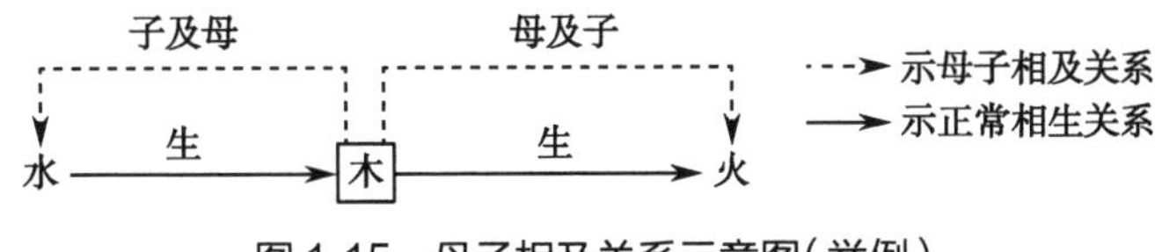

图 1-15　母子相及关系示意图（举例）

2. 五行相乘

（1）含义：乘，欺凌，是乘虚侵袭、以强凌弱的意思。五行相乘，是五行相克关系的反常，是指五行中的任何一行对其所胜之行（我克之行）的过度克制。

（2）次序：五行相乘的次序与相克次序相同。即为：木乘土，土乘水，水乘火，火乘金，金乘木。（图1-16）

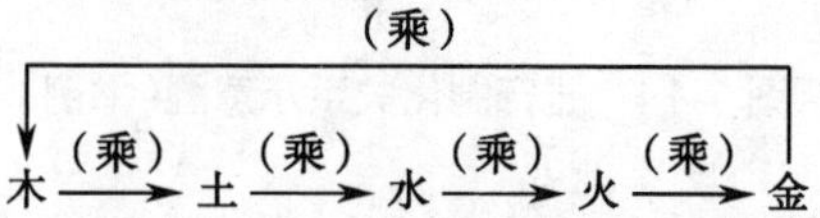

（乘）
木 （乘）→ 土 （乘）→ 水 （乘）→ 火 （乘）→ 金

图1-16　五行相乘次序示意图

（3）原因：导致五行相乘的原因有“太过”和“不及”两种情况：

太过：一行太过，则去乘我克之行（所胜之行）。

不及：一行不及，则受克我之行（所不胜之行）所乘。

如以木行为例：木旺（太过），则去乘土（木旺乘土）；木虚（不及），则受金乘（木虚金乘）。（图1-17）

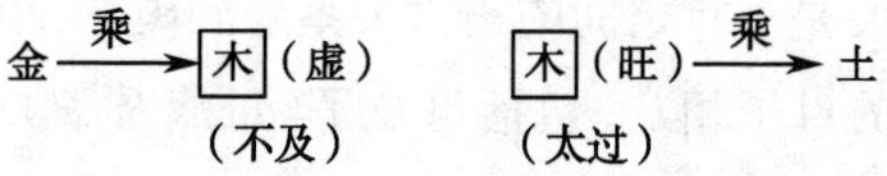

金 乘→ 木（虚）（不及）　　木（旺）乘→ 土（太过）

图1-17　太过与不及导致五行相乘关系示意图（举例）

五行的相克与相乘，在次序上虽然相同，但在本质上有区别。相克是正常情况下五行之间的制约关系，相乘则是五行之间的异常制约现象。在人体，相克表示生理现象，相乘表示病理变化。

3. 五行相侮

（1）含义：侮，欺负，亦为欺侮的意思。五行相侮，是五行相克关系的反常，是指五行中的任何一行对其所不胜之行（克我之行）的反向克制。又称“反克”。

（2）次序：五行相侮的次序与相克次序相反。即为：木侮金，金侮火，火侮水，水侮土，土侮木。（图1-18）

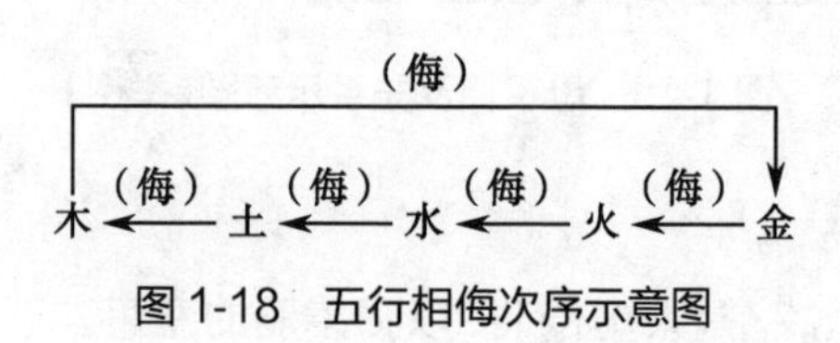

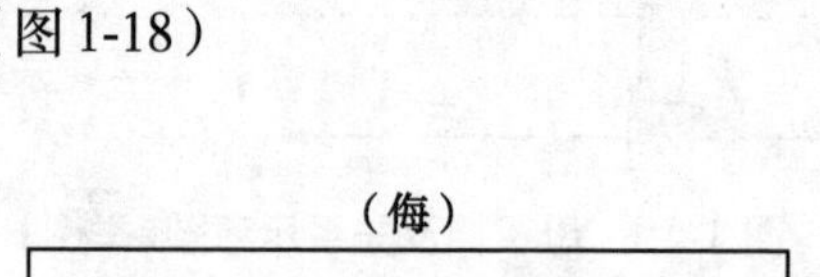

图1-18　五行相侮次序示意图

（3）原因：导致五行相侮的原因有“太过”和“不及”两种情况：

太过：一行太过，则去侮克我之行（所不胜之行）。

不及：一行不及，则受我克之行（所胜之行）所侮。

如以木行为例：木旺（太过），则去侮金（木旺侮金）；木虚（不及），则受土侮（木虚土侮）。（图 1-19）

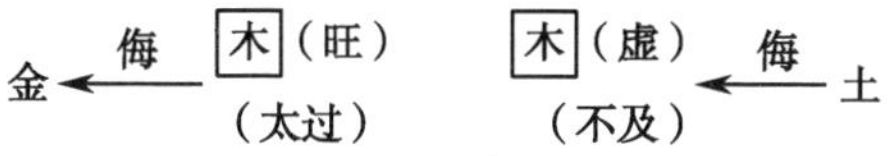

金 ← 侮 木（旺）（太过）　　木（虚）（不及） ← 侮 土

图 1-19　太过与不及导致五行相侮关系示意图（举例）

【原文解读】

《素问·五运行大论》曰：“气有余，则制己所胜而侮所不胜；其不及，则己所不胜侮而乘之，己所胜轻而侮之。”

原文是对五行相乘与相侮产生的原因及其相互关系作了很好的说明。以木行为例作解释：（图 1-20）

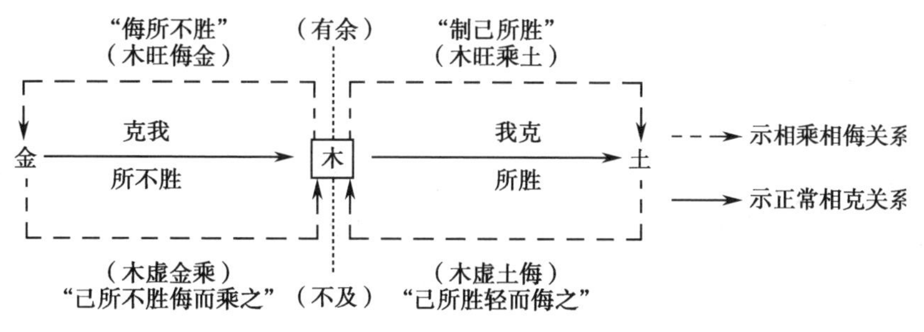

图 1-20　五行相乘、相侮原因及规律示意图（举例）

木行有余：一方面，去过度克制所胜（我克）之行，即为“木旺乘土”（制己所胜）；另一方面，又去欺侮所不胜（克我）之行，即为“木旺侮金”（侮所不胜）。

木行不及：一方面，受所不胜（克我）之行所乘，即为“木虚金乘”（己所不胜侮而乘之）；另一方面，又受所胜（我克）之行所侮，即为“木虚土侮”（己所胜轻而侮之）。

三、五行学说在中医学中的应用

五行学说在中医学中的应用，主要是以五行的特性来分析人体脏腑组织器官等的五行属性（见表1-4），说明五脏的生理功能，以五行的生克制化规律来说明五脏之间在生理上的联系关系，以五行的母子相及与相乘、相侮规律来阐释五脏病变的相互影响，并指导疾病的诊断和治疗。

（一）说明五脏的生理功能及其相互关系

1. 说明五脏的生理功能 五行学说将人体的五脏分别归属于五行，并以五行的特性来说明五脏的某些生理功能及特性。如：

木有舒展、升发、条达的特性，肝有疏泄的功能，喜条达而恶抑郁的特性，故以肝属木。

火有温热、炎上的特性，心阳有温煦的功能，心火易于上炎的特性，故以心属火。

土有受纳、化生万物的特性，脾有运化水谷，化生气血精微的功能，喜燥恶湿的特性，故以脾属土。

金有肃降、收敛的特性，肺气有肃降的功能及特性，故以肺属金。

水有滋润、下行、闭藏（潜藏）的特性，肾有主水、藏精的功能，主封藏的特性，故以肾属水。

2. 说明五脏之间的相互关系 五脏的功能活动不是孤立的，而是相互联系着的。按照五行的生克制化理论，五脏之间存在着相互资生和相互制约的联系关系。

（1）以五行相生说明五脏之间的递相资生关系：五行配五脏，以五行相生关系，来说明五脏之间在某些生理功能上的递相资生、促进关系。如：肝血滋养心，为木生火；心火温煦脾运，为火生土；脾气散精上归于肺，为土生金；肺气肃降水液下归于肾，为金生水；肾精滋养肝血，为水生木。（图1-21）

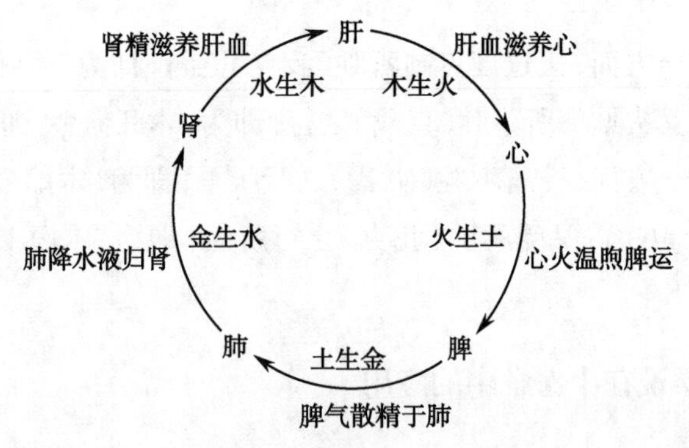

图1-21　以五行相生说明五脏之间递相资生关系示意图

（2）以五行相克说明五脏之间的递相制约关系：以五行相克关系，来说明五脏之间在某些生理功能上的递相制约关系。如：肝气条达，可以疏泄脾脏之壅滞，为木克土；脾运化水液，可以防止肾水泛滥，为土克水；肾阴（水）滋润，可以抑制心火过亢，为水克火；心阳温煦，可以抑制肺气肃降太过，为火克金；肺气肃降，可以抑制肝气升发太过，为金克木。（图1-22）

应当指出，五脏的生理功能是多样的，五脏之间的关系也是复杂的。五行的特性并不能说明五脏的所有功能，五行的生克关系也难以完全阐释五脏之间复杂的生理联系。因此，在探讨五脏的生理功能及其相互之间的内在联系时，必须按照藏象学说的理论内容来研究，不能囿于五行的生克理论。

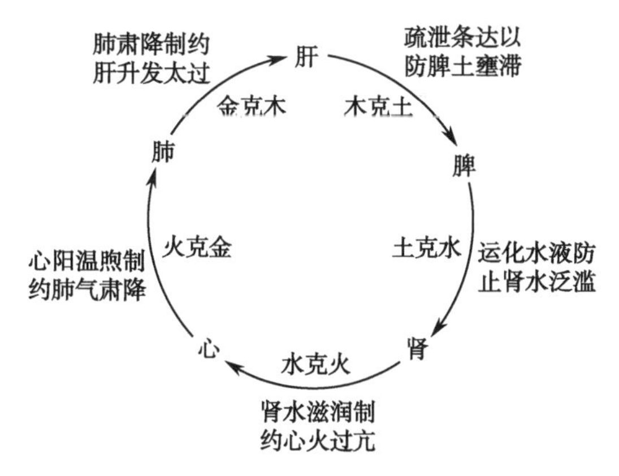

图1-22 以五行相克说明五脏之间递相制约关系示意图

【原文解读】

《素问·五脏生成》曰："心……其主肾也"，"肺……其主心也"，"肝……其主肺也"，"脾……其主肝也"，"肾……其主脾也"。"主"，即制约之意。原文根据五行相克规律指出了五脏之间的制约关系。如"心……其主肾也"，心属火，肾属水，根据相克规律是肾制约心（水克火）。余类推。

（二）说明五脏病变的相互影响

五脏病变的相互影响，这里是指本脏有病可以传至他脏，他脏有病可以传至本脏，这种病理上的相互影响称之为"传变"。用五行理论来说明五脏疾病的传变，可分为相生关系传变和相克关系传变。

1. 相生关系的传变 包括"母病及子"和"子病及母"两个方面。

（1）母病及子：是指疾病的传变，从母脏传及子脏。如：肝病传及心，肾病传及肝，属于母病及子传变。（图 1-23）

（2）子病及母：是指疾病的传变，从子脏传及母脏。如：肝病传及肾，心病传及肝，属于子病及母传变。（图 1-23）

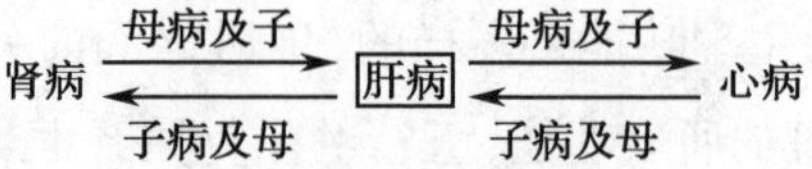

母病及子　母病及子
肾病　肝病　心病
子病及母　子病及母

图 1-23　母病及子与子病及母关系示意图（举例）

2. 相克关系的传变　包括“相乘传变”和“相侮传变”两个方面。

（1）相乘传变：是相克太过而致病，是五脏疾病传变与相克次序一致的传变。相乘传变，包括一脏太过相乘和一脏不及相乘两种情况：

一脏太过，则去乘“我克”之脏。如：肝旺，则去乘脾。即为“木旺乘土”（肝旺乘脾）。（图 1-24）

一脏不及，则受“克我”之脏所乘。如：脾虚，则受肝乘。即为“土虚木乘”（脾虚肝乘）。（图 1-24）

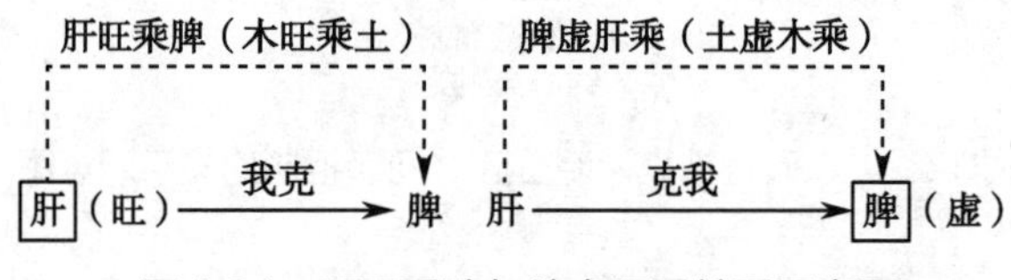

图 1-24　肝旺乘脾与脾虚肝乘关系示意图

（2）相侮传变：是相克的反向致病，是五脏疾病传变与相克次序相反的传变。相侮传变，包括一脏太过相侮和一脏不及相侮两种情况：

一脏太过，则去侮“克我”之脏。如：肝旺，则去侮肺。即为“木旺侮金”（肝旺侮肺，又称肝火犯肺、“木火刑金”）。（图 1-25）

一脏不及，则受“我克”之脏所侮。如：肺虚，则受肝侮。即为“金虚木侮”（肺虚肝侮）。（图 1-25）

应当指出，五脏疾病的传变是很复杂的，临床上并不会完全按照五行的母子相及和相乘、相侮规律依次相传。因此，在临床上，应从实际出发，不能用五行规律生搬硬套。

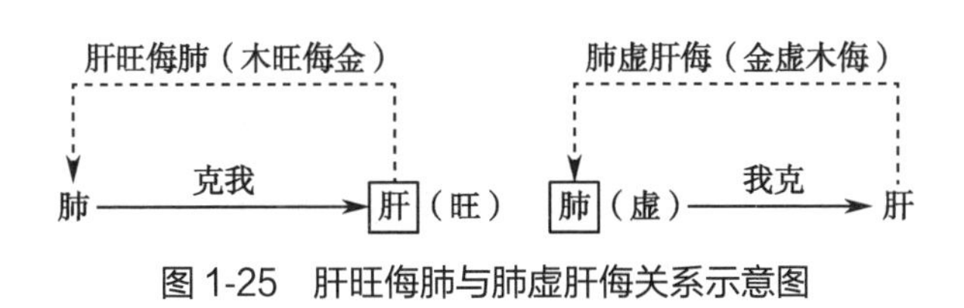

图 1-25　肝旺侮肺与肺虚肝侮关系示意图

（三）用于疾病的诊断

人体是一个有机整体，当内脏有病时，可以反映到体表相应的组织器官，出现色、脉、味等方面的异常变化。在诊断疾病时，就可以通过四诊所获得的症状、体征，根据五行的归属及其生克乘侮变化规律，来诊断疾病和推断病情。

1. 诊断疾病　从五脏所主的五色、五味、五脉等的变化，来诊断五脏病变。如：患者面见青色，喜食酸味，脉见弦象，可以诊断为肝病。面色赤，口味苦，脉象洪，可以诊断为心火亢盛。若脾虚之病，面见青色，脉见弦象，可以诊断为肝病传脾（肝脾同病）。

2. 推断病情　从色与脉之间的生克关系来推断病情的预后。五行学说认为，本脏有病，色与脉相符者，为平。色与脉不相符者，若见克色之脉者，为逆；若见生色之脉者，为顺。

如：肝病，面色青，见弦脉，为色脉相符。肝病，面色青，如果不得弦脉，反见浮脉，则属相克之脉，即为克色之脉（浮脉属肺，青色属肝，肺金克肝木），为逆，主预后不良；若见沉脉，则属相生之脉，即为生色之脉（沉脉属肾，青色属肝，肾水生肝木），为顺，主预后良好。（表 1-5）

表 1-5　肝病的色、脉生克关系与预后表

病种	色	脉	色脉关系	预后
肝病	青	弦	相符	平
	青	浮	克色之脉	死（逆）
	青	沉	生色之脉	生（顺）

应当指出，对于疾病的预后诊断，在临床上要四诊合参，不要拘泥于色脉之间的生克关系。

【原文解读】

《孟子·告子下》曰：“有诸内，必形诸外。”

《灵枢·本脏》曰："视其外应，以知其内脏，则知所病矣。"

以上原文，是中医诊断疾病，通过察外而可知内的理论依据。

《灵枢·邪气脏腑病形》曰："见其色而不得其脉，反得其相胜之脉，则死矣。得其相生之脉，则病已矣。"

《医宗金鉴·四诊心法要诀》曰："色脉相合，青弦赤洪，黄缓白浮，黑沉乃平。已见其色，不得其脉，得克则死，得生则生。"举例解释（见表1-5）

以上原文，是说从色与脉之间的生克关系，来推测病情预后的顺逆好坏。

（四）用于疾病的治疗

1. 控制疾病的传变 根据五行的生克乘侮规律，可以推测五脏疾病的发展传变趋势。如本脏有病，可以传及其他四脏，他脏有病，亦可传给本脏。因此，在治疗时，可以根据五行的生克乘侮规律，来调整其太过与不及，以控制其传变。如：肝病，肝气太过必来乘脾，若先健脾，则可以防止肝病传脾。

是否传变，主要决定于五脏的功能状态，脏气的盛衰。即脏气虚则传，实则不传。

应当指出，在临床实践中，要根据具体病情进行辨证论治，切不可将其作为刻板的公式而机械地套用。

【原文解读】

《难经·七十七难》曰："见肝之病，则知肝当传之于脾，故先实其脾气，无令得受肝之邪，故曰治未病焉。"

《金匮要略·脏腑经络先后病脉证》曰："见肝之病，知肝传脾，当先实脾。"

以上原文，就是根据五行生克乘侮规律来控制疾病传变的例证。"实其脾气""实脾"，就是健脾、补脾之意。

2. 确定治则治法

（1）根据相生规律确定治则和治法（图1-26）

1）根据相生规律确定的治疗原则：为"补母泻子"法。

补母：即"虚者补其母"，是指一脏之虚证，采用补其母脏的方法治疗。

对脏病之虚证，根据五行相生理论，"母能令子实"的作用，补母以促进其恢复。如肝阴不足证，既可用补肝阴的方法，又可采用补肾阴的方法治疗，以发挥"水生木"的作用。

泻子：即"实者泻其子"，是指一脏之实证，采用泻其子脏的方法治疗。

对脏病之实证，根据五行相生理论，“子能盗母气”（子能令母虚）的作用，泻子以祛除其母脏之实邪。如肝火旺盛证，既可用泻肝火的方法，又可采用泻心火的方法治疗，以达到调节平衡的作用。

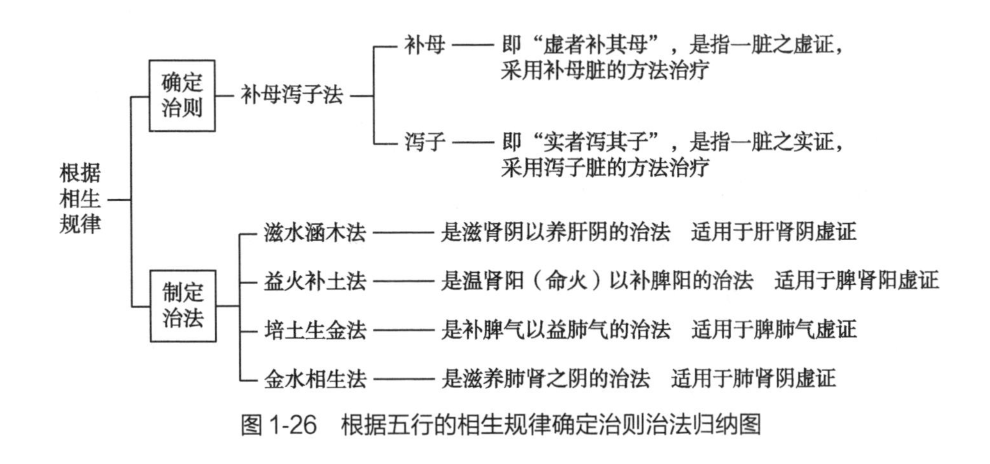

图 1-26　根据五行的相生规律确定治则治法归纳图

2）根据五行相生规律制定的治疗方法，常用的有：

滋水涵木法：是滋肾阴以养肝阴的治法，又称滋肾养肝法、滋补肝肾法。适用于肾阴亏损不能滋养肝阴的肝肾阴虚证，或肝肾阴虚阳亢证。

益火补土法：是温补肾阳（命门之火）以补脾阳的治法，又称温肾健脾法、温补脾肾法。适用于肾阳不足而致脾阳不振的脾肾阳虚证。

这里必须说明，以五行学说模式而言，益火补土法，应该是温心阳以补脾阳的治法，但临床上很少是指心火与脾阳的关系。自从命门学说兴起以来，多认为命门之火（肾阳）具有温煦脾阳的作用。因此，目前在中医学中，多将“益火补土”法解释为温肾阳以补脾阳的治法。

培土生金法：是补脾气以益肺气的治法，又称健脾补肺法。适用于脾气虚衰，生气无源而致的脾肺气虚证。

金水相生法：是滋养肺肾之阴的治法，又称滋养肺肾法。适用于肺肾阴虚证。

【原文解读】

《难经·六十九难》曰：“虚者补其母，实者泻其子。”

（2）根据相克规律确定治则和治法（图 1-27）

1）根据相克规律确定的治疗原则：为“抑强扶弱”法。

五行相克关系异常出现相乘、相侮的病理变化，其原因不外乎"太过"和"不及"两个方面。太过者属强，表现为功能亢进；不及者属弱，表现为功能衰退。因而在治疗上，可采取"抑强扶弱"的原则。抑制其强，扶助其弱，使疾病易于恢复。

抑强：抑制太过者之强。适用于脏气太盛引起的相乘或相侮。

例如：肝气太旺，横逆犯脾，出现肝脾不调之证，称为肝木乘脾土，治疗以疏肝平肝为主。若因脾土壅滞，湿浊蕴脾犯肝，出现肝脾不调之证，称为脾土侮肝木，治疗以运脾化湿为主。抑制强者，则其弱者的功能易于恢复。

扶弱：扶助不及者之弱。适用于脏气不足引起的相乘或相侮。

例如：脾气虚弱，肝气乘虚而入，出现肝脾不和之证，称之为脾虚肝乘，治疗以健脾益气为主。若因脾气虚弱，土不制水，出现水湿泛滥之证，称为脾虚水侮，治疗应以健脾利水为主。扶助弱者，可以使其弱者恢复正常功能。

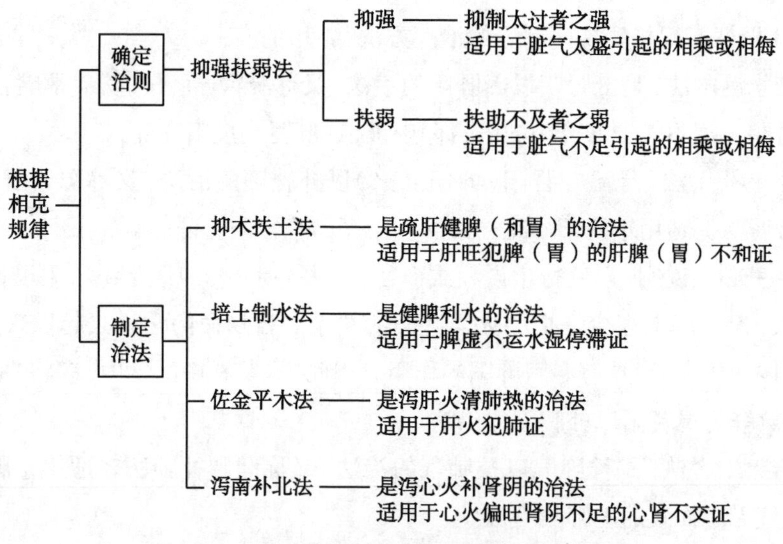

图 1-27　根据五行相克规律确定治则治法归纳图

2）根据相克规律制定的治疗方法，常用的有：

抑木扶土法：是疏肝健脾（和胃）的治法，又称调理肝脾法、平肝和胃法。适用于肝旺犯脾（胃）的肝脾（胃）不和证。

培土制水法：是健脾利水的治法。适用于脾虚不运，水湿停滞证。

佐金平木法：是泻肝火清肺热的治法，又称泻肝清肺法。适用于肝火犯肺（木火刑金）证。

泻南补北法：是泻心火补肾阴的治法，又称泻火补水法。因心主火，南方属火，肾主水，北方属水，故称为泻南补北法。适用于肾阴不足，心火偏旺，水火不济，心肾不交证。

3. 指导脏腑用药 不同的中药，具有不同的颜色与气味。以颜色分，有青、赤、黄、白、黑"五色"；以气味分，有酸、苦、甘、辛、咸"五味"。按照五行属性归类，五色、五味与五脏，各有其亲和性，即青色、酸味入肝，赤色、苦味入心，黄色、甘味入脾，白色、辛味入肺，黑色、咸味入肾。

药物色、味的五脏归类，是脏腑病变选择用药的参考依据。如白芍味酸入肝经以补肝血，丹参色赤味苦入心经以活血安神，石膏色白味辛入肺经以清肺热，白术味甘入脾经以补益脾气，玄参色黑味咸入肾经以滋养肾阴等。

【原文解读】

《素问·至真要大论》曰："五味入胃，各归所喜。故酸先入肝，苦先入心，甘先入脾，辛先入肺，咸先入肾。"

4. 用于针灸治疗 在针灸疗法中，针灸学家将十二经脉近于手足末端的穴位，也分属于五行，即井、荥、俞、经、合"五输穴"，相应分属于木、火、土、金、水五行。在临床上，即可根据不同的病情，运用五行生克规律进行选穴治疗。

例如：治疗肝虚证时，根据"虚者补其母"的原则，取肾经（母经）的合穴（水穴）阴谷穴进行治疗，或取本经（肝经）的合穴（水穴）曲泉穴进行治疗。若治疗肝实证时，根据"实者泻其子"的原则，取心经（子经）的荥穴（火穴）少府穴进行治疗，或取本经（肝经）的荥穴（火穴）行间穴进行治疗。以达到补虚泻实，恢复脏腑正常功能的目的。

5. 用于精神治疗 人的精神情志活动，是五脏功能活动的外在表现，而精神情志活动的异常，又会损伤相应的内脏。由于五行之间具有递相生克关系，故五脏所主的情志之间也同样存在着递相生克关系。因此，在临床上，可运用情志之间的递相制约关系，来达到治疗的目的。

【原文解读】

《素问·阴阳应象大论》曰："怒伤肝，悲胜怒……喜伤心，恐胜喜……思伤脾，怒胜思……忧伤肺，喜胜忧……恐伤肾，思胜恐。"原文以五行相克规律，用来治疗情志疾病。解释如下：

“怒伤肝，悲胜怒”：怒为肝之志、属木，悲为肺之志、属金，因金能克木，所以悲能胜怒。

“喜伤心，恐胜喜”：喜为心之志、属火，恐为肾之志、属水，因水能克火，所以恐能胜喜。

“思伤脾，怒胜思”：思为脾之志、属土，怒为肝之志、属木，因木能克土，所以怒能胜思。

“忧伤肺，喜胜忧”：忧为肺之志、属金，喜为心之志、属火，因火能克金，所以喜能胜忧。

“恐伤肾，思胜恐”：恐为肾之志、属水，思为脾之志、属土，因土能克水，所以思能胜恐。

总而言之，临床上根据五行的生克乘侮规律指导治疗，有其一定的实用价值，但并非所有疾病均可按此规律进行治疗。因此，既要正确地掌握五行生克规律，又要根据具体病情进行辨证论治。

第三节 精气学说

精气学说，是古人认识和解释世界本原及其发展变化的一种古代哲学思想。其对中医学理论体系的形成和发展有着较大的影响。

一、精气的基本概念（图 1-28）

（一）精气的哲学含义

精气学说盛行于秦汉以前，是以精气来解释宇宙万物的构成及其发展变化的一种哲学思想。精气学说认为，宇宙万物是由精气构成的，宇宙万物及其发展变化是由精气的作用所化生的。

【原文解读】

《易传·系辞上》曰：“精气为物。”

《论衡·自然》曰：“天地合气，万物自生。”

《素问·天元纪大论》曰：“在天为气，在地成形，形气相感而化生万物矣。”

以上原文是说，精气构成一切事物，自然界的万物是由精气的作用而化生的。

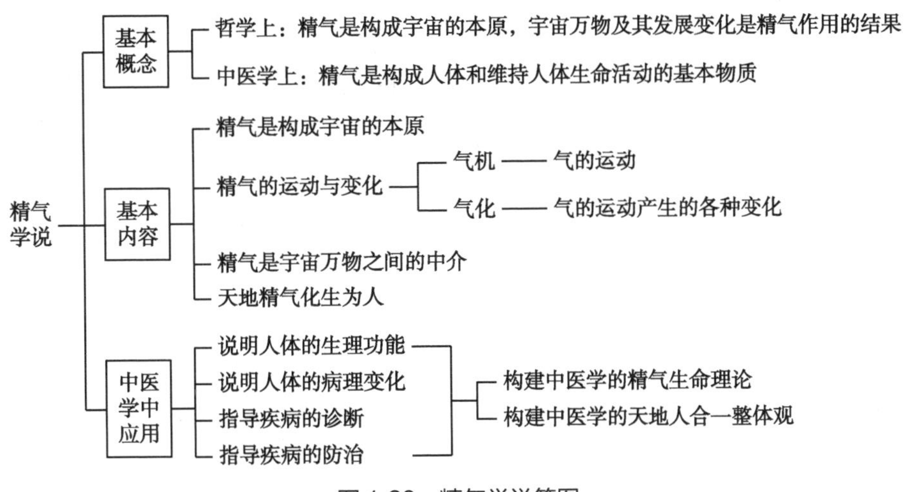

图 1-28　精气学说简图

（二）中医学中的精气概念

先秦至两汉时期，正是中医学理论体系形成时期，当时盛行的精气学说，必然对中医学理论体系的建立起着深刻的影响。那时的医家将精气理论引入到中医学之中，以精气理论来解释人的生命现象。总的认为，精气是构成人体和维持人体生命活动的基本物质，人的生命活动是精气的作用。

【原文解读】

《淮南子·精神训》曰："精气为人。"

《庄子·知北游》曰："人之生，气之聚也。聚则为生，散则为死。"

《论衡·论死》曰："人之所以生者，精气也，死而精气灭。"

以上原文是说，人是由精气构成的，人的生命活动就是精气的作用，没有精气就没有生命活动。

（三）精气概念在中医学中应用具有多义性

在古代哲学中，对构成宇宙万物本原的认识，有时用"精"，有时用"气"，有时用"精气"，有时用"元气"来论述，这对中医学也产生一定的影响。

总的认为，精、气、精气、元气，是构成人体和维持人体生命活动的基本物质，也是各个脏腑组织器官功能活动的物质基础。因此，精、气、精气、元气，在中医学中应用，其含义，有的地方是相同的，可以互用。如水谷之精、水谷之气、水谷之精气，有时可以互称；肾气、肾中之精气、肾中之元气，有时亦可互用。

精与气，在中医学中应用，其含义，有的地方又不同。如认为精与气是生命活动中演化出来的两种不同物质，精是气的凝聚而稳定状态，气是精的弥散而运动状态。故有“气能生精”，“精能化气”之说。有时又用精来修饰气，精气是气的精粹或精华部分。如水谷之气可分为水谷之精气与水谷之悍气。因此，精、气、精气，以及元气，其在中医学中应用，要根据具体情况而论，在不同的地方其含义则会有区别。

二、精气学说的基本内容

精气学说是古人认识和解释世界本原及其发展变化的一种古代哲学思想，其基本内容有：精气是构成宇宙的本原，精气的运动与变化，精气是天地万物相互联系的中介，天地精气化生为人等几个方面。（图 1-28）

（一）精气是构成宇宙的本原

精气学说认为，精气是构成天地万物的原始物质，即是说宇宙中的一切事物都是由精气构成的。同时认为，宇宙万物的发生及发展变化，也都是由精气自身运动的结果。即天地（阴阳）二气交感和合（相互作用），是宇宙万物发生和发展变化的根本原因。

对于精气的存在形式，古人通过肉眼视野所见，将精气分为“无形”与“有形”两种不同的存在形式。所谓“无形”，是指精气处于弥散而运动的状态，充塞于无垠的宇宙空间，是肉眼看不到的，故称之为“无形”。所谓“有形”，是指精气处于凝聚而相对稳定的状态，形成了看得见摸得着的实体，故称之为“有形”。因此，习惯上就将弥散无形状态的称为“气”，将有形相对稳定的实体称为“形”。无形之气凝聚而成为有质之形，有形之质又可化生无形之气。因此，精气的无形与有形之间处于不断的转化之中。气能生精，精能化气，就有此义。

【原文解读】

《易传·系辞下》曰：“天地絪缊，万物化醇。男女媾精，万物化生。”

《论衡·言毒》曰：“万物之生，皆禀元气。”

原文是说，天地万物，包括人体，都是由精气化生的。“絪缊”，中国哲学术语。形容宇宙实体气的运动状态，万物由气的作用而变化生长之意。

（二）精气的运动与变化

精气是活力很强，运动不息的精微物质，自然界一切事物的运动变化，就是精气的运动变化的结果。气的运动与变化，称之为“气机”与“气化”。

1. 气机 气机，是指气的运动。气的运动形式是多种多样的，《内经》将其概括为升、降、出、入四种运动形式。气的运动是气的固有属性，具有普遍性。由于气的运动，才能促进旧事物的衰败与消亡，促进新事物的发生与成长。如此，维持自然界新陈代谢的平衡。

2. 气化 气化，中国哲学术语。是指阴阳之气化生万物，是物质的变化过程。即是由气的运动而产生的各种变化。气化过程是十分复杂的，宇宙万物的形态、性能、表现方式上所出现的各种变化，都是气化的结果。

【原文解读】

《素问•六微旨大论》曰：“气之升降，天地之更用也。……升已而降，降者谓天；降已而升，升者谓地。天气下降，气流于地；地气上升，气腾于天。故高下相召，升降相因，而变作矣。”

原文是说，天地之气升降运动，是自然界的客观规律，由于气的升降运动而产生各种变化。

（三）精气是天地万物之间的中介

中介，是指不同事物之间或同一事物内部不同要素之间的间接联系，是客观事物转化与发展的中间环节。

天、地、万物是相互独立的实体，实体与实体之间不是孤立的，而是充满着无形之气的，无形之气维系着天地万物，使其联系成一个整体。

无形之气还能渗入有形之实体，起着沟通、维系的作用，使万物之间得以交感相应。

【原文解读】

《周易•下经•咸》曰：“天地感而万物化生。”

《素问•天元纪大论》曰：“在天为气，在地为形，形气相感而化生万物矣。”

以上原文，是指天地之气相互作用而化生万物。也就是说万物之中皆有天地之气。

（四）天地精气化生为人

古代哲学家认为，人类是由天地之精气相结合而生成的，天地精气是构成人体的本原物质。人类与宇宙中的其他生物不同，不仅有生命，而且有精神活动，故人是由精气中的精粹部分所化生。人的生死过程，也就是精气的聚散过程。

【原文解读】

《管子·内业》曰:“人之生也,天出其精,地出其形,合此以为人。”

《淮南子·精神训》曰:“烦气为虫,精气为人。”

《论衡·论死》曰:“人之所以生者,精气也。”“气之生人,犹水之为冰也,水凝为冰,气凝为人。”

以上原文,就是说人是由天地之气化生的。

三、精气学说在中医学中的应用

古代哲学的精气学说渗透到中医学之中,对中医学理论的形成,以及在中医学具体内容方面,都产生了深刻的影响。(图1-28)

(一)在中医学理论体系方面

一是构建了中医学的精气生命理论。精气学说认为,精气是构成人体生命之本原,即人是由精气构成的;同时认为,精气又是维持人体生命活动的最基本物质。因此,中医学在对人的生殖、生长发育,以及脏腑组织器官等的生理功能及其病理变化方面,是以气或精气的理论对其进行论述的。

二是构建中医学的天人合一整体观念。精气学说认为,天地万物(包括人类)是由精气构成的,天、地、人(三才)均统一于精气之中,人的生命活动必然受到天地自然界的影响。人的生理功能,病理变化,以及疾病的预防、治疗等,都与自然环境、社会环境密切相关,形成了天人合一的整体观。正是《内经》提出“人与天地相参”的观点。

【原文解读】

《灵枢·经脉》曰:“人始生,先成精。”就是说,精是形成人体生命的最原始物质。

《素问·宝命全形论》曰:“人以天地之气生,四时之法成。”“天地合气,命之曰人。”

《庄子·知北游》曰:“人之生,气之聚也。聚则为生,散则为死。”

(二)在中医学具体内容方面

精气学说贯穿在中医学具体内容的各个方面,用精气来说明人体的生理功能,病理变化,指导疾病的诊断、预防及治疗(详见有关章节)。

【学习要点提示】

1. 掌握阴阳的基本概念和阴阳学说的主要内容，了解阴阳学说在中医学中的应用概况。

2. 了解五行的基本概念、五行学说的主要内容及其在中医学中的应用。

3. 了解精气的基本概念和主要内容。

第二章 藏　象

藏象学说，是研究藏象的概念，各个脏腑形体官窍的形态结构、生理功能、病理变化及其相互关系，以及脏腑与外界环境之间的相互关系的学说。藏象学说内容，主要是讨论脏腑的生理功能，脏腑之间的关系，形体官窍等的生理功能，及其与内脏的关系。

藏象学说是中医学理论体系的核心部分，对临床各科都具有重要的指导意义。

（一）藏象的概念

“藏象”二字，首见于《素问·六节藏象论》，并以“藏象”为篇名。（图2-1）

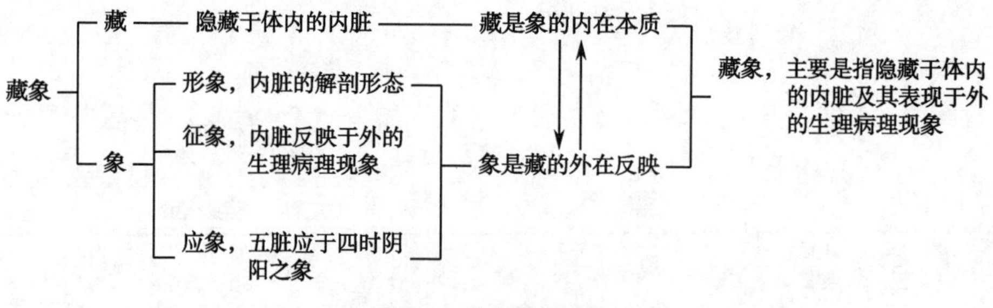

图2-1　藏象概念简图

藏，同“脏”，是指藏于体内的内脏，包括五脏、六腑、奇恒之腑，通称为“脏腑”。

象，有多种含义，一指形象，即脏腑的解剖形态，是内脏生理功能的形态学基础。二指征象、现象，即脏腑表现于外的生理病理现象。三指应象，即脏腑的生理病理应于外界四时阴阳之象。

一般而言，藏象，是指藏于体内的内脏及其表现于外的生理病理现象。

藏与象的关系，“藏”是“象”的内在本质，“象”是“藏”的外在反映，二者结合，称之为“藏象”。中医学主要就是通过外在象的反映及变化，来探索内脏的实质，获知内脏的生理活动及其病理变化。即所谓“从象测脏”。这也是中医学“司外揣内”的主要思维方法。

【原文解读】

《素问·六节藏象论》王冰注：“象，谓所见于外，可阅者也。”

《黄帝内经素问集注》曰：“象者，像也。论脏腑之形象，以应天地之阴阳也。”

《类经·藏象类》曰：“象，形象也。藏居于内，形见于外，故曰藏象。”

以上原文，对藏象的含义作了具体解释。

《灵枢·本脏》曰：“视其外应，以知其内脏。”原文是说通过观察外在征象来研究内脏的活动规律，以认识内脏的实质。这是中医从象测脏的理论根据。

《素问·六节藏象论》曰：“帝曰：藏象何如？岐伯曰：心者，生之本，神之变也，其华在面，其充在血脉，为阳中之太阳，通于夏气。肺者，气之本，魄之处也，其华在毛，其充在皮，为阳中之太阴，通于秋气。肾者，主蛰，封藏之本，精之处也，其华在发，其充在骨，为阴中之少阴，通于冬气。肝者，罢极之本，魂之居也，其华在爪，其充在筋，以生血气，其味酸，其色苍，此为阳中之少阳，通于春气。脾胃大肠小肠三焦膀胱者，仓廪之本，营之居也，名曰器，能化糟粕，转味而入出者也，其华在唇四白，其充在肌，其味甘，其色黄，此至阴之类，通于土气。”

《内经》藏象理论，主要见于《素问·灵兰秘典论》，其重点讨论十二脏的功能。以上《素问·六节藏象论》原文，又进一步论述五脏的基本功能，同时着重论述了五脏“其华”“其充”、阴阳区分，以及五脏与季节气候特点的联系关系。

（二）藏象学说的形成

藏象学说理论，在《内经》中已基本形成。其形成的基础主要有：

1. 古代的解剖知识 “解剖”一词，首见于《内经》(《灵枢·经水》)。在《内经》《难经》等古籍中，对人体某些脏腑的位置、大小、长短、容积、重量等均有解剖知识的记载，这为藏象理论的形成奠定了形态学基础。

2. 生理病理现象的观察 古代医家在解剖知识的基础上，根据“有诸内，必形诸外”“脏居于内，形见于外”的理论，对人体在生理和病理状态下，脏腑活

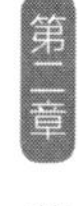

动所表现于外的现象，进行了长期细致的观察，逐步积累了对脏腑活动规律的认识，为藏象理论的形成提供了生理病理依据。

3. 医疗实践经验的积累 通过长期的反复的医疗实践，从病理现象和治疗效应来反证脏腑的生理功能，使藏象理论不断得到充实丰富和修正完善，这是藏象理论形成的医疗实践基础。

4. 古代哲学思想的影响 以阴阳、五行、精气学说为代表的古代哲学思想渗透到中医学中，古代医学家，以这些朴素的唯物论和辩证法为指导，将丰富的医学知识，加以总结，使之系统化，并升华而形成藏象理论。

【原文解读】

《灵枢·经水》曰："夫八尺之士，皮肉在此，外可度量切循而得之，其死，可解剖而视之。其脏之坚脆，腑之大小，谷之多少，脉之长短，血之清浊……皆有大数。"

《灵枢·肠胃》曰："咽门……至胃长一尺六寸。胃纡曲屈，伸之长二尺六寸，大一尺五寸，径五寸，大容三斗五升……肠胃所入至所出，长六丈四寸四分。"

《难经·四十二难》曰："人肠胃长短，受水谷多少，各几何？然：胃大一尺五寸，径五寸，长二尺六寸，横屈，受水谷三斗五升，其中长留谷二斗，水一斗五升。……"

以上原文，是古代解剖知识的记载，也是古人认识脏腑及其功能的形态学基础之一。

（三）脏腑的概念及其内容分类

1. 脏腑的概念（图 2-2）

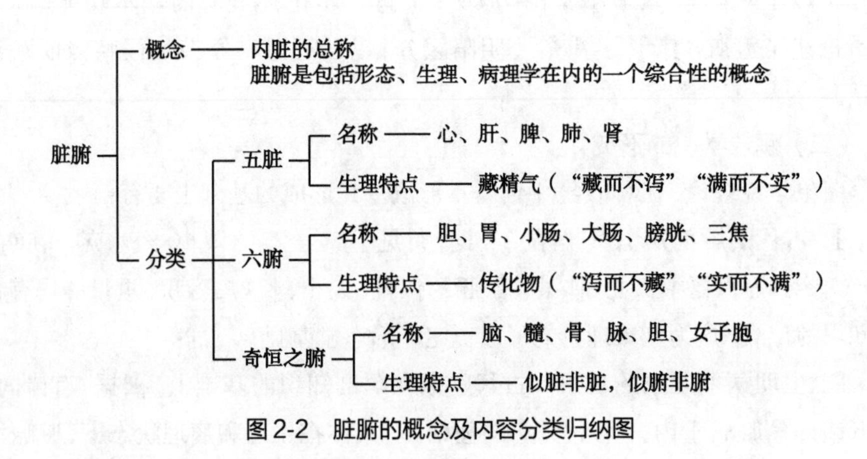

图 2-2 脏腑的概念及内容分类归纳图

脏腑，是内脏的总称，是藏象学说内容的主要部分。中医学的脏腑名称（除三焦外）和西医学的内脏器官名称相同，但其内涵不同。西医学的内脏器官，是一个以解剖为基础的形态学概念。中医学的脏腑，是以功能为基础的，包括解剖、生理、病理学在内的一个综合性的概念，也可以说，脏腑是一个综合的功能单位。

2. 脏腑的内容分类及其生理特点（图2-2）

（1）脏腑的分类：脏腑，按其生理功能特点，分为脏、腑、奇恒之腑三类。脏，即心、肝、脾、肺、肾五脏。腑，即胆、胃、小肠、大肠、膀胱、三焦六腑。奇恒之腑，即脑、髓、骨、脉、胆、女子胞。

（2）脏腑的生理特点：中医学将内脏分为脏、腑、奇恒之腑三类，是因为其生理特点有区别。五脏共同的生理特点是化生和贮藏精气。六腑共同的生理特点是受盛和传化水谷。奇恒之腑，其在形态上多为中空与六腑相似，在功能上贮藏精气与五脏相同，但与五脏和六腑都有区别，似脏非脏，似腑非腑，故称之为奇恒之腑。

五脏六腑生理特点不同，对临床辨证治疗有一定指导意义。一般说来，病理上，脏病多虚，腑病多实；治疗上，脏病宜补，腑病宜泻。

【原文解读】

《素问·金匮真言论》曰："肝、心、脾、肺、肾五脏皆为阴，胆、胃、大肠、小肠、膀胱、三焦六腑皆为阳。"原文指出五脏与六腑的名称及其阴阳属性。

《素问·五脏别论》曰："所谓五脏者，藏精气而不泻也，故满而不能实。六腑者，传化物而不藏，故实而不能满也。"

原文简明扼要地概括了五脏与六腑各自的生理特点，阐明了二者之间的主要区别。五脏是"藏精气""满而不能实"，六腑是"传化物""实而不能满"。此处"精气"，是指体内的一切精微物质。这里的"满"，是指精气盈满，"实"，是指水谷（饮食物）充实。

王冰注《素问·五脏别论》曰："精气为满，水谷为实。（五脏）但藏精气，故满而不能实。"（六腑）"以不藏精气，但受水谷故也。"

《素问·五脏别论》曰："脑、髓、骨、脉、胆、女子胞，此六者，……藏而不泻，故曰奇恒之府。夫胃、大肠、小肠、三焦、膀胱，此五者，……泻而不藏，此受五脏浊气，名曰传化之府。"原文指出奇恒之腑与传化之腑的名称及其不同的生理特点。

（四）藏象学说的特点

1. 以五脏为中心的整体观　藏象学说认为，人体各组成部分之间，结构上不可分割，功能上相互为用，病理上相互影响，构成了一个复杂的有机整体。在这个整体中，又是以五脏为中心的，即是特别强调五脏的核心作用，认为五脏是人体生命活动的中心，将六腑、形体、官窍、四肢百骸，以及精神情志等，都分属于五脏，这就形成了以五脏为中心的五大系统，即五脏系统。（图 2-3）

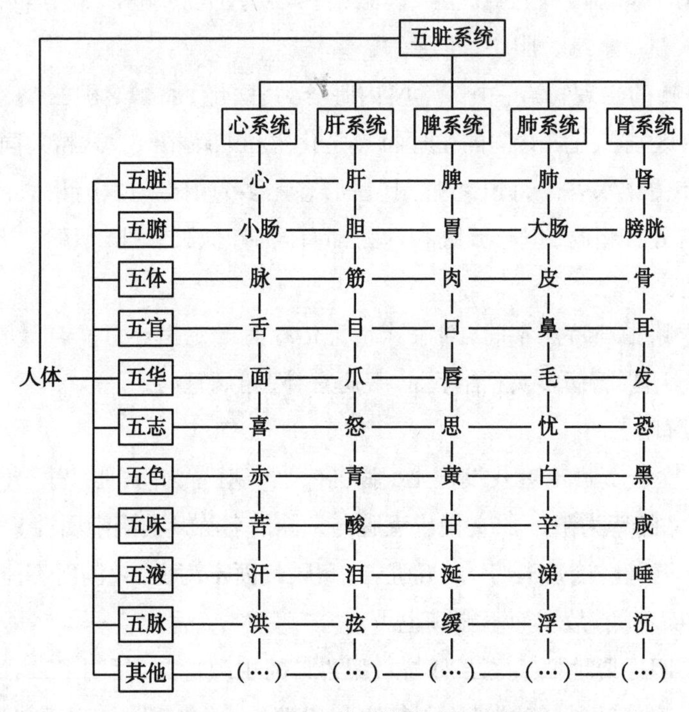

图 2-3　五脏系统结构模式示意图

【原文解读】

《灵枢·本脏》曰：“心合小肠”“肺合大肠”“肝合胆”“脾合胃”“肾合膀胱。”

《素问·宣明五气》曰：“五脏化液：心为汗，肺为涕，肝为泪，脾为涎，肾为唾，是谓五液。”

“五脏所藏：心藏神，肺藏魄，肝藏魂，脾藏意，肾藏志，是谓五脏所藏。”

“五脏所主：心主脉，肺主皮，肝主筋，脾主肉，肾主骨，是谓五脏所主。”

《素问·金匮真言论》曰：“心开窍于耳”“肝开窍于目”“脾开窍于口”“肺开窍

于鼻”“肾开窍于二阴。”

《素问·阴阳应象大论》曰：心“在窍为舌”，肾“在窍为耳”。

《灵枢·五阅五使》曰：“鼻者，肺之官也；目者，肝之官也；口唇者，脾之官也；舌者，心之官也；耳者，肾之官也。”

《素问·六节藏象论》曰：心“其华在面”，肝“其华在爪”，脾“其华在唇四白”，肺“其华在毛”，肾“其华在发”。

《素问·阴阳应象大论》曰：肝“在志为怒”，心“在志为喜”，脾“在志为思”，肺“在志为忧”，肾“在志为恐”。

以上《内经》原文，记载了以五脏为中心的五脏系统的主要内容。

2. 脏腑是一个综合性的概念　藏象学说的主要内容是脏腑，脏腑又不单纯是一个形态学概念，而是包括解剖、生理、病理学在内的一个综合概念。这与藏象理论的形成有关，其既有解剖知识为基础，又有生活现象的观察，更有医疗实践经验的总结。这就形成了脏腑是一个综合性的概念。

藏象学说中，对脏腑生理功能的论述，则大大超越了形态器官的范围。因此，心、肝、脾、肺、肾五脏的名称，虽与西医学的脏器名称相同，但中西医同名脏器的生理功能却不完全相同。一般来说，中医学所述五脏功能的范围较广，不但包含着西医学同一脏器的部分功能，而且还概括了其他某些器官的一些功能，西医学里一个脏器的功能，可能分散在藏象学说中的某几个脏腑功能之中。因此，中医学中的脏腑，不单纯是一个解剖学的概念，也可以说是一个综合性的功能单位。

在学习藏象学说时，必须以中医学自身的含义来认识脏腑，决不可将中医学的脏腑与西医学的同名脏器对号入座，相提并论。

（五）关于五脏的气血阴阳问题

对于内脏功能活动的物质基础，中医学认为，内脏的形态结构是其功能活动的物质基础之一。不同的内脏，具有不同的形态结构，因而有着不同的生理功能。但中医学对于内脏形态及部位的认识比较简单，而重在用气、血、阴、阳来说明内脏功能活动的物质基础，认为气血阴阳是内脏功能活动的主要物质基础。

对五脏气血阴阳的认识，中医学主要是从气、血、阴、阳的作用特点来认识的。气血阴阳是维持五脏功能活动的物质基础，相对而言，气与阳均有温煦、推动和固摄作用，其中，气以推动、固摄作用为主，阳以温煦作用为主。血和阴均有营养和滋润作用，其中，血以营养作用为主，阴以滋润作用为主。由于各个内脏的气、血、阴、阳有所侧重，因此，内脏各有不同的生理功能。当五脏生理功能失常产生病变时，其病理变化往往表现为气血阴阳的失常。

另外，五脏阴阳与阴阳学说中的阴阳，其概念有区别。阴阳学说中的阴阳，是一个抽象概念，是对自然界中相关联的事物或现象对立双方属性的概括。五脏阴阳是一个具体的概念，其是维持五脏功能活动的物质基础，在五脏生理活动中，凡具有滋润和营养作用的物质，则为五脏之阴；凡具有温煦和推动作用的物质，则为五脏之阳。

第一节 五 脏

五脏，即心、肝、脾、肺、肾的合称。本节主要讨论心、肝、脾、肺、肾五脏的生理功能，形体、官窍、情志、五液等的功能及其与五脏的关系，以及五脏的生理特性等内容。

一、心（附：心包络）

心位于胸中，两肺叶之间，横膈膜之上，其形似倒垂的未开莲蕊，外有心包卫护。

心的主要生理功能是主血脉，主藏神。

在中医文献中，有“血肉之心”和“神明之心”之别。血肉之心，是指实质性的心脏有推动血液运行的功能；神明之心，是指心有进行意识、思维、情志等精神活动的功能。心的功能在人的生命活动中发挥着主宰作用，故《内经》称心为“君主之官”“生之本”“五脏六腑之大主”。

心在腑合小肠，在体主脉，其华在面，开窍于舌，在志为喜，在液为汗。手少阴心经与手太阳小肠经相互络属。心在五行属火，为阳中之阳，与自然界夏气相通应。

（一）心的生理功能（表 2-1）

1. 心主血脉

（1）基本概念：主，即主管。血，即血液。脉，即脉管，是血液运行的通道，又称“血府”。心主血脉，是指心具有推动血液在脉管中运行，流注全身的功能。

对心主血脉概念的理解：

1）从结构上来说，心、血、脉三者共同构成一个相对独立的心血脉系统（血液循环系统）。在这个系统中，血液在脉管中运行，脉管直接与心相连，心起着主导作用，故称之为心主血脉。

2）从作用上来说，血液的正常运行，是心、血、脉三者的共同作用。即心之阳气充沛，才能推动和温煦血液运行；心之阴血充盈，才能滋润和营养心脉；脉道通利，才能约束和保持血液运行畅通。这是血液正常运行的基本条件。

3）心主血脉的生理作用，是保证血液的正常运行。一方面，维持心脏自身功能，即心脏搏动正常，以保持正常心力、心律和心率。另一方面，将血液运行到全身，发挥其滋养作用，使五脏六腑、形体官窍、四肢百骸等，得到血液的滋养，以维持正常生命活动。

另外，心主血，亦有生血之义。是指水谷精微，在心火（心阳）的作用下，化成赤色血液的作用。

表2-1 心的生理功能归纳表

功能	含义	生理作用	主要病变
心主血脉	是指心具有推动血液在脉管中运行，流注全身的功能	心之阳气充沛，阴血充盈，脉道通利，是维持血液正常运行的基本条件 心主血亦有生血的作用 血液运行正常，以营养心脏及全身，主要表现：心脏搏动正常，面部红润光泽，舌质淡红润泽，脉象缓和有力	心气不足，心血亏虚——心慌、心悸、面色无华、舌质淡、脉细无力 心血瘀阻，脉道不畅——心前区疼痛、面色灰暗、唇舌青紫、脉细涩或结代 心的阳热亢盛，血行疾数——心胸烦热，面色发赤，舌质红，脉象数
心藏神	是指心具有主宰整个人体生命活动和主管人的精神、意识、思维、情志活动的功能	精神思维活动正常，表现为精神振奋，神志清晰，思维敏捷，反应灵敏 主宰与协调脏腑形体官窍等的生理活动，使全身各方面的生理活动保持协调平衡	心神失常——或失眠多梦，或精神错乱，或反应迟钝，甚或昏迷、不省人事；脏腑功能紊乱，形体官窍功能障碍

（2）生理表现：心主血脉功能正常与否，可以从心胸部（心脏搏动）、面色、舌质、脉象等方面反映出来。心主血脉功能正常，即心之阳气充沛，阴血充盈，

脉道通利，则表现为心脏搏动正常（维持正常心力、心律和心率），面色红润光泽，舌质淡红润泽，脉象和缓有力。

（3）病理变化：心主血脉功能失常的病理变化，可由多种因素导致。

若心气不足，心血亏虚，则表现为心慌、心悸，面色无华，舌质淡白，脉象细弱无力等心的气血不足证。

若心气不足，血行无力，脉道不畅，则表现为心前区疼痛，面色灰暗，唇舌青紫，脉涩不畅或节律不齐等心血瘀阻证。

若心的阳热亢盛，血行疾数，则表现为心胸烦热，面色发赤，舌质红，脉象数等心火亢盛证。

【原文解读】

《素问·痿论》曰："心主身之血脉。"

《素问·六节藏象论》曰：心"其充在血脉"。

《素问·五脏生成》曰："诸血者，皆属于心。"

《素问·脉要精微论》曰："脉者，血之府也。"

以上原文，是《内经》对心主血脉理论的论述。

《灵枢·经脉》曰："手少阴气绝则脉不通，脉不通则血不流，血不流则毛色不泽，故其面黑如漆柴者，血先死。"原文论述了手少阴（心）气绝，血脉不通的病理变化及其主要病变表现。

2. 心藏神

（1）基本概念：藏，贮藏，引申为主宰、主管。神，在中医学中有广义和狭义之分。广义之神，是指整个人体生命活动的外在表现；狭义之神，是指人的精神、意识、思维、情志活动等。心藏神，又称心主神明，心主神志，是指心具有主宰人体生命活动和主管人的精神、意识、思维、情志活动的功能。

对心藏神概念的理解：

1）心藏神的生理作用，一是主宰和协调整个人体的生命活动，使全身各个脏腑、形体、官窍等的功能正常，相互协调平衡，保持全身安泰。所以《内经》称心为"五脏六腑之大主"。二是主管精神活动，使人的意识、思维、情志等精神活动保持正常。

2）心怎么能藏神？心之所以能藏神，一是血养神。心主血，血是神志活动的物质基础，血足能养神，则神的活动正常。血足则神旺，就是这个意思。

二是以心代脑。人的精神活动是脑的生理功能，即是大脑对外界事物或信息所产生的反映。中医学将人的精神活动分属于五脏，而主要归属于心藏神的功能。所以，心藏神，从一定意义上来说，就是以心代脑。《内经》称“所以任物者谓之心”。即是此义。

这也反映了中华民族的文化特色，如《辞海·心》说：“心的含义中还包括脑的功能……古人以为心是思维器官，故把思想的器官和思想情况、感情等都说做心。”如通常所说“学习用心”“赤胆忠心”“一颗红心”“全心全意”“伤心”“开心”等就是此义。

（2）生理表现：心藏神功能正常，一方面，能主宰和协调全身各脏腑形体官窍等的生理功能，使全身各方面生理活动保持协调平衡。另一方面，表现在人的精神、意识、思维、情志活动正常，如精神振奋，神志清晰，思维敏捷，反应灵敏等。

（3）病理变化：病邪犯心，导致心神不明，主宰脏腑组织器官功能失常，可见人体各部功能紊乱，疾病由此而生，甚至危及生命。若心血不足，血不养神，则心神不宁，可见心悸、失眠、多梦、健忘，或精神萎靡、思维迟钝等；若热邪扰心，则心神失常，可见高热、神昏、谵语、狂躁不安等病变。

心主血脉与心藏神的功能是密切相关的。血能养神，血是神志活动的物质基础，即是说神志活动，必须得到心血的滋养才能正常进行；神能主宰或调节血行，即是说心主血脉功能活动的正常进行，又往往受到心神的影响。

【原文解读】

《素问·宣明五气》曰：“五脏所藏：心藏神。”

《素问·灵兰秘典论》曰：“心者，君主之官也，神明出焉。……故主明则下安……主不明则十二官危。”

《灵枢·邪客》曰：“心者，五脏六腑之大主也，精神之所舍也。其脏坚固，邪弗能容也。容之则心伤，心伤则神去，神去则死矣。”

以上原文，是《内经》对心藏神理论的论述，以及心藏神功能在人体生命活动中的重要性。

《灵枢·本神》曰：“所以任物者谓之心。”原文是说，用来担任、接受外来事物或信息作用的就是心，即是指脑的作用。

《医林改错·脑髓说》曰：“灵机记性，不在心在脑。”原文是说具有思维（灵机）和记忆作用的是脑。

《本草纲目·辛夷》曰：“脑为元神之府。”原文是说脑具有主神的作用。

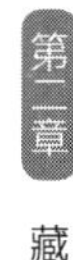

《医学入门·脏腑》曰："心者，一身之主，君主之官。有血肉之心，形如未开莲花，居肺下肝上是也；有神明之心，神者，气血所化，生之本也，万物由之盛长，不着色象，谓有何有，谓无复存，主宰万事万物，虚灵不昧者是也。然形神亦恒相因。"原文对"血肉之心"和"神明之心"进行了阐述。血肉之心，是指"居于肺下肝上"的实质性的心脏；神明之心，是指"主宰万事万物"的主神之心。

《灵枢·营卫生会》曰："血者，神气也。"原文是说血与神的关系，血是神志活动的物质基础，神是血的功能表现。

（二）心与形体官窍的关系

形体官窍，主要是指五体与五官九窍。五体，是指筋、脉、肉、皮、骨五种组织的合称。

五官，是指目、舌、口、鼻、耳五种器官，头面部五官有七窍，再加上前阴和后阴，共为九窍。

形体官窍各有不同的生理功能，但它们都与五脏有着密切联系，《内经》称其为"五脏所主""五脏在窍"。

另外，与五脏相关联的五脏"外华"亦在此讨论。华，光彩之义。五脏深居体内，其正常色泽（光彩），可显露于体表某些部位，从这些部位色泽的变化，反映出五脏气血的盛衰情况，《内经》称为五脏"其华"。

1. 心主脉，其华在面

（1）脉的概念及功能：脉，即脉管、血管，为血之府，是血液运行的通道。脉具有约束血液在其中运行的作用。

心与脉的关系，《内经》称为"心主脉"。其在结构上，是指心脏与脉管相连。其在功能上，心脏推动血液在脉管中运行，是心脏与脉管的共同作用，即心气的推动，脉管的约束，保证了血液的正常运行。心与脉的关系，往往从血液运行和脉象上表现出来。

（2）心与脉在生理上：心气旺盛，脉道通畅，血行正常，则脉象和缓有力。

（3）心与脉在病理上：心脏有病，可见脉象的异常。若心气虚弱，心血不足，则脉象细弱无力；若心气不足，血脉受阻，则脉象细涩不畅或脉律不齐。

【原文解读】

《素问·宣明五气》曰："五脏所主：心主脉。"

《素问·阴阳应象大论》曰："心……在体为脉。"

《素问·五脏生成》曰："心之合，脉也。"

《素问·脉要精微论》曰："脉者，血之府也。"

《灵枢·决气》曰："壅遏营气，令无所避，是谓脉。"是说具有约束营血运行，不使外溢作用的就叫作脉。

心其华在面（表2-2）：是说心主血脉的功能正常与否，可以从面部的色泽上反映出来。由于心主血脉，面部的血脉较为丰富，所以，面部色泽能反映出心气心血的盛衰。

在生理上，心气充沛，血脉充盈，则面部红润光泽。

在病理上，若心气不足，心血亏少，则面色无华；若心血瘀阻，则面色青紫、灰滞；若心阳暴脱，则面色苍白、晦暗；若心火亢盛，则面色红赤。

表2-2　心与面的关系简表

联系的基础	生理意义	病理意义
心主血脉，面部血管丰富	心气充沛，血脉充盈，则面部红润光泽	心气不足，心血亏少——面白无华 心血瘀阻——面色青紫、灰滞 心阳暴脱——面色苍白、晦暗 心火亢盛——面色红赤

【原文解读】

《素问·六节藏象论》曰："心……其华在面。"

2. 心开窍于舌

（1）舌的概念及功能：舌是位于口腔中能随意运动的味觉器官，具有感受味觉，协助咀嚼、吞咽食物，辅助发音等功能。

心与舌的关系（表2-3），《内经》称心"在窍为舌"。其在结构上，心经的别络联系于舌。其在功能上，主要是心主血、心藏神功能，与舌的色泽、味觉、舌体运动、语言声音等方面有着密切的联系。

（2）心与舌在生理上：心血充足，心神正常，则舌质红润，味觉灵敏，舌体运动灵活，语言流利清晰。

（3）心与舌在病理上：心的病变，可从舌上反映出来。若心阳不足，则舌质淡而胖嫩；若心阴不足，则舌红瘦瘪；若心血不足，则舌质淡白，味觉减退；若心血瘀阻，则舌质紫暗，或有瘀点瘀斑；若心火上炎，则舌红生疮；若心神失常，则可见舌卷、舌强、语謇，甚或失语等。

表2-3 心与舌的关系归纳表

联系的基础	生理意义	病理意义
心经的别络联系于舌 心主血 心藏神	心血充足，心神正常，则舌质红润，味觉灵敏，舌体运动灵活，语言流利清晰	心阳不足——舌质淡而胖嫩 心阴不足——舌红瘦瘪 心血不足——舌质淡白，味觉减退 心血瘀阻——舌质紫暗，或有瘀点瘀斑 心火上炎——舌质红，口舌生疮 心神失常——舌卷、舌强、语謇或失语

【原文解读】

《素问·阴阳应象大论》曰："心……在窍为舌。"

《灵枢·五阅五使》曰："舌者，心之官也。"

《灵枢·经脉》曰："手少阴之别……循经入于心中，系舌本。"

《灵枢·脉度》曰："心气通于舌，心和则舌能知五味矣。"

《灵枢·忧恚无言》曰："舌者，音声之机也。"

《类证治裁·内景综要》曰："舌者，心之苗。"

以上原文，论述了心与舌的关系。

（三）心与五志五液的关系

五志，指喜、怒、思、忧、恐五种情志。五志分属于五脏，即心在志为喜，肝在志为怒，脾在志为思，肺在志为忧，肾在志为恐。《内经》称为五脏在志。

五液，指汗、涕、泪、涎、唾五种液体。五液分属于五脏，即心在液为汗，肺在液为涕，肝在液为泪，脾在液为涎，肾在液为唾。《内经》称为五脏化液。

1. 心在志为喜 喜，即喜乐、喜悦。是心情愉快的一种情志活动。心在志为喜，是说喜悦情志活动与心有关。

在生理上，心的功能正常，则情志安和，欢喜适度，身心健康；而喜悦适度，精神愉快，则气血调和，又有益于心的生理功能。

在病理上，若喜乐过度，则会伤心，使心神涣散不收，注意力难以集中，甚则损伤心神，出现喜笑不休，神志失常等。若心气有余，精神亢奋，可使人喜笑不休；若心气不足，精神萎靡，可使人易于悲哀。

【原文解读】

《素问·阴阳应象大论》曰："心……在志为喜。"

《素问·举痛论》曰："喜则气和志达，营卫通利，故气缓矣。"

《素问·调经论》曰:“神有余则笑不休,神不足则悲。”

2. 心在液为汗　汗,是津液通过阳气的蒸腾气化后,从汗孔排出的液体,亦称汗液。心在液为汗,是说心的功能与汗液的生成、排泄有关。

在生理上,心主血,津液是血液的组成部分,汗为津液所化。这就是通过心主血的功能,将血液、津液、汗液之间的复杂关系联系起来。因而称“心在液为汗”“汗为心之液”。(图2-4)

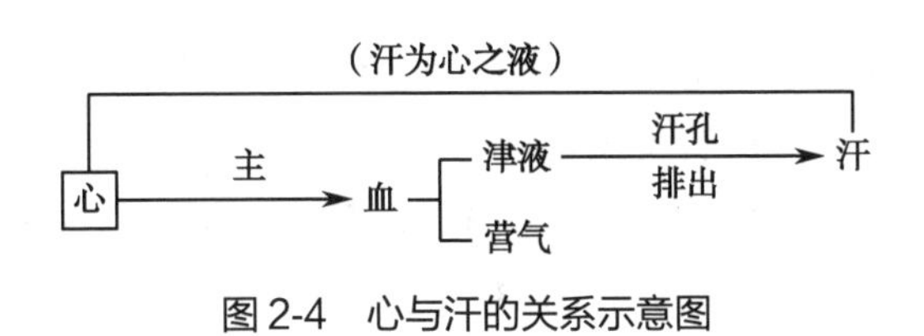

图2-4　心与汗的关系示意图

又血液与津液,同源于水谷精微,它们之间又可相互转化,故有“津血同源”“血汗同源”之说。

在病理上,心的病变,血液与津液的病变,都能影响到汗液的生成与排泄。若心之阳气不足,因气虚不能固摄,可见自汗;若心阴不足,因阴虚内热不能内守,可见盗汗;若心血不足,津液亏少,则汗源不足,可见汗少,更不宜发汗。

反之,若汗出过多,既能伤津耗血,又能伤及心之阳气,可见心慌、心悸之症;若大汗,可导致心阳暴脱,出现亡阳之证,即为“大汗亡阳”。

另外,心藏神,对汗液的生成与排泄,亦有一定的调节作用。

【原文解读】

《素问·阴阳别论》曰:“阳加于阴谓之汗。”

《素问·宣明五气》曰:“五脏化液:心为汗。”

《医宗必读·汗》曰:“心之所藏,在内者为血,发于外者为汗,汗者心之液也。”

(四)心的生理特性

1. 心为阳脏而主阳气　心位于胸中,在五行属火,为阳中之太阳,故为阳脏而主阳气。在心之阳气的温煦和推动作用下,血脉得以温通,精神得以振奋,使之生机不息。若心之阳气不足,失于温煦鼓动,既可导致血液运行迟缓或瘀滞不畅,又可引起精神萎靡,神识恍惚等病变。

2. 心与夏气相通应 根据天人相应的观念，人体内脏的功能活动，与自然界的四时阴阳消长变化是相通应的。心气通于夏气，是说心之阳气在夏季最为旺盛，生机最强。另一方面，夏季又是暑热之气当令，因此，夏季又要预防暑热之邪伤心。

【原文解读】

《素问·六节藏象论》曰："心者……为阳中之太阳，通于夏气。"

附：心包络

心包络，简称心包，亦称"膻中"，是心脏外面的包膜，有保护心脏的作用。

藏象学说认为，心为"君主之官"，不得受邪。所以，当外邪侵袭于心时，首先侵犯心包，故心包有"代心受邪"的作用。邪犯心包的临床表现，主要是心藏神功能异常的病变。如，外感热病过程中，因温邪内陷，出现高热、神昏、谵语等心神失常的病变，称之为"热入心包"；由痰浊扰心引起的神志模糊，意识障碍等心神错乱的病变，称之为"痰浊蒙蔽心包"。实际上，心包受邪所出现的病变，与心藏神功能失常的病变，基本是一样的，所以，在辨证与治疗上也大致相同。

【原文解读】

《医学正传》曰："心包络，实乃裹心之膜，包于心外，故曰心包络。"

《灵枢·邪客》曰："心者，五脏六腑之大主也，精神之所舍也。其脏坚固，邪弗能容也。容之则心伤，心伤则神去，神去则死矣。故诸邪之在于心者，皆在于心之包络。"后世医家根据《内经》原文之义，提出"心不得受邪""心包代心受邪"的说法。

二、肺

肺位于胸腔，左右各一，上连气管，与喉、鼻相通连，故称喉为肺之门户，鼻为肺之外窍。

由于肺在人体脏腑中位置最高，覆盖于诸脏之上，故称肺为"华盖"。华盖，古代帝王的华丽车盖。在此比喻肺覆盖于心（君主）脏之上，犹如帝王的车盖。

肺的生理功能是主气司呼吸、主通调水道、朝百脉、主治节。

肺气的运动特点（亦称肺气的运动形式），主要表现为宣发与肃降两个方面。肺的宣发与肃降，贯穿在肺的生理功能的各个方面，即肺的任何生理功能，都是通过肺气的宣发肃降运动来完成的。

肺在腑合大肠，在体主皮，其华在毛，开窍于鼻，在志为忧，在液为涕。手太阴肺经与手阳明大肠经相互络属。肺在五行属金，为阳中之阴，与自然界秋气相通应。

【原文解读】

《素问·痿论》曰："肺者……为心之盖也。"后世因此而有肺为"华盖"之说。

《医贯·内经十二官论》曰："喉下为肺，两叶白莹，谓之华盖，以覆诸脏。"

《古今注·舆服》曰："华盖，黄帝所作也，与蚩尤战于涿鹿之野，常有五色云声（或作气），金枝玉叶，止于帝上，有花葩之象，故因而作华盖也。"

（一）肺的生理功能（表2-4）

表2-4　肺的生理功能归纳表

功能	含义	生理作用	主要病变
肺主气司呼吸	是指人身之气为肺所主，通过肺司呼吸，而主呼吸之气和一身之气	主呼吸之气：肺司呼吸，吸入清气，呼出浊气，呼吸均匀和调，完成体内外气体交换 主一身之气：其一，吸入清气，与水谷精气结合，生成宗气；其二，一呼一吸，一宣一降，调节全身气机	肺失宣降，呼吸障碍——咳嗽、气喘、胸闷、呼吸不利 宗气生成不足——身倦乏力、少气懒言、呼吸无力、声低气弱 肺失宣降——可出现脏腑经络气机失调的病变
肺主通调水道	是指肺气的宣发肃降对体内水液的输布与排泄起着疏通和调节作用	肺气宣发：使水液向上向外输布，以濡润组织器官；代谢的浊液，经呼吸道和汗孔排出 肺气肃降：使水液向下向内输布，以濡润脏腑组织；经肾的作用，代谢的浊液，化为尿液排出体外	肺失宣降，水道失于通调，水液的输布、排泄障碍——无汗、少尿、水肿、痰饮等病变
肺朝百脉	是指全身的血液都要通过经脉汇聚于肺，经肺的呼吸作用进行气体交换，然后再通过经脉输送到全身的作用	心主血，肺主气，气行则血行，肺朝百脉，以助心行血 肺司呼吸，使血液不断进行气体交换，呼吸正常，亦有助于血液清浊转化，运行调畅	肺气虚弱，血液运行及清浊转化障碍——咳嗽、气喘、胸闷、心悸、唇舌青紫等病变
肺主治节	是指肺具有辅助心脏起着治理调节的作用	治理调节呼吸之气 治理调节全身气机 治理调节心血运行 治理调节水液代谢	

1. 肺主气、司呼吸

（1）基本概念：肺主气，是指人身之气为肺所主管。肺司呼吸，是指肺具有主管人体呼吸运动的功能。

对肺主气概念的理解：

肺主气包括主呼吸之气和主一身之气两个方面，是通过肺的呼吸功能来实现的。

1）主呼吸之气：肺主呼吸之气，是通过肺的司呼吸功能来完成的。肺是体内外气体交换的场所，通过肺的呼吸，吸入自然界之清气，呼出体内之浊气，完成体内外气体的交换，故说肺主呼吸之气。

肺主呼吸之气，又有赖于肺气的宣发肃降作用。肺气宣发，浊气才能呼出，肺气肃降，清气才能吸入，则呼吸运动才能正常进行。

2）主一身之气：肺主一身之气，是指一身之气都归属于肺，由肺所主。其主要表现在两个方面：

一是气的生成方面：主要体现于宗气的生成，由肺吸入自然之清气，与由脾吸收水谷之精气，结合于胸中而生成宗气。宗气是一身之气的重要组成部分，宗气的生成关系着全身之气的盛衰。因此，肺的呼吸功能健全与否，关系着宗气及全身之气的盛衰。

二是全身气机的调节方面：气机，指气的升降出入运动。肺司呼吸，主宣发与肃降，影响着气的升降出入运动。即是通过肺的有节律的、不停的一呼一吸，一宣一降，全身各脏腑经络之气的升降出入运动，随之而得以调节，从而维持着全身气机的协调通畅。

由上可知，肺司呼吸与肺主气的关系是：肺主气主要取决于肺的司呼吸功能。因为只有通过肺的呼吸功能，才能吸入清气，呼出浊气，而主呼吸之气；通过肺的呼吸功能，吸入清气，才能生成宗气，一呼一吸，一宣一降，才能调节气机，而主一身之气。所以，肺主气，是以肺的呼吸功能为基础的。就是强调肺司呼吸的重要。（图 2-5）

（2）生理表现：肺主气、司呼吸功能正常，则肺的宣发肃降作用亦正常，表现为气道通畅，呼吸均匀和调，宗气生成充足，脏腑组织之气旺盛，全身气机的升降出入运动协调通畅。

（3）病理变化：在司呼吸方面，肺气失于宣发肃降，就会影响到呼吸功能，导致呼吸运动异常，出现咳嗽、气喘、胸闷、呼吸不利等病变。

在宗气生成方面，肺气宣发肃降失常，司呼吸功能障碍，导致宗气生成不足，出现全身倦怠乏力，少气懒言，声低气弱，少气不足以息等病变。

在气机调节方面，肺气失于宣发肃降，呼吸功能障碍，就会影响全身之气的运行，出现脏腑经络气机失调的病变。

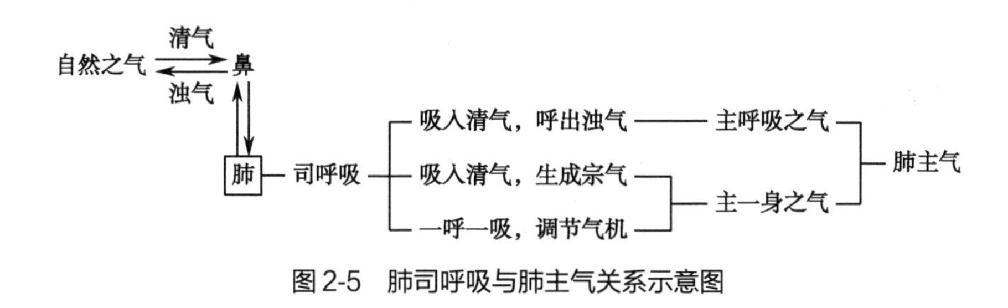

图 2-5　肺司呼吸与肺主气关系示意图

【原文解读】

《素问·阴阳应象大论》曰："天气通于肺。"是说自然之气与肺相通。

《素问·五脏生成》曰："诸气者，皆属于肺。"是说人身之气由肺所主。

《素问·六节藏象论》曰："肺者，气之本。"

《图书编》曰："肺在诸脏之上，而诸脏之气咸由之以吐纳也。"是说人体各脏腑组织所产生的浊气与所需要的清气，都由肺司呼吸而吐故纳新。亦即肺主呼吸之气之义。

《医宗必读·医论图说》曰："肺叶白莹，谓之华盖，以覆诸脏，虚如蜂窝，下无透窍，吸之则满，呼之则虚，一呼一吸，消息自然，司清浊之运化，为人身之橐籥。""橐（tuó 驮）籥（yuè 跃）"，古代冶炼鼓风的器具，犹今之风箱。"橐"，外面的箱子。"籥"，里面的送风管。此比喻肺司呼吸对全身之气具有推动力的作用。

《医门法律·肺痈肺痿门》曰："人身之气，禀命于肺。肺气清肃，则周身之气莫不服从而顺行；肺气壅浊，则周身之气易致横逆而犯上。"是说人身之气皆属于肺。肺司呼吸、宣发肃降得正常与否，对全身之气的影响。

2. 肺主通调水道

（1）基本概念：通调，即疏通调节。水道，即水液运行的道路。肺主通调水道，是指肺的宣发肃降对体内水液的输布与排泄起着疏通和调节作用。

对肺主通调水道概念的理解：

肺主通调水道是在肺气的宣发与肃降作用下完成的(图 2-6),其生理过程主要为:

一是通过肺的宣发作用:由脾的运化所吸收的水液与水谷精微,转输于肺,经肺的宣发作用,使水液向上、向外输送,上至头面诸窍,外达全身皮毛肌腠,以濡润各组织器官。利用后产生的浊液,或经呼吸道排出,或经皮毛汗孔化为汗液排出,从而起到调节水液代谢的作用。

二是通过肺的肃降作用:在肺的肃降作用下,使水液向内、向下输送,以濡润全身各脏腑组织。利用后产生的浊液,再经肾的主水作用,将代谢的浊液化为尿液,下输膀胱排出体外,以保持水液代谢平衡。

所以,肺的通调水道功能,就是在肺的宣发肃降作用下,疏通和调节水液的输布与排泄,以维持水液代谢平衡。

另外,人体的水液代谢,总的归属于肾主水的作用。肾在下焦,肺在上焦。肺在五脏六腑中的位置最高,通调水道,肃降水液,故有"肺为水之上源"之说。又肺的宣发肃降作用能输布与排泄水液,故又有"肺主行水"之说。

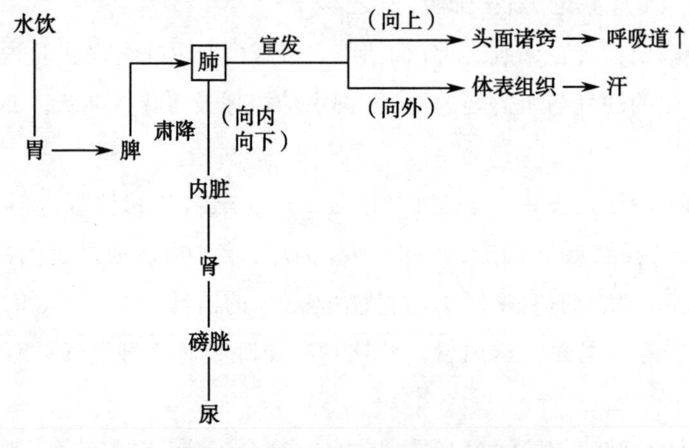

图 2-6　肺主通调水道作用示意图

(2)生理表现:肺的宣发肃降正常,能疏通和调节水液的输布与排泄,经各脏腑组织利用后产生的浊液,化为汗、尿排出,保持着水液代谢平衡。

(3)病理变化:肺的宣发肃降失常,水道失于通调,则会导致水液的输布、排泄障碍,出现无汗、少尿、水肿,或痰饮等病变。所以,在临床上,常用宣肺利水的方法治疗痰饮、水肿、小便不利等病证,就是肺主通调水道理论的具体运用。

【原文解读】

《素问·经脉别论》曰："饮入于胃，游溢精气，上输于脾，脾气散精，上归于肺，通调水道，下输膀胱。水精四布，五经并行。"津液的生成、输布和排泄，关系到脾、肺、肾、膀胱等多个脏腑的作用，肺在其中起着"通调水道"的作用。

3. 肺朝百脉

（1）基本概念：朝，有朝汇、朝向的意思。百脉，泛指全身经脉。肺朝百脉，是指全身的血液都要通过经脉汇聚于肺，经过肺的司呼吸作用，进行气体交换，然后再通过经脉输送到全身的作用。

对肺朝百脉概念的理解：

肺朝百脉的生理作用，①肺有助心行血作用。心主血，心气是推动血液运行的基本动力；肺主气，血液的运行还须得到肺气的辅助。肺司呼吸，吸入的自然界之清气与脾吸收的水谷之精气相结合，生成宗气，宗气有"贯心脉"以推动血行的作用。故有"气行则血行"之说。所以，肺朝百脉，说明血液的运行是心与肺的共同作用，即肺有助心行血的作用。②肺司呼吸有助血液清浊转化作用。所谓清血，是指含有自然界大量清气的血液。所谓浊血，是指含有体内大量浊气的血液。在肺朝百脉的生理过程中，经过肺的司呼吸作用，使血液不断进行气体交换，保证血液清浊转化，以维持人体生命活动的正常进行。因此，经常做深呼吸运动，有助于心主血脉功能。

（2）生理表现：肺朝百脉功能与肺司呼吸功能密切相关。只有呼吸功能正常，才能进行气体交换与助心行血。因此，肺朝百脉功能正常，则表现为呼吸运动正常，血液运行调畅。

（3）病理变化：若肺气虚弱，呼吸障碍，气体交换失调，血中清气减少，浊气增加，宗气生成不足，推动血行无力，则导致血行障碍，可表现为胸闷胀痛，咳嗽气喘，呼吸困难，心悸，口唇青紫等病变。

【原文解读】

《素问·经脉别论》曰："食气入胃，浊气归心，淫精于脉，脉气流经，经气归于肺，肺朝百脉，输精于皮毛。"《内经》提出肺朝百脉论点，将心—血（脉气、经气）—脉—肺联系起来，论述血液的运行。（参见图3-16）

4. 肺主治节

（1）肺主治节的基本概念：治节，是治理和调节的意思。肺主治节，是指肺

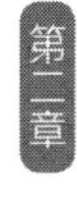

具有辅助心脏起着治理和调节的功能。

（2）肺主治节的主要作用：①治理调节呼吸运动。通过肺的司呼吸作用，维持呼吸道通畅，有利于体内外气体交换。②治理调节全身气机。通过肺气的宣发肃降，一呼一吸，调节全身之气的升降出入，以保持各脏腑组织气机的调畅。③治理调节血液运行。通过肺朝百脉作用，以协助心血的正常运行。④治理调节水液代谢。通过肺气的宣发肃降，疏通和调节水液的输布与排泄，以调节人体水液代谢的平衡。

由此可知，肺主治节，既是对肺的主要生理功能的高度概括，也是强调肺主气司呼吸作用的重要。因为肺的主气司呼吸作用，与人体的呼吸运动，宗气的生成，气机的调节，血液的运用，水液的代谢等密切相关。藏象学说在强调心对全身起主宰作用的同时，认为肺有辅助心脏起着治理调节的作用。

【原文解读】

《素问·灵兰秘典论》曰："心者，君主之官也，神明出焉。肺者，相傅之官，治节出焉。"

（二）肺与形体官窍的关系

1. 肺主皮，其华在毛

（1）皮的概念及功能：皮，即覆盖于人体表面的皮肤，亦称皮毛，包括皮肤、汗腺、毫毛等组织。皮毛为一身之表，为人体之屏障，具有防御外邪、排泄汗液、调节体温、辅助呼吸等功能。

肺与皮毛的关系，《内经》称"肺主皮"。肺与皮毛有着密切的关系，主要体现在两个方面：（表2-5）

一是肺对皮毛的作用：即是肺气宣发，输精于皮毛的作用。在肺气的宣发作用下，将气（卫气）血津液等精微物质输送于皮毛，以温煦、滋养、润泽皮毛。

二是皮毛对肺的作用：即是皮毛汗孔具有宣肺气而助呼吸的作用。汗孔，《内经》又称为"气门"。皮毛汗孔的开合，不仅能控制和排泄汗液，而且汗孔也是随着肺气的宣发肃降，进行体内外气体交换的部位，从而起到辅助呼吸的作用。所以称汗孔为气门。

（2）肺与皮在生理上：肺气充足，能充养皮毛，则皮毛致密，毫毛光泽，汗孔开合正常，便能发挥保卫机体，抗御外邪的作用。

（3）肺与皮在病理上：肺有病可影响到皮毛，皮毛有病亦可影响到肺。若肺气虚弱，输精于皮毛的功能减弱，则可导致皮毛憔悴，枯槁不泽，汗孔开合失常，卫表不固，抗御外邪能力低下，可见怕冷、自汗、容易感冒等病变。若外邪侵犯体表，皮毛闭塞，邪气不得外泄，则由皮毛而内犯于肺，使肺失宣降，可见恶寒、发热、无汗、咳嗽、气喘等病变。

肺其华在毛：由于毫毛的光泽和枯槁，与肺气充足与否有着密切关系，所以称肺“其华在毛”。

表2-5 肺与皮毛的关系归纳表

联系的基础	生理意义	病理意义
肺气宣发，输精于皮毛	肺气充足，则皮毛致密，毫毛光泽，汗孔开合正常，抗御外邪力强	肺气虚弱——皮毛憔悴枯槁，开合失常，卫表不固，抗御外邪力弱，易怕冷、自汗或感冒
皮毛汗孔开合，排泄汗液，影响肺的呼吸	汗孔开合，排泄汗液，则有助于肺的呼吸	外邪客表，易内传于肺——恶寒、发热、无汗、咳嗽、气喘

【原文解读】

《素问·宣明五气》曰：“五脏所主……肺主皮。”

《素问·五脏生成》曰：“肺之合皮也，其荣毛也。”

《素问·六节藏象论》曰：“肺……其华在毛。”

《素问·经脉别论》曰：“肺朝百脉，输精于皮毛。”

《素问·阴阳应象大论》曰：“肺生皮毛。”唐·王冰注：“肺之精气，生养皮毛。”

《难经·二十四难》曰：“太阴者肺也，行气温于皮毛者也。”

《灵枢·经脉》曰：“手太阴气绝，则皮毛焦。”“焦”，音义同“憔”。

以上原文，论述了肺与皮毛的关系。

2. 肺开窍于鼻

（1）鼻的概念及功能：鼻位于面部中央，由鼻梁、鼻翼、鼻孔等部分组成，是呼吸之气出入的通道，为呼吸之门户，又为嗅觉器官。因此，鼻有通气、主嗅觉及辅助发音的功能。

肺与鼻的关系，《内经》称“肺开窍于鼻”。其在结构上，肺与鼻，通过气道、喉咙而相连接，鼻为呼吸道之上窍。其在功能上，肺主气司呼吸与鼻的通气、嗅觉功能密切相关。（表2-6）

表 2-6 肺与鼻的关系归纳表

联系的基础	生理意义	病理意义
肺主气 司呼吸	肺气充足，呼吸功能正常，则鼻窍通利，呼吸平稳，嗅觉灵敏	肺寒——鼻塞流清鼻涕，嗅觉不灵 肺热——鼻塞流黄鼻涕，嗅觉减退，或鼻翼煽动 肺燥——鼻腔干燥少涕

（2）肺与鼻在生理上：肺气调和，呼吸功能正常，则鼻窍通利，呼吸平稳，嗅觉灵敏。

（3）肺与鼻在病理上：肺有病，亦可在鼻窍上反映出异常。如：寒邪犯肺，肺气失宣，则鼻塞流清鼻涕，呼吸不利，嗅觉不灵；肺热，则鼻流黄涕，嗅觉减退，甚或鼻翼煽动；肺燥，则鼻腔干燥而少涕等病变。

肺与喉的关系：

喉，既是呼吸之气出入之门户，又是发声器官。喉下连气道与肺相通，其通气及发声与肺有关。

在生理上，肺之气阴充足，喉之门户通利，则发音清晰洪亮。故有“肺主声”之说。

在病理上，若肺的气阴不足，喉失所养，则声音低微，或嘶哑，或失音；若风寒束肺，肺气不宣，咽喉不畅，则亦可见声哑或失音；若热邪壅肺，熏灼咽喉，则可见咽喉红肿疼痛，甚则溃烂化脓等病变。

肺在五行属金，与发声有关，即肺金能鸣。肺病发音障碍，声音嘶哑或失音之症，若属虚证者，称为“金破不鸣”；若属实证者，称为“金实不鸣”。

【原文解读】

《素问·金匮真言论》曰：“肺，开窍于鼻。”

《灵枢·五阅五使》曰：“鼻者，肺之官也。”

《灵枢·口问》曰：“口鼻者，气之门户也。”

《灵枢·脉度》曰：“肺气通于鼻，肺和则鼻能知臭香矣。”

《灵枢·忧恚无言》曰：“咽喉者，水谷之道路也；喉咙者，气之所以上下者也；会厌者，音声之户也。”

《景岳全书·卷之十九·咳嗽》曰：“金实则不鸣，金破亦不鸣。金实者，以肺中有邪，非寒邪即火邪也；金破者，以真阴受损，非气虚即精虚也。”

以上原文，论述了肺与鼻、喉的关系。

（三）肺与五志五液的关系

1. 肺在志为忧　忧，即忧愁、忧虑，是一种愁苦焦虑的情志变化。肺在志为忧，是说忧愁情志活动与肺有关系。

在生理上，忧是肺气所化生，是肺的功能活动的外在表现。因此，肺气调和，则忧虑适度。

在病理上，当肺气不足时，易出现忧愁过度的情绪变化。反之，若忧愁过度，则易伤肺，使肺气郁闭不舒，出现闷闷不乐，精神不振，胸闷，气短等症状。

【原文解读】

《素问·阴阳应象大论》曰："肺……在志为忧，忧伤肺。"

2. 肺在液为涕　涕，即鼻涕，是鼻腔分泌的黏液，有濡润鼻窍和保护鼻腔的作用。肺在液为涕，是说鼻涕的生成及病变与肺有密切关系。

在生理上，鼻为肺之窍，涕虽由鼻内分泌，但实为肺津所化，故说"涕为肺之液。"（图 2-7）因此，肺的功能正常，气阴充足，则能分泌鼻涕，润泽鼻窍而不外流。

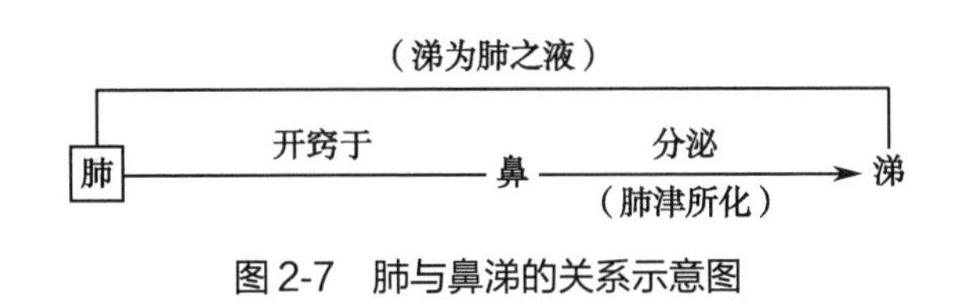

图 2-7　肺与鼻涕的关系示意图

在病理上，若风寒犯肺，肺气不宣，则鼻流清涕；若热邪犯肺，肺气不清，则鼻流浊涕；若燥邪犯肺，损伤肺津，则鼻腔干燥而少涕。

【原文解读】

《素问·宣明五气》曰："五脏化液……肺为涕。"

（四）肺的生理特性

1. 肺主宣发与肃降（表 2-7）

（1）基本概念：宣发，即宣布、发散，含有向上、向外的意思。肃降，即清肃、下降，含有向下、向内的意思。肺主宣发与肃降，是指肺气具有向上向外宣布发散和向下向内清肃下降的作用。肺的宣发与肃降，是肺气的运动特点，由肺气的升降出入运动来实现的，故又称"肺气宣发""肺气肃降"。

表2-7 肺气宣发与肃降作用归纳表

特性	含义	生理作用	主要病变
宣发肃降	肺气具有向外向上宣布发散，向内向下清肃下降的作用	宣发肃降作用体现： ①宣降呼吸之气，保持呼吸通畅 ②宣降水液，调节水液代谢 ③宣降水谷精微，输布全身；宣发卫气	宣降失常： ①呼吸异常 ②水道失于通调 ③影响气血运行

（2）生理表现：肺气的宣发与肃降作用，主要表现在以下三个方面：

1）宣发肃降呼吸之气：通过肺的呼吸作用，宣发以呼出浊气，肃降以吸入清气，保持呼吸道通畅与清洁，呼吸运动正常。

2）宣发肃降水液：肺主通调水道，是通过肺气的宣发肃降来完成的，水液才得以输布全身与排出体外，以调节水液代谢平衡。

3）宣发肃降水谷精微：脾吸收的水谷精微，上输于心肺，化生气血。在肺朝百脉与肺气宣发肃降的作用下，输布于全身。输精于皮毛肌腠者，以生成卫气。

（3）病理变化：肺气宣发肃降失常，若影响到呼吸功能，则呼吸障碍，可见咳嗽、气喘、胸闷、呼吸不利等病变；若影响到水液代谢，则水液输布、排泄障碍，可见小便不利、痰饮、水肿等病变；若影响到水谷精微输布，宗气及卫气生成不足，可见气虚、乏力、易于感冒等病变。

肺气的宣发与肃降之间，是相反相成的。宣发是向上向外，肃降是向下向内，二者是相反的，但肺气宣发之后必然肃降，肃降之后必然宣发，二者又是相成的。因此，宣发与肃降协调，则呼吸均匀通畅，水液得以正常的输布与排泄，肺才能完成各种生理功能。所以，宣发与肃降之间是相互为用的。

2. 肺为娇脏 肺为清虚之体，外合皮毛，开窍于鼻，与外界大气直接相通。外感六淫之邪，易从皮毛或口鼻而入，内犯于肺而致病。又肺为百脉所朝汇，他脏病变易传及于肺而致病。由于肺叶娇嫩，容易受邪而生病，故称肺为娇脏。

3. 肺与秋气相通应 肺与秋，同属于五行之金。肺、秋、金，皆主肃降。同气相求，肺气与秋气相应。故肺气旺于秋季，其肃降、收敛作用亦强。

秋季为燥气所主，气候多干燥，即为秋燥。肺为清虚之体，性喜濡润而恶干燥。因肺气与秋气相应，故秋燥易犯肺，秋季多见肺燥证，可见皮肤口鼻干燥，咳嗽、痰少、咯血、失音等病变。因此，秋季要防范燥邪伤肺。

【原文解读】

《素问·六节藏象论》曰:“肺……阳中之太阴,通于秋气。”

三、脾

脾位于中焦,在膈之下,与胃以膜相连。

脾的主要生理功能是主运化,主统血。

脾气的运动特点是主升。脾与胃同主消化,是人体对饮食物进行消化、吸收并输布其精微的主要脏器,故常脾胃并称。由于人体出生之后,维持机体生命活动和生长发育所需要的营养物质,均依赖于脾消化吸收的水谷精微的供养,故称脾为“后天之本”。又因脾消化吸收的水谷精微,化生气血,故又称脾为“气血生化之源”。

脾在腑合胃,在体主肌肉,开窍于口,其华在唇,在志为思,在液为涎。足太阴脾经与足阳明胃经相互络属。脾在五行中属土,为太阴湿土,喜燥恶湿,与自然界长夏之气相通应。

(一)脾的生理功能(表2-8)

表2-8 脾的生理功能归纳表

功能	含义	生理作用	主要病变
脾主运化	是指脾具有对饮食物进行消化,吸收精微和水液,转输至心肺而输布全身的功能	运化水谷:脾对水谷进行消化,吸收其精微,转输心肺,化生气血,以营养全身 运化水液:脾在运化水谷的基础上,吸收其中的水液,生成津液,以濡润各脏腑组织 脾主运化主要是脾气的温煦和推动作用,运化正常,称为“脾气健运”	脾失健运,消化吸收不良——食少、腹胀、便溏或泄泻,甚至倦怠、乏力、消瘦 脾失健运,水液停滞——产生水湿痰饮,甚至水肿
脾主统血	是指脾具有统摄血液在脉中运行而不溢出于脉外的功能	脾统血主要是脾气的固摄作用。脾气旺盛,能统摄血液,不致发生出血	脾气虚弱,不能摄血——皮下出血、便血、尿血、崩漏(脾不统血)

1. 脾主运化

（1）基本概念：运，运输、转运的意思。化，消化、化生的意思，即消化、吸收。脾主运化，是指脾具有对饮食物进行消化，吸收其精微和水液，转输至心肺而输布全身的功能。（图 2-8）

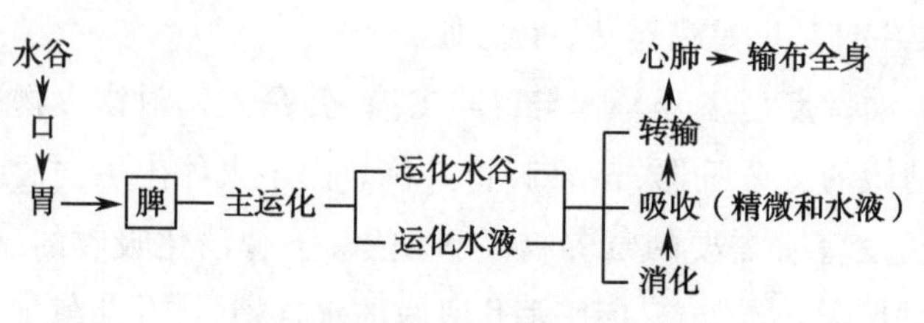

图 2-8　脾主运化作用示意图

对脾主运化概念的理解：

脾主运化主要是脾气的作用，即脾气的温煦和推动作用。因此，脾的运化功能正常，称为“脾气健运”。脾的运化功能，包括运化水谷和运化水液两个方面。

1）运化水谷：水谷，即饮食物。脾运化水谷，是指脾对饮食物的消化、吸收并转输其精微的作用。饮食物经胃的初步消化后，还必须经过脾的进一步消化，即脾气的温化与推动作用，化成为水谷精微，将水谷精微吸收，并转输至心肺，化生气血，输布于全身，以营养全身各脏腑组织器官。

由于水谷是人出生以后，维持生命活动所必需的营养物质的主要来源，是生成气血的物质基础，而水谷的运化又是脾所主的，所以说，“脾为后天之本”，“脾为气血生化之源”。

2）运化水液：脾运化水液，是说脾在运化水谷精微的基础上，又吸收其中的水液，生成津液，输布至全身的作用。

在津液代谢过程中，脾对津液的生成与输布，起着重要作用。一是吸收水液：脾在吸收水谷精微的同时，也吸收水液，并吸纳胃、小肠、大肠吸收的水液，而生成津液。二是转输水液：在水液代谢过程中，脾起着枢转作用。肺在上焦，为水之上源；肾在下焦，主水；脾在中焦，主运化水液，为水液升降输布的枢纽。凡水液的上腾下达，有赖脾气的枢转，水液得以输布全身，以滋润各脏腑组织器官。

运化水谷和运化水液，是脾主运化功能的两个方面，二者常常是同时进行的。

（2）生理表现：脾的运化功能正常，即为脾气健运。一是运化水谷的功能健全，纳谷及消化吸收功能正常，生成水谷精微充足，气血生成有源，全身各脏腑组织器官才能得到充分的营养，人体才能进行正常的生命活动。二是运化水液功能健全，吸收并转输水液，全身各脏腑组织器官既能得到水液的滋润，又能防止多余水液在体内滞留，从而维持人体水液代谢的平衡。

（3）病理变化：脾的运化功能减退，称为脾失健运。一方面，为运化水谷失常，即消化吸收功能不良，常可表现为食少、腹胀、便溏或泄泻，以至倦怠、乏力、消瘦、气短等气血化生不足的病变。另一方面，为运化水液失常，即水液的吸收输布障碍，导致水液在体内停滞，产生水湿痰饮等病理产物，甚至水肿等病变。故有脾虚生湿，脾虚水肿，脾虚生痰的说法。所以，临床上常用健脾燥湿或健脾利水之治法，治疗水、湿、痰、饮病证。

另外，脾胃为"后天之本"的理论，在养生防病方面有着重要意义。在日常生活中，应注意饮食调养，保护脾胃，以利延年防病。在临床治疗用药时，也应注意勿伤脾胃。

【原文解读】

《素问·太阴阳明论》曰："脾与胃以膜相连。"

《素问·灵兰秘典论》曰："脾胃者，仓廪之官，五味出焉。"

《素问·奇病论》曰："夫五味入口，藏于胃，脾为之行其精气。"

《素问·厥论》曰："脾主为胃行其津液者也。"

以上《内经》原文，论述了脾与胃以膜相连，同为主消化吸收的主要脏器。所以，后世称脾胃同为后天之本。

《素问·经脉别论》曰："饮入于胃，游溢精气，上输于脾，脾气散精，上归于肺……水精四布，五经并行。"原文是说，脾在水液代谢中起着吸收水液，输布水液的作用。

《医宗必读·肾为先天之本脾为后天之本论》曰："一有此身，必资谷气，谷入于胃，洒陈于六腑而气至，和调于五脏而血生，而人资之以为生者也，故曰后天之本在脾。"原文是说，人出生之后，必赖水谷以资养，水谷经脾胃消化后，吸收其精微，化生气血，充养全身，以维持生命活动，所以说，脾为后天之本。

《脾胃论·脾胃胜衰论》曰："百病皆由脾胃衰而生也。"

2. 脾主统血

（1）基本概念：统，是统摄、控制的意思。脾主统血，是指脾具有统摄血液在脉中运行而不溢出于脉外的功能。

对脾统血概念的理解：

脾统血的主要机制，是通过脾气的固摄作用来实现的，即脾气的摄血作用。

脾的统血功能与运化功能密切相关。运化功能正常，生气有源，则脾气充足，气足则能摄血。若运化无力，生气不足，气衰则摄血无力。因此，可以说脾统血与气摄血是统一的。

（2）生理表现：脾气旺盛，摄血力强，则血液在脉中运行而不溢出脉外，即不会发生出血现象。

（3）病理变化：脾气虚弱，摄血无力，则血不循经而外溢，即产生出血现象。临床上多表现为皮下出血（皮下紫斑）、便血、尿血、崩漏等病变，称为“脾不统血”。脾不统血主要是由脾气虚所致，多属于虚性出血，一般出血色淡质稀，多伴有气虚见症。

【原文解读】

《难经·四十二难》曰：“脾……主裹血。”

《类证治裁·血症总论》曰：“心主血，肝藏血，脾统血。”

《金匮要略》沈目南注：“五脏六腑之血，全赖脾气统摄。”

（二）脾与形体官窍的关系

1. 脾主肉，主四肢（表2-9）

表2-9　脾与肌肉、四肢的关系归纳表

联系的基础	生理意义	病理意义
脾主运化，吸收水谷精微，充养肌肉、四肢	脾气健运，营养充足，则肌肉丰满，健壮结实，四肢灵活，轻劲有力	脾失健运，营养不足——肌肉消瘦，软弱松弛，肢倦乏力，痿废不用

（1）肉的概念及功能：肉，即肌肉，泛指机体的肌肉、脂肪及皮下组织。肌肉收缩能产生力量，具有进行运动的功能。

脾与肌肉的关系，《内经》称“脾主肉”。是说脾的运化功能与肌肉的壮实有着密切关系。即脾主运化，吸收水谷精微，以充养肌肉。

（2）脾与肌肉在生理上：脾气健运，吸收水谷精微充足，则肌肉丰满、健壮结实，运动有力。

（3）脾与肌肉在病理上：脾失健运，消化吸收功能障碍，水谷精微不足，则可产生肌肉消瘦，软弱无力，甚至痿废不用的病变。

脾主四肢：四肢，与躯干相对而言，是躯体之末，故四肢又称“四末”。脾主四肢，亦是指脾主运化，吸收水谷精微，以营养四肢的作用。因此，脾气健运，营养充足，则四肢灵活，轻劲有力。若脾失健运，营养不足，则可产生四肢倦怠无力，甚至痿弱不用的病变。

根据脾主肌肉四肢的理论，在临床上，对四肢肌肉痿废不用的痿证，用健脾养胃的方法治疗而可获得疗效。

【原文解读】

《素问·宣明五气》曰：“五脏所主……脾主肉。”

《素问·痿论》曰：“脾主身之肌肉。”

《素问集注·五脏生成》曰：“脾主运化水谷之精，以生养肌肉，故主肉。”

《脾胃论·脾胃胜衰论》曰：“脾胃俱旺，则能食而肥；脾胃俱虚，则不能食而瘦。”

以上原文，论述了脾与肌肉的关系。

《素问·太阴阳明论》曰：“四肢皆禀气于胃，而不得至经，必因于脾，乃得禀也。今脾病不能为胃行其津液，四肢不得禀水谷气，气日以衰，脉道不利，筋骨肌肉皆无气以生，故不用焉。”原文从生理、病理两个方面，论述了脾为胃行其精气以充养四肢的作用。这是《内经》脾主四肢的理论根据所在。

2. 脾开窍于口，其华在唇（表2-10）

表2-10 脾与口及口唇的关系归纳表

联系的基础	生理意义	病理意义
脾主运化	脾气健运，化生气血充足，则食欲旺盛，口味正常，口唇红润光泽	脾失健运——食欲减退，口淡无味 湿浊困脾——食欲不振，口腻口甜 脾失健运，气血化生不足——口唇淡白无华，或萎黄不泽

（1）口的概念及功能：口，即口腔，是消化道的最上端，饮食物摄入的门户。口腔具有进饮食、辨五味、泌涎液、磨食物、助发音等功能。

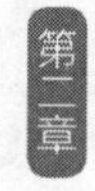

脾与口的关系,《内经》称“脾开窍于口”。是说脾的运化功能与口腔的食欲口味密切相关。

(2)脾与口在生理上:脾气健运,则食欲旺盛,口味正常。

(3)脾与口在病理上:若脾失健运,则可见食欲减退,口淡无味;若湿浊困脾,则可见食欲不振,口中黏腻或口甜等症状。

脾其华在唇:唇,即口唇。脾其华在唇,是指脾主运化功能与口唇色泽形态有着密切关系。

在生理上,脾气健运,吸收水谷精微,化生气血,营养充足,则口唇色泽红润。

在病理上,若脾失健运,气血虚少,营养不足,则可见口唇淡白无华,甚至萎黄不泽等症状。

【原文解读】

《素问·金匮真言论》曰:“脾,开窍于口。”

《素问·阴阳应象大论》曰:“脾主口……在窍为口。”

《灵枢·脉度》曰:“脾气通于口,脾和则口能知五谷矣。”

《灵枢·五阅五使》曰:“口唇者,脾之官也。”

《素问·五脏生成》曰:“脾之合肉也,其荣唇也。”

以上《内经》原文,论述了脾与口及口唇的关系。

(三)脾与五志五液的关系

1. 脾在志为思　思,即思考、思虑,是集中思想考虑问题的一种情志活动。脾在志为思,是说脾的生理功能与思虑情志相关。主要是脾的运化功能,即脾吸收水谷精微为思虑情志活动提供物质基础。因心总领情志,故又有思发于心应于脾之说。

在生理上,正常限度内的思虑,是人人皆有的情志活动,对机体并无不良影响。

在病理上,若思虑太过,则会影响心脾,引起脾气郁结,运化失常,可见食欲不振、腹胀、便溏等症状;亦可引起心神不安,可见心悸、失眠、多梦等症状。

【原文解读】

《素问·阴阳应象大论》曰:“脾……在志为思。”

2. 脾在液为涎　涎,为口津,唾液中较为清稀的部分称为涎。涎有润泽和保护口腔的作用，在进食时分泌增多，有助于食物的吞咽和消化。脾在液为涎，是说涎液主要是由脾阴所化，脾气主管。另外，与脾主运化，开窍于口，涎液由口腔分泌有关。（图2-9）

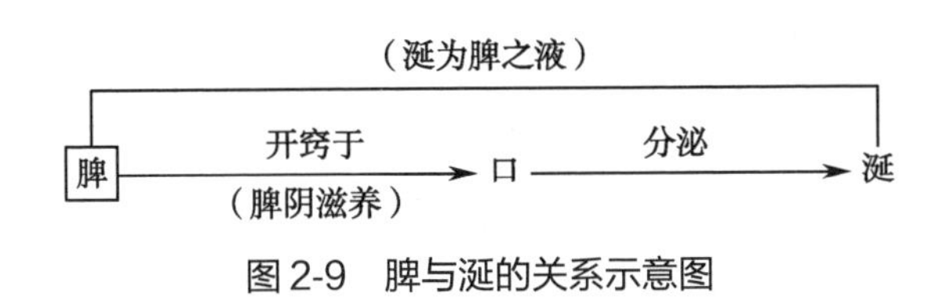

图2-9　脾与涎的关系示意图

在生理上，脾胃功能正常，气阴充足，能分泌涎液润泽口腔而不溢于口外。

在病理上，若脾胃阴虚，涎液分泌不足，可见口干舌燥；若脾气虚弱，气不摄津，可见涎液从口角流出；若脾胃不和，可导致涎液的增多或减少，影响食欲和消化。

【原文解读】

《素问·宣明五气》曰："五脏化液……脾为涎。"

（四）脾的生理特性

1. 脾气主升（表2-11）

表2-11　脾气主升的作用归纳表

主要表现	含义	生理作用	主要病变
升清	脾吸收水谷精微，上输心肺，化生气血，以营养全身的作用	是脾主运化功能的一个方面。脾气健运，升清正常，吸收精微，化生气血，营养全身	脾失健运，清气不升——腹胀、腹泻、神疲乏力、头昏、目眩（脾不升清）
升举内脏	脾气升举、固摄内脏，使内脏保持相对稳定位置而不致下垂的作用	脾气旺盛，则能升举、固摄内脏	脾气虚弱，升举无力——内脏下垂、久泄、脱肛、腹部坠胀（脾气下陷）

（1）基本概念：脾气主升，是说脾气的运动特点，是以上升为主的。

（2）生理表现：脾气主升，主要表现在升清和升举内脏两个方面。

1）主升清：清，指水谷中的精微物质。脾主升清，是指脾吸收的水谷精微上输于心肺，化生气血，以营养全身的作用。脾主升清是脾主运化功能的一个方面，脾气健运，升清作用正常，则能吸收水谷精微，上输心肺，化生气血充足，生命活动力旺盛。

2）主升举内脏：脾主升举内脏，是指脾气具有固摄内脏，使内脏保持相对稳定位置而不致下垂的作用。

（3）病理变化：若脾失健运，水谷不能运化，则清气不升，可见腹胀、腹泻、神疲乏力、头昏、目眩等症状，称之为“脾不升清”。

若脾气虚弱，升举、固摄无力，则可导致内脏下垂（如胃下垂、肾下垂、子宫下垂），久泄，脱肛，腹部坠胀等病变，称之为“脾气下陷”（亦称“中气下陷”）。

对于脾不升清或脾气下陷诸证，在临床上，当用健脾益气的方法治疗。

2. 脾喜燥恶湿 脾喜燥恶湿的特性，与脾运化水液的功能相关。脾气健运，运化水液功能正常，水精四布，则无水湿痰饮停滞。

若脾气虚弱，运化水液功能障碍，则水湿痰饮内生，即为“脾虚生湿”。水湿产生之后，又反过来困脾，影响运化功能，即为“湿困脾运”。另外，外湿侵犯人体后，又易困脾，使脾气不舒，影响脾的运化功能。脾虚生湿，湿困脾运，皆可出现食欲不振，口黏苔腻，脘腹胀满，大便溏泄，或痰饮水肿等病变。使用健脾燥湿的方法治疗，脾湿之证解除。因此说，脾是喜燥而恶湿的。

【原文解读】

《素问·至真要大论》曰：“诸湿肿满，皆属于脾。”

3. 脾与长夏之气相通应 长夏，是夏季的最后一个月（阴历六月），时值夏秋之交，此时气候多雨潮湿而热，是万物盛长之际。脾与长夏，在五行属土。

脾与长夏之气相通应，一方面，从季节来说，是脾气旺于长夏，脾的生理功能在长夏之季最旺盛。另一方面，从气候来说，长夏之气是湿气当令，湿邪伤人最易犯脾，脾对湿邪有特殊的易感性，此时，又最易引起脘腹胀满，食少倦怠，大便溏薄等湿困脾运的病变。再一方面，从治疗来说，对湿困脾运诸证，当以健脾燥湿为主要治法。

四、肝

肝位于腹腔，横膈之下，右胁之内。

肝的主要生理功能是主疏泄，主藏血。

肝在腑合胆，在体主筋，其华在爪，开窍于目，在志为怒，在液为泪。足厥阴肝经与足少阳胆经相互络属。肝的生理特性是主动主升，喜条达恶抑郁，体阴用阳，为刚脏。肝在五行属木，为阴中之阳，与自然界春气相通应。

（一）肝的生理功能（表2-12）

表2-12　肝的生理功能归纳表

功能	含义	生理作用	主要病变
肝主疏泄	是指肝具有疏通畅达全身气机的作用	维持气血运行：气机调畅，血液既不瘀滞，又不外溢（气行则血行）	气滞血瘀——胸胁疼痛，或肿块 气逆血溢——出血，如吐血、咯血、月经过多、崩漏
		协助水液代谢：气机调畅，水液输布排泄正常（气行则水行）	气机不畅，水液输布排泄障碍——痰饮、水肿
		调畅情志活动：气机调畅，精神愉快，心情舒畅，不易郁怒	疏泄不及，肝气抑郁——性情孤僻、抑郁不乐、多愁善虑、嗳气太息 疏泄太过，肝气亢奋——性情急躁易怒、头痛、失眠
		促进消化吸收：脾胃气机升降协调，胆汁分泌排泄正常，则有助于饮食物的消化吸收	肝胃不和——脘部胀痛、纳呆、呃逆、嗳气、反酸 肝脾不调——腹胀、腹痛、腹泻、水谷不化 肝胆疏泄失常——胁肋疼痛、口苦、厌食、黄疸
		调节生殖功能：气机调畅，血行正常，则能调节女子月经和男子精液的排泄，使女子月经通调，男子精液排泄通畅	疏泄失常——女子月经不调，男子精液排泄不畅或妄泄
肝主藏血	是指肝具有贮藏血液调节血量和防止出血的功能	贮藏血液：濡养肝脏，制约肝阳，涵养肝气 调节血量：随着机体动、静的不同，调节外周血量，营养相关组织器官 防止出血：血行脉内而不外流	肝血不足（藏血不足）——头昏、目眩、筋脉拘急、肢体麻木、妇女月经量少，或闭经 肝不藏血（藏血失职）——出血，如吐血、衄血、咯血、月经过多、崩漏

1. 肝主疏泄

（1）基本概念：疏泄，即疏通、畅达的意思。肝主疏泄，是指肝具有疏通畅达全身气机的作用。

对肝主疏泄概念的理解：

1）肝的疏泄功能关系到人体全身气机的调畅：气机调畅是人体脏腑组织器官功能活动的基础。因此，肝的疏泄功能正常，气机调畅，则各脏腑组织器官的功能活动就正常。若肝的疏泄功能失常，则产生脏腑气机不调的病变。

2）肝主疏泄的主要作用：维持气血运行、协助水液代谢、调畅情志活动、促进消化吸收、调节生殖功能等方面。（图2-10）

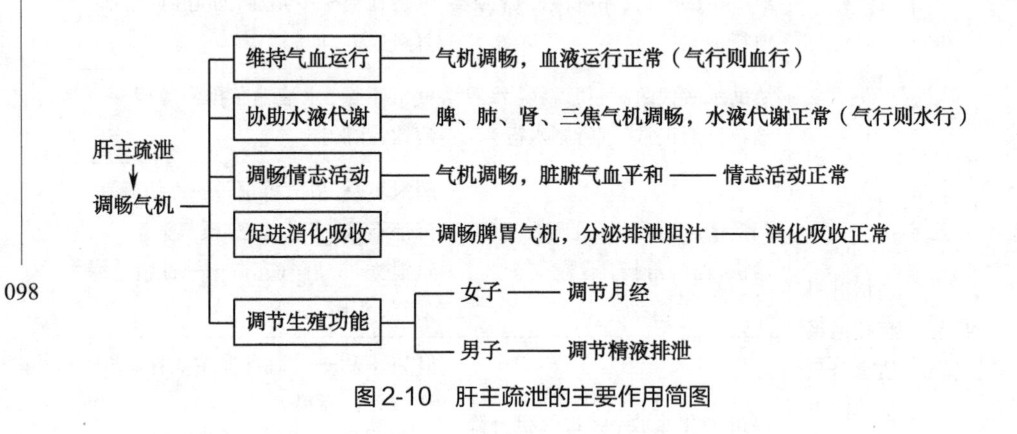

图2-10　肝主疏泄的主要作用简图

（2）生理表现：

1）维持气血运行方面：血液的运行，不仅需要气的推动作用，而且还要气机调畅，即所谓“气行则血行”。在生理上，肝的疏泄功能正常，气机调畅，使全身各脏腑经络之气的运行畅达，则有助于血液的运行，既无瘀滞，又不外溢，以维持气血的正常运行。

2）协助水液代谢方面：人体水液的吸收、输布和排泄的整个代谢过程，是由脾、肺、肾、三焦等脏腑的共同作用而完成的，但与肝也有关。水液的代谢有赖于气的推动作用，水液才能正常的输布与排泄，即所谓“气行则水行”。在生理上，肝的疏泄功能正常，气机调畅，使脾、肺、肾、三焦等脏腑气机调畅，从而协助水液的正常代谢。

3）调畅情志活动方面：中医学认为，人的精神情志活动是以脏腑气血为基础的，是脏腑功能活动的外在表现。精神情志活动虽为心所主，而肝的疏泄有调畅情志活动的作用。在生理上，肝的疏泄功能正常，气机调畅，脏腑气血调和，则情志活动正常，表现为精神愉快，心情舒畅，不易郁怒。

4）促进消化吸收方面：饮食物的消化吸收，关系到脾、胃、胆、肠等多个脏腑的作用。肝的疏泄调畅气机，一方面，调畅脾胃气机，使脾胃气机保持升降协调，脾气能升，胃气能降，从而使脾胃能进行正常的消化吸收。另一方面，肝的疏泄能分泌和排泄胆汁，胆汁有助于饮食的消化作用。因此，在生理上，肝的疏泄功能正常，脾胃气机调畅，胆汁分泌排泄正常，则饮食物的消化吸收功能正常。

5）调节生殖功能方面：调节生殖功能，在女子，主要是调节月经，在男子，主要是调节精液排泄。女子月经正常，男子精液充盈，排泄正常，是生殖功能的基础。

月经，是妇女子宫周期性的充血、排血的特殊生理现象。月经的发生，是多个脏腑及气血的共同作用，与肝气的疏泄有关。在生理上，肝的疏泄功能正常，气机调畅，血脉通畅，使血液充盈胞宫，则妇女月经通调，周期正常。

男子的精液贮藏于精室，精室的开合，使精液排泄适度。中医学认为，精液的充盈与排泄，是肝与肾的共同作用。肾精充足，产生精液封藏于肾，即肾的藏精作用；精液的排泄在于肝，即肝气的疏泄作用。在生理上，肝肾两脏的封藏与疏泄相互协调，精室开合适度，则精液的排泄通畅，亦不妄泄。

女子月经调畅，男子精液排泄正常，则能起到调节生殖功能的作用。

肝的疏泄功能以及肝的藏血功能，对女子的生殖功能尤为重要，故有“女子以肝为先天”的说法。

（3）病理变化：

1）在气血运行方面：肝失疏泄，气机失调，必然影响到血液的运行。如肝气郁结，可见胸胁胀满疼痛，癥积肿块等气滞血瘀的病变。如肝气上逆，气逆血溢，可见吐血、咯血，或月经过多、崩漏等出血的病变。

2）在水液代谢方面：肝失疏泄，气机不调，则会影响水液的输布和排泄，产生痰饮、水肿等水液代谢失常的病变。

3）在情志活动方面：肝失疏泄，气机不调，则易引起情志活动的异常。如疏泄功能不及，可见性情孤僻，抑郁寡欢，多疑善虑，唉声叹气，沉闷欲哭等肝气郁结证（抑郁伤肝）。如疏泄功能太过，可见性情急躁易怒，伴有面红、目赤、头痛、心烦、失眠等肝气亢奋证（大怒伤肝）。

4）在消化吸收方面：肝的疏泄功能失常，就会影响到消化吸收。如肝气犯胃，使胃失和降，出现脘部胀痛、纳呆、嗳气、呃逆、恶心、呕吐、反酸等肝胃不和证。如肝气犯脾，使脾失健运，可见纳谷不化、腹胀、腹痛、肠鸣、腹泻等肝脾不调证。如肝气犯胆，影响胆汁的分泌和排泄，可见胁肋疼痛、口苦、食欲减退、厌食油腻、腹胀、腹痛、黄疸等肝胆失调证。

5）在生殖功能方面：在女子，肝疏泄失常，则可产生月经不调的病变，如月经周期紊乱，或痛经，或经行不畅，或经量过多，甚或崩漏等病变。在男子，肝疏泄失常，使精室开合失度，则可出现精液排泄不畅，或精液妄泄，或遗精等病变。

【原文解读】

《格致余论·阳有余阴不足论》曰："主闭藏者，肾也；司疏泄者，肝也。"原文明确提出了肝主疏泄理论。

《张氏医通》曰："肝藏生发之气，生气旺则五脏环周，生气阻则五脏留著。"

《读医随笔·卷四》曰："凡脏腑十二经之气化，皆必藉肝胆之气化以鼓舞之，始能调畅而不病。"

以上原文，论述了肝气疏泄调畅气机，对脏腑经络等生理功能的影响。

《血证论·脏腑病机论》曰："木之性主于疏泄，食气入胃，全赖肝木之气以疏泄之，而水谷乃化。设肝之清阳不升，则不能疏泄水谷，渗泄中满之证，在所难免。"

《知医必辨·论肝气》曰："肝气一动，即乘脾土，作痛作胀，甚则作泻。又或上犯胃土，气逆作呕，两胁痛胀。"

以上原文，从生理病理上论述了肝气疏泄对脾胃运化功能的影响。

2. 肝主藏血

（1）基本概念：肝藏血，是指肝具有贮藏血液、调节血量和防止出血的功能。

对肝藏血概念的理解：（图 2-11）

1）贮藏血液方面：肝贮藏血液的作用，一方面，肝贮藏血液，犹如人体内的血库（肝又称为"血海"），以濡养肝脏及相关组织器官。另一方面，血为阴，肝之阴血，又能制约肝阳，涵养肝气，使肝气肝阳不致亢逆。

2）调节血量方面：肝调节血量的机制，是在贮藏血液的基础上，根据机体动、静的生理需要，对人体各部分的血液流量起到调节作用。随着机体的动、静不同，各部分所需要的血量也随之而改变。当机体活动剧烈或情绪激动时，所需血量相应增多，肝所贮藏的血液就向外周输送，此时，肝藏血量就减少。当机体安静休息或情绪稳定时，外周所需血量相对减少，部分血液就回归到肝脏，此时，肝藏血量就增多。

肝调节血流量的作用：以适应机体需要，供养机体各组织器官，特别是目、筋、爪、胞宫等组织器官，更需肝血滋养，才能维持正常生理活动。

3）防止出血方面：肝防止出血的机制，一是肝主藏血，为藏血之库，使血不外流；二是肝之阴血，能制约肝气肝阳，不使肝气肝阳亢逆，在此基础之上，又能起到防止出血的作用。

肝防止出血的作用：使血行脉内而不外流。

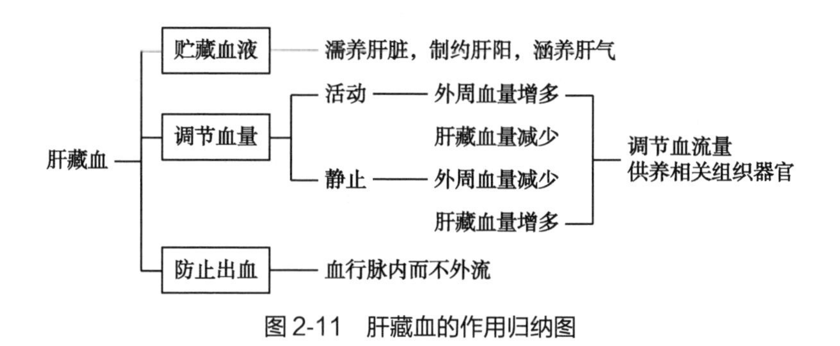

图 2-11　肝藏血的作用归纳图

（2）生理表现：肝藏血充足，调节血量正常，其一，既能濡养肝脏，又能充养目、筋、爪、胞宫等组织器官，维持其正常生理活动；其二，制约肝阳，涵养肝气，使肝木之气冲和畅达，发挥正常的疏泄功能；其三，能防止出血，使血行脉内而不致出血。

（3）病理变化：肝藏血功能失常，导致的病变主要表现在以下两个方面。

一是肝藏血不足（即肝血不足），不能起到随着机体需要调节血流量的作用，相关脏腑组织器官得不到血液濡养，则会产生多种肝血不足的病变。如血不养肝，肝阳上亢，可见眩晕、头目胀痛、头重足轻等症状；如血不养目，可见头昏目眩、两目干涩、视物模糊、夜盲等症状；如血不养筋，可见筋脉拘急、肢体麻木、屈伸不利等症状；如血不充盈胞宫，可见月经后期、量少、色淡、闭经等病变。

二是肝藏血失职（即肝不藏血），不能起到防止出血的作用，则可产生出血的病变。如肝气肝阳亢逆，肝火亢盛，可见吐血、衄血、咯血、月经过多，甚至崩漏等出血病变。

【原文解读】

《素问·调经论》曰："肝藏血。"

《素问·五脏生成》曰："人卧血归于肝，肝受血而能视，足受血而能步，掌受血而能握，指受血而能摄。"

唐·王冰注"人卧血归于肝"曰："肝藏血，心行之，人动则血运于诸经，人静则血归于肝脏。何也？肝主血海故也。"

（二）肝与形体官窍的关系

1. 肝主筋，其华在爪（表 2-13）

表 2-13　肝与筋、爪的关系归纳表

联系的基础	生理意义	病理意义
肝藏血以滋养筋、爪	肝血充足，滋养筋爪，则关节运动灵活自如，强健有力，爪甲坚韧，红润光泽	肝血不足，筋爪失养——肢体麻木、屈伸不利、筋脉拘急、手足震颤，或抽筋；爪甲软薄、枯槁色夭，或变形、脆裂

（1）筋的概念及功能：筋，即筋膜，包括肌腱和韧带，是连结肌肉、骨和关节的一种组织。筋的收缩与张弛，关节才能活动自如。所以，筋与肢体的运动功能有着密切关系。

肝与筋的关系，《内经》称"肝主筋"。主要是指肝之阴血对筋的滋养作用。

（2）肝与筋在生理上：肝之阴血充足，筋得其养，关节的运动才能灵活自如，强健有力。

（3）肝与筋在病理上：如肝之阴血不足，筋失其养，使关节运动失灵，可出现肢体麻木、屈伸不利、筋脉拘急、手足震颤，称为"血（阴）虚生风"。又如，热邪炽盛，燔灼肝之阴血，筋不得濡养，可出现四肢抽搐、牙关紧闭、角弓反张等高热抽筋的病变，称为"热极生风"。

肝其华在爪：爪，即爪甲，包括手指甲和脚指甲。爪是筋的延续，故有"爪为筋之余"之说。肝与爪的关系，也是以肝藏血为基础的，即爪甲的营养来源于肝血。

在生理上，肝血充足，则爪甲坚韧，红润光泽。

在病理上，若肝血不足，则爪甲软薄，枯槁色夭，甚则变形、脆裂。

因此，肝血充足与否，可以影响爪甲色泽的荣枯，观察爪甲色泽的荣枯，又可以测知肝脏功能正常与否，故称肝“其华在爪”。

【原文解读】

《素问·宣明五气》曰：“五脏所主……肝主筋。”

《素问·五脏生成》曰：“肝之合筋也，其荣爪也……诸筋者，皆属于节。”

《素问·阴阳应象大论》曰：“肝生筋。”

《素问·六节藏象论》曰：“肝者，罢极之本……其华在爪，其充在筋。”

《素问·上古天真论》曰：“丈夫……七八，肝气衰，筋不能动。”

以上《内经》原文，论述了肝与筋、爪的关系。“罢极之本”之“罢（pí 皮）”，通“疲”。“本”，本源之意。肝藏血、主筋与肢体运动密切相关。肢体关节运动而能耐受疲劳，或能解除疲劳，依赖于肝的藏血充足与调节血量功能的正常。故说“肝者，罢极之本”。

2. 肝开窍于目（表 2-14）

表 2-14 肝与目的关系归纳表

联系的基础	生理意义	病理意义
肝的经脉上连目系；肝藏血、肝主疏泄	肝血充足，肝气条达，则视物清楚，辨色正常，眼目运动自如	肝血不足——视物模糊或夜盲 肝阴不足——两眼干涩、视力减退 肝阳上亢——头目眩晕 肝火上炎——目赤肿痛 肝胆湿热——两目发黄 肝经风热——目赤痒痛 肝风内动——两目斜视、目睛上吊

（1）目的概念及功能：目，又称为“精明”，为五官之一的视觉器官，主视觉，有视物功能。

肝与目的关系，《内经》称肝“开窍于目”。其在结构上，肝的经脉上连目系。其在功能上，主要是肝的藏血和疏泄功能与目的视觉功能密切相关，即目依赖于肝之阴血的滋养和肝气的疏泄畅达，才能发挥其视物辨色的功能。

（2）肝与目在生理上：肝血充足，肝气条达，则表现为视物清晰，眼目运动自如。

（3）肝与目在病理上：肝有病，则可在目上反映出异常。如肝血不足，可见视物模糊或夜盲；肝阴不足，可见两目干涩、视力减退；肝阳上亢，可见头目眩晕；肝火上炎，可见目赤肿痛；肝胆湿热，可见两目发黄；肝经风热，可见目赤痒痛；肝风内动，可见两目斜视、目睛上吊等病变。为此，在临床上，可以通过目的异常变化，来诊断肝的病变。

另外，目的视觉功能与五脏六腑都有关，即目主视觉，依赖于五脏六腑之精气的充养。五脏六腑之精气，分别上注于眼窠的各个不同部位，发挥其滋养作用。中医学认为，目主要由白睛（又称白眼，指巩膜部分）、黑睛（又称黑眼，指虹膜部分）、瞳仁（又称瞳子、瞳神，即瞳孔）、眼睑（又称眼胞，指上下眼皮）、两眦（又称目内外眦，指内外眼角，包括其内之血络）五个部分组成。根据中医眼科学的"五轮学说"，这五个部分分别配属五脏，即白睛，属肺主气，为气轮；黑睛，属肝主风，为风轮；瞳仁，属肾主水，为水轮；眼睑，属脾主肉，为肉轮；两眦，属心主血，为血轮。所谓"轮"，是比喻眼球呈圆形而转动灵活，犹如车轮之意。五轮学说，为眼科疾病的辨证论治奠定了理论基础。

【原文解读】

《素问·金匮真言论》曰："肝……开窍于目。"

《灵枢·五阅五使》曰："目者，肝之官也。"

《灵枢·经脉》曰："足厥阴之脉……连目系。"目系，又称眼系，为眼球内连于脑的脉络。

《素问·五脏生成》曰："肝受血而能视。"肝开窍于目，肝藏血，目得肝血滋养而能视。

《灵枢·脉度》曰："肝气通于目，肝和则目能辨五色矣。"

以上《内经》原文，论述了肝与目的关系。

《灵枢·大惑论》曰："五脏六腑之精气，皆上注于目而为之精，精之窠为眼，骨之精为瞳子，筋之精为黑眼，血之精为络，其窠气之精为白眼，肌肉之精为约束。裹撷筋骨血气之精而与脉并为系，上属于脑，后出于项中。"原文是后世眼科五轮学说的理论依据。

《医宗金鉴·卷七十七·五轮所属部位歌》："五轮者，肉轮、血轮、气轮、风轮、水轮也。谓之轮者，目睛运动如轮之意也。上、下两胞为肉轮，内、外两眦为血轮，白睛为气轮，黑睛为风轮，瞳仁为水轮。此明五轮之部位，分属五脏也。"

《罗氏会约医镜》曰："大眦属心，白睛属肺，乌珠属肝，上下睑胞属脾，瞳仁属肾。"

《证治准绳》曰："五轮：金之精腾结为气轮，木之精腾结为风轮，火之精腾结为血轮，土之精腾结为肉轮，水之精腾结为水轮。"原文中的五行即是代表五脏。

以上原文，阐述了眼科五轮学说的基本内容。

（三）肝与五志五液的关系

1. 肝在志为怒 怒，即恼怒、愤怒，是人在气愤不平时，情绪激动的一种情志活动。肝在志为怒，是说肝的生理功能与怒的情志活动关系密切。即肝的疏泄功能，能调节怒的情绪变化。

在生理上，肝气平和，虽受外界刺激，一般怒而不过，能做到有所节制。

在病理上，若肝疏泄太过，即肝之阳气升发太过，稍受刺激，即勃然大怒，不可自制，并伴有头目胀痛，面红目赤，或两胁胀满疼痛，或乳房、少腹作胀等病变。

【原文解读】

《素问·阴阳应象大论》曰："肝……在志为怒。"

《素问·脏气法时论》曰："肝病者，两胁下痛引少腹，令人善怒。"

2. 肝在液为泪 泪，即眼泪，是眼内分泌的液体，有滋润和保护眼睛的作用。肝开窍于目，肝之阴血滋润目窍，分泌泪液，故称"泪为肝之液。"（图 2-12）

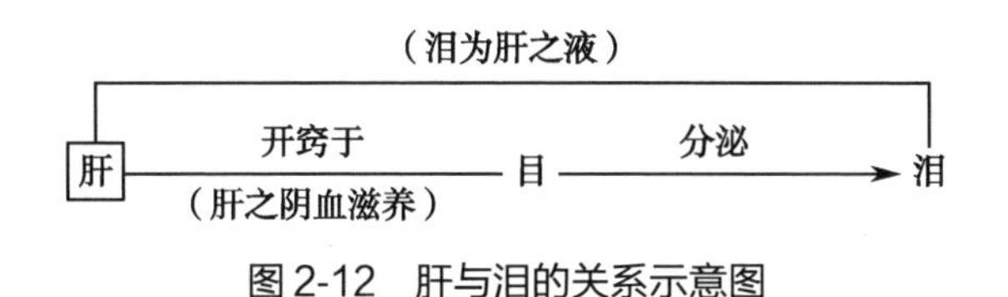

图 2-12　肝与泪的关系示意图

在生理上，肝之阴血充足，分泌泪液，濡润两目而不外溢。当异物侵入目中时，泪液即可大量分泌，起到清洁眼目和排除异物的作用。

在病理上，肝有病时，可见泪液的分泌异常。如肝之阴血不足，泪液分泌减少，可见两目干涩；肝经风热，可见迎风流泪，或目眵增多等症状。

【原文解读】

《素问·宣明五气》曰："五脏化液……肝为泪。"

（四）肝的生理特性

1. 肝主升发，喜条达而恶抑郁 肝在五行属木，木性主升发。肝主疏泄，其气宜调和畅达。肝主升发，喜条达而恶抑郁，是说肝气保持升发柔和、舒畅条达的特性，才能气机调畅，气血冲和，五脏安宁，生机不息。若肝气升发太过，则可产生急躁易怒、头目胀痛或眩晕等症状。若肝气升发不及，则可产生抑郁不乐、胸闷、胁肋胀痛等症状。另一方面，若抑郁太盛，又能伤肝，引起肝气疏泄失常的病变。故说肝喜条达而恶抑郁。

2. 肝为刚脏，体阴用阳 肝为刚脏，是指肝具有刚强躁急的生理特性。肝气主升发，而肝气肝阳又易动易升，反映了肝性刚强躁急的特点。肝病，又常常表现为肝气肝阳升发太过的病证特点，如眩晕、面赤、急躁易怒、筋脉拘急、抽搐、角弓反张等症状，也反证了肝的刚强躁急的特性。

体阴，是指肝脏本体藏阴血，阴血皆属于阴，故称体阴；用阳，是指肝的生理功能主疏泄，肝气肝阳主动主升，作用皆属于阳，故称用阳。肝为刚脏，肝气肝阳易动易升，必须得到肝阴肝血的滋润濡养，制约肝气肝阳，以保持柔润和调，才能发挥其正常的生理作用。肝的病变，阴血易耗，表现为不足；阳气易亢，表现为有余。故有“肝阴肝血常不足，肝阳肝气常有余”之说。因此，在临床上，肝阴肝血的病变多为虚证，肝阳肝气的病变多为实证。

3. 肝与春气相通应 肝五行属木，外应于春。肝主疏泄，肝气主动主升。春季为每年之始，阳气始生，自然之气生机勃勃，万物欣欣向荣。肝与春气相通应，是说肝气升发与春生之气相和谐，肝气在春季最旺盛。从同一五行属性的事物之间的关系来看，肝与春季、风木及青色、酸味等有一定的联系，这对肝病的防治有一定的指导意义。

【原文解读】

《素问·六节藏象论》曰：“肝……为阳中之少阳，通于春气。”

五、肾（附：命门）

肾位于腰部，脊柱两侧，左右各一。

肾的主要生理功能是主藏精、主生长发育与生殖，主水，主纳气。

由于肾藏先天之精，主生殖，为人体生命之本原，故称肾为“先天之本”。肾藏精，主蛰，故又称肾为“封藏之本”。肾精化肾气，肾中之精气分阴阳，肾阴与肾阳能资助、促进、协调全身各脏腑之阴阳，故又称肾为“人体脏腑阴阳之本”。肾阴肾阳，犹如水火，故又称肾为“水火之脏”“水火之宅”。

肾在腑合膀胱，在体主骨，其华在发，开窍于耳及二阴，在志为恐，在液为唾。足少阴肾经与足太阳膀胱经相互络属。肾在五行属水，为阴中之少阴，与自然界冬气相通应。

【原文解读】

《素问·脉要精微论》曰："腰者，肾之府。"俗称肾为"腰子"。

《素问·六节藏象论》曰："肾者，主蛰，封藏之本。""蛰"，潜伏、隐藏不出之意。

（一）肾的生理功能（表2-15）

表2-15　肾的生理功能归纳表

功能	含义	生理作用	主要病变
肾主藏精	精是构成人体和维持人体生命活动的精微物质 肾藏精是指肾具有封藏精气的作用	主生长发育：肾中精气是生长发育的物质基础和原动力。肾中精气充足，则生长发育正常	肾中精气不足——婴幼儿生长发育不良或迟缓，成人早衰
		主生殖：肾中精气产生天癸而主生殖。肾中精气充足，生殖功能正常	肾中精气亏虚——生殖器官发育不良，性功能减退，产生男女不育症
		化生肾阴肾阳：肾阴滋润各脏腑之阴，肾阳温煦各脏腑之阳。肾阴肾阳为人体阴阳之根本，调节全身阴阳平衡	肾阴肾阳不足——肾的生理功能衰退，产生阴虚内热或阳虚内寒的病变；可导致其他脏腑的阴虚或阳虚
		生髓、充脑、化血：肾精充足，脑髓充满，记忆力强，思维敏捷，耳目聪明；精生髓而化血，精足血亦足	肾精亏损，脑髓空虚——记忆力减退，思维迟钝，头昏耳鸣；精亏则血虚
肾主水	是指肾具有主持和调节全身水液代谢平衡的作用	肾对水液的气化作用，包括分清泌浊和司开合两个方面：肾主水是在肾阳肾气的作用下完成的。肾的阳气充足，气化正常，则水液之清者上升固摄体内，水液之浊者下降排出体外，保持水液代谢平衡	肾的阳气虚弱——气化失司，水液代谢障碍，若气虚不固，开多合少，则为多尿、遗尿、尿失禁；若气化不利，合多开少，则为尿少、尿闭、水肿
肾主纳气	是指肾有摄纳肺所吸入之气而协助呼吸的作用	肾主纳气是肾的封藏作用在呼吸运动中的具体体现。肾中精气充足，摄纳正常，能助肺纳气，则呼吸均匀和调	肾气虚弱，摄纳无权——呼吸表浅，呼多吸少，动则气喘（肾不纳气）

1. 肾藏精，主生长发育与生殖

（1）基本概念：藏，即封藏、闭藏的意思。精（有时又称精气），是精华、精微的意思，是指人体生命活动中的精微物质。肾藏精，是指肾具有贮存、封藏精气的生理功能。

对肾藏精概念的理解：

1）肾精的来源：精，或称精气，是构成人体和维持人体生命活动的最基本物质，因精或精气藏于肾，而称之为肾精或肾中精气。肾精的来源有先天与后天两个方面。先天之精来源于父母的生殖之精，与生俱来，藏于肾中。后天之精是人出生之后，机体从水谷等物质中摄取的精微，输布到肾中。

人出生之后，后天之精有赖于先天之精的活力资助，才能不断化生；先天之精也须依赖于后天之精的培育充养，才能日渐充盛。二者相互依赖，相互促进，以保持肾中精气充足。

2）肾精（肾中精气）的主要作用：主生长发育、主生殖、化生肾阴肾阳、生髓充脑化血等方面。（图2-13）

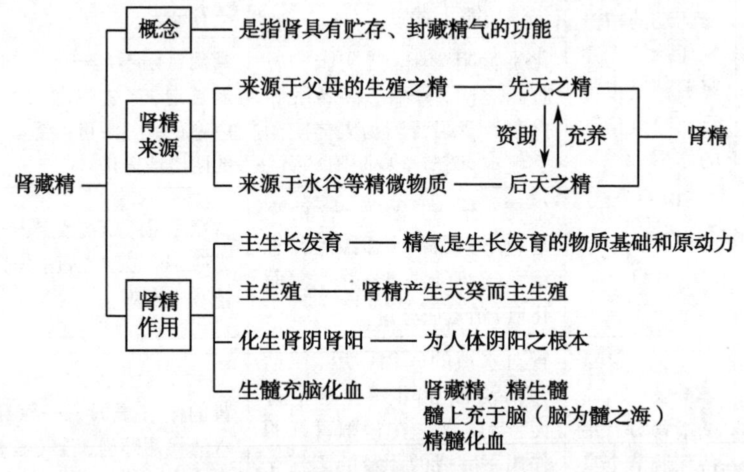

图2-13　肾藏精的概念及作用简图

（2）生理表现：

1）主生长发育方面（表2-16）：肾精（肾中精气），是肾主生长发育的物质基础和原动力。机体生、长、壮、老、已的生命规律与肾中精气盛衰密切相关。

在生理上，随着年龄的增长，生长发育过程中表现出的形体变化和生理状态的不同，是由肾中精气的盛衰所决定的。自人出生之后，到幼年期，肾中精气逐渐充盛，表现出头发开始长快长密，乳牙更换，骨骼生长，身体增高；到青年期，肾中精气比较充盛，发育逐渐成熟，表现出智齿长出，骨骼长成，开始具有生殖能力；到壮年期，肾中精气充实至极，表现出筋骨坚强，身体壮实，精力充沛；到老年期，肾中精气逐渐衰少，表现出发脱齿落，形体衰老，丧失生殖能力。因肾中精气在人的生长发育过程中起着十分重要的作用，故称肾主生长发育。

2）主生殖方面（表2-16）：人的生殖器官的发育及其生殖能力，是以肾中精气为物质基础的。人出生后，随着肾中精气的不断充盛，到了青春期，产生天癸，天癸主生殖。天癸，是肾中精气充盛到一定程度时而产生的一种精微物质，其具有促进人体生殖器官发育成熟和维持生殖功能的作用。

在生理上，到了青春期，天癸产生后，女子月经来潮，男子出现排精现象，生殖器官发育成熟，具有了生殖能力。随着年龄的增长，到了老年期，肾中精气逐渐衰少，天癸亦随之衰减，生殖器官日趋萎缩，生殖能力逐渐衰退，最终天癸竭绝，女子则绝经，男子则阳事难举，生殖能力丧失。这就充分说明，肾中精气对生殖功能起着决定作用，是人类生育繁衍的根本，故亦称肾主生殖。

表2-16　肾中精气与生长发育及生殖关系简表

年龄	肾中精气	生长发育表现	天癸	生殖功能
幼年期	逐渐充盛	发长齿更，骨骼生长，身体增高	未至	无
青年期	比较充盛	发育近成熟，生出智齿，骨骼长成	至	开始具有
壮年期	充盛至极	筋骨坚强，身体壮实，精力充沛	有	正常
老年期	逐渐衰少	发脱齿落，形体衰老	竭	逐渐丧失

3）化生肾阴肾阳方面：《内经》认为，“人始生，先成精”，精（或称精气）是人体生命活动的本源。在肾的生理活动中，起着重要作用的肾阴肾阳，源于肾中之精气，即由肾中精气化育而来。肾中之精气，称为真精真气，化生的肾阴肾阳，亦称为真阴真阳。

肾阴肾阳的作用：在肾的生理活动中，肾阴具有滋润、宁静、抑制、凝结等作用；肾阳具有温煦、推动、兴奋、宣散等作用。肾阴与肾阳之间，相互依存，相互制约，相互为用，保持着协调平衡，以维持肾的正常生理功能。

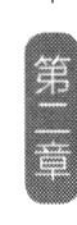

肾阴肾阳与各脏腑阴阳的关系：肾阴（亦称元阴、原阴、真阴、真水），为人体阴液之根本，不断补充、滋润各脏腑之阴；肾阳（亦称元阳、原阳、真阳、真火），为人体阳气之根本，不断补充、温煦各脏腑之阳。因此，肾阴肾阳充足，则各脏腑之阴阳亦充足。故说，肾阴肾阳为人体脏腑阴阳之本。另一方面，肾中精气阴阳，除来源于先天外，还须依赖各脏腑精气阴阳的滋生化育，才能保持充足。因此，肾阴肾阳与各脏腑阴阳之间又是相互为用的。

4）生髓充脑化血方面：肾精是生髓、充脑、化血的物质基础。（图2-14）

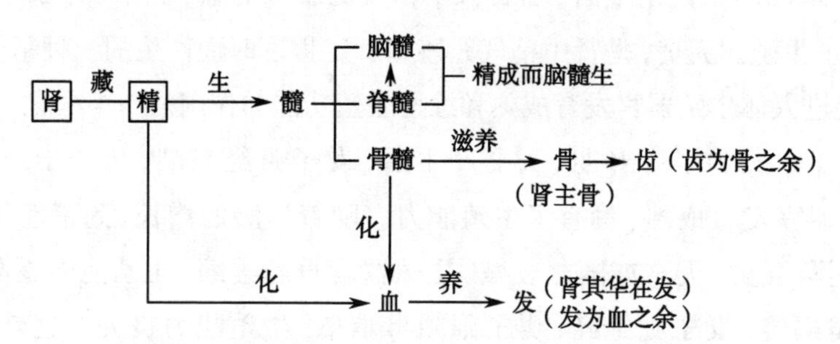

图2-14 肾与脑、髓、骨、齿、血、发的关系示意图

髓，有脑髓、脊髓、骨髓之分，这三者均由肾精所化生。脊髓上通于脑，精成而脑髓生。因此，在生理上，肾精充足，则脑髓充满，表现为精力充沛，记忆力强，思维敏捷，耳聪目明。

肾精化血，一是肾精生髓，精髓化血；一是肾精归肝化血，即肾精肝血可以互化。因此，在生理上，肾精充足，化血亦足。

（3）病理变化：

1）主生长发育方面：若肾中精气不足，在婴幼儿，则表现为生长发育不良，可见形体矮小，智力低下，筋骨痿软，或生长发育迟缓，如五迟（立迟、行迟、语迟、发迟、齿迟），五软（头软、项软、口软、手足软、肌肉软）等；在成人，则表现为未老先衰，可见面容憔悴，形体衰老，齿松易落，发白早脱，耳鸣耳聋，腰膝酸软，智力减退，反应迟钝，神疲健忘等。

2）主生殖方面：肾中精气亏虚，天癸化生衰少，则会导致生殖器官发育不良，性功能及生殖功能减退，出现女子不孕和男子不育等病证。

根据肾中精气主司人体生长发育与生殖的理论，中医学在优生优育、养生保健、防止衰老，以及治疗生长发育迟缓、生殖功能低下等疾病时，往往从补养肾中精气着手，其理论根据就在于此。

3）化生肾阴肾阳方面：肾的病变，可由精气阴阳的不足所致。

若肾阴不足，滋润、宁静、抑制等功能减退，则可导致人体功能相对（虚性）亢奋，精神（虚性）躁动，产热相对增多，发为虚热性病证，即为阴虚则热，可出现潮热盗汗，五心烦热，形体消瘦，口干咽燥，舌红少苔，脉象细数等阴虚症状，以及腰膝酸软，阳事易动，遗精早泄等肾阴虚的特有表现。

若肾阳不足，温煦、推动、兴奋等功能减退，则可导致人体功能减退，精神不振，产热不足，发为虚寒性病证，即为阳虚则寒，可出现面色苍白，畏寒肢冷，舌淡胖嫩，脉象沉迟无力等阳虚症状，以及腰膝冷痛，阴部清冷，性功能及生殖功能减退，男子精冷阳痿，女子宫寒不孕等肾阳虚的特有表现。

在临床上，肾中精气阴阳不足的病理变化，其表现形式较多，肾病虚证，凡见有虚热或虚寒症状时，则称作肾阴虚或肾阳虚，凡未见明显寒热表现时，则称为肾中精气亏虚或分为肾精亏虚与肾气亏虚。

由于肾阴肾阳是各脏腑阴阳之本，各脏腑阴阳又能资助肾阴肾阳。因此，肾阴肾阳不足，又可导致其他脏腑的阴虚或阳虚，其他脏腑的阴阳不足，日久也会累及到肾，耗损肾中精气阴阳。故有“五脏之伤，穷必及肾”“久病及肾”之说。

4）生髓充脑化血方面：若肾精不足，则脑髓空虚，表现为记忆减退，思维迟钝，头晕耳鸣等病变。若肾精不足，则会导致血液的生成不足，可表现为血虚及肾精亏虚的病证。

【原文解读】

《灵枢·本神》曰：“肾藏精。”“生之来，谓之精。”

《灵枢·决气》曰：“两神相搏，合而成形，常先身生，是谓精。”

《素问·金匮真言论》曰：“夫精者，生之本也。”

《素问·上古天真论》曰：“肾者主水，受五脏六腑之精而藏之。”

以上《内经》原文，论述了肾藏精，肾精的来源，以及精为生命之本的重要作用。

《素问·上古天真论》曰：“女子七岁，肾气盛，齿更发长。二七，而天癸至，任脉通，太冲脉盛，月事以时下，故有子。三七，肾气平均，故真牙生而长极。四七，筋骨坚，发长极，身体盛壮。五七，阳明脉衰，面始焦，发始堕。六七，三阳脉衰于上，面皆焦，发始白。七七，任脉虚，太冲脉衰少，天癸竭，地道不通，

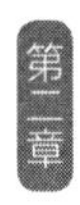

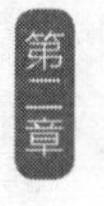

故形坏而无子也。丈夫八岁，肾气实，发长齿更。二八，肾气盛，天癸至，精气溢泻，阴阳和，故能有子。三八，肾气平均，筋骨劲强，故真牙生而长极。四八，筋骨隆盛，肌肉满壮。五八，肾气衰，发堕齿槁。六八，阳气衰竭于上，面焦，发鬓颁白。七八，肝气衰，筋不能动，天癸竭，精少，肾藏衰，形体皆极。八八，则齿发去。"

以上《素问·上古天真论》原文，将人的生长发育与生殖功能结合起来进行论述。人体的生、长、壮、老的生命过程和生理变化，主要取决于肾中精气的盛衰变化。原文中所说的"肾气"，即是指肾精或肾中精气。

《素问·痿论》曰："肾主身之骨髓。"

《灵枢·经脉》曰："人始生，先成精，精成而脑髓生。"

《医原·五行生克论》曰："肾中真阳之气，氤氲煦育，上通各脏腑之阳；而肾中真阴之气，即因肾阳蒸运，上通各脏腑之阴。"

《类经附翼·大宝论》曰："物之生也生于阳，物之成也成于阴，此所谓元阴元阳，亦曰真精真气也。"

《侣山堂类辨·痘论》曰："肾为水脏，主藏精而化血。"

以上原文，分别论述了肾藏精，有生髓充脑化血等功能。

2. 肾主水

（1）基本概念：肾主水，是指肾具有主持和调节全身水液代谢平衡的功能。

对肾主水概念的理解：

肾主水的作用，亦称肾对水液的气化作用。主要包括两个方面：

1）是指肾的气化贯穿于整个人体水液代谢的过程之中。人体水液代谢是一个复杂的过程，包括水液的生成（吸收）、输布和浊液的排泄整个过程，是在脾、肺、肾、三焦、膀胱等多个脏腑的共同作用下完成的。但必须依赖于肾的气化，使其发挥各自的生理功能，水液的代谢才能保持协调平衡。

2）是指肾脏本身对水液的输布和排泄作用。经人体各脏腑组织利用后的水液归入于肾中，在肾中阳气的气化作用下，对水液进行分清泌浊与司开合。（图 2-15）

分清泌浊作用：归入于肾中的水液是清浊相混的，在肾的作用下，将水液之清者（有用的水液）和水液之浊者（无用的水液）分别开来，即是肾的分清泌浊作用。

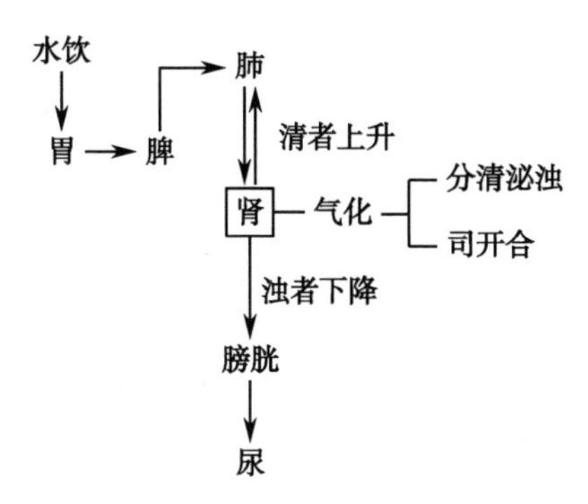

图 2-15 肾主水的气化作用示意图

司开合作用：开合，是开张、闭合之意。水液在肾中被分清泌浊后，由肾阳蒸腾和肾气固摄，使清上升，固摄于体内，则为“合”；由肾阳温化和肾气推动，使浊者下降，生成尿液，排出于体外，则为“开”，（图 2-16）即是肾的司开合作用。肾脏本身对水液的输布和排泄作用，除了使水液清者上升，固摄体内外，主要是肾的生成尿液和排泄尿液作用。

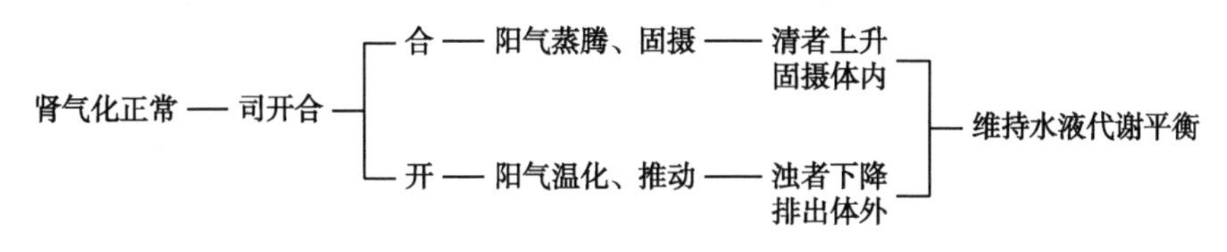

图 2-16 肾气化水液过程中肾阳肾气作用图

（2）生理表现：肾中阳气充足，其主水功能正常，不仅能协调并发挥脾、肺、三焦、膀胱等脏腑对水液代谢的作用，而且能使肾脏本身保持正常的分清泌浊与司开合作用，则生成尿液与排泄尿液功能正常，从而维持着人体水液代谢平衡。

（3）病理变化：如果肾的阳气虚弱，气化失常，开合失司，则可产生水液代谢障碍的病变，主要表现为尿液的生成与排泄异常。若肾气虚不固（固摄无力），则开多合少，可见多尿、遗尿、尿失禁等病变；若肾气化不利（推动无力），则合多开少，可见尿少、尿闭、水肿等病变。

由上可知，肾对人体水液代谢起着主持和调节作用，故称肾主水。

【原文解读】

《素问·逆调论》曰：“肾者，水脏，主津液。”

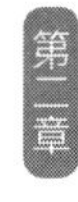

《素问·水热穴论》曰："肾者，胃之关也。关门不利，故聚水而从其类也。上下溢于皮肤，故为胕肿。胕肿者，聚水而生病也。"肾为水脏，水液停留相聚，故称"从其类"（水类）。"胕肿"，即浮肿。肾是胃的关门，关门不通畅，水液停聚而生病。水液在人体上下泛溢于皮肤而形成浮肿。

3. 肾主纳气

（1）基本概念：纳，是摄纳的意思。气，是指肺吸入的自然界清气。肾主纳气，是指肾具有摄纳肺所吸入之气，以协助呼吸的作用。

对肾主纳气概念的理解：

1）人体的呼吸运动，是由肺肾协同而完成的。人的呼吸功能，由肺所主，经肺气的宣发，呼出浊气，经肺气的肃降，吸入清气。但还须得到肾的摄纳，才能保持吸入之气的深度，防止呼吸表浅，从而使呼吸运动得以正常进行。即是肾助肺司呼吸作用。

2）肾的主纳气功能，是肾的封藏作用在呼吸运动中的具体体现。肾藏精，主蛰，为封藏之本。肺司呼吸，吸入的清气，必须下达于肾，由肾潜藏。这实际上，是强调肺的呼吸，在肾的封藏作用下维持一定的深度，有利于清浊之气的内外交换。故有"肺为气之主，肾为气之根"之说。

（2）生理表现：肾主纳气是肾气的封藏作用，因此，肾中精气充足，摄纳有权，气道通畅，呼吸均匀和调。

（3）病理变化：若肾中精气虚弱，摄纳无权，不能助肺纳气，则表现为呼吸表浅，吸气困难，呼多吸少，动则气喘等病变，称之为"肾不纳气"。

中医学根据肾主纳气的理论，在临床上，对慢性咳喘的患者，采用"发作时治肺，缓解时治肾"的治疗原则，能起到提高疗效的作用。

【原文解读】

《类证治裁·喘证》曰："肺为气之主，肾为气之根。肺主出气，肾主纳气。阴阳相交，呼吸乃和。"原文是说，肺肾协同，呼吸运动才能正常。

《医碥·杂症》曰："气根于肾，亦归于肾，故曰肾主纳气，其息深深。"原文解释了肾主纳气。由于肾主纳气，才能使吸入之气保持足够的深度。

（二）肾与形体官窍的关系

1. 肾主骨，其华在发（表2-17）

（1）骨的概念及作用：骨，泛指人体的骨骼，是构成人体的支架。骨具有支撑人体，保护内脏，与肌肉连结进行运动的功能。

肾与骨的关系,《内经》称为“肾主骨”。是说骨骼的生长发育及功能的发挥,需要依赖肾精与骨髓的充养。即肾藏精,精生髓,骨髓以养骨。

(2)肾与骨在生理上:肾精充足,骨髓充盈,骨得髓养,骨骼生长发育正常,则骨骼坚固,不易折断,肢体活动有力。

(3)肾与骨在病理上:若肾精不足,骨髓空虚,不能养骨,则表现为小儿骨骼生长发育不良,囟门迟闭,骨软无力,老人骨质脆弱,易于骨折等病变。

表 2-17　肾与骨、齿、发的关系归纳表

关系	联系的基础	生理意义	病理意义
肾与骨	肾藏精生髓养骨	精髓充足,骨骼生长发育正常,则骨骼坚固,不易折断(肾主骨)	肾精不足,骨髓空虚——小儿骨骼生长发育不良,老人骨质脆弱,易于折断
肾与齿	肾精充养牙齿	肾精允足,则牙齿生长发育正常、坚固整齐(齿为肾之标,骨之本)	肾精不足——小儿牙齿生长迟缓,成人牙齿松动、脱落
肾与发	肾精化血精血养发	精血充足,则头发茂密乌黑而光泽(发为血之余)	精血不足——头发枯萎、稀疏、早脱、早白(发为肾之外候)

齿为骨之余(表 2-17):齿为骨之余,是说牙齿是骨骼的外露部分。牙齿是人体最坚硬的器官,由牙骨质组成,具有磨碎食物,辅助发音,支撑口腔的功能。齿与骨同出一源,均由肾精所充养。所以,牙齿的生长和脱落与肾中精气的盛衰亦密切相关。因而有齿为“肾之标,骨之本”之说。

在生理上,肾中精气充盛,则齿有所养,表现为牙齿生长发育正常,坚固整齐。

在病理上,肾中精气不足,则齿失所养,表现为小儿牙齿生长迟缓,成人牙齿易于松动或脱落。

肾其华在发(表 2-17):头发的生长,赖血以养,故称“发为血之余”。由于头发的生机根源于肾,即肾藏精,精化血,精血旺盛,头发致密乌黑而光泽,故说肾“其华在发”。头发的生长与脱落,光泽与枯槁,可以反映肾中精气的盛衰,故有“发为肾之外候”之说。

在生理上,肾精充足,精血充盈,发有所养,在小儿,则可见头发生长旺盛;在青壮年,则可见头发茂密乌黑而光泽;在老年人,由于肾精渐亏,精血渐衰,

则可见发白而脱落。

在病理上，肾精不足，精血亏虚，发失所养，在小儿，可出现头发生长迟缓，或稀疏萎黄；在成人，可见头发枯萎无华，或头发早白、早脱。临床上，对于上述病证，每多从肾论治。

【原文解读】

《素问·宣明五气》曰："五脏所主……肾主骨。"

《素问·阴阳应象大论》曰："肾生骨髓。"

《素问·痿论》曰："肾主身之骨髓。"

《素问·解精微论》曰："髓者，骨之充也。"

《素问·六节藏象论》曰："肾……其华在发，其充在骨。"

《素问·五脏生成》曰："肾之合骨也，其荣发也。"

《杂病源流犀烛·口齿唇舌病源流》曰："齿者，肾之标，骨之本也。"

以上原文，阐述了肾与髓、骨、齿、发之间的关系。（图2-14）

2. 肾开窍于耳及二阴（表2-18）

表2-18 肾与耳及二阴的关系归纳表

关系	联系的基础	生理意义	病理意义
肾与耳	肾藏精充养耳	肾精充足，髓海充满，则听觉灵敏	肾精亏损，髓海空虚——听力减退或耳聋、耳鸣
肾与前阴	肾主水	肾气化水液正常，则尿液生成、排泄正常	肾气化失常——排尿失常，如尿频、尿失禁、遗尿、尿少或尿闭
	肾藏精主生殖	肾精充足，产生天癸，则生殖功能正常	肾精亏损——生殖功能减退，如男子阳痿、早泄、遗精，女子月经不调、宫寒不孕
肾与后阴	肾中精气阴阳	肾中精气阴阳充足，滋润、温煦肠腑，则大便排泄正常	肾阴不足，肠液干枯——大便秘结 肾的阳气虚衰——排便艰难或大便失禁、久泄滑脱

（1）肾开窍于耳

1）耳的概念及作用：耳，为五官之一，位于头的两侧，是听觉器官，主听觉功能。

肾与耳的关系,《内经》称肾“在窍为耳”,是说耳的听觉功能与肾相关联。因两耳通于脑,所听之声归于脑,人的听觉功能又属于脑。肾藏精,精生髓、充脑。所以,耳的听觉功能灵敏与否,与肾精的盈亏密切相关。即耳依赖于肾精的充养,才能主听觉。

2)肾与耳在生理上:肾精充足,髓海充盈,耳有所养,则听觉灵敏。老年人,肾精衰减,髓海渐虚,则可见听力下降。

3)肾与耳在病理上:若肾精亏损,髓海不足,耳失所养,则听力减退,或耳鸣耳聋。

【原文解读】

《素问•阴阳应象大论》曰:“肾……在窍为耳。”

《灵枢•脉度》曰:“肾气通于耳,肾和则耳能闻五音矣。”

《灵枢•海论》曰:“髓海不足,则脑转耳鸣。”

以上《内经》原文,论述了肾与耳的关系。

(2)肾开窍于二阴

1)二阴的概念及作用:二阴,即前阴与后阴。前阴是尿道与外生殖器的总称,是排尿与生殖的器官,与排尿和生殖功能有关。后阴指肛门(亦称魄门),是排泄粪便的通道,其与排大便功能有关。

肾与二阴的关系,《内经》称肾“开窍于二阴”。是说二阴的排尿、生殖、排大便功能与肾有关联。

2)肾与前阴的关系:在生理上,可联系肾主水、肾主生殖的功能来理解。

肾主水,是肾的气化水液作用,对肾中水液进行分清泌浊与司开合,产生尿液与排泄尿液,则表现为前阴尿道排泄尿液功能正常。

肾主生殖,肾中精气充盛到一定程度时,产生天癸,天癸具有促进生殖器官发育成熟和维持生殖功能正常的作用。

在病理上,若肾中阳气不足,气化失常,则前阴尿道排尿异常,可见尿频、尿失禁、遗尿、尿少或尿闭等病变。

若肾中精气亏损,天癸化生衰少,则可产生生殖器官发育不良,生殖功能不全,性功能减退,从而导致男子阳痿、早泄、少精、滑精、遗精及不育,女子月经不调及不孕等病变。

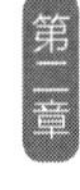

3)肾与后阴的关系:在生理上,粪便的排泄,主要是大肠的传导作用。但与肾中精气阴阳密切相关。肾阴肾阳为人体脏腑阴阳之本,肾阴的滋润,肾阳的温煦，以及肾气的推动与固摄作用，有助于大肠的传导，使粪便排泄正常。

在病理上，肾中精气阴阳的不足，会影响大肠的传导，导致大便排泄异常。如肾阴不足，肠液枯涸，则大便秘结；如肾的阳气虚衰，温煦、推动无力，则大便排泄艰难；固摄无权，则大便失禁，久泄滑脱。

肾的功能，与前阴排小便有关，与后阴排大便有关，故有“肾主二便”之说。

【原文解读】

《素问·金匮真言论》曰：“肾，开窍于二阴。”

（三）肾与五志五液的关系

1．肾在志为恐 恐，即恐惧，是心理上害怕的一种情志活动。肾在志为恐，是指恐的情志活动与肾的关系密切。

在生理上，肾精充足，在受到外界相应刺激时，常表现为恐而适度，有所控制。

在病理上，肾精不足，稍受刺激，则表现为恐惧不宁。反之，恐惧太过，则伤肾，导致肾气下陷，气虚不固，可见遗精、滑精、二便失禁等气泄于下的病变。

【原文解读】

《素问·阴阳应象大论》曰：“肾……在志为恐，恐伤肾。”

《素问·举痛论》曰：“恐则气下。”

《灵枢·本神》曰：“恐惧而不解则伤精，精伤则骨酸痿厥，精时自下。”

以上《内经》原文，论述了恐与肾的关系，以及恐惧太过伤肾气、伤肾精的病变。

2．肾在液为唾 唾，是唾液中较为稠厚的部分，亦称唾沫。唾具有润泽口腔，融合食物和滋养肾精的作用。

唾由肾精所化生，肾中阴精，经足少阴肾经向上，循喉咙，挟舌本，从舌下廉泉（金津、玉液二穴）分泌而出，故说“唾为肾之液”。（图2-17）

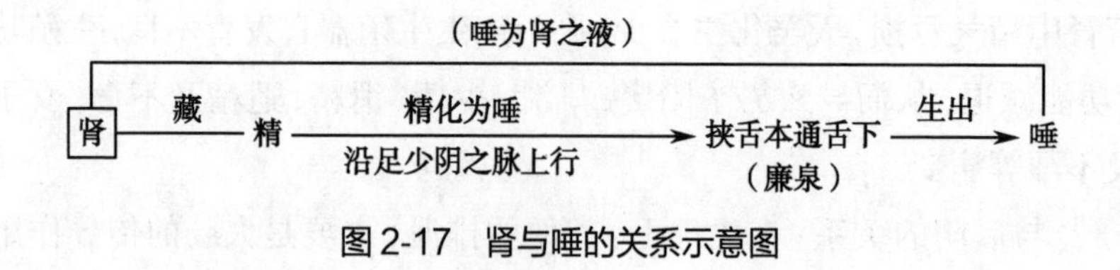

图2-17 肾与唾的关系示意图

在生理上，肾精充足，则唾液分泌正常，表现为口腔润泽，吞咽滑利。

在病理上，若肾精不足，则唾少咽干；若肾虚水泛，则唾多清冷。反之，若多唾或久唾，则耗损肾精。所以，有吞咽唾液可以养肾精之说。

唾和涎，都是口腔中分泌出的液体，通称唾液。但二者是有区别的：涎为口水，是唾液中较清稀部分，溢于口中，从口角流出，为脾气所生；唾为唾沫，是唾液中较稠厚部分，生于舌下，从口中唾出，为肾精所化。在临床上，对口角流涎者多从脾论治，对唾多频出者多从肾论治。

【原文解读】

《素问·宣明五气》曰："五脏化液……肾为唾。"

清代张志聪《黄帝内经素问集注》注释"肾为唾"曰："肾络上贯膈入肺，上循喉咙挟舌本，舌下廉泉玉英，上液之道也。故肾为唾。"（图 2-17）

（四）肾的生理特性

1. 肾主封藏 封藏，是密封储藏之意。肾为先天之本，生命之根，为水火之脏，藏真阴而寓真阳。肾主藏精，精宜藏而不宜泄。肾主命火，火宜潜而不宜露。故《内经》称肾为"封藏之本"。这也是对肾藏精功能的高度概括，强调肾中精气阴阳的重要。

肾主封藏的生理特性，体现在藏精、主水、主纳气，以及主生殖、主二便等各个方面。肾气封藏，精气盈满，不仅肾的功能正常，而且人体的生机旺盛。

肾的病变，如遗精、早泄、滑胎、带下、遗尿、尿失禁、大便滑脱、喘息等病变，多为肾气虚弱，封藏失职的表现。

根据肾主封藏的生理特性，对肾病的治疗，前人提出了肾精不可泻，命火不可伐，肾主虚无实不可泻的学术观点。

【原文解读】

《素问·六节藏象论》曰："肾者主蛰，封藏之本。"

2. 肾与冬气相通应 肾与冬气相通应，是说肾与冬季、寒冷、闭封等有一定的内在联系。冬季，自然界的生物与寒冷气候相应，处于静谧闭藏阶段，以度冬时。在人体，肾为水脏，主蛰，藏精，为封藏之本，故以肾应冬。冬季是寒冷气候当令，人们的生活规律亦要与之相协调，以保养肾气。对阳虚的慢性疾病，在冬季寒冷时节则易加重或复发，应预先采取防范措施。

【原文解读】

《素问·六节藏象论》曰："肾……为阴中之少阴，通于冬气。"

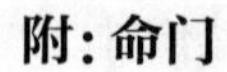

附:命门

命门,即生命之门,含有生命的关键、根本的意思。命门一词,最早见于《内经》,系指眼睛而言。如《灵枢·根结》说:“太阳根于至阴,结于命门。命门者,目也。”将命门作为内脏提出的,始于《难经》,认为肾有两脏,其左者为肾,右者为命门。明清医家,对命门进行了较为深入的研究,提出了各种不同的见解,创建了命门学说,命门的重要性也引起了广泛重视。

(一)关于命门的部位

对于命门的部位,有右肾为命门,两肾总号为命门,两肾之间为命门的不同认识。

1. 右肾为命门说 如《难经·三十九难》说:“谓肾有两脏也,其左为肾,右为命门。命门者,谓精神之所舍也,男子以藏精,女子以系胞,其气与肾通。”《难经》首提右肾为命门。

又如明代李梴《医学入门·脏腑》说:“命门下寄右肾,而丝系曲透膀胱之间,上为心包,膈膜横连脂漫之处,配左肾以藏真精,男女阴阳攸合,相君火以系元气,疾病生死是赖。”《医学入门》持右肾为命门说。

2. 两肾总号为命门说 如明代虞抟《医学正传·医学或问》说:“夫两肾固为真元之根本,性命之所关,虽为水脏,而实有相火寓乎其中,象水中之龙火,因其动而发也。愚意当以两肾总号为命门。其命门穴正象门中以枨闑,司开阖之象也。”闑(niè 聂),古代门中央所竖短木。

又如明代张介宾《类经附翼·求正录·三焦包络命门辨》说:“是命门总乎两肾,而两肾皆属命门。”

3. 两肾之间为命门说 如明代赵献可《医贯·内经十二官论》说:“命门即在两肾各一寸五分之间,当一身之中……《内经》曰‘七节之旁,有小心’是也,名曰命门,是为真君真主,乃一身之太极,无形可见,两肾之中,是其安宅也。”

(二)关于命门的功能

对于命门的功能,有命门主火,命门水火共主,命门为肾间动气的不同观点。

1. 命门主火论 如明代赵献可《医贯·内经十二官论》说:“走马灯……其中间唯是一火耳,火旺则动速,火微则动缓,火熄则寂然不动……夫既曰立命之门,火乃人身之至宝。”认为命门即是人身之真火。

又如清代陈士铎《石室秘录》说："命门者，先天之火也。"

2.命门水火共主论　如明代张介宾《类经附翼·求正录·三焦包络命门辨》说："命门者，为水火之府，为阴阳之宅，为精气之海，为生死之窦。"在《景岳全书·传忠录·命门余义》中又说："命门为元气之根，为水火之宅。五脏之阴气，非此不能滋，五脏之阳气，非此不能发。"认为命门之中具有阴阳水火，对全身各脏腑发挥着滋养和激发的作用。

3.命门为肾间动气论　如明代孙一奎《医旨绪余·命门图说》说："越人亦曰'肾间动气者，人之生命，五脏六腑之本，十二经脉之根，呼吸之门，三焦之原'。命门之意，该本于此。……命门乃两肾中间之动气，非水非火，乃造化之枢纽，阴阳之根蒂，即先天之太极。"认为命门非水非火，而是两肾中间之动气。肾间动气，即是藏于肾中之元气。

（三）对命门的认识

各家对命门的认识虽有不同的见解，但对命门与肾息息相通的认识，基本上是一致的。命门，为生命之门，是人体生命之根本。肾为先天之本，主生殖，为生命之本原。肾为水火之脏，命门有命门之水、命门之火。因此，可以认为，命门之水相当于肾阴，命门之火相当于肾阳。在临床上，对命门水亏、命门火衰的病证，也就是从补肾阴、补肾阳着手治疗。古代医家之所以特别提出"命门"，无非是强调肾及其肾阴肾阳在生命活动中的重要性。

第二节　六　腑

六腑，是胆、胃、小肠、大肠、膀胱、三焦的总称。六腑共同的生理功能是"传化物"，生理特点是"泻而不藏""实而不能满"。

六腑在受纳和传化水谷的过程中，食物及其残渣必须通过消化道的七道门户，犹如关隘，《难经》称之为"七冲门"。

六腑传化物，具有通降下行的特性，故有"六腑以通为用，以降为顺"之说。六腑功能正常，必须保持正常的"通"和"降"的状态，若六腑的通和降的过度或不及，则属于病理状态。

【原文解读】

《素问·五脏别论》曰："六腑者，传化物而不藏，故实而不能满也。所以然者，水谷入口，则胃实而肠虚。食下，则肠实而胃虚。"实，充实，即水谷充实；

虚，空虚。胃肠虚实更替，保持六腑通降。

《难经·四十四难》曰："七冲门何在？唇为飞门，齿为户门，会厌为吸门，胃为贲门，太仓下口为幽门，大肠小肠会为阑门，下极为魄门，故曰七冲门也。"

一、胆

胆位于右胁下，与肝相连，附于肝之短叶间。胆与肝，通过经脉相互络属，构成表里关系。

胆是中空的囊状器官，又称胆囊。胆内贮藏胆汁，胆汁又叫精汁、清汁，故又称胆为"中精之府""中清之府""清净之府"。

胆的形态中空与其他腑相类同，贮藏胆汁，胆汁有助消化的作用，属于六腑"传化物"的共同生理功能，故胆为六腑之一。但是，胆贮藏精汁，与五脏"藏精气"的功能特点相似，胆囊中没有食物或残渣从中直接通过，与其他腑有区别，故胆又属于奇恒之腑之一。

胆的主要生理功能是贮藏和排泄胆汁，主决断。（表2-19）

表2-19　胆的生理功能归纳表

	功能	生理作用	主要病变
胆	贮藏排泄胆汁	胆汁来源于肝，贮藏于胆，胆气疏泄，注入肠中，以促进消化	贮藏排泄胆汁失常——胁下胀满疼痛、厌食、腹胀、腹泻，或恶心、呕吐，或黄疸
	主决断	判断事物，做出决定 与人的胆量、勇怯有关	胆气虚怯——遇事胆小怕事，或胆怯易惊、善恐、失眠、多梦等神志异常

1.贮藏和排泄胆汁　胆汁来源于肝，是由肝之余气所化生。胆汁生成之后，汇集于胆，由胆囊贮藏。随着消化食物的需要，在肝胆的疏泄作用下，又将胆汁排泄到肠中，以促进饮食物的消化。

在生理上，肝胆疏泄功能正常，则化生胆汁，贮藏于胆，排泄于肠，协助消化。

在病理上，若胆贮藏和排泄胆汁功能失常，则会影响到脾胃的运化功能，出现胁下胀满疼痛、厌食、腹胀、腹泻或便秘等症状。若湿热蕴结肝胆，以致肝胆失于疏泄，胆汁外溢，浸渍肌肤，发为黄疸，出现目黄、身黄、尿黄等症状。若胆气不利，气逆于上，则可出现口苦、恶心、呕吐黄绿苦水等症状。

2. 胆主决断 决断，是决定与判断的意思。胆主决断，是指胆在人的精神意识思维活动中，具有判断事物，做出决定的作用。胆主决断的功能，对于防御和消除某些精神刺激的不良影响，维持气血的正常运行，保证脏腑之间的协调关系，有着重要的作用。

在生理上，胆气勇壮之人（胆大），胆气充足，决断正常，则表现为遇事判断准确，勇敢果断，即使遇到惊恐等精神刺激，造成的影响较小，也易恢复。

在病理上，胆气虚怯之人（胆小），胆气虚弱，决断失常，则可见遇事胆小怕事，优柔寡断，或遇到惊恐等精神刺激，出现胆怯易惊、善恐、失眠、多梦等精神情志异常的病变。

由此可见，胆主决断与人的胆量、勇怯有关。

【原文解读】

《灵枢·本输》曰："胆者，中精之府。"

《难经·四十二难》曰："胆在肝之短叶间，重三两二铢，盛精汁三合。"

《东医宝鉴》曰："肝之余气，溢入于胆，聚而成精。"

以上原文，是说肝胆相连，胆汁来源于肝，藏于胆中。"精汁"，即是胆汁。

《素问·灵兰秘典论》曰："胆者，中正之官，决断出焉。"《内经》首提胆有主决断的功能。此"胆"非指实质性的胆囊，而是将脑的部分功能用"胆主决断"来概括。

二、胃

胃位于腹腔上部，上接食管，下通小肠。胃与脾，通过经脉相互络属，构成表里关系。

胃又称胃脘，分为上、中、下三脘：胃的上部，包括贲门，为上脘；胃的下部，包括幽门，为下脘；上下脘之间，相当于胃体部分，为中脘。贲门上接食管，幽门下连小肠，是食物出入胃腑的通道。

胃与脾，同居中焦，共主运化，故称脾胃同为"后天之本""气血生化之源"。

胃的主要生理功能是受纳和腐熟水谷，胃的生理特性是主通降，喜润恶燥。

（一）胃的生理功能（表 2-20）

1. 主受纳水谷 受纳，是接受和容纳的意思，水谷，是指饮食物。胃主受纳水谷，是指胃具有接受和容纳饮食物的功能。

由于胃有受纳水谷的功能，故称胃为“水谷之海”，胃为“太仓”。由于胃受纳水谷中的精微物质，能化生气血，故又称胃为“水谷气血之海”。胃受纳水谷中的精微物质，又是脏腑功能活动的物质基础，故又称胃为“五脏之本”。

在生理上，饮食入口，经过食管，进入胃中，由胃接受和容纳。

在病理上，若胃有病，就会影响受纳功能，出现纳呆、厌食、脘部胀满等症状。

2. 主腐熟水谷 腐熟，是腐化成熟的意思。胃主腐熟水谷，是指胃具有对饮食物进行初步消化，使其形成食糜的作用。

在生理上，容纳于胃中的饮食物，经胃气的蠕动而腐化成熟，初步消化成食糜状态，再下传于小肠，进行进一步消化。

在病理上，若胃的腐熟功能减退，就会出现脘部胀痛、嗳腐吞酸、厌食等食滞胃脘的症状。若胃的腐熟功能亢进，就会出现多食善饥等症状。

表 2-20 胃的生理功能及特性归纳表

胃		生理作用	主要病变
功能	受纳水谷	接受容纳饮食物，以利于消化	胃不受纳——纳呆、厌食、脘胀
	腐熟水谷	初步消化饮食物	腐熟障碍——胃脘胀痛、嗳腐吞酸、厌食 腐熟亢进——多食善饥
特性	胃主通降	胃保持通畅下降运动状态，则受纳、腐熟功能正常	胃失通降——食滞胃脘，则胃脘胀痛；胃气上逆，则呕吐、呃逆、嗳气；影响肠腑，传导失常，则可出现便秘
	喜润恶燥	胃中津液充足，则有利于胃的受纳腐熟	胃阴受损——胃脘嘈杂、隐痛或灼痛、纳少、口干

（二）胃的生理特性（表 2-20）

1. 胃主通降 通降，是通畅下降的意思。胃主通降，是指胃气具有保持通畅下降的运动特性。饮食入胃，在胃气的推动作用下，经初步消化的食糜才能下行小肠，饮食物才能被进一步消化。

只有在胃的气机保持通畅下降的运动状态下，消化功能才能正常进行。因此，有“胃主通降”“胃以通为和”“胃以降为顺”“胃主和降”之说。胃的受纳腐熟功能，是胃气的作用，故胃主通降，也称“胃气主通降”“胃气主降”。

在生理上，胃的通降作用，体现在胃的生理功能之中。通降正常，则胃能受纳和腐熟水谷，腐熟后的食糜能下行小肠，并能影响肠腑的传导和粪便的排泄，从而维持消化功能正常。

在病理上，若胃失通降，食滞胃脘，则出现纳呆、脘部胀痛等症；若胃气不降，反而上逆，则出现恶心、呕吐、呃逆、嗳气等症；若胃气不降，影响肠腑传导，则会出现大便秘结之症。

关于胃气：胃气在中医学中有多种含义，有狭义和广义之说。狭义之胃气，是指胃的受纳和腐熟水谷的功能，如“胃气主降”，就是此义。广义之胃气，是指脾胃对饮食物的消化吸收功能，如“人以胃气为本”，就是此义。在诊察疾病时，有“有胃气则生，无胃气则死”之说。因此，在治疗疾病时，要注意保护胃气。用药不可妄攻妄补，以免损伤胃气。

2. 胃喜润恶燥　胃喜润恶燥，是指胃中保持充足的津液以利于饮食物的受纳和腐熟。胃的受纳腐熟，不仅依赖胃气的推动、温煦，而且需要胃中津液的濡润、滋养。胃中津液充足，亦即胃阴充足，则能维持其受纳腐熟水谷的功能。

胃主通降，喜润恶燥。胃病，若胃气上逆呕吐，则易损伤胃中津液；若燥热犯胃，则易耗伤胃阴，出现胃脘嘈杂、隐痛或灼痛、纳少、口干、舌红少津等胃阴受损的病证。所以，在治疗时，要注意保养胃阴。即使必用苦寒泻下之剂，也应中病即止，不可妄用，以免化燥伤阴。

【原文解读】

《灵枢·海论》曰：“胃者，水谷之海。”

《灵枢·玉版》曰：“人之所受气者，谷也。谷之所注者，胃也。胃者，水谷气血之海也。”

《素问·玉机真脏论》曰：“五脏者，皆禀气于胃。胃者，五脏之本也。”

《素问·五脏别论》曰：“胃者，水谷之海，六腑之大源也。五味入口，藏于胃，以养五脏气……是以五脏六腑之气味，皆出于胃。”

《素问·灵兰秘典论》曰：“脾胃者，仓廪之官，五味出焉。”

《灵枢·平人绝谷》曰：“胃……受水谷。”

《难经·三十一难》曰：“中焦者，在胃中脘，不上不下，主腐熟水谷。”

以上原文，论述了胃主受纳和腐熟水谷的功能及其重要意义。

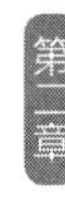

三、小肠

小肠位于腹中，上口接幽门与胃相通，下口接阑门与大肠相连，是一个比较长的、进一步消化食物的器官。小肠与心，通过经脉相互络属，构成表里关系。

小肠的主要生理功能是主受盛化物和泌别清浊。（表2-21）

表2-21　小肠的生理功能归纳表

	功能	生理作用	主要病变
小肠	受盛化物	接受贮盛由胃下来的初步消化的饮食物，并对其进行进一步消化，化为精微	消化吸收不良——腹胀、肠鸣、腹泻或便溏
	泌别清浊	吸收精微和津液；将食物残渣下传大肠，多余水液经肾、膀胱形成尿液	

1. 主受盛化物　受盛，是接受、贮盛的意思。化物，是消化饮食物、化为精微的意思。小肠主受盛化物，是指小肠具有接受、贮盛经胃初步消化的饮食物，并对其进行进一步消化，化生精微的作用。

在生理上，小肠受盛化物功能正常，一是接受由胃下传的食糜而盛纳之，二是对食糜进行进一步消化，使之化为精微。

在病理上，小肠受盛化物功能失常，消化吸收障碍，可见腹胀、肠鸣、腹泻或便溏等症状。

2. 主泌别清浊　泌，即分泌，使包含的液体滤出。别，即分别，使不同的物质分出。清，指水谷精微（含津液）。浊，指食物残渣（含水液）。小肠主泌别清浊（亦称“分别清浊”），是指经过化物之后的饮食物中，包含着精微、残渣和水液，由小肠使其分别出来。分清，即是将精微（含津液）部分进行吸收。别浊，一是将残渣部分下传大肠；二是将无用的水液部分，经肾的气化作用下输膀胱，形成尿液。由于小肠吸收水液，参与了人体的水液代谢，故有“小肠主液”之说。

在生理上，小肠泌别清浊功能正常，一是能将水谷精微和水液（清）吸收，二是使残渣和水液（浊）各走其道，形成二便。

小肠的受盛化物和泌别清浊的功能之间，是密切联系的整体。受盛化物是为泌别清浊做准备，泌别清浊是在受盛化物的基础上进行的，是化物的目的所在。受盛化物主要是消化饮食物，泌别清浊主要是吸收精微。因此，小肠的主要功能，就是消化吸收。

在病理上，小肠的病变，主要就是消化吸收不良，可见食欲不振、腹胀、肠鸣、腹泻或便溏等症状。

关于小肠功能与小便的关系：小肠泌别清浊的功能正常，水液和糟粕各走其道，则二便正常。若小肠泌别清浊功能失常，清浊不分，水液归入糟粕，导致水谷混杂，则出现大便稀薄，小便短少。所以，小肠功能与小便量有一定的关系。因此，在治疗泄泻时，采用"利小便即所以实大便"的方法。

关于小肠功能与脾的关系：在藏象学说中，往往将小肠的消化吸收功能，归属于脾主运化的范围之内；将小肠消化吸收不良的病变，如腹胀、腹泻、便溏等症，归属于脾失健运的病证之中，并用健脾的方法进行治疗。

【原文解读】

《素问•灵兰秘典论》曰："小肠者，受盛之官，化物出焉。"

《类经•藏象类》曰："小肠居胃之下，受盛胃中水谷而分清浊，水液由此而渗入前，糟粕由此而归于后，脾气化而上升，小肠化而下降，故曰化物出焉。"

四、大肠

大肠居于腹中，其上口在阑门处与小肠相接，下口紧接肛门。大肠的上段称"回肠"，下段称"广肠"。包括现代解剖学中的结肠和直肠。大肠与肺，通过经脉相互络属，构成表里关系。

大肠的主要功能是传化糟粕、主津。（表 2-22）

表 2-22　大肠的生理功能归纳表

	功能	生理作用	主要病变
大肠	传化糟粕 主津	在传导过程中，吸收水液，将食物残渣变化为粪便，并排出体外	传导变化失常——大便异常，泄泻或便秘

传化，包括传导和变化。传导，即传送、引导。是指大肠接受小肠传来的食物残渣，逐步向下传送，以致排出体外的作用。变化，是指大肠在传导过程中，将食物残渣中的水液吸收，变化形成粪便的作用。

主津，是说大肠在传化糟粕的过程中，吸收水液，参与了水液的代谢，故说"大肠主津"。

在生理上，大肠传化糟粕功能正常，能吸收部分水液，形成粪便并暂时贮留，而后排出体外。因此，大肠的主要功能就是形成大便，排泄大便。

在病理上，大肠传导变化功能失常，主要表现为大便的异常。若大肠虚寒，水液不得吸收，与糟粕俱下，可出现泄泻；若大肠实热，消灼津液，肠道失润，可出现便秘；若湿热蕴结大肠，传导失司，可出现腹痛、里急后重、下痢脓血，或暴注下泻、肛门灼热等“肠腑湿热”证。

在此，应当指出，大肠的传化糟粕功能，还与肺气肃降，胃气降浊，脾主运化，小肠泌别清浊，肾中阴阳的滋润和温煦等功能有关，这些脏腑发生病变，也可引起大肠传导功能失常，出现大便的异常。

【原文解读】

《素问·灵兰秘典论》曰：“大肠者，传道之官，变化出焉。”

《脾胃论·大肠小肠五脏皆属于胃胃虚则俱病论》曰：“大肠主津，小肠主液，大肠小肠受胃之荣气，乃能行津液于上焦，溉灌皮毛，充实腠理。”

五、膀胱

膀胱，又称“尿（suī 虽）脬（pāo 抛）”，位于下腹部，居肾之下，大肠之前，是一个中空的囊状器官，其上有输尿管与肾相连，其下有尿道，开口于前阴。膀胱与肾，通过经脉相互络属，构成表里关系。

膀胱的主要生理功能是贮存和排泄尿液。（表 2-23）

表 2-23 膀胱的生理功能归纳表

	功能	生理作用	主要病变
膀胱	贮尿排尿	肾与膀胱气化正常，则贮尿排尿功能正常	膀胱气化不利——小便不利或癃闭 膀胱气虚失于约束——尿频、尿急、遗尿、尿失禁 膀胱湿热——尿赤、尿痛、尿频、尿急

人体的水液，在脾、肺、肾、三焦等脏腑的共同作用下，布散全身，滋润全身各脏腑组织。代谢后的浊液，下归于肾，在肾的气化作用下，使水液之浊者，形成尿液，下输于膀胱贮存。膀胱贮尿到一定量时，通过其气化作用，将尿液排出体外。

在生理上，膀胱的贮尿排尿功能，还依赖于肾的气化作用，肾与膀胱之气充足，开合有度，二者协调，则贮尿排尿正常。

在病理上，肾的气化失常，则可导致膀胱贮尿排尿失常的病变。若肾与膀胱气化不利，开少合多，可见尿少、水肿，或癃闭等病症；若肾与膀胱气虚，失于约束，开多合少，可见尿频、尿急、遗尿、尿失禁等病症；若湿热蕴结膀胱，气化不利，可见尿赤、尿痛、尿频、尿急，甚或尿血等“膀胱湿热”证。

【原文解读】

《素问·灵兰秘典论》曰：“膀胱者，州都之官，津液藏焉，气化则能出矣。”膀胱是管理水液排泄的器官，“津液藏焉”，即是贮藏尿液。“气化则能出矣”，即是排泄尿液。

《难经·四十二难》曰：“膀胱……盛尿九升九合。”

《诸病源候论·膀胱病候》曰：“津液之余者，入胞则为小便。”尿为津液所化，故称小便为津液之余。“胞”，尿脬，即膀胱。

《素问·宣明五气》曰：“膀胱不利为癃，不约为遗溺。”小便淋漓点滴而出为“癃”，即小便不利。“溺（niào 尿）”，同“尿”。

六、三焦

（一）三焦的基本概念

三焦是上焦、中焦、下焦的合称，为六腑之一。

对于三焦之名与形的认识，历代医家看法不一，争论不休。《内经》首先提出三焦的名称，为六腑之一。《难经》又提出三焦“有名无形”之说。形成了后世的三焦“有名无形”和“有名有形”之争。

“三焦”之名，在中医学中的应用，主要有：

（1）“脏腑之三焦”：为六腑之一。它是位于胸腹腔的一个大腑，唯三焦最大，包罗诸脏，无与匹配，故有“大腑”“孤腑”之说。

（2）“部位之三焦”：是对人体胸腹腔的上、中、下三个区域的划分。三焦部位的划分，一般认为：

上焦：是指膈以上的胸部，包括心、肺两脏。也有将上肢及头面部归属于上焦的。

中焦：是指膈以下，脐以上的上腹部，包括脾、胃及肝、胆等脏腑。

下焦：是指脐以下的下腹部，包括肾、膀胱、大肠、小肠等脏腑。也有将下肢归属于下焦的。

（3）“经脉之三焦”：即手少阳三焦经。（详见第四章经络部分）三焦与心包，

通过经脉相互络属，构成表里关系。

（4）“辨证之三焦”：即三焦辨证。是温热病的辨证纲领之一。（另见温热病的三焦辨证部分）

另：对三焦“无形”与“有形”之争的看法：

三焦之形，千年争论，孰是孰非，尚无定论。三焦具有通行元气，运行水谷和水液的功能，功能的发挥必须是以一定的形态为基础的。那么，如何看待三焦之“形”？

从形态与功能方面来探讨三焦，决不能脱离中医学理论体系。中医学理论体系的形成，既有实践基础，又有思维推理。因此，其理论，不可避免地包含着抽象概念。对于三焦，不能脱离五脏六腑整体来谈三焦之形，也不能以西医学的生理解剖知识来臆测三焦之形。中医学中的脏腑，是在医疗实践的基础上推断出来的，是包含解剖、生理、病理的综合性的概念。任何一个脏腑，都不会恰好是西医学中的某一个脏器，或某一个生理解剖系统。

因此，若说三焦是无形的（无固定的脏器组织部位之形），那么五脏六腑亦为无形，这是藏象理论特点所决定的；若说三焦是有形的，那么五脏六腑亦当有形，其有形是指脏腑功能活动的实体，而不是西医学中某一个同名脏器。三焦之形，既不是古人所说的“脂膜”“油膜”“网油”等组织部位，也不是近代学者所说的“胰腺”“淋巴系统”“自主神经系统”等西医学脏器或系统。因为其所指之形，不能解释三焦之功能。

总之，三焦是对具有通行元气、运行水谷和水液等作用的某些脏器组织及其功能的概括。即是古代医家所谓的“无常形”“指其所而为形”“道是无形实有形”之意。

【原文解读】

《医学正传·医学或问》（明·虞抟）曰：“三焦者，指腔子而言，包涵乎肠胃之总司也。胸中肓膜之上曰上焦，肓膜之下，脐之上曰中焦，脐之下曰下焦，总名曰三焦。……其体有脂膜在腔子之内，包罗乎五脏六腑之外也。”

《图书编·三焦有形考》曰：“三焦有形……见右肾下有脂膜如手大者，正与膀胱相对，有二白脉自其中出，夹脊而上贯脑……。”

《血证论·脏腑病机论》（清·唐宗海）曰：“三焦，古作膲，即人身上下内外，相联之油膜也。”

《章太炎医论》曰：“三焦者，自其液言，则所谓淋巴液、淋巴腺；自其液所流通之道言，则所谓淋巴管。……”

以上原文所论，主张三焦“有名有形”之说，并指出三焦之形及其所在。

《难经·三十八难》曰：“腑有六者，谓三焦也……有名而无形。”

《中藏经·论三焦虚实寒热生死逆顺脉证之法》曰：“三焦者，人之三元之气也……其有名而无形者也。”

《备急千金要方·三焦脉论》（唐·孙思邈）曰：“三焦者……有名无形，主五脏六腑，往还神道，周身贯体，可闻而不可见。”

《医学入门·卷之一·脏腑条分》（明·李梴）曰：“三焦，如雾、如沤、如渎，虽有名而无形；主气、主食、主便，虽无形而有用。”

以上原文所论，皆承《难经》“有名无形”之说。

《素问·金匮真言论》曰：“胆、胃、大肠、小肠、膀胱、三焦六腑皆为阳。”

《灵枢·本输》曰：“三焦者，中渎之府也，水道出焉，属膀胱，是孤之府也。”

《类经·藏象类》曰：“十二脏之中，惟三焦独大，诸脏无与匹配者，故名曰是孤腑也。……盖即脏腑之外，躯体之内，包罗诸脏，一腔之大腑也。”

以上原文所论，三焦为六腑之一，为“孤腑”“大腑”之说。

（二）三焦的主要生理功能（表 2-24）

1. 通行元气　三焦通行元气，是说三焦是人体元气上下运行之通路。元气（原气）发源于肾，为人体根本之气，是生命活动的原动力。元气藏于肾中，通过三焦而输布到五脏六腑，充沛于全身，以激发、推动各个脏腑组织器官的功能活动。因此，《难经》认为，三焦有“主持诸气”“原气之别使”的功能。

表 2-24　三焦的生理功能及特点归纳表

<table>
<tr><th></th><th>三焦</th><th>生理作用</th><th>主要病变</th></tr>
<tr><td>功能</td><td>通行元气
运行水谷和水液</td><td>三焦是元气运行之通道
三焦是水谷运行之道路
三焦是水液运行之道路</td><td rowspan="2">影响全身之气的运行
影响水谷和水液的运行
上焦不治，水泛高原
中焦不治，水留中脘
下焦不治，水乱二便</td></tr>
<tr><td>特点</td><td>上焦如雾
中焦如沤
下焦如渎</td><td>上焦心肺宣发输布气血津液，以充养全身的作用
中焦脾胃腐熟、运化水谷，以化生气血的作用
下焦肾膀胱气化水液，以生成和排泄小便的作用</td></tr>
</table>

2. 运行水谷和水液 三焦运行水谷，是说三焦是人体水谷运行之道路。三焦作为六腑之一，又为“传化之府”，具有传化水谷的功能。《难经》对其作了具体论述：三焦是“水谷之道路”，在运行水谷的过程中，上焦“主纳”，中焦“主腐熟水谷”，下焦“主分别清浊、主出”。就是将脾、胃、肠等脏腑对饮食物的消化、吸收和排泄的作用过程，用三焦运行水谷的功能作了概括。

三焦运行水液，是说三焦是人体水液上下输布运行之通道。人体水液的代谢是一个复杂的生理过程，是由脾、肺、肾等多个脏腑的共同协作而完成的。但必须以三焦为通道，水液才能升降出入，周身环流。因此说，三焦是水液运行的通道。三焦运行水液作用，亦称“三焦气化”作用。三焦气化正常，水液代谢才能保持协调平衡。若三焦气化不利，则可导致上焦肺，中焦脾，下焦肾对水液输布和排泄障碍的病变。因此，也可以说，三焦运行水液，是对脾、肺、肾等脏腑主管水液代谢作用的综合概括。

【原文解读】

《难经·三十八难》曰：“腑有六者，谓三焦也，有原气之别焉，主持诸气。”

《难经·六十六难》曰：“三焦者，原气之别使也，主通行三气，经历于五脏六腑。”

《难经·三十一难》曰：“三焦者，水谷之道路，气之所终始也。”

《素问·灵兰秘典论》曰：“三焦者，决渎之官，水道出焉。”“决”，是疏通；“渎”，指沟渠、水道。“决渎”，即是疏通水道。

《类经·藏象类》曰：“上焦不治，则水泛高原；中焦不治，则水留中脘；下焦不治，则水乱二便。三焦气治，则脉络通而水道利。”

以上原文，分别论述了三焦具有通行元气，运行水谷和水液的功能及其病变。

（三）上、中、下三焦的生理功能特点（表2-24）

三焦在通行元气，运行水谷和水液的过程中，上、中、下三焦还有各自不同的功能特点。《内经》概括为：“上焦如雾，中焦如沤，下焦如渎。”《难经》概括为：上焦“主纳”，中焦“主腐熟水谷”，下焦“主分别清浊、主出”。

1. 上焦如雾 上焦，是指胸部，包括心肺两脏。如雾，是比喻如同雾露弥漫之状。上焦如雾，是指上焦心肺宣发输布气血津液，犹如雾露之溉，充养全身的作用。因上焦心肺接纳精微，故《难经》称上焦“主纳”。

2. 中焦如沤 中焦，是指上腹部，包括脾胃及肝胆等内脏。沤，是浸泡之意。中焦如沤，是指中焦脾胃腐熟、运化水谷，以化生气血的作用。因中焦脾胃腐熟、运化水谷，故《难经》称中焦“主腐熟水谷”。

3. 下焦如渎 下焦，是指下腹部，包括肾、膀胱和大小肠等内脏。渎，指沟渠，是水液流行的通道。下焦如渎，是指肾与膀胱气化水液，以生成和排泄小便的作用。

《难经》称下焦“主分别清浊、主出”。清与浊，相对而言，清者指小便，浊者指大便。主出，即排出。下焦主分别清浊、主出，是指肾与膀胱、小肠与大肠，将浊液化生尿液，残渣变成大便，并将二便排出体外的作用。

【原文解读】

《灵枢·营卫生会》曰：“上焦如雾，中焦如沤，下焦如渎。”

《难经·三十一难》曰：“上焦者，在心下，下膈，在胃上口，主纳而不出。……中焦者，在胃中脘，不上不下，主腐熟水谷。……下焦者，当膀胱上口，主分别清浊，主出而不纳。”

以上原文，分别论述了上、中、下三焦的功能特点。

第三节　奇恒之腑

奇恒之腑，是脑、髓、骨、脉、胆、女子胞六个脏器组织的总称。此六者，名称为腑，但在功能上不同于六腑的“受盛”“传化物”和“泻而不藏”的生理特点，而类似于五脏的“藏而不泻”的生理特点，因其似脏非脏，似腑非腑，故《内经》称其为“奇恒之腑”。

髓、骨、脉、胆，已在有关脏腑中讨论过，本节只讨论脑与女子胞。

【原文解读】

《素问·五脏别论》曰：“脑、髓、骨、脉、胆、女子胞，此六者，地气之所生也，皆藏于阴而象于地，故藏而不泻，名曰奇恒之府”。

一、脑

脑，深藏于头部，居颅腔之中。其上至天灵盖，下至风府，外为头面，内为脑髓。脑由髓汇聚而成，与脊髓相通，故称“脑为髓之海”。

【原文解读】

《素问·五脏生成》曰：“诸髓者，皆属于脑。”

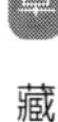

《灵枢·海论》曰："脑为髓之海，其输上在于其盖，下在风府。"

（一）脑的生理功能（表2-25）

表2-25　脑的生理功能归纳表

	功能	生理意义	病理意义
脑	主宰生命活动	脑是人体生命活动的中枢	脑受损伤，则会危及生命
	主精神活动	脑主精神活动正常，则精神饱满，意识清楚，思维敏捷，记忆力强，语言清晰，情志正常	精神活动失常，则会出现精神、意识、思维、情志的异常
	主感觉运动	人的视、听、言、动等为脑所主。脑髓充盈，则人的各种感觉及运动功能正常	髓海不足，则视、听、言、动等失常

1. 主宰生命活动　脑主宰生命活动，是说脑为人体的生命中枢，而主宰人的生命活动。脑由先天之精所化生。随脑所生之神，即为"元神"，藏于脑中，而称脑为"元神之府"。

脑藏元神，为生命之主宰。若脑受损伤，则会危及生命。故说得神则生，失神则死。

【原文解读】

《灵枢·经脉》曰："人始生，先成精，精成而脑髓生。"

《灵枢·本神》曰："生之来谓之精，两精相搏谓之神。"

《本草纲目·辛夷》曰："脑为元神之府。"

《素问·刺禁论》曰："刺头，中脑户，入脑，立死。"

2. 主精神活动　人的精神活动，包括思维意识和精神情志等活动，都是客观事物反映于脑的结果。脑为元神之府，人的思维、意识、记忆、情感等精神活动，都为脑所主，故说脑主精神活动。

神，古人有"元神"和"识神"之说，元神来自先天，由先天之精所化生，亦称为先天之神，藏于脑。识神来自后天，是思虑认识之神，亦称后天之神，发于心。其实，元神与识神，皆属于脑。

脑主精神活动功能正常，则精神饱满，意识清楚，思维敏捷，记忆力强，语言清晰，情志活动正常。否则，就会出现精神、意识、思维及情志等方面的异常。

【原文解读】

《医林改错·脑髓说》曰:“灵机记性,不在心在脑。”

《医学衷中参西录·人身神明诠》曰:“脑中为元神,心中为识神。元神者,无思无虑,自然虚灵也。识神者,有思有虑,灵而不虚也。”

《素问·脉要精微论》曰:“头者,精明之府,头倾视深,精神将夺矣。”

3. 主感觉运动 目、舌、口、鼻、耳等五官,皆位于头面部,与脑相通。人的视、听、嗅、味等感觉,以及言语、运动等,都与脑有密切关系。故说脑主感觉运动。

髓海充盈,脑主感觉运动功能正常,则视物精明,听力正常,嗅觉灵敏,感觉正常,语言流畅,肢体运动自如,轻劲有力。

若髓海不足,脑主感觉运动功能失常,则出现视物不明,听力失聪,嗅觉不灵,感觉迟钝,语言障碍,肢体运动不能,懈怠安卧等病变。

【原文解读】

《灵枢·海论》曰:“脑为髓之海……髓海有余,则轻劲多力,自过其度;髓海不足,则脑转耳鸣,胫酸眩冒,目无所见,懈怠安卧。”

《医学原始·记心辩》曰:“五官居身上,为知觉之具。耳目口鼻聚于首,最高最显,便于接物。耳目口鼻之所导入,最近于脑,必以脑先受其象,而觉之,而寄之,而剖之,而存之也。故云:心之记,正记于脑耳。”

《医林改错·脑髓说》曰:“两耳通脑,所听之声归于脑。……两目系如线长于脑,所见之物归于脑。……鼻通于脑,所闻香臭归于脑。……小儿初生时,脑未全,囟门软,目不灵动,耳不知听,鼻不知闻,舌不言。至周岁,脑渐生,囟门渐长,耳稍知听,目稍有灵动,鼻微知香臭,舌能言一二字。……所以,小儿无记性者,脑髓未满;高年无记性者,脑髓渐空。”

(二)脑与五脏的关系

脑是人体一个极其重要的器官。中医的藏象学说是以五脏为中心的,因此,将脑的生理功能,主要是精神、意识、思维、情志等活动归属于五脏。在五脏中,脑与心、肝、肾的关系尤为密切。(表2-26)

表2-26 脑与心、肝、肾的关系归纳表

关系	联系的基础	生理意义	病理意义
脑与心	心藏神	心藏神正常,则脑主神亦正常	心神失常,脑主精神活动失常

续表

关系	联系的基础	生理意义	病理意义
脑与肝	肝主疏泄 主谋虑	肝疏泄正常，调节精神情志活动正常	肝失疏泄，可见抑郁或愤怒等情志异常
脑与肾	肾藏精 生髓充脑	肾精充盈，髓海得养，脑发育健全，功能正常	肾精亏少，脑髓空虚，可见头晕目眩，记忆减退，思维迟钝，神情呆滞

脑与心："所以任物者谓之心"，就是将脑接受并反映客观事物，进行意识思维活动的作用称之为心。心藏神，为五脏六腑之大主，主管人的精神、意识、思维、情志等活动。因此，心藏神功能正常，脑主神亦正常，表现为精神振奋，神志清晰，思维敏捷，反应灵敏，记忆力强。若心藏神功能失常，则脑主精神活动功能失常，可出现精神意识思维活动的异常。

脑与肝：肝主疏泄，又主谋虑，能调节精神情志活动。若肝疏泄失常，则可影响情志活动，出现抑郁或愤怒等情志的异常。

脑与肾：肾藏精，精生髓，髓上通于脑。肾精充盈，髓海得养，脑发育健全，则精力充沛，耳目聪明，思维敏捷，动作灵巧。若肾精亏少，髓海失养，脑髓空虚，则可见头晕耳鸣，记忆减退，思维迟钝，神情呆滞，步履不正等病变。所以，脑与肾的关系更为密切。

脑的生理病理，与五脏有关。五脏的生理活动正常，脑的功能才能得到正常发挥。脑有病，则表现为五脏功能的异常。故脑的病变，中医学主要从五脏进行辨证论治。

【原文解读】

《素问·宣明五气》曰："五脏所藏：心藏神，肺藏魄，肝藏魂，脾藏意，肾藏志，是谓五脏所藏。"

《素问·阴阳应象大论》曰："人有五脏化五气，以生喜怒悲忧恐。"

二、女子胞

女子胞，又称胞宫、子宫、子脏，位于小腹部，在膀胱之后，直肠之前，下口与阴道相连，呈倒置的梨形。

女子胞是女性的内生殖器官，具有主持月经和孕育胎儿的作用。

（一）女子胞的生理功能

1. 主持月经 女子胞主持月经，是说女子胞是女子发育成熟后，产生月经的器官。

月经，又称月信、月事、月水，是女子生殖器官发育成熟后，周期性子宫出血的生理现象。当女子 14 岁左右，由于肾精充盛，在天癸的作用下，胞宫发育成熟，任脉通，冲脉盛，月经开始按时来潮。到了 49 岁左右，进入更年期，因肾精衰少，天癸衰竭，冲任二脉气血不足，则月经停止来潮（绝经）。

2. 孕育胎儿 女子胞孕育胎儿，是说女子胞是女子受孕与养育胎儿的器官。

女子发育成熟后，月经按时来潮，具备了受孕生殖能力。此时，两性交媾，两精相合，就构成了胎孕。受孕之后，月经停止来潮，气血通过冲任二脉注入胞宫，以养育胎儿。女子胞是胎儿在母体内发育的场所。

（二）女子胞与脏腑经脉的关系

妇女的月经来潮和胎儿的孕育，是一个复杂的生理活动过程，其与肝肾等脏及冲任二脉有着密切的关系。

1. 肾对女子胞的作用（图 2-18） 肾藏精、主生殖，与女子胞主持月经、孕育胎儿的功能密切相关。肾中精气充盛到一定程度时产生天癸，天癸具有促使生殖器官发育成熟并维持生殖功能的作用。在天癸的作用下，女子的胞宫发育成熟，月经来潮，并具备孕育胎儿的能力。到了老年，肾中精气衰少，天癸衰竭，女子月经停止来潮，生殖功能丧失。

肾
藏
精
产生
天癸
作用于
胞宫
发育成熟
月经正常
孕育胎儿

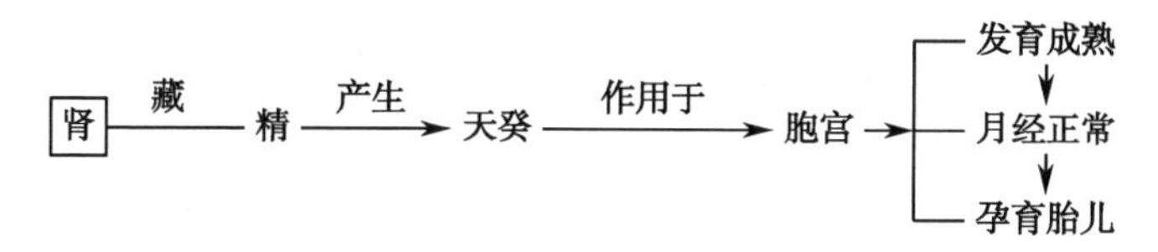

图 2-18 肾对女子胞的作用示意图

在临床上，对于因肾中精气不足，导致生殖器官发育不良而不能受孕，或月经不调的病证，中医即采用填补肾中精气的方法进行治疗。

2. 肝对女子胞的作用（图 2-19） 肝对女子胞的作用，一方面，肝主疏泄，调畅气机，血流胞宫，以通调月经。另一方面，肝主藏血，调节血量，肝血充足，血盈胞宫，则月经正常，受孕后以养育胎儿。若肝失疏泄，气机不畅，或肝藏血失职或不足，则可出现月经不调或生殖功能障碍的病变。所以，有“女子以肝为先天”之说。

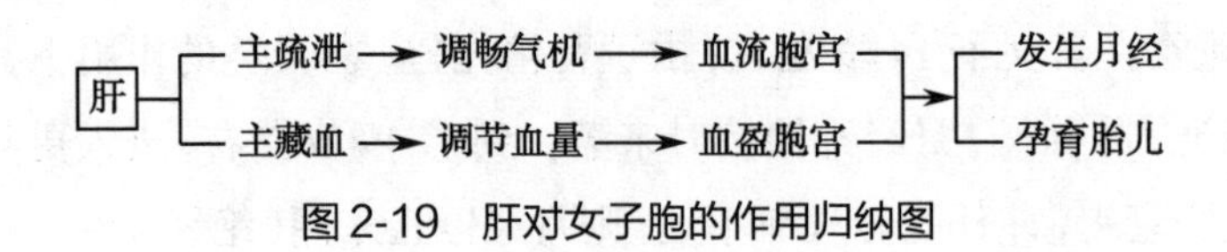

图 2-19　肝对女子胞的作用归纳图

3. 冲任二脉对女子胞的作用　在结构上，冲任二脉同起于胞中，与女子胞直接相连。在作用上，冲脉能调节十二经脉的气血，有“冲为血海”之称；任脉与妊娠有关，有“任主胞胎”之说。人体的气血，通过冲任二脉的调节，注入胞宫，平时发生月经，孕时则养育胎儿。若冲任二脉气血衰少，或冲任二脉受损，则可出现月经不调或绝经或流产等病变。

此外，女子胞的功能还与心、脾两脏有关。因心主血，脾统血又主运化，为气血生化之源。心脾两脏，关系到人体血液的生成与运行，并影响着妇女月经和孕育胎儿。

【原文解读】

《素问·上古天真论》曰：“女子……二七而天癸至，任脉通，太冲脉盛，月事以时下，故有子。……七七，任脉虚，太冲脉衰少，天癸竭，地道不通，故形坏而无子也。”

《类经·藏象类》曰：“阴阳交媾，胎孕乃凝，所藏之处，名曰子宫。”

第四节　脏腑之间的关系

脏腑之间的关系，是藏象学说中整体性联系的主要内容。人体各个内脏虽有不同的生理功能，但它们之间是密切联系的有机整体。其联系的方式，除在结构上有一定的联系外，主要是在生理功能上有着相互制约、相互依存和相互协同的联系关系。因此，在病理情况下，内脏疾病可以发生相互影响。

脏腑之间的关系主要有：脏与脏之间的关系，腑与腑之间的关系，脏与腑之间的关系。

一、脏与脏之间的关系

脏与脏之间的关系是非常密切的，古人多以五行的生克规律来阐述其生理上的联系，即任何一脏与其他四脏都存在着生我、我生和克我、我克四个方面的联系，并用相乘、相侮和母子相及来说明其病理上的联系。随着藏象学说的应用及发展，目前多从各脏的生理功能来阐述其间的主要联系，并用病理上相互影响来反证其生理上的密切关系。

（一）心与肺

（1）在生理上，心与肺的关系，主要表现在心主血与肺主气之间的相互为用方面。（图 2-20）

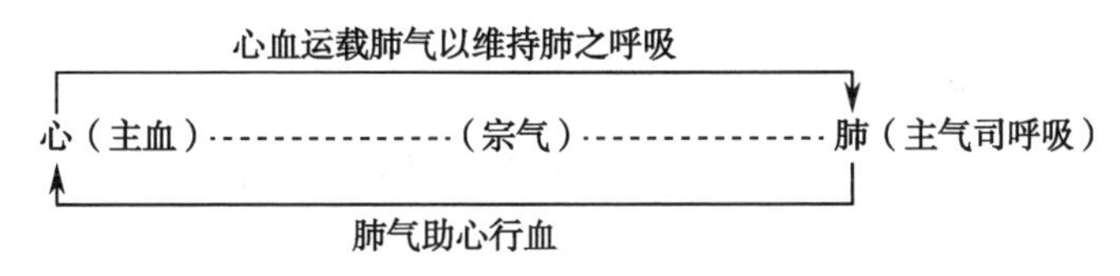

图 2-20　心主血与肺主气相互为用关系示意图

心血运载肺气：心主血，推动血液运行。心血能运载肺气，以维持肺司呼吸，从而有助于肺的主气司呼吸功能的正常进行。

肺气助心行血：肺主气司呼吸，朝百脉，能促进、辅助心血运行，是保证心血正常运行的必要条件。

心肺居于胸中，宗气亦居于胸中，并有贯心脉和走息道司呼吸的功能。因此，宗气又加强了心肺之间的连结作用。

（2）在病理上，心与肺的病变可以相互影响。

心病及肺：如心气不足，心阳不振，使血行不畅，则可影响肺的呼吸功能，可见心悸、胸闷疼痛、唇舌青紫，以及咳喘、胸闷等心肺血瘀气虚证。

肺病及心：如肺气虚弱，使血行无力，或肺失宣降，使血行受阻，可见咳喘、气短、胸闷，以及心悸、胸痛、唇舌青紫等心肺气虚血瘀证。

（二）心与脾

（1）在生理上，心与脾的关系，主要表现在血液生成和血液运行两个方面。

1）血液生成方面（图 2-21）：心主血，心血供养脾，以维持脾的正常运化功能；脾主运化，为气血生化之源，脾运正常，以保证心血充足。

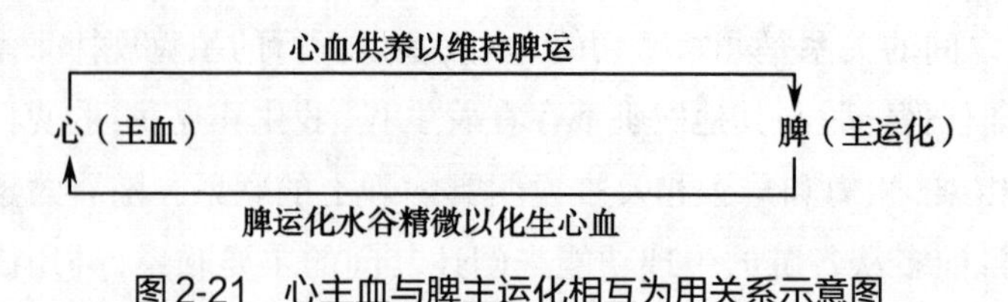

图 2-21 心主血与脾主运化相互为用关系示意图

2）血液运行方面（图 2-22）：心主血，推动血液运行不息；脾统血，使血液在脉中运行而不致溢出于脉外，心脾协同，血液运行正常。

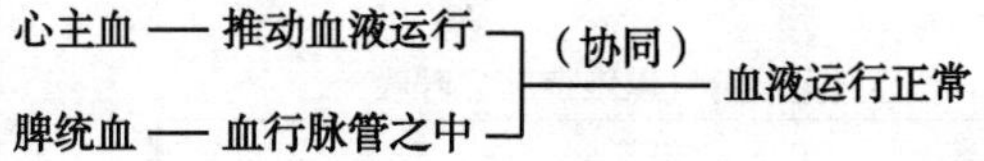

心主血 —— 推动血液运行
脾统血 —— 血行脉管之中
（协同）
血液运行正常

图 2-22 心与脾在血液运行中相互协同关系示意图

（2）在病理上，心脾两脏病变可以相互影响。

心病及脾：心血不足，不能供养脾，或劳神思虑过度，使脾失健运，可见心悸、失眠、多梦，以及食少、腹胀、便溏、体倦乏力等心脾气血两虚证。

脾病及心：脾失健运，化源不足，或脾不统血，失血过多，亦会导致心血不足，可见食少、便溏或慢性出血，以及面色无华、心悸、失眠、多梦等心脾气血两虚证。

（三）心与肝

（1）在生理上，心与肝的关系，主要表现在血液运行和精神情志两个方面。

1）血液运行方面（图 2-23）：心主血，肝藏血。心血充盈，心气旺盛，则血行正常，而肝才有血可藏；肝藏血充足，并能调节血流量，则有利于心推动血行。

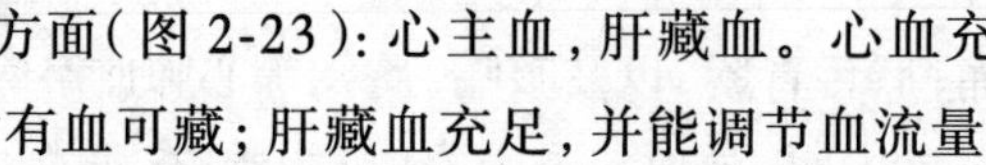

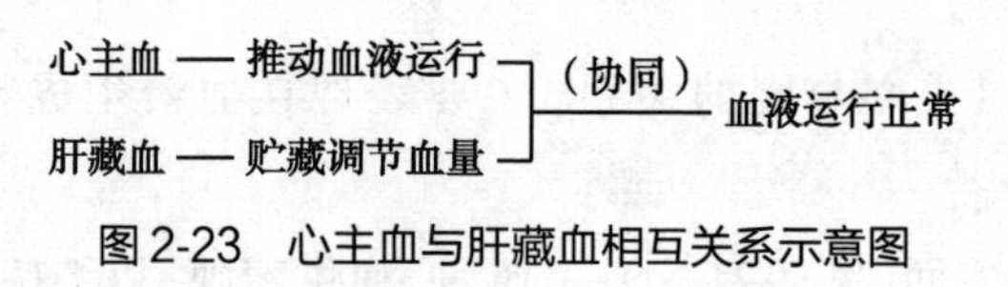

图 2-23 心主血与肝藏血相互关系示意图

2）精神情志方面（图 2-24）：心藏神，主管精神情志活动。肝主疏泄，调节精神情志活动。心神正常，则有利于肝气疏泄；肝疏泄正常，调节情志活动，则有利于心主藏神。心肝两脏，相互为用，相互协同，以维持正常的精神情志活动。

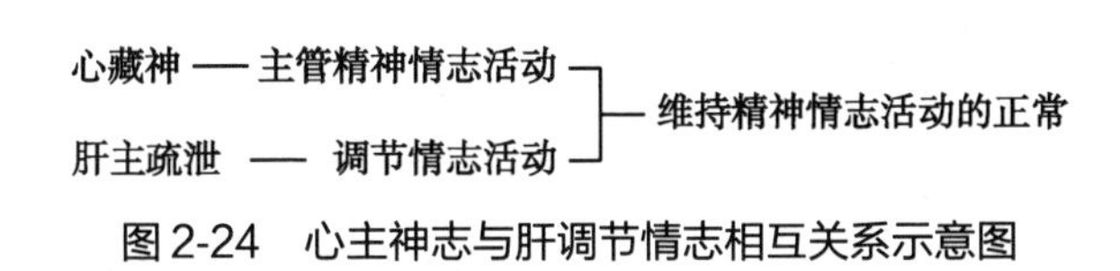

图 2-24　心主神志与肝调节情志相互关系示意图

（2）在病理上，血液与神志的病变，心肝两脏往往相互影响。

若心血不足，则可导致肝血不足；反之，肝血不足，亦可导致心血不足，二者互为因果。临床可见面色无华、心悸、头昏、目眩，或妇女月经量少、色淡等心肝血虚证。

若心神不安，亦可影响到肝失疏泄；或因情志所伤，亦多涉及心神不安。临床可见心烦、心悸、失眠、急躁易怒，或抑郁不乐等神志失调的病变。

（四）心与肾

（1）在生理上，心与肾的关系，往往称之为“心肾相交”，这是对心肾两脏之间关系的高度概括。其主要表现在心肾之间的水火既济、阴阳互补、精血互化、精神互用等方面。（图 2-25）

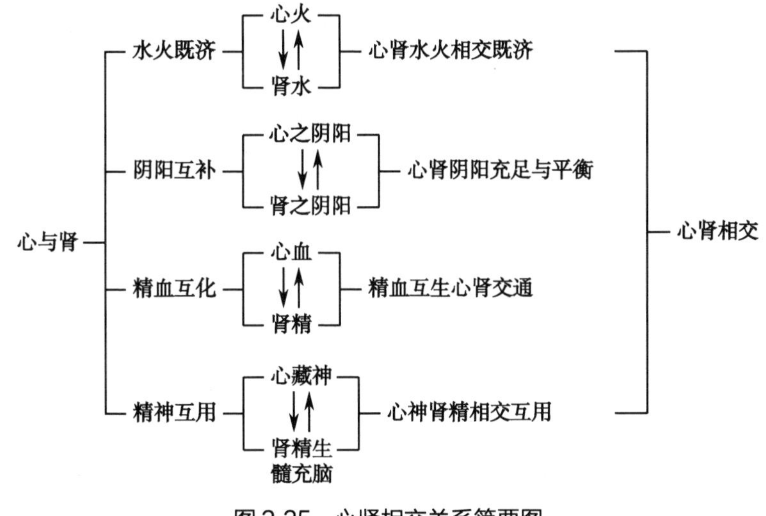

图 2-25　心肾相交关系简要图

1）水火既济：心居上焦属阳，在五行中属火；肾居下焦属阴，在五行中属水。就水火上下升降而言，心火在上，必须下降于肾，温煦肾阳，使肾水不寒；肾水在下，必须上济于心，资助心阴，制约心火，使之不亢。心肾之间的水火升降互济，以维持两脏之间生理功能的协调平衡。古人多以水火升降之间的关系，称之为心肾相交。

2）阴阳互补：在生理状态下，每一脏的阴与阳之间互根互用，保持协调平衡。相关两脏之间的阴阳也存在着互根互用的关系。心肾之间，心之阴阳能补充肾之阴阳，肾之阴阳能补充心之阴阳，从而使心肾阴阳保持着充足与协调平衡。

3）精血互化：精与血都是维持人体生命活动的必要物质。精与血之间可以互生互化。心主血，肾藏精，心肾精血之间也存在着相互资生、相互转化的关系。这为心肾相交奠定了物质基础。

4）精神互用：心藏神，为人体生命活动之主宰，故神全可以益精，使精不妄泄。肾藏精，精生髓充脑，脑主元神，故积精可以全神，使神能内守。神能驭精，精能生神。所以，人的神志活动，与心肾两脏有着密切关系。

（2）在病理上，心肾病变可以相互影响。

例如：心肾之阴不足，既可相互影响，又可因阴虚导致火旺，产生心肾阴虚火旺的病变，临床可见心悸、心烦、失眠、多梦、耳鸣、腰膝酸软，或男子梦遗、女子梦交等症状，称之为“心肾不交”。

又如：肾阳虚损，不能温化水液，则阳虚水泛，上凌于心，可见畏寒、面色㿠白、尿少、水肿、心悸等症状，称之为“水气凌心”。

再如：心血不足，血不养神，肾精亏损，脑髓空虚，可导致心肾精血亏虚，神失所养的病变，出现健忘、头昏、耳鸣、失眠、多梦等心肾精血亏虚证。

【原文解读】

《备急千金要方·心脏脉论》曰：“夫心者火也，肾者水也，水火相济。”

《慎斋遗书·阴阳脏腑》曰：“心肾相交，全凭升降……升降者水火。”

《推求师意·杂病门·怖》曰：“心以神为主，阳为用；肾以志为主，阴为用。阳则气也、火也，阴则精也、水也。凡乎水火既济，全在阴精上承，以安其神；阳气下藏，以安其志。不然，则神摇不安于内，阳气散于外，志惑于中，阴精走于下。”

（五）肺与脾

（1）在生理上，肺与脾的关系，主要表现在气的生成和水液代谢两个方面。

1）气的生成方面（图 2-26）：主要是宗气的生成。肺司呼吸，吸入自然之清气，脾主运化，吸收水谷之精气，清气与精气在胸中汇聚而生成宗气。人出生之后，宗气生成是全身之气的主要来源。

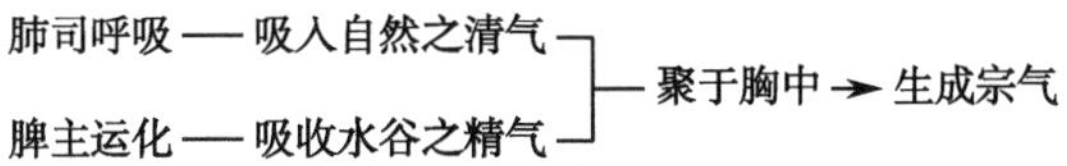

图 2-26　肺与脾对宗气生成作用示意图

脾主运化，为气血生化之源。脾吸收的水谷之精气，还有赖于肺的宣发肃降作用才能敷布全身。故有“脾为生气之源，肺为主气之枢”之说。

2）水液代谢方面（图 2-27）：人体水液代谢是多个脏腑的共同作用，就肺与脾而言，需要脾的运化作用，以吸收、输布水液，使津液得以正常的生成与输布；需要肺气的宣发肃降作用，以通调水道，使水液得以正常的输布与排泄。脾肺两脏相互协同，相互为用，是保证人体水液正常生成、输布与排泄的重要环节。

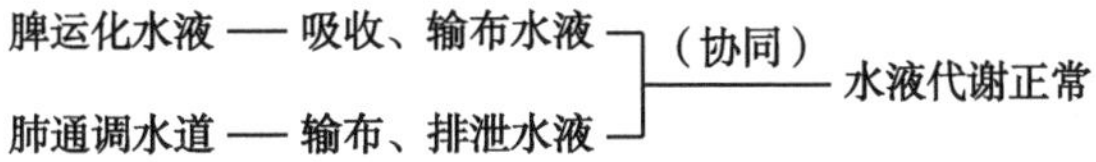

图 2-27　肺与脾对水液代谢作用示意图

（2）在病理上，肺脾两脏病变可以相互影响。

例如：因脾气虚弱，生气不足，可导致肺气虚，或因肺病日久，耗气过多，可影响及脾，都可出现食少、腹胀、便溏、气短、乏力、咳喘等脾肺气虚证。

又如：脾气虚弱，不能运化水湿，水湿内停，聚为痰饮，影响及肺，使肺失宣降，产生食少、倦怠、腹胀、咳喘、痰多等脾肺气虚，痰湿内停的病变。故有“脾为生痰之源，肺为贮痰之器”之说。

（六）肺与肝

（1）在生理上，肺与肝的关系，主要表现在人体气机升降的调节方面。（图 2-28）

肺气以肃降为顺，肝气以升发为畅。肺气肃降正常，有利于肝气升发；肝气

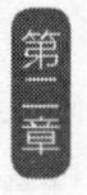

升发条达，有利于肺气肃降。肝气主升与肺气主降，既相互制约，又相互为用，二者一升一降，密切配合，对全身之气的运行起着重要调节作用。

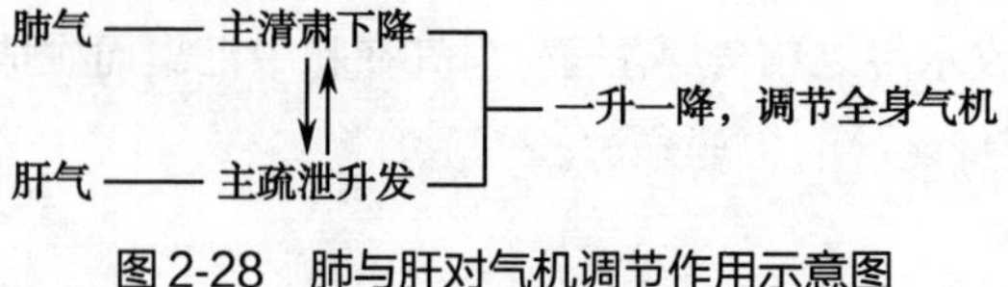

图 2-28 肺与肝对气机调节作用示意图

（2）在病理上，肺肝气机失调病变可以相互影响。

如肝气郁结化火，气火上逆犯肺，使肺失宣降；或肺失清肃，燥热内盛，影响及肝，使肝失条达，都可产生头痛、面红、目赤、胸胁作痛、咳嗽、咯血等肝肺同病的病变。对肝火犯肺者，用五行理论来概括，称之为“木火刑金”或“木旺侮金”。

（七）肺与肾

（1）在生理上，肺与肾的关系，主要表现在水液代谢、呼吸运动以及肺肾之阴相互资生三个方面。

1）水液代谢方面（图 2-29）：肺主通调水道，为水之上源，肺气肃降，使水液下归于肾，有助于肾主水。肾为主水之脏，肾气推动，肾阳蒸腾，有利于肺的宣发肃降。肺肾两脏协同，相互为用，保证人体水液的输布与排泄正常。

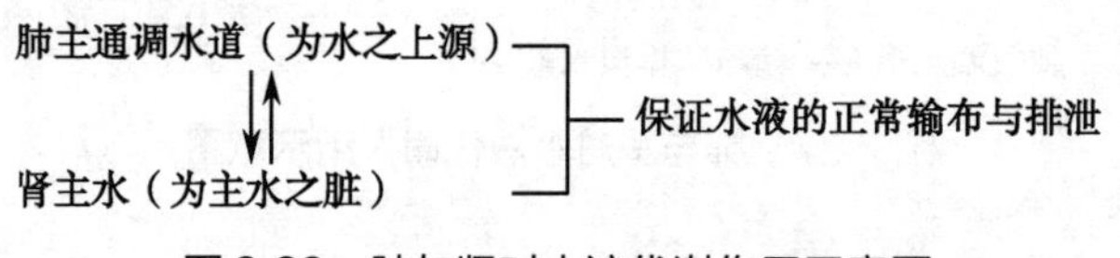

图 2-29 肺与肾对水液代谢作用示意图

2）呼吸运动方面（图 2-30）：肺主气司呼吸，以主呼吸之气，为气之主。肾主纳气，以维持呼吸的深度，为气之根。肺在司呼吸中，其气肃降，有利于肾之纳气；而肾气充足，纳气有权，也有利于肺气肃降。因此，肺肾两脏，相互协同，相互为用，密切配合，共同完成呼吸功能。

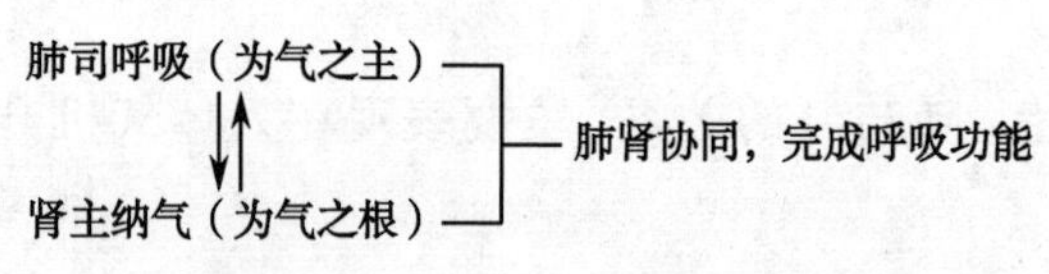

图 2-30 肺与肾对呼吸运动作用示意图

3）肺肾之阴相互资生方面：肺属金，肾属水，金能生水，水能润金。肺阴充足，下输于肾，使肾阴充盈；肾阴为人体阴液之根本，肾阴充盛，上滋于肺，使肺阴充足。肺肾之阴，相互资生，从而维持肺肾两脏之阴的充足与协调平衡。

（2）在病理上，肺肾两脏病变相互影响，主要有以下三个方面。

一是水液代谢障碍。肺失宣降，通调水道失职，水液不能下输到肾，或肾气化水液失司，寒水上犯射肺，都可导致水液输布、排泄障碍，出现咳嗽不能平卧、尿少、水肿等病证。

二是呼吸失常。肺气久虚，宣降失司，与肾气不足，摄纳无权，往往相互影响，以致出现气短、气喘、呼吸表浅、呼多吸少等肾不纳气的病证。

三是肺肾阴虚。肾阴不足，不能上滋肺阴，或肺阴虚损，累及肾阴，肺肾阴虚同时并见，出现骨蒸潮热、盗汗、颧红、干咳音哑、腰膝酸软等肺肾阴虚内热证。

【原文解读】

《素问·水热穴论》曰："其本在肾，其末在肺，皆积水也。"唐·王冰注："肾少阴脉，从肾上贯肝膈，入肺中，故云其本在肾，其末在肺也。肾气上逆，则水气客于肺中，故云皆积水也。"

《类证治裁·喘症论治》曰："肺为气之主，肾为气之根，肺主出气，肾主纳气，阴阳相交，呼吸乃和。"

（八）肝与脾

（1）在生理上，肝与脾的关系，主要表现在消化功能和血液运行两个方面。

1）消化方面（图 2-31）：肝主疏泄，调畅脾胃气机升降，并疏利胆汁，以促进脾胃对饮食物的消化与吸收。脾主运化，脾气健旺，运化功能正常，水谷精微化生气血，以滋养肝脏，则有利于肝之疏泄。肝脾两脏，相互为用，相互协调，消化功能正常。

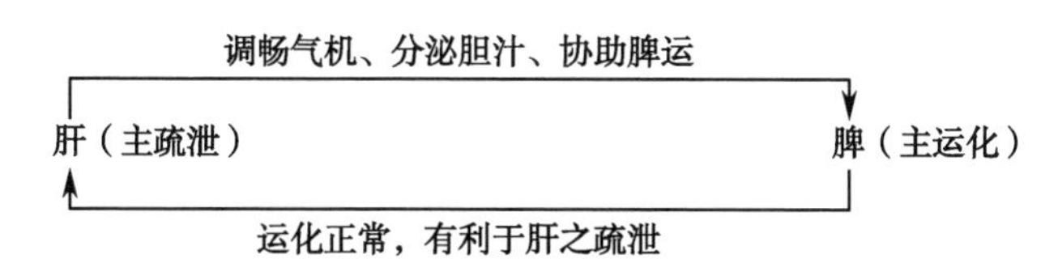

图 2-31　肝主疏泄与脾主运化相互为用关系示意图

2）血液运行方面（图 2-32）：血液的正常运行，由心所主，但与肝脾也有密切关系。肝藏血，贮藏血液并调节血流量；脾化生血液，又主统血，使血液在脉管中运行而不溢出于脉外。肝脾两脏，相互协调，以维持血液的正常运行。

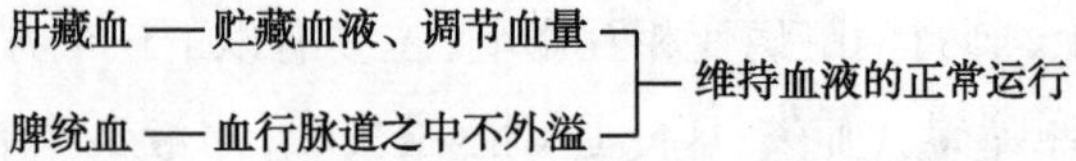

肝藏血 —— 贮藏血液、调节血量 ┐
　　　　　　　　　　　　　　　├ 维持血液的正常运行
脾统血 —— 血行脉道之中不外溢 ┘

图 2-32　肝藏血与脾统血相互协同关系示意图

（2）在病理上，肝脾病变可以相互影响。

例如：肝失疏泄，气郁犯脾，使脾失健运，形成精神抑郁、胸闷太息、纳呆、腹胀、腹泻等肝脾不调证。或因脾失健运，生湿化热，湿热郁蒸肝胆，可出现食欲不振、脘腹痞满、黄疸等病变。

又如：脾失健运日久，血液化生无源，或脾虚统血失职而出血，均可导致肝血不足，出现食少、倦怠、头昏、眩晕，或妇女月经量少、色淡等病变。亦可因肝不藏血与脾不统血同时并见，出现多种出血病变。

（九）肝与肾

（1）在生理上，肝与肾的关系，在中医古籍中往往称之为“肝肾同源”或“乙癸同源”（以十个天干配五行、五脏，甲乙属肝木，壬癸属肾水，乙与癸即分别代肝肾，故称之）。其主要表现在精血同源、藏泄互用、阴阳互生互制三方面。

1）精血同源：肝藏血，肾藏精，精血皆由水谷之精所化生，且精血亦能相互滋生和转化，即肝血能充养肾精，肾精能化生肝血。故说肝肾“精血同源”。（图 2-33）

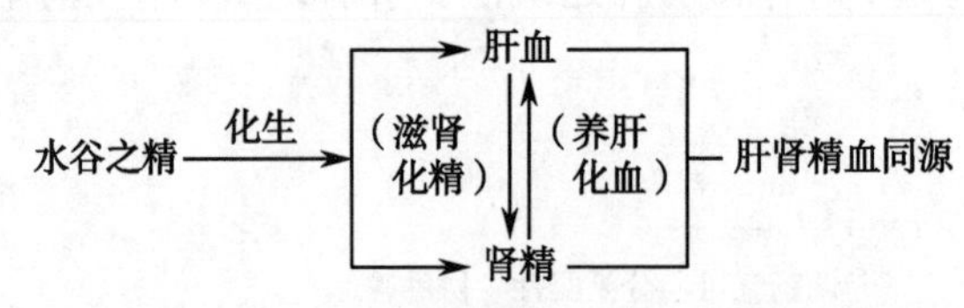

图 2-33　肝血与肾精相互化生关系示意图

2）藏泄互用：肝主疏泄，肾主封藏，二者之间存在着相互为用、相互制约的关系。肝气疏泄，可使肾气封藏而开合有度；肾之封藏，则可制约肝气疏泄太

过。疏泄与封藏，既相反又相成，互用互制，从而调节女子的月经和男子的排精功能。（图 2-34）

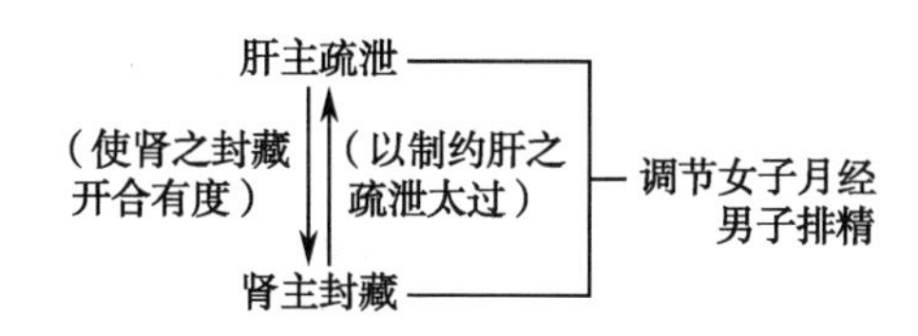

图 2-34　肝主疏泄与肾主封藏相互关系示意图

3）阴阳互生互制：肝肾阴阳之间存在着相互滋生和相互制约的关系。肾阴充盛则能滋生肝阴，肝阴充足亦能滋养肾阴。阴能制阳，肝肾之阴充足，不仅能相互滋生，而且能制约肝阳使其不致偏亢，抑制相火使其不致偏旺，从而保持肝肾阴阳的充足与协调平衡。（图 2-35）

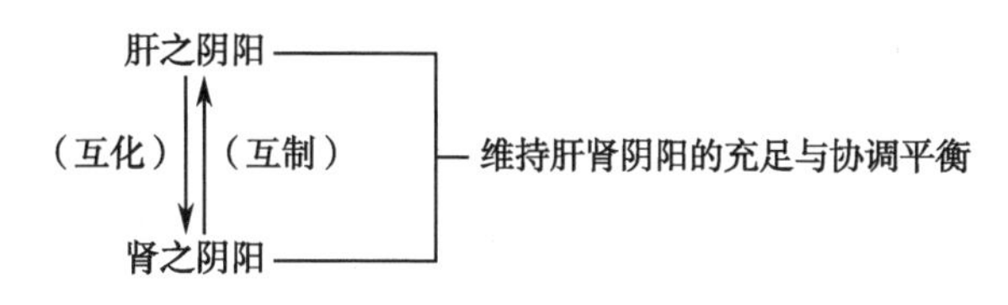

图 2-35　肝肾阴阳互生互制关系示意图

（2）在病理上，肝肾病变往往相互影响，而导致肝肾同病。

例如：肾精亏损，可导致肝血不足，肝血不足亦可引起肾精亏损，以致出现头昏、目眩、耳聋、耳鸣、腰膝酸软等肝肾精血两亏证。

又如：肝肾精血不足，或肝肾阴虚火旺，引起肝主疏泄和肾主封藏关系失调，可见女子月经紊乱、经量过多或闭经，男子遗精滑泄或阳强不泄等病变。

再如：肝阴不足，可引起肾阴不足而致相火偏亢，肾阴不足，亦可引起肝阴不足而致肝阳上亢，出现头昏目眩、面红目赤、烦躁、失眠、耳鸣、遗精、低热、盗汗等肝肾阴虚火旺证。

（十）脾与肾

（1）在生理上，脾与肾的关系，主要表现在先后天之间和水液代谢两个方面。

1）先天与后天之间的关系（图 2-36）：脾运化水谷精微，化生气血，维持生命活动，为后天之本。肾藏精，源于先天，主生殖繁衍，是生命之本原，为先天之本。

先天与后天之间相互资生，脾的运化，必须借助肾阳的温煦蒸化，始能健运；肾中精气，又赖脾运化的水谷精微补充，才能不断充足。先天激发温养后天，后天补充资助先天。二者相互资生，相互促进，共为人体生命之本。

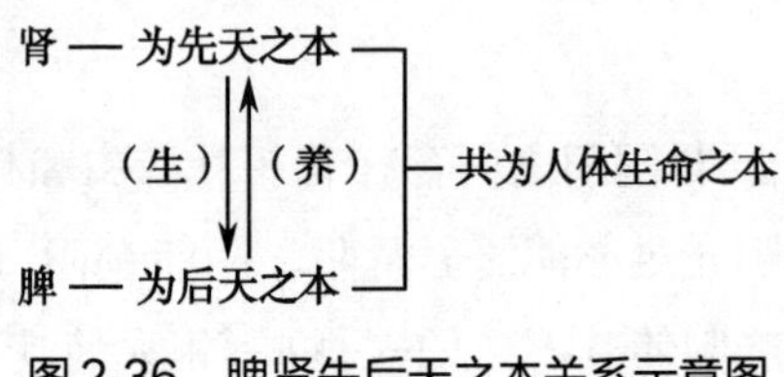

图 2-36　脾肾先后天之本关系示意图

2）水液代谢方面（图 2-37）：脾运化水液，关系到人体水液的生成与输布，需要肾阳的温煦与蒸化；肾主水，主持全身水液代谢平衡，又需要脾土的制约。脾肾两脏，相互为用，相互协同，以保证人体水液的生成、输布和排泄过程的正常进行。

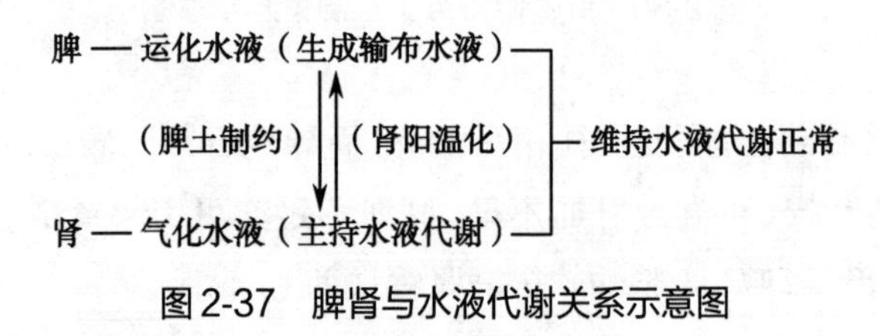

图 2-37　脾肾与水液代谢关系示意图

（2）在病理上，脾肾病变常相互影响，互为因果。

例如：脾气虚弱，不能健运，可导致肾精不足，表现为食少、腹胀、便溏、消瘦、腰酸、耳鸣，青少年生长发育迟缓或不良等脾肾精气亏虚证。

又如：肾阳不足，不能温煦脾阳，或脾阳久虚，损及肾阳，表现为腹部冷痛、下利清谷、腰膝酸冷、五更泄泻等脾肾阳虚证。

再如：脾虚不能运化水液，肾虚不能气化水液，导致水液的输布、排泄障碍，表现为尿少、浮肿、腹胀、便溏、腰膝酸软、畏寒肢冷等脾肾阳虚、水液内停的病证。

【原文解读】

《景岳全书·卷之十七·脾胃》曰："人之始生，本乎精血之原；人之既生，由乎水谷之养。非精血，无以立形体之基；非水谷，无以成形体之壮。……是以水谷之海本赖先天为之主，而精血之海又必赖后天为之资。"原文论述了脾（后天之本）吸收水谷之精与肾（先天之本）所藏之精，在人的生命活动中的重要性，及其相互为用的关系。

《医宗金鉴·删补名医方论》曰："后天之气得先天之气，则生生而不息；先天之气得后天之气，始化化而不穷也。"

《血证论·阴阳水火气血论》曰："人之初胎，以先天生后天；人之既育，以后天生先天。"

以上原文，论述了先后天之间的相互关系。

二、腑与腑之间的关系

六腑共同的生理特点是"传化物"，主要表现在消化、吸收和排泄三个方面。因此，六腑之间的关系，也主要表现在对饮食物的消化、吸收和排泄过程中相互协调，密切配合的关系。（图 2-38）

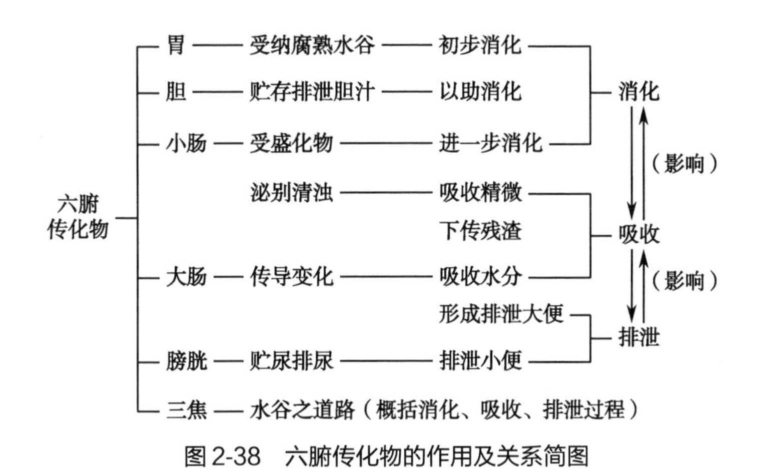

图 2-38　六腑传化物的作用及关系简图

胃主受纳腐熟，对饮食物进行初步消化。胆贮藏排泄胆汁，以助饮食物消化。小肠受盛化物，泌别清浊，对饮食物进行进一步消化，吸收精微，并在胃的通降作用下，将食物残渣下传大肠。大肠传导变化，吸收食物残渣中一部分水分，形成大便，并排出体外。膀胱贮存尿液，气化而将尿液排出体外。三焦是水谷和水液运行之道路，参与了消化、吸收和排泄的整个过程。

由上可知，六腑的消化功能，关系到胃、胆、小肠的作用；吸收功能，关系到小肠、大肠的作用；排泄功能，关系到大肠、膀胱的作用。因此，六腑在“传化物”的过程中，虽然有消化、吸收、排泄三个不同阶段，但它们是既分工又密切配合，共同完成对饮食物的消化，精微和水液的吸收，糟粕的排泄。

六腑的病变可以相互影响，任何一个腑的功能障碍，都会影响到消化，或吸收，或排泄功能。如胃有实热，消灼津液，必致大肠失润，传导不利而大便秘结。反之，肠燥便秘，下焦腑气不通，也可影响胃气降浊，出现胃脘胀满，甚则胃气上逆而出现恶心、呕吐、嗳气等症。又如胆火炽盛，常可犯胃，引起胃气上逆而见呕吐苦水等症。

由于六腑传化食物的功能特点是不断地虚实更换交替进行，宜通而不宜滞，才能维持消化功能正常。六腑病变，又多表现为传化不通，治疗宜疏导通泻，以恢复其正常功能，所以有“六腑以通为用”“腑病以通为补”之说。

【原文解读】

《素问·灵兰秘典论》曰：“脾胃者，仓廪之官，五味出焉。大肠者，传道之官，变化出焉。小肠者，受盛之官，化物出焉。……三焦者，决渎之官，水道出焉。膀胱者，州都之官，津液藏焉，气化则能出矣。”

《难经·三十一难》曰：“三焦者，水谷之道路，气之所终始也。”

《素问·五脏别论》曰：“六腑者，传化物而不藏，故实而不能满也。所以然者，水谷入口，则胃实而肠虚，食下，则肠实而胃虚。”

三、脏与腑之间的关系

脏与腑之间，就其主要关系而言，是五脏配五腑的关系。脏属阴，腑属阳；阴主里，阳主表。一脏一腑，一阴一阳，一表一里，相互配合，组成了心合小肠，肺合大肠，脾合胃，肝合胆，肾合膀胱等脏腑表里配合关系，亦称“脏腑相合”关系。

一脏一腑的表里配合关系，主要表现在三个方面：其一，在结构上，有经脉相互络属。即属脏的经脉络于相合的腑，属腑的经脉络于相合的脏。其二，在生理功能上，相互配合。相合的脏腑之间，相互为用，相互协同，共同完成某一功能活动。其三，在病理上，相互影响。相合脏腑的病变相互影响，脏病可及腑，腑病可及脏，脏腑可同病。因此，在治疗上，相应地就有脏病可治腑，腑病可治脏，脏腑同治等方法。可见脏腑相合理论对临床有重要的指导意义。

【原文解读】

《灵枢·本输》曰"心合小肠""肺合大肠""肝合胆""脾合胃""肾合膀胱"。

《难经·三十五难》曰："小肠者，心之府；大肠者，肺之府；胆者，肝之府，胃者，脾之府；膀胱者，肾之府。"

（一）心与小肠

（1）在结构上，心的经脉属心络小肠，小肠的经脉属小肠络心，二者通过经脉相互络属构成表里关系。

（2）在生理功能上，心属火、主血，心火温煦，心血濡养，则有助于小肠的化物功能；小肠主化物、泌别清浊，吸收水谷精微，以化生心血。

（3）在病理上，有"心移热于小肠"之说。（图 2-39）一方面，心火亢盛，通过经脉下移于小肠，使小肠有热；另一方面，小肠热盛，亦可循经脉上炎于心，使心火亢盛，可见心烦、舌赤、口舌生疮，以及尿赤热痛等症，皆称之为心移热于小肠。临床上用清心利尿导赤方法治疗。

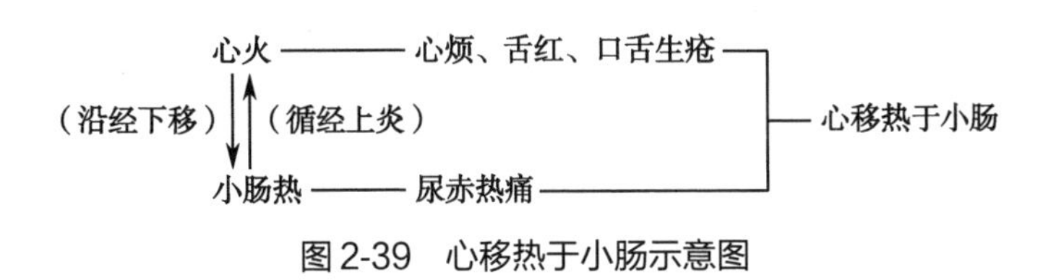

图 2-39　心移热于小肠示意图

【原文解读】

《医学见能·卷首·六腑》曰："小肠者，心之腑，属火，主化食为液，上奉心血。"

《医宗金鉴·删补名医方论》曰："口糜舌疮，小便黄赤，茎中作痛，热淋不利等证，皆心移热于小肠之证。"

（二）肺与大肠

（1）在结构上，肺与大肠通过经脉相互络属构成表里关系。

（2）在生理功能上，主要表现在肺气宣降与大肠传导之间的相互为用关系。

肺气机调畅，肃降下行，布散津液，能促进大肠传导，有利于糟粕的排出。大肠传导正常，糟粕下行，亦有利于肺气的宣降，二者配合协调，从而使肺与大肠气机调畅，呼吸运动和排便功能正常。（图2-40）

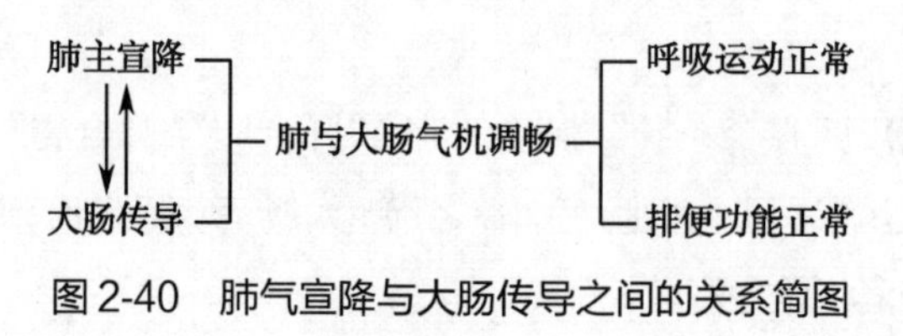

图2-40　肺气宣降与大肠传导之间的关系简图

（3）在病理上，肺与大肠的病变亦可相互影响。如肺气失于肃降，气不下行，津不下达，可引起肠腑不通，除咳逆气喘外，还可见有肠燥便秘等症。若大肠实热，传导不畅，腑气不通，也可影响肺的宣降，除大便秘结外，还可出现胸满、咳喘等症。在临床上，有时可采用通大便的方法治疗肺病咳喘，或用宣降肺气的方法治疗大便秘结。就是肺与大肠相表里理论的具体应用。

（三）脾与胃

（1）在结构上，脾与胃同居中焦，以膜相连，二者通过经脉相互络属构成表里关系。

（2）在生理功能上，脾胃同为气血生化之源，为后天之本，二者共同作用，完成对饮食物的消化、精微的吸收与输布。脾与胃的关系，主要表现在运纳协调、升降相因、燥湿相济三个方面。（图2-41）

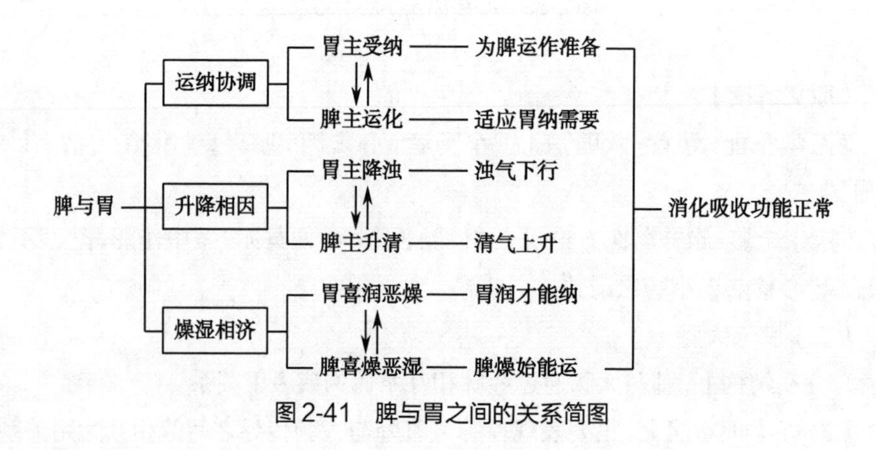

图2-41　脾与胃之间的关系简图

1）运纳协调：脾主运化，胃主受纳腐熟。胃的受纳腐熟，是为脾的运化作准备；脾的运化，也是适应胃继续受纳的需要。如果没有胃的受纳腐熟，则脾就无谷可运，无食可化；反之，没有脾的运化，则胃就不能受纳。因此，胃和则脾健，脾健则胃和。脾胃运纳相互协调，密切配合，才能完成纳食、消化、吸收与转输等一系列生理功能。

2）升降相因：脾胃之气的运动特点是脾气主升，胃气主降。升与降，既相反又相成。脾气上升，行运化之职，将消化吸收的水谷精微向上输布，有助于胃气之通降；胃气通降，将腐熟后的水谷下行，也有助于脾气之升运。故脾胃升降，是相互为用的。若没有胃降，就没有脾升；脾不能升，胃就不能继续降。所以，脾胃之气，一升一降，升降相因，从而保证了"运、纳"功能的正常进行。

3）燥湿相济：脾与胃相对而言，脾为阴脏，得阳气温煦才能运化，其性喜燥而恶湿；胃为阳腑，得阴液濡润才能受纳，其性喜润而恶燥。脾胃喜恶不同，燥湿之性相反，但其间又是相互制约、相互为用的。脾易湿，得胃阳以制之，使脾不至于湿；胃易燥，得脾阴以制之，使胃不至于燥。脾胃燥湿相济，是保证脾胃运纳、升降协调的必要条件。

（3）在病理上，脾病与胃病的临床表现虽有不同，但二者往往相互影响，出现脾胃同病。

1）运纳失调：脾失健运，可导致胃纳不振，而胃气失和，也可导致脾运失常，可出现纳少、脘痞、腹胀、腹泻等脾胃运纳失调之证。

2）升降失常：脾虚气陷，可导致胃失和降而上逆，而胃失和降，亦可影响脾气升运功能，可产生脘腹坠胀、腹泻、呕吐、呃逆、头晕、目眩，或内脏下垂等升降失常之候。

3）燥湿失调：湿困脾运，可导致胃纳不振，胃阴不足，亦可影响脾的运化功能，可见纳少、脘痞、腹胀、便秘或腹泻等消化功能失常的病变。

【原文解读】

《诸病源候论·脾胃诸病候》曰："脾胃二气相为表里，胃受谷而脾磨之，二气平调，则谷化而能食。"

《景岳全书·卷之十七·脾胃》曰："胃司受纳，脾主运化，一运一纳，化生精气。"

《素问·阴阳应象大论》曰："清气在下，则生飧泄；浊气在上，则生䐜胀。""飧

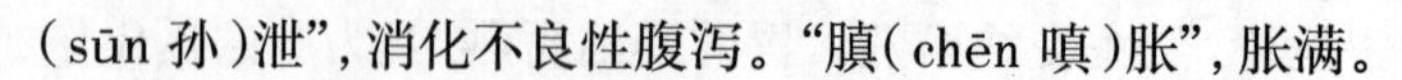
(sūn 孙)泄”，消化不良性腹泻。“膜(chēn 嗔)胀”，胀满。

《临证指南医案·脾胃》曰：“纳食主胃，运化主脾。脾宜升则健，胃宜降则和。又云：太阴湿土，得阳始运；阳明阳(燥)土，得阴自安。以脾喜刚燥，胃喜柔润也。”

《临证指南医案·嘈》曰：“脾属阴，主乎血，胃属阳，主乎气。胃易燥，全赖脾阴以和之；脾易湿，必赖胃阳以运之。故一阴一阳，互相表里，合冲和之德，而为后天生化之源也。”

《医经余论·续脾胃论》曰：“夫脾为己土，其体常湿，故其用阳，譬之湿土之地，非阳光照之，无以生万物也。胃为戊土，其体常燥，故其用阴，譬之燥土之上，非雨露滋之，无以生万物也。况脾之湿，每赖胃阳以运之；胃之燥，又借脾阴以和之，是二者有相需之用。但胃主收纳，脾主消化。食而不化，责之脾；不能食，责之胃。脾以健而运，胃以通为补。健脾宜升，通胃宜降。故治脾以燥药升之，所谓阳光照之也；治胃以润药降之，所谓雨露滋之也。”

以上原文，论述了脾和胃在运与纳、升与降、燥与湿之间的相互为用关系。

(四) 肝与胆

(1) 在结构上，肝胆同居右胁下，胆附于肝叶之间，二者通过经脉相互络属构成表里关系。

(2) 在生理功能上，肝胆属木，同主疏泄，主要表现在消化功能和精神情志两个方面。

1) 消化方面：肝之疏泄，分泌、排泄胆汁；胆之疏泄，贮存、排泄胆汁。因此，肝胆相互协同，则胆汁的分泌、贮存、排泄正常，以促进饮食物的消化吸收。(图 2-42)

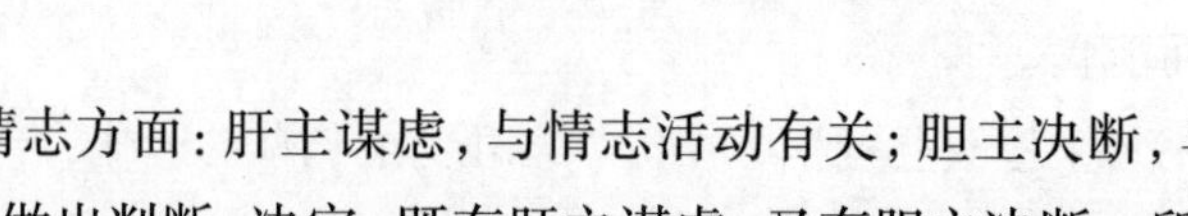

肝之疏泄 —— 分泌排泄胆汁 ┐
↓↑ （协同）—— 以助饮食物的消化吸收
胆之疏泄 —— 贮藏排泄胆汁 ┘

图 2-42　肝胆同主疏泄与消化关系简图

2) 精神情志方面：肝主谋虑，与情志活动有关；胆主决断，与人的勇怯有关。遇事能否做出判断、决定，既有肝之谋虑，又有胆之决断。所以，肝胆相互配合，疏泄正常，气机调畅，人的情志活动正常，遇事能做出决断。

（3）在病理上，肝胆病变可以相互影响。

如肝失疏泄，会影响胆汁的分泌和排泄；反之，胆汁排泄不畅，亦会影响肝的疏泄，临床可见口苦、纳呆、腹胀、胁肋胀痛，或黄疸等肝胆湿热或肝胆火旺之证。

又如肝胆郁滞，痰浊内扰，可出现情志抑郁，或惊恐胆怯、失眠、多梦等病变。

【原文解读】

《素问·灵兰秘典论》曰："肝者，将军之官，谋虑出焉。胆者，中正之官，决断出焉。"

《类经·藏象类》曰："胆附于肝，相为表里，肝气虽强，非胆不断，肝胆同济，勇敢乃成。"

（五）肾与膀胱

（1）在结构上，肾与膀胱同居下焦，通过经脉相互络属构成表里关系。

（2）在生理功能上，主要表现在同主小便方面。肾主水，水液经肾的气化作用，浊者下降于膀胱而成为尿，由膀胱贮存和排泄。膀胱贮尿与排尿功能，依赖于肾的固摄和气化作用，使其开合有度。膀胱贮尿排尿功能正常，也有利于肾的主水功能。因此，肾与膀胱相互为用，相互协作，共同完成小便的生成、贮存和排泄。（图 2-43）

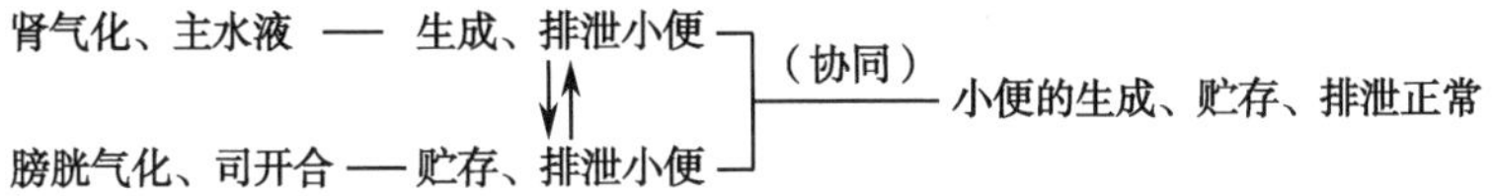

肾气化、主水液 —— 生成、排泄小便
↓↑（协同）—— 小便的生成、贮存、排泄正常
膀胱气化、司开合 —— 贮存、排泄小便

图 2-43　肾与膀胱同主小便的作用简图

（3）在病理上，肾与膀胱病变可相互影响。

如肾气虚弱，气化失常，或固摄无力，可影响膀胱的贮尿排尿，出现小便不利、癃闭，或尿失禁等病变。若膀胱湿热，也可影响到肾，出现尿频、尿急、尿痛等排尿失常的病变。

【学习要点提示】

1. 藏象学说是中医学理论体系的核心部分，对中医学各学科都有重要意义。

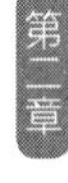

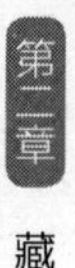

掌握藏象的基本概念、内脏的分类及其特点。

2. 掌握五脏的生理功能及其主要病变，了解五脏与形体、官窍、五志、五液等的联系关系，了解五脏的生理特性。

3. 掌握六腑、脑、女子胞的生理功能及其主要病变。

4. 了解脏腑之间在生理病理上的主要联系关系。

第三章　精气血津液

精气血津液的基本概念：精、气、血、津液是构成人体和维持人体生命活动的基本物质。因为人体的脏腑、经络、形体官窍等组织器官，都是由精气血津液等物质构成，又都是依赖于精气血津液等物质的濡养，才能进行正常的功能活动。所以说，精气血津液是构成人体和维持人体生命活动的基本物质。（精、气、血、津液的概念详见以下各节）

精气血津液与脏腑经络的关系：精气血津液与脏腑经络关系密切。在生理上相互依赖，精气血津液的生成和运行依赖于脏腑经络的功能活动，而脏腑经络功能活动又依赖于精气血津液提供物质。在病理上相互影响，精气血津液的异常，能够影响脏腑经络的功能活动而导致疾病；脏腑经络功能活动异常，又能影响精气血津液的生成、运行和功能。

第一节　精

一、精的基本概念

（一）精的概念

精，有精华、精微之意，系指精微物质。精是人体生命的本原，是构成人体和维持人体生命活动的最基本的精微物质。（图 3-1）

（二）精的分布与分类

精藏于肾，也分布于五脏六腑及形体官窍等组织器官。

中医学中的精，因其来源、分布及作用等的不同，而有多种名称及含义。主要有：（图 3-1）

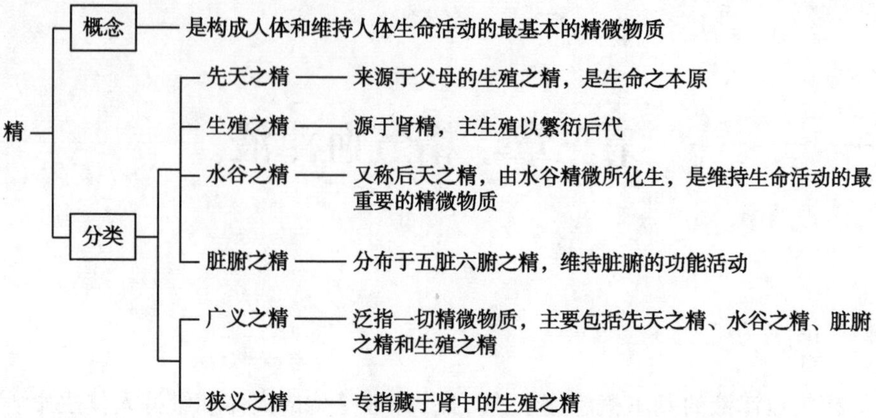

精
- 概念 —— 是构成人体和维持人体生命活动的最基本的精微物质
- 分类
  - 先天之精 —— 来源于父母的生殖之精，是生命之本原
  - 生殖之精 —— 源于肾精，主生殖以繁衍后代
  - 水谷之精 —— 又称后天之精，由水谷精微所化生，是维持生命活动的最重要的精微物质
  - 脏腑之精 —— 分布于五脏六腑之精，维持脏腑的功能活动
  - 广义之精 —— 泛指一切精微物质，主要包括先天之精、水谷之精、脏腑之精和生殖之精
  - 狭义之精 —— 专指藏于肾中的生殖之精

图 3-1 精的概念及分类简图

1. 先天之精 禀受于父母，源于父母的生殖之精，与生俱来，是构成胚胎的原始物质，是生命的本原。

2. 生殖之精 藏于肾中，源于肾精，是先天之精在后天之精的资助下化生而成，具有繁衍后代作用。男女生殖之精结合，构成胚胎，以繁衍后代。

3. 水谷之精 也称后天之精，是人出生之后，由脾胃等脏腑吸收的水谷精微所化生，是维持人体生命活动的最重要的精微物质。

4. 脏腑之精 是分布于五脏六腑之中的精，称为脏腑之精。五脏六腑的功能活动，既要先天之精气的激发推动，更需后天之精气的充养。故脏腑之精中，既含有先天之精，又有后天之精。脏腑之精具有维持五脏六腑功能活动的作用。

此外，亦有将精分为狭义之精和广义之精。狭义之精，是专指肾中具有繁衍后代作用的生殖之精。广义之精，泛指人体内的一切精微物质，主要包括先天之精、水谷之精、脏腑之精和生殖之精。

【原文解读】

《素问·金匮真言论》曰："夫精者，身之本也。"是说精是人体生命的本原，是构成人体和维持人体生命活动的基本物质。

二、精的生成

精的生成，总的来说是禀受于父母，充实于水谷。就精的来源而言，有先天之精与后天之精之分。（图 3-2）

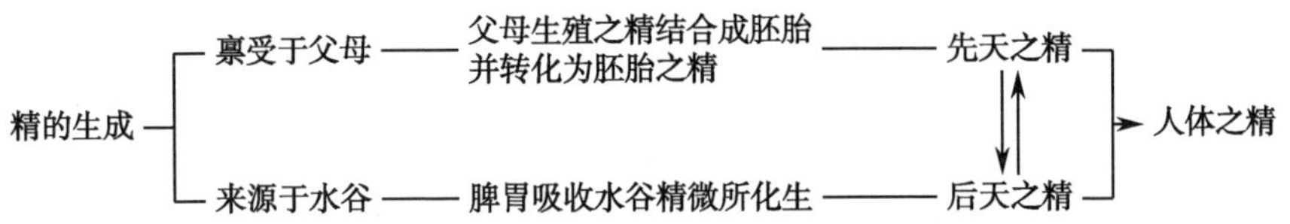

精的生成
- 禀受于父母 —— 父母生殖之精结合成胚胎并转化为胚胎之精 —— 先天之精
- 来源于水谷 —— 脾胃吸收水谷精微所化生 —— 后天之精

先天之精 ⇅ 后天之精 → 人体之精

图 3-2　精的生成归纳图

先天之精，禀受于父母。即是父母的生殖之精结合成胚胎，在形成原始胚胎之时，转化为胚胎（下一代）自身之精。胎儿在胞中，全赖母体气血育养。因此，先天之精，还包括胎儿从母体中汲取的营养物质。

后天之精，来源于水谷。人出生之后，脾胃运化吸收水谷精微，输布到五脏六腑而成为五脏六腑之精，以维持脏腑的生理活动。其盛者藏于肾中，以保持肾中之精的充足。

因此，人体之精的来源，以先天之精为本，并得到后天之精的不断充养。先后天之精之间，相互促进，相互辅助，以保持人体之精的充盛。

【原文解读】

《灵枢•经脉》曰："人始生，先成精。"

《灵枢•本神》曰："生之来，谓之精。"

《灵枢•决气》曰："两神相搏，合而成形，常先身生，是谓精。"

以上原文所论之精，就是指的先天之精，即是由父母的生殖之精结合，传给后一代，成为后一代的先天之精。

《素问•上古天真论》曰："肾者主水，受五脏六腑之精而藏之，故五脏盛乃能泻。"

三、精的功能

精是构成人体和维持人体生命活动的精微物质。精的功能主要有：（图 3-3）

（一）繁衍生殖

生殖之精是生命的原始物质，具有生殖以繁衍后代的作用。这种具有生殖能力的精实为肾精所化，肾精充盛到一定程度时产生"天癸"，天癸具有主生殖的作用。因此，肾精是繁衍后代的物质基础，肾精充足，则生殖能力强；肾精不足，就会影响生殖能力。所以说，精是生命之本原。

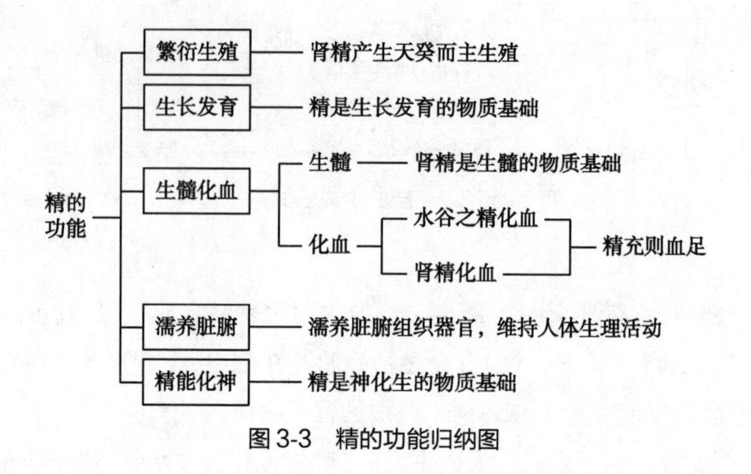

图3-3 精的功能归纳图

（二）生长发育

精是人体生长发育的物质基础。胚胎的形成及胎儿的生长发育，是先天之精的作用。人出生之后，既赖先天之精的促进，更需后天之精的充养，才能进行正常的生长发育。随着精气的盛衰变化，人体呈现出生、长、壮、老、已的生命活动规律。因此，先、后天之精的不足，就会影响人的生长发育。

（三）生髓化血

肾藏精，精生髓。髓有脑髓、脊髓、骨髓之分，但都是以肾精为物质基础。精是生成血液的主要物质。一是水谷之精化血，二是肾精（生髓）化血。故精充则血足。

（四）濡养脏腑

精具有濡润滋养人体脏腑形体官窍等组织器官的作用。先天之精与后天之精充盛，则五脏六腑之精充足，因而全身各脏腑组织得到精的充养，脏腑强健，抗病力强，各种生理功能才能正常进行。若精不足，就会出现脏腑组织功能低下的状态。日久，可导致机体虚弱而多病。

（五）精能化神

神是人体生命活动的外在表现。精能化神，是说精是神化生的物质基础。《灵枢·平人绝谷》说："神者，水谷之精气也。"就是此义。只有积精才能全神。故有"精足则神旺，精亏则神衰，精脱则神亡"之说。

第二节 气

一、气的基本概念

气是人体内活力很强的不断运动的精微物质，是构成人体和维持人体生命活动的基本物质。

气本是中国古代哲学概念，通常指一种极细微的物质，是构成世界万物的本原。气是古人认识世界和解释世界各种变化的一种世界观和方法论。认为世界上一切是由气构成的，世界上的各种变化是气的作用。

古代医家将气引用于医学，用气来解释人的生命现象。认为人是天地自然的产物，人体也是由天地之气构成的。人的生命活动，需要从天地之气中摄取营养，以维持机体的生理活动。所以说，气是构成人体和维持人体生命活动的基本物质。

由于气的不断运动，而表现出生命活动中的各种生理功能。在中医学中，也用气来解释人体脏腑组织的生理功能。如说心主血、脾主运化是心气、脾气的作用等。因此，中医学中的气，既是构成人体的基本物质，也是对人体生命活动中的物质及其作用的概括。如《辞海·气·气血》曰：“气的含义较广，包括人体内能运行变化的精微物质，或脏腑组织的功能活动，均泛称为气”。

【原文解读】

《论衡·自然》曰：“天地合气，万物自生。”认为气是世界上一切物质的本原。

《素问·宝命全形论》曰“人以天地之气生”“天地合气，命之曰人”。就是说，人是自然界的产物，人体的形成，是以气为其最基本的物质，即人是由气构成的。

《素问·六节藏象论》曰：“天食人以五气，地食人以五味。五气入鼻，藏于心肺，上使五色修明，音声能彰；五味入口，藏于肠胃，味有所藏，以养五气。气和而生，津液相成，神乃自生。”“食（sì 四）”，同“饲”。供给，给人吃。

《灵枢·决气》曰：“上焦开发，宣五谷味，熏肤，充身，泽毛，若雾露之溉，是谓气。”

《医门法律·大气论》曰：“气聚则形存，气散则形亡。”

以上原文是说，人的生命活动是气的作用，即气是维持生命活动的物质基础。

二、气的生成

（一）气的来源（图 3-4）

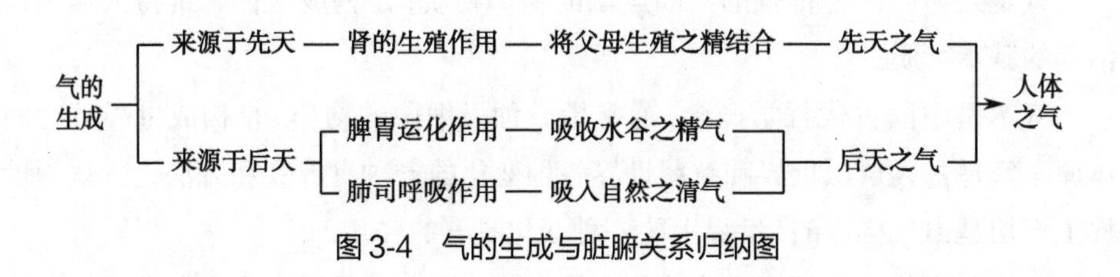

图 3-4　气的生成与脏腑关系归纳图

气的生成来源，主要有先天和后天两个方面。

来源于先天：是禀受于父母之精气，亦称“先天之气”，即父母的先天之精化生的先天之气，也称为“真气”“原气”，是人体之气的根本。

来源于后天：包括水谷之精气和自然之清气，是人出生之后所获得的，故称为“后天之气”。

（二）脏腑的作用（图 3-4）

先天之气和后天之气，是通过有关脏腑的作用而化生为人体之气的。主要与肾、脾胃、肺等的生理功能密切相关。

肾的主生殖作用：先天之气是通过肾的生殖作用，将父母的生殖之精结合，形成胚胎，成为人体的原始之气，根本之气。

脾胃的运化作用：胃主受纳腐熟水谷，脾主运化水谷，共同完成对饮食物的消化和精微物质的吸收。吸收的水谷精微，又称“水谷之气”“谷气”，上输心肺，化生气血，输布全身，成为人体之气的主要来源。故称“脾胃为生气之源”。

肺的司呼吸作用：肺司呼吸，吸入自然之清气。清气与谷气结合，生成宗气。宗气属于后天之气，是维持人体生命活动的基本物质。

综上所述，在肾、脾胃、肺等脏腑的作用下，将父母之精气、水谷之精气、自然之清气，化生为人体之气。也就是说，人体之气生成的基本条件，一是肾、脾胃、肺等脏腑的生理功能正常；二是先天之精气、水谷之精气与自然之清气等物质来源充足。其中，以脾胃的运化功能最为重要，称脾胃为生气之源。如果其脏腑功能失常，或物质来源不足，均可影响气的生成。

【原文解读】

《灵枢·刺节真邪》曰："真气者，所受于天，与谷气并而充身者也。"

《医门法律·阴病论》曰："人身血肉之躯皆阴也。父母媾精时，一点真阳，先身而生，藏于两肾之中，而一身之元气，由之以生，故谓生气之原。"

《灵枢·营卫生会》曰："人受气于谷，谷入于胃，以传于肺，五脏六腑，皆以受气。"

《素问·阴阳应象大论》曰："天气通于肺。"

以上原文，是说人体之气的生成来源，有先天真气与后天谷气、天气，是在肾、脾胃、肺等脏腑的作用下生成的。

《医宗金鉴·删补名医方论》曰："后天之气得先天之气，则生生而不息；先天之气得后天之气，始化化而不穷也。"原文是说，先后天之气之间的相互依赖、相互为用的关系。

《灵枢·五味》曰："故谷不入，半日则气衰，一日则气少矣。"原文从病变方面，强调脾胃运化水谷在气的生成中的重要性。

三、气的运动（图3-5）

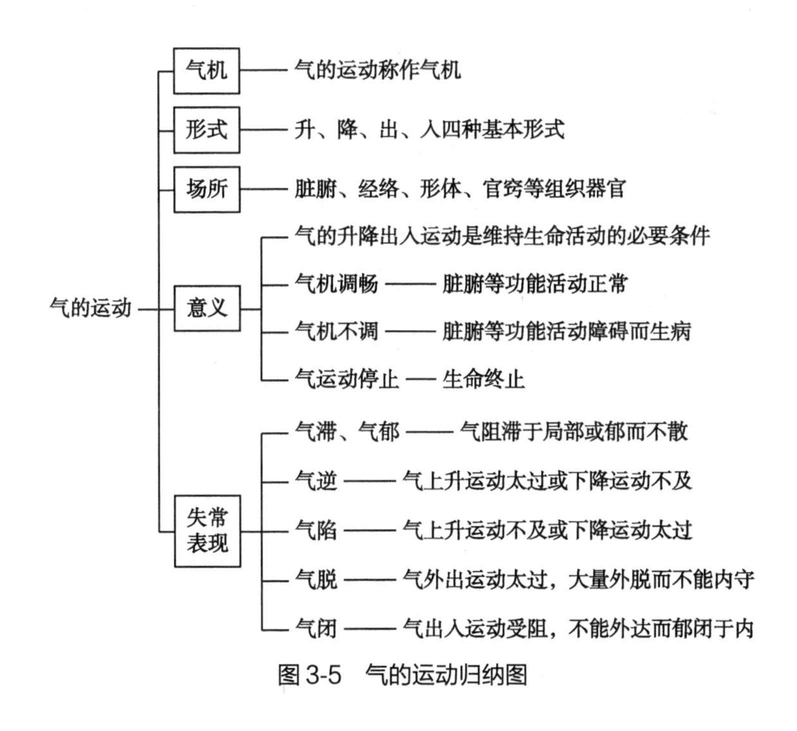

图3-5 气的运动归纳图

（一）气机的概念

气的运动称作气机。气具有运动的特性，人体之气是活力很强的不断运动的精微物质，它流行、分布于全身，对各脏腑组织的生理活动，起着激发和推动作用。

（二）气运动的形式

气的运动形式是多种多样的，《内经》概括为升、降、出、入四种基本形式。所谓升，是指气自下而上的运动；降，是指气自上而下的运动；出，是指气由内向外的运动；入，是指气由外向内的运动。气的运动正常，必须畅通无阻，升降出入运动之间必须协调平衡，这种正常状态称之为"气机调畅"。

（三）气运动的场所

气运动的场所是脏腑、经络、形体、官窍等组织器官。气的升降出入运动，只有在脏腑、经络等组织器官的生理活动中，才能得到具体体现。

一般而言，五脏藏精气，宜升；六腑传化物，宜降。以五脏而言，心肺在上，在上者宜降；肝肾在下，在下者宜升；脾胃居中，通连上下，为升降出入的枢纽。以六腑而言，传化物而不藏，以通为用，以降为顺。其在饮食物的消化、吸收及糟粕排泄的过程中，总体是降，降中寓升。以脏腑关系而言，肺主出气，肾主纳气，肝主升发，肺主肃降，脾主升清，胃主降浊，以及心肾相交等，都说明脏腑的功能活动，是处于气的升降出入运动之中。

（四）气运动的意义

气的升降出入运动，对人体的生命活动十分重要，它是维持机体生命活动的必要条件。气的升降出入运动正常，气机调畅，脏腑功能活动正常，人体才能维持正常的生理活动；气的升降出入运动失常，气机不调，则产生脏腑等的功能活动障碍而生病；气的升降出入运动一旦停止，机体失去气维持人体生理活动的作用，则生命活动终止。所以，从某种意义上说，人的生命活动就是气的运动。

（五）气运动失常的表现形式

气的升降出入运动失去协调平衡，称之为"气机不调"或"气机不畅"。气机不调的主要表现形式有：

气的运动失常，阻滞局部，或郁而不散，称为"气滞"或"气郁"；

气的上升运动太过或下降运动不及，称为"气逆"；

气的上升运动不及或下降运动太过，称为"气陷"；

气的外出运动太过，大量外脱而不能内守，称为“气脱”；

气的出入运动受阻，不能外达而郁闭于内，称为“气闭”。

（气机不调的病变详见第八章病机部分）

【原文解读】

《素问·六微旨大论》曰：“出入废，则神机化灭；升降息，则气立孤危。故非出入，则无以生长壮老已；非升降，则无以生长化收藏。是以升降出入，无器不有。故器者生化之宇，器散则分之，生化息矣。故无不出入，无不升降。”

《读医随笔·升降出入论》曰：“升降出入者，天地之体用，万物之橐籥，百病之纲领，生死之枢机也。”

以上原文所述，其旨是说气的升降出入运动的重要，是人体生命活动的根本，气的升降出入运动一旦停止，也就意味着生命活动的终止。

四、气的功能

气既是构成人体的基本物质，又是维持人体生命活动的基本物质，在人体具有十分重要的作用。

气的生理功能主要有以下几个方面：（表3-1）

表3-1　气的生理功能简表

功能	含义	主要表现	主要病变
推动	气的运动而产生激发和推动的作用	人体的生长发育与生殖 各脏腑、经络等组织器官的功能活动 血液的生成和运行 津液的生成、输布和排泄	推动功能减弱，则影响生长发育与生殖；脏腑、经络等组织器官功能减退；血液生成不足，运行迟缓；津液代谢障碍
温煦	产生热量，温暖机体的作用	维持恒定体温 全身脏腑组织器官的功能活动 血与津液等液态物质的运行	温煦作用减弱，则体温下降、怕冷、四肢不温；脏腑功能减退；血与津液运行迟缓
防御	护卫肌肤，抗御邪气的作用	护卫肌肤，防御外邪入侵 抗御邪气，驱邪外出	防御作用低下，则易感外邪而生病；驱邪无力，病情加重或难愈

续表

功能	含义	主要表现	主要病变
固摄	对体内的液态等物质具有固护、统摄和控制的作用	固摄血液，防止溢出于脉外 固摄汗液与尿液，防止津液外泄 固摄唾液与胃肠液，防止体液丧失 固摄精液，防止妄泄 固摄内脏，使其保持恒定位置	固摄作用减弱，则可导致体内液态物质大量丢失，如出血、自汗、多尿、遗精等，或内脏下垂
气化	气的运动而产生的各种变化	人体的精、气、血、津液等物质的新陈代谢及其相互转化，以及脏腑、经络等的功能活动所产生的变化	气化作用失常，则可导致精、气、血、津液等物质的代谢障碍，影响脏腑功能活动而产生各种病变
营养	气是富有营养作用的精微物质	营养全身各脏腑组织器官，以保证其正常的功能活动	营养功能减弱，则会产生脏腑组织功能低下的病变

【原文解读】

《难经·八难》曰："气者，人之根本也。"

《医门法律·先哲格言》曰："人之所赖，惟此气耳！气聚则生，气散则死。"

《医方考·气门》曰："气化即物生，气变即物易，气盛即物壮，气弱即物衰，气正即物和，气乱即物病，气绝即物死。"

以上原文，是说气在人的生命活动中起着重要作用。

（一）推动作用

含义：气的推动作用，是指气在人的生命活动过程中具有激发和推动的功能。因为气是活力很强的不断运动着的精微物质，因而能产生激发和推动的作用。

气的推动作用，主要表现在：①人体的生长发育与生殖；②各脏腑、经络等组织器官的功能活动；③血液的生成与运行；④津液的生成、输布与排泄等方面，都依赖于气的激发和推动作用，才能正常进行。

病变：如果气的推动作用减弱，就会出现影响人体的生长发育与生殖，脏腑、经络等组织器官的生理功能减退，血液的生成不足，运行迟缓，津液的代谢障碍等的病理变化。如肾中精气不足，推动无力，则可出现生长发育迟缓，生殖功能低下；心气虚弱，推动无力，则可出现血行迟缓或瘀阻；肾中阳气亏虚，无力推动水液的输布和排泄，则可出现水液停聚的病证。

（二）温煦作用

含义：气的温煦作用，是指气能产生热量，温暖机体的作用。其主要是指阳气的温煦作用。

气的温煦作用，主要表现在：①维持人体体温的相对恒定；②全身脏腑组织器官的功能活动；③血液和津液的正常运行等方面，都依赖于气的温煦作用，才能保持正常。

病变：如果阳气不足，温煦作用减弱，就会产生体温下降，怕冷，四肢不温，脏腑功能减退，血和津液运行迟缓等寒性的病理变化。若因某些原因，引起气聚而不散，气盛或气郁化热，则出现发热病变。

【原文解读】

《难经·二十二难》曰："气主煦之。"

《医碥·气》曰："阳气者，温暖之气也。"

《质疑录·论阳常有余》曰："人身通体之温者，阳气也。"

《诸病源候论·冷气候》曰："夫脏气虚，则内生寒也。"

以上原文所述，就是指气的温煦作用，以及阳气虚而生内寒的病理变化。

（三）防御作用

含义：气的防御作用，是指气具有护卫肌肤，抗御邪气的作用。具有防御作用的气，一般称为正气（或卫气），即是指正气的抗邪作用。

气的防御作用，主要表现有两个方面：①是护卫全身肌表，防御外邪的入侵；②是与邪气斗争，以驱邪外出。

病变：若正气虚弱，抗邪无力，防御作用低下，则容易感受外邪而发病，或发病后，正气驱邪无力，病情加重或难愈。

【原文解读】

《素问·刺法论》曰："正气存内，邪不可干。"

《素问·评热病论》曰："邪之所凑，其气必虚。"

《灵枢·口问》曰："邪之所在，皆为不足。"

以上原文所述，从正气的旺盛与不足两个方面来说气具有防御作用。

《医旨绪余·宗气营气卫气说》曰："卫气者，为言护卫周身，温分肉，肥腠理，不使外邪侵犯也。"

（四）固摄作用

含义：固摄作用，是指气对体内液态等物质具有固护、统摄和控制的作用。

气的固摄作用，主要表现在：①固摄血液，防止血液溢出于脉外，保证血液在脉中运行；②固摄尿液、汗液，防止津液外泄，并使其有节制地排出体外；③固摄唾液、胃肠液，防止体液丧失；④固摄精液，防止精液妄泄；⑤固摄内脏，使内脏保持相对恒定位置，而不致下垂。

病变：气的固摄作用减弱，可导致体内液态物质大量丢失或内脏下垂等病变。如气虚不能摄血，可产生便血、崩漏、皮下出血等的出血病变；气虚不能摄津，可产生自汗、多尿、尿失禁等病症；气不固精，可产生遗精、滑精、早泄等病症；气虚不能固摄内脏，可产生内脏下垂等病变。

（五）气化作用

含义：气化，是指气的运动而产生的各种变化。主要包括精、气、血、津液等物质的新陈代谢及其相互转化。

气的气化作用，主要表现在：气化作用贯穿于人之一生，诸如人体精、气、血、津液等物质的新陈代谢及其相互转化，脏腑、经络等组织器官的功能活动所产生的变化，都是气化作用的结果。

例如，气化作用使饮食物化成水谷精微和糟粕，水谷精微再化生成精、气、血、津液等精微物质，供人体利用，代谢后的废物及糟粕排出体外等一系列的变化过程，都是气化作用的具体体现。实际上，气化过程就是人体物质代谢的过程，是物质转化和能量转化的过程。因此可见，人体的气化作用，存在于生命过程的始终，没有气化运动就没有生命活动。

病变：如果气化作用失常，就会影响饮食物的消化吸收与糟粕的排泄；影响精、气、血、津液等物质的新陈代谢和相互转化；影响汗、尿、粪便的生成与排泄；影响脏腑的功能活动，从而产生各种病变。

【原文解读】

《素问·阴阳应象大论》曰："味归形，形归气；气归精，精归化；精食气，形食味；化生精，气生形……精化为气。""归"，由此到彼的转变过程。

《素问·六微旨大论》曰："物之生，从于化，物之极，由乎变，变化之相薄，成败之所由也。"

《素问·灵兰秘典论》曰："膀胱者，州都之官，津液藏焉，气化则能出矣。"

《景景室医稿杂存》曰："人类伊始，气化之也。两间既有人类，先由气化，继由形化。父母精血，子孳孙生，然必历十阅月，备受四时阴阳之气，而后免(娩)怀，是成胎全形，乃关气化也。免怀而后，鼻受天之气，口受地之味，其气所化，宗气、营、卫分而为三，由是化津、化液、化精、化血，精复化气，以奉养生身。《内经》所谓味归形，形归气，气归精，精归化，化生精，气生形，精化为气者，是养生以尽天年，全恃气化也。"

以上原文，论述了气化作用贯穿于人之一生。生命活动中的味、形、精、气、血、津液等的相互转化，都是气化作用。

(六)营养作用

含义：营养作用，是说气是人体内具有营养作用的精微物质，因而具有营养作用。

气的营养作用，主要表现在：具有营养作用的气，主要是水谷精气。水谷之精气与自然之清气结合生成宗气，水谷精气与津液结合化生血液，在心、肺等脏的作用下，输布全身，为全身各脏腑组织器官的生理活动提供必需的营养物质，以维持其生理活动。

病变：如果水谷精气或宗气不足，则会导致全身各脏腑组织器官的营养不足，从而出现各种功能活动减弱的病变。

【原文解读】

《灵枢·脉度》曰："其流溢之气，内溉脏腑，外濡腠理。"

《灵枢·五味》曰："故谷不入，半日则气衰，一日则气少矣。"

五、气的分类

由于气的生成来源、分布部位及功能特点的不同，而有不同的名称。中医学将人身之气主要分为元气、宗气、营气、卫气，以及脏腑之气、经络之气。(图3-6)

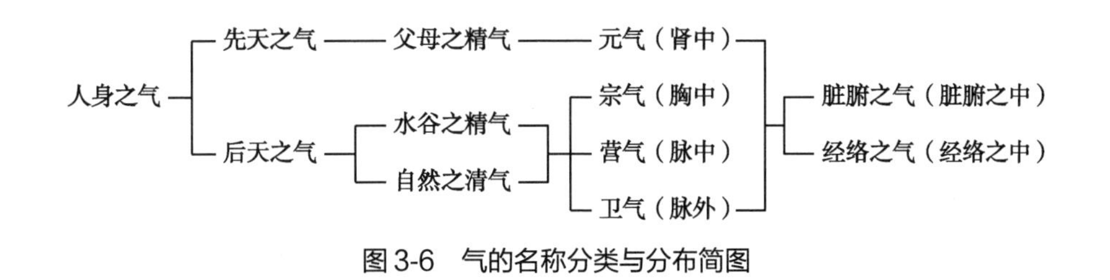

图3-6 气的名称分类与分布简图

【原文解读】

《医门法律·明胸中大气之法》曰："身形之中，有营气，有卫气，有宗气，有脏腑之气，有经络之气，各为区分。"

《医门法律·先哲格言》曰："气有外气，天地之六气也；有内气，人身之元气也。气失其和则为邪气，气得其和则为正气，亦为真气。但真气所在，其义有三：曰上、中、下也。上者所受于天，以通呼吸者也；中者生于水谷，以养营卫者也；下者气化于精，藏于命门……人之所赖，惟此气耳。"

《医碥·气》曰："气一耳，以其行于脉外，则曰卫气；行于脉中，则曰营气；聚于胸中，则曰宗气。名虽有三，气本无二。"

以上原文所述，是说气的来源、分布部位等的不同，而有不同的名称。

（一）元气（图3-7）

元气，又名原气，是形成人体的原始之气、根本之气，是人体生命活动的原动力。

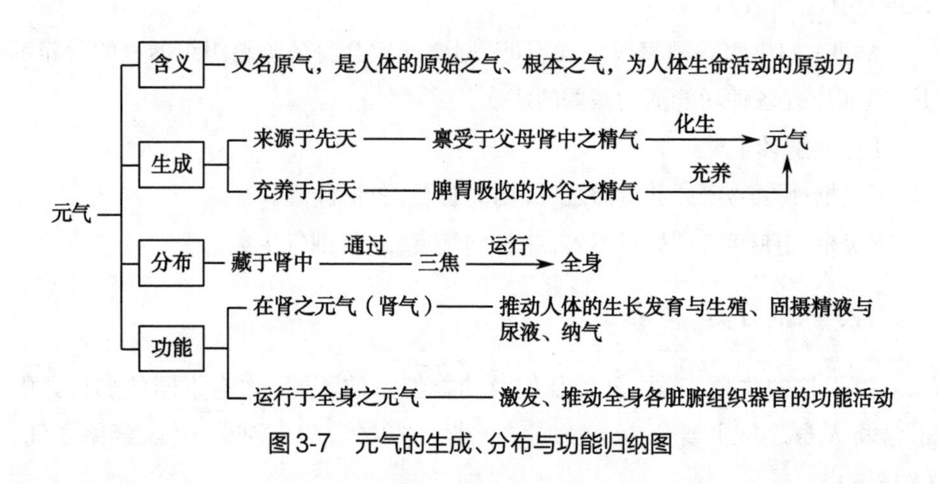

图3-7 元气的生成、分布与功能归纳图

1. 生成 元气来源于先天，在胚胎形成之时，禀受于父母肾中之精气所化生；出生以后，又依赖脾胃吸收水谷精微的充养，以保持元气的经常充足。因此，元气的充盛与否，既决定于先天禀赋，又与后天脾胃消化吸收水谷精气的功能密切相关。

2. 分布 元气藏于肾中，通过三焦而流行于全身。三焦有运行元气的作用，是元气运行的通路。所以，元气通过三焦运行全身，内而五脏六腑，外而肌肤腠理，无处不到。

3. 主要功能 元气藏于肾，分布到全身。其功能主要有以下两个方面：

一是在肾之元气，即为肾气，具有激发、推动人体的生长发育与生殖，以及固摄精液、尿液和纳气等作用。

二是分布于全身之元气，具有激发、推动全身各脏腑经络等组织器官功能活动的作用。

所以，元气是人体的根本之气，为人体生命活动的原动力。

若元气不足，就会导致人体的生长发育迟缓，各脏腑组织器官功能低下的病变。

【原文解读】

《医学读书记·通一子杂论辨》曰："元气是生来便有，此气渐长渐消，为一生盛衰之本。"

《医学源流论》曰："当其受生之时，已有定分焉。所谓定分者，元气也。"

《脾胃论·脾胃虚则九窍不通论》曰："真气又名元气，乃先身生之精气也，非胃气不能滋之。"

《景岳全书·卷之十七·脾胃》曰："故人之自生至老，凡先天之有不足者，但得后天培养之力，则补天之功，亦可居其强半，此脾胃之气所关于人生者不小。"

以上原文，论述了元气的生成来源，不外乎先天与后天两个方面。

《难经·三十六难》曰："命门者……原气之所系也。"

《难经·六十六难》曰："三焦者，原气之所别使也，主通行三气，经历于五脏六腑。"

以上原文，论述了元气的分布，系于命门（肾），通过三焦运行，经历五脏六腑（全身）。

《医原·阴阳治法大要论》曰："先天真一之气，自下而上，与后天胃气相接而生，而为人身之至宝。"

《景岳全书·传忠录·命门余义》曰："命门为元气之根，为水火之宅，五脏之阴气，非此不能滋，五脏之阳气，非此不能发。"

以上原文，论述了元气作用，为人身至宝，以滋养、激发全身各脏腑组织器官。

（二）宗气（图 3-8）

宗气，又名大气，是积聚于胸中之气，为人体后天的根本之气。

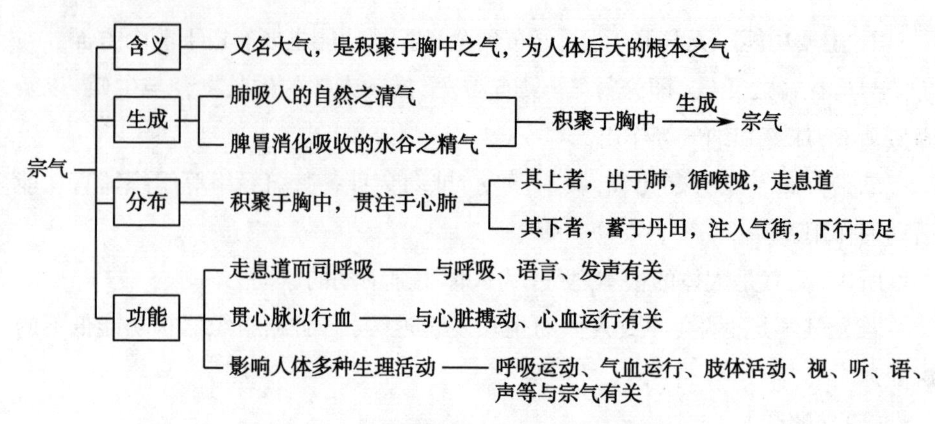

图3-8　宗气的生成、分布与功能归纳图

1. 生成　宗气的生成，是由肺吸入的自然之清气，与脾胃消化吸收转输而来的水谷之精气，在胸中相结合而生成。因此，宗气的充足与否，与肺、脾胃的功能有着直接的关系。

2. 分布　宗气积聚于胸中，贯注于心肺。出于肺而走息道（呼吸道），以司呼吸；出于心而贯注血脉，以推动血行。

在中医古典医籍中，还认为：宗气积聚于胸中，其上者，出于肺，循喉咙，走息道；其下者，蓄于丹田（下气海），注于气街，下行于足。

因胸中为宗气积聚之处，故称胸中为“气海”，又名“膻中”。

3. 主要功能　宗气聚于胸中，心肺居于胸中。因此，宗气与心主血、肺司呼吸的功能有关。宗气的生理功能主要有以下几个方面：

一是出于肺走息道而司呼吸。宗气出于肺，上走息道，循喉咙，以助肺司呼吸。因此，呼吸功能及语言、声音等与宗气有关。宗气充足，则呼吸均匀有力，语言声音洪亮。若宗气不足，则呼吸短促微弱，语言声音低微。

二是出于心贯心脉以行血。宗气贯注心脉，以助心脉搏动，推动血液运行。因此，血液的运行，心脉的搏动及节律等与宗气有关。宗气充足，则心脉搏动有力，节律调匀。若宗气不足，则心脉搏动无力，节律不规则。故亦可以从心脉搏动情况来测知宗气的盛衰。

三是影响人体多种生理活动。由于宗气为人体后天的根本之气，又有助肺呼吸，助心行血的作用，因而可影响人体的多种生理活动。如呼吸运动、气血运行、肢体活动，以及视、听、语、声等都与宗气盛衰有关。故有宗气为人身之“动气”之说。

【原文解读】

《灵枢·五味》曰："其大气之抟而不行者，积于胸中，命曰气海，出于肺，循喉咙，故呼则出，吸则入。""抟（tuán 团）"，盘聚不散。

《灵枢·海论》曰："膻中者为气之海。""膻中"，指胸中部位。

《靖盦说医》曰："膻中者，大气之所在也。大气亦谓之宗气。"

《灵枢·邪客》曰："宗气积于胸中，出于喉咙，以贯心脉，而行呼吸焉。"

《灵枢·刺节真邪》曰："宗气留于海，其下者，注于气街；其上者，走于息道。"

《类经·针刺类》曰："宗气……蓄于丹田，注足阳明之气街而下行于足"。

以上原文，论述了宗气的分布，宗气积于胸中，并贯注于心肺。

《读医随笔·气血精神论》曰："宗气者，动气也。凡呼吸、言语、声音，以及肢体运动，筋力强弱者，宗气之功用也。"原文论述宗气为人身之"动气"及其重要作用。

《素问·平人气象论》曰："胃之大络，名曰虚里，贯膈络肺，出于左乳下，其动应衣（手），脉宗气也。"原文是说，从左乳下（虚里）心跳搏动处，来测知宗气的盛衰。

（三）营气（图 3-9）

营气，是行于脉中的具有营养作用的气。因其富有营养作用，故称为"营气"，又为"荣气"。由于营气在脉中，是血液的重要组成部分，营与血关系密切，可分不可离，故常将"营血"并称。

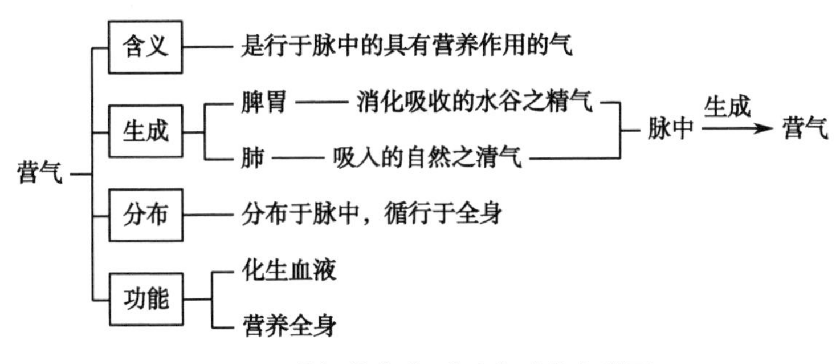

图 3-9　营气的生成、分布与功能归纳图

1. 生成　营气的生成，主要是脾胃消化吸收的水谷之精气，与肺吸入的自然之清气相结合而生成，运行于脉中，是为营气。

由中焦脾胃吸收的水谷精气，须上传与肺，才能生成宗气与营气、卫气。宗气生成后，自心肺输出，“别出两行，营卫之道”，“营在脉中，卫在脉外”，而输布全身。可以说，营气和卫气是宗气自心肺向全身输布的两种气。因此，营气与卫气的生成，除由脾胃吸收的水谷之气外，还须有肺吸入之清气才能生成。

2. 分布 营气生成后，在脉中运行于全身。营气在脉中，通过十二经脉和督任二脉而循行于全身，内入脏腑，外达肢节，终而复始，营周不休。

3. 主要功能 营气的生理功能，主要有以下两个方面：

一是化生血液。营气注入脉中，与津液相合，化生血液，而成为血液的主要组成部分。故常“营血”并称。

二是营养全身。营气是富有营养作用的气，在脉中运行于全身，故而对全身各脏腑组织器官，发挥其营养作用。

若营气亏少，则会引起血液亏虚，全身脏腑组织因缺乏血液营养，产生功能减退的病理变化。

【原文解读】

《灵枢·营卫生会》曰：“人受气于谷，谷入于胃，以传与肺，五脏六腑，皆以受气。其清者为营，浊者为卫。营在脉中，卫在脉外，营周不休，五十而复大会，阴阳相贯，如环无端。……此所受气者，泌糟粕，蒸津液，化其精微，上注于肺脉，乃化而为血，以奉生身，莫贵于此，故独得行于经隧，命曰营气。”原文论述了营气、卫气的生成、区别、运行，以及营气的功能。

《素问·痹论》曰：“营者，水谷之精气也，和调于五脏，洒陈于六腑，乃能入于脉也，故循脉上下，贯五脏，络六腑也。”

《灵枢·邪客》曰：“营气者，泌其津液，注之于脉，化以为血，以荣四末，内注五脏六腑。”

《灵枢·营气》曰：“营气之道，纳谷为宝。谷入于胃，乃传于肺，流溢于中，布散于外。精专者，行于经隧，常营不已，终而复始，是谓天地之纪。”

《读医随笔·气血精神论》曰：“凡经隧之所以滑利，发肤之所以充润者，营气之功用也。”

以上原文，论述了营气的生成、分布、运行及其功能。

（四）卫气（图3-10）

卫气，是行于脉外的具有保卫作用的气。因其具有保卫人体，避免外邪入侵的作用，故称为“卫气”。卫气与行于脉内的营气相对而言，营气属阴，卫气属阳，故又有“营阴”“卫阳”之称。

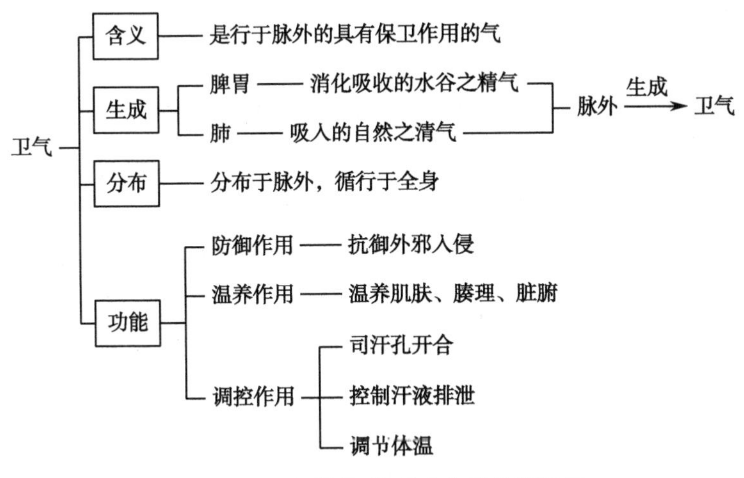

图3-10　卫气的生成、分布与功能归纳图

1. 生成　卫气的生成与营气相同，主要是脾胃消化吸收的水谷之气，与肺吸入的自然之清气相结合而生成，运行于脉外，是为卫气。

卫气与营气在生成过程中，由肺吸入的清气是一样的，但由脾胃吸收转输而来的水谷之气有区别，即生成营气的是水谷之精气，生成卫气的是水谷之悍气。

2. 分布　卫气生成后，在脉外运行于全身。卫气是水谷之悍气，不受脉道之约束，故行于脉外，并与营气相随，外而皮肤肌腠，内而胸腹脏腑，布散于全身。

另外，卫气通过经脉循行全身，有昼行于阳，夜行于阴的循行特点。

3. 主要功能　卫气的生理功能，主要有以下三个方面：

一是防御作用。体表的皮肤腠理是人体防御外邪入侵的一道屏障。卫气有温养肌肤腠理和控制皮毛汗孔开合的作用，使肌肤腠理致密，汗孔开合正常，起到防御外邪入侵的作用。

二是温养作用。卫气属于阳气，阳气有温煦、营养作用。内而胸腹脏腑，外而皮肤肌腠，得到卫气的温养，以保持体温相对恒定，肌肤腠理致密，脏腑功能活动正常。

三是调控作用。卫气作用于体表，能调节皮毛汗孔的开合，控制汗液的排泄，起到调节体温的作用。

若卫气虚弱，其防御、温养、调节功能低下，则易感受外邪而生病。

【原文解读】

《素问·痹论》曰："卫者，水谷之悍气也，其气慓疾滑利，不能入于脉也，故循皮肤之中，分肉之间，熏于肓膜，散于胸腹。""悍"，勇猛，强劲。"慓"，迅捷。"疾"，急速，猛烈。"滑利"，流利。"慓疾滑利"，是说卫气运行急速流利。"肓(huāng 荒)膜"，指体腔内脏之间及肌肉纹理之间的筋膜。

《灵枢·邪客》曰："卫气者，出其悍气之慓疾，而先行于四末分肉皮肤之间而不休者也。昼日行于阳，夜行于阴。"

《灵枢·卫气》曰："其浮气之不循经者，为卫气；其精气之循于经者，为营气。阴阳相随，外内相贯，如环之无端。"

《难经·三十难》曰："营行脉中，卫行脉外，营周不息，五十而复大会，阴阳相贯，如环之无端，故知营卫相随也。"

以上原文，论述了卫气的循行分布，以及营气与卫气的循行关系。

《灵枢·本脏》曰："卫气者，所以温分肉，充皮肤，肥腠理，司开阖者也。"

《灵枢·决气》曰："上焦开发，宣五谷味，熏肤，充身，泽毛，若雾露之溉，是谓气。"

《读医随笔·气血精神论》曰："卫气者，热气也。凡肌肉之所以能温，水谷之所以能化者，卫气之功用也。"

《医旨绪余·宗气营气卫气说》曰："卫气者，为言护卫周身，温分肉，肥腠理，不使外邪侵犯也。"

以上原文，论述了卫气的功能。

关于宗气、营气、卫气的生成与分布方面的关系：(图3-11)

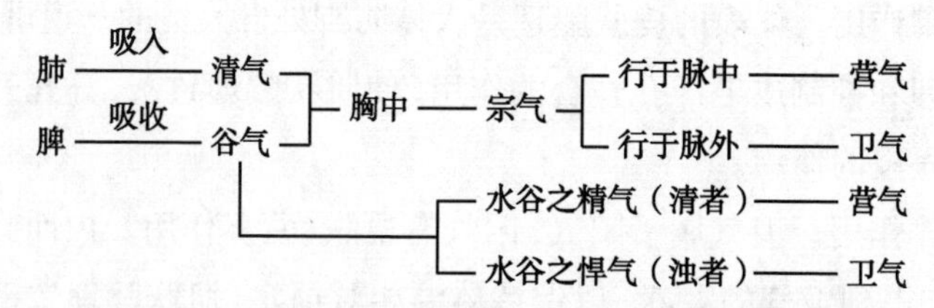

图3-11 宗气、营气、卫气的生成与分布关系简图

生成方面：宗气、营气、卫气的生成是相同的。即是由肺吸入的自然之清气和由脾吸收转输而来的水谷之气相结合而生成。从生成来说，这三种气的实质是一致的。其中，生成营气与卫气的水谷之气有区别，即生成营气的是水谷之精气（清者），生成卫气的是水谷之悍气（浊者）。

分布方面：宗气、营气、卫气的分布部位与循行路径是不同的。宗气积聚于胸中，贯注于心肺。而营气、卫气是宗气自胸中心肺向全身运行所发出的两种气，营气由脉内循行到全身，卫气由脉外循行到全身。

关于营气与卫气的关系：既有联系，又有区别。（表3-2）

表3-2 营气和卫气的比较表

<table>
<tr><th rowspan="2"></th><th rowspan="2">相同点</th><th colspan="4">不同点</th></tr>
<tr><th>性质</th><th>分布</th><th>功能</th><th>阴阳属性</th></tr>
<tr><td>营气</td><td rowspan="2">生成来源相同，是脾胃吸收的水谷之气与肺吸入的自然之气相结合而生成</td><td>水谷之精气（清者）</td><td>行于脉中</td><td>化生血液
营养全身</td><td>属阴</td></tr>
<tr><td>卫气</td><td>水谷之悍气（浊者）</td><td>行于脉外</td><td>防御外邪入侵
温养脏腑肌表
调节汗孔开合
控制汗液排泄</td><td>属阳</td></tr>
</table>

相同方面：营气与卫气的生成来源是相同的，即都是由脾胃吸收的水谷之气与肺吸入的自然之气相结合而生成的，并且都运行到全身。

不同方面：营气和卫气在水谷之气的性质、分布和功能等方面还有一定的区别：①营气是水谷之精气，其性精纯；卫气是水谷之悍气，其性慓疾滑利。②营气行于脉中，卫气行于脉外。③营气有化生血液，营养全身的功能特点；卫气有防御外邪入侵，温养脏腑肌表，调节汗孔开合与控制汗液排泄的功能特点。④营气属阴，卫气属阳。

【原文解读】

《素问·痹论》曰："营者，水谷之精气也。""卫者，水谷之悍气也。"

《灵枢·五味》曰："别出两行，营卫之道。"

《读医随笔·气血精神论》曰："宗气者，营卫之所合也，出于肺，积于气海。"

《医碥·气》曰："气一耳，以其行于脉外，则曰卫气；行于脉中，则曰营气；聚于胸中，则曰宗气。名虽有三，气本无二。”

以上原文论述了宗气、营气、卫气三者之间的关系。

此外，还有脏腑之气、经络之气。实际上，脏腑之气、经络之气，是元气、宗气、营气、卫气等，分布并作用于脏腑经络之中的，是脏腑经络进行生理活动的物质基础和原动力。

第三节 血

一、血的基本概念

血，即血液，是循行于脉中的富有营养的红色液态物质，是构成人体和维持人体生命活动的基本物质。血液的主要组成成分，包括营气和津液两部分。营气能化生血液。津液调和，渗入脉中，亦能化生血液。所以，营气和津液在脉管之中，就是血液的主要组成成分。

血液循行在脉管之中，脉管约束血液运行，所以称脉为“血府”。如果血液溢出脉管之外，就形成出血，称为“离经之血”。如果血液在脉中循行不畅或停滞，就形成“瘀血”。

血液是人体生命活动中的重要的营养物质。如果血虚，则会影响全身脏腑组织器官的功能活动，而产生多种疾病。

【原文解读】

《素问·调经论》曰：“人之所有者，血与气耳。”

《素问·脉要精微论》曰：“脉者，血之府也。”

二、血的生成

生成血液的主要物质是水谷之精和肾精，其在脾、胃、心、肺、肝、肾等脏腑的共同作用下而化生为血液。即精化为血。

（一）水谷之精化血（图 3-12）

水谷之精化血，是在脾、胃、心、肺等脏的作用下完成的。

饮食物经过中焦脾胃的运化，吸收水谷精微，转输至心肺，水谷精微与肺吸入的清气相结合，经心火的化赤，即心肺的气化作用，而变化成红色的液态物质，入于脉中，即为血液。

水谷精微中包含的津液，以及生成的营气，是化生血液的主要物质，因而有营气化血、津液化血之说。

脾胃吸收水谷精微化生血液，故说脾胃为生血之源。如果脾胃功能失调，水谷精微化生不足，则会导致血液生成不足的病理变化。临床上，对血虚的病证，常常用调理脾胃的方法进行治疗。

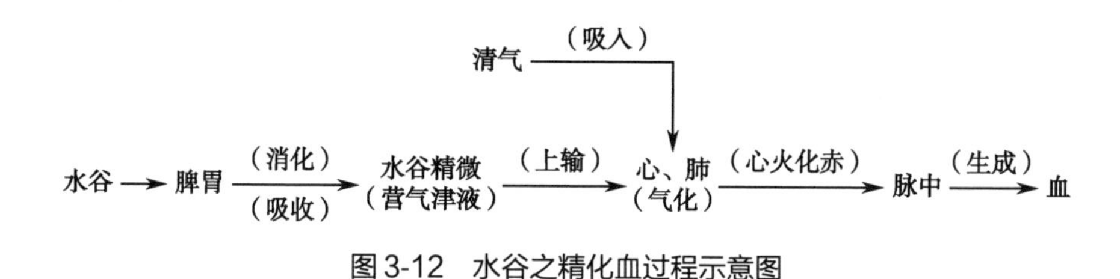

图 3-12　水谷之精化血过程示意图

【原文解读】

《灵枢·决气》曰："中焦受气取汁，变化而赤，是谓血。"是说中焦脾胃，吸收精气，取其精微，经心肺气化成红色的液态物质，即为血。

《灵枢·营卫生会》曰："中焦……此所受气者，泌糟粕，蒸津液，化其精微，上注于肺脉，乃化而为血。"

《灵枢·痈疽》曰："中焦出气如露……津液和调，变化而赤为血。"

《医旨绪余·宗气营气卫气说》曰："世谓营为血者，非也。营气化而为血耳！"

《侣山堂类辨·辨血》曰："血乃中焦之汁，流溢于中以为精，奉心化赤而为血。"

《医碥·血》曰："血色独红者，血为心火之化。"

《血证论·阴阳水火气血论》曰："血色，火赤之色也。火者，心之所主，化生血液，以濡周身，火为阳而生血之阴。"

《医家秘奥》曰："中气上升于肺而为气，从肺回下则化为血。"

以上原文，论述了水谷在中焦脾胃及心肺等脏腑的作用下，化而为血的生理过程。

（二）肾精化血（图 3-13）

肾精化血，主要与肝、肾两脏的作用相关。

肾藏精，精生髓，精髓是化生血液的基本物质，故说精髓可以化血。

肾藏精，肝藏血，肝血可养肾精，肾精可化肝血，肝肾精血互化，即肝肾精血同源之义。

此外，肾阳的温煦，促进脾胃化生水谷精微，进而奉心化赤为血。

总之，血液的生成，是以水谷之精和肾精为主要物质基础。故精足则血足，精亏则血少。血液的生成，是通过脾、胃、心、肺、肝、肾等脏腑的功能活动而完成的。其中，又以脾胃的运化功能最为重要，故有“脾胃为气血生化之源”之说。如果某一内脏功能衰退或障碍，就可导致血液的生成不足，产生血虚的病理变化。

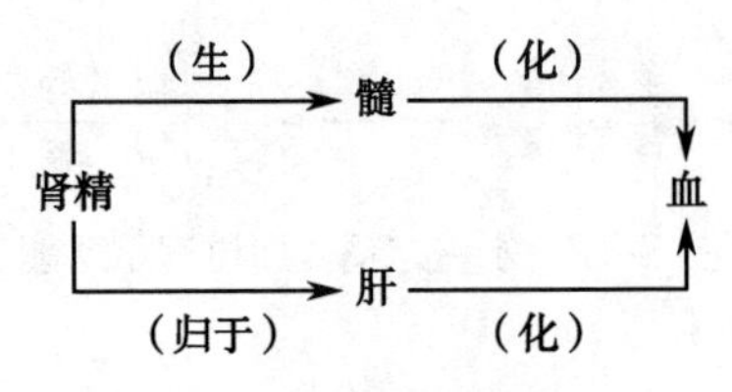

图 3-13　肾精化血过程示意图

【原文解读】

《素问•生气通天论》曰：“骨髓坚固，气血皆从。”

《张氏医通•诸血门•诸见血证》曰：“经言血之与气，异名同类，虽有阴阳清浊之分，总由水谷精微所化，其始也混然一区，未厘清浊，得脾气之鼓运，如雾上蒸于肺而为气；气不耗，归精于肾而为精；精不泄，归精于肝而化清血；血不泻，归精于心，得离火之化而为真血。”“归精”，即精归。“离”，为八卦之一，象征火，心在五行属火，以离代心，“离火”即心火。

《读医随笔•气血精神论》曰：“夫血者，水谷之精微，得命门真火蒸化，以生长肌肉皮毛者也。”

以上原文，论述了水谷之精、肾精化血的生理转化过程。

三、血的运行

（一）血液在脉管内运行

血液在脉管内运行于全身，是循环不息的。《内经》称为“如环无端”，“营周不休”。

心主血脉，是血液循行的动力，脉管（经脉）是血液循行的通道，心与脉共同构成一个相对独立的心血脉系统。血液循行，从心发出，由经脉到络脉，由络脉到孙脉，流布到全身各部组织内，发挥其濡润滋养作用。血液被利用后，再由

孙脉到络脉，由络脉到经脉，最后返回到心。血液从心出发，又回归于心，呈离心性和向心性的环行，而营周不休。（图 3-14）

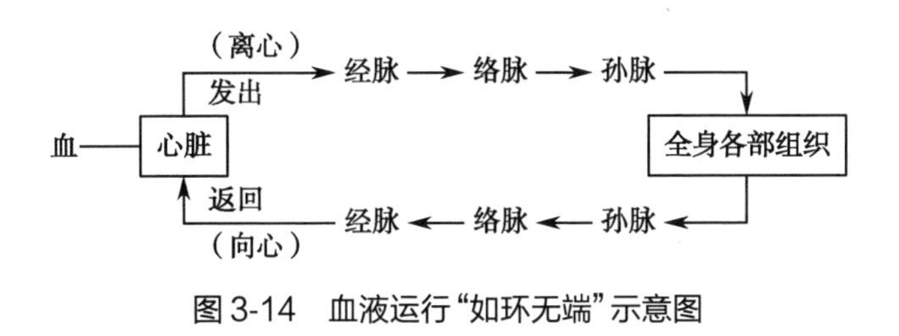

图 3-14　血液运行“如环无端”示意图

（二）影响血液运行的因素

血液的运行，受到脏腑功能，气的作用，寒热因素，以及脉道通畅等因素的影响。

1. 脏腑的作用　血液正常运行，与心、肺、肝、脾四脏的功能密切相关。

心主血脉，心气是推动血液运行的基本功力。肺朝百脉，肺主气，辅助心血的运行。肝主疏泄，调畅气机，以促进血液的运行；肝主藏血，随着机体动静的需要，以调节血流量。脾主统血，脾气统摄血液在脉管内运行，防止血溢脉外。心、肺、肝、脾四脏相互协同，以保证血液的正常进行。（图 3-15）

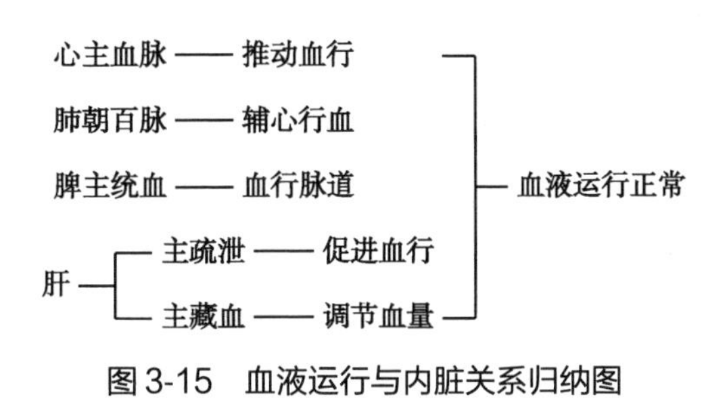

图 3-15　血液运行与内脏关系归纳图

2. 气的作用　气血相伴而行。气的推动作用，是血液运行的基本动力。气的固摄作用，固摄血液在脉管中运行，使其不溢出脉外。气的温煦作用，产生热量，使血液运行畅通，而不致寒滞。

3. 寒热因素　血液运行需要一定的温度，以温煦血液，使其在脉管内运行保持通畅。若过寒，使血行不畅而凝滞，产生血瘀的病理变化。若过热，使血行加速，甚则迫血妄行，产生出血的病理变化。故有血“得温则行，得寒则凝，得热则妄行”之说。

另外，脉道通畅，也是保持血液正常运行的基本条件。若痰、瘀阻滞脉道，可造成血行不畅或阻塞不通的病理变化。

【原文解读】

《素问·经脉别论》曰：“食气入胃，浊气归心，淫精于脉，脉气流经，经气归于肺，肺朝百脉，输精于皮毛，毛脉合精，行气于府，府精神明，留于四脏，气归于权衡。”（图 3-16）

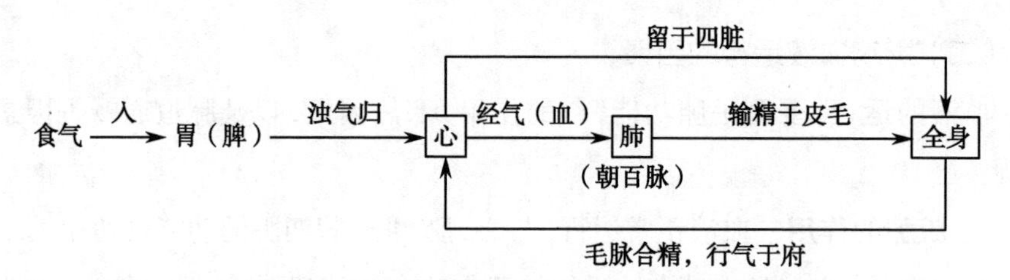

图 3-16 《素问·经脉别论》的血液循行示意图

《灵枢·痈疽》曰：“血和则孙脉先满溢，乃注于络脉，皆盈，乃注于经脉。”

《灵枢·营卫生会》（论营气卫气运行时）曰：“如环无端”，“营周不休”。

《读医随笔·温热发斑其人反清》曰：“凡人周身百脉之血，发源于心，亦归宿于心，循环不已。”

《素灵微蕴·藏象解》曰：“水谷入胃，脾气消磨，渣滓下传，精微上奉，化为雾气……此雾气由脏而经，由经而络，由络而播宣皮腠，熏肤充身泽毛……阴性亲内，自皮而络，自络而经，自经而归趋脏腑。”

以上原文，论述了血液在经脉中循环运行的大概情况。《素问·经脉别论》最早提出血液运行，与心、肺、经脉、四脏（全身）相关的运行路线，指出水谷精微化为血液并进入血液循行的大致循行方向。（图 3-16）

《素问·调经论》曰：“血气者，喜温而恶寒，寒则泣不能流，温则消而去之。”原文论述了寒热因素对血液运行的影响。

四、血的功能

血具有营养滋润全身的生理功能，又是神志活动的物质基础。

（一）濡润滋养全身

血液的主要成分是营气和津液，是最富有营养作用的液态物质，故其有濡润滋养作用。血液在脉管内运行全身，对全身各脏腑、经络、形体、官窍等，起着濡养作用，使其发挥正常的生理功能。

血的濡养作用，可从面色、肌肉、皮肤、毛发、感觉和运动等方面反映出来。血液充足，濡养功能正常，则面色红润，肌肉壮实，皮肤致密，毛发润泽，感觉灵敏，运动自如。

若血液亏虚，濡养功能减退，则可见面色无华或萎黄，肌肉消瘦，皮肤干燥，毛发不荣，肢体麻木，运动不灵活等病变。

【原文解读】

《难经·二十二难》曰："血主濡之。"

《素问·五脏生成》曰："肝受血而能视，足受血而能步，掌受血而能握，指受血而能摄。"

（二）神志活动的物质基础

人的精神情志活动，是脏腑功能活动的外在表现，又是以气血为其物质基础的。主神志的脏腑得到血液的濡养，精神情志活动才能正常。如血液充足，神得血养，则表现为精力充沛，神志清晰，反应灵敏，思维敏捷。

若血液亏虚，不能养神，则可表现为精神疲惫、健忘、失眠、多梦、烦躁、惊悸，甚至精神恍惚、谵妄、昏迷等病变。

【原文解读】

《灵枢·平人绝谷》曰："血脉和利，精神乃居。"

《灵枢·营卫生会》曰："血者，神气也。"

《素问·八正神明论》曰："血气者，人之神，不可不谨养。"

第四节　津　液

一、津液的基本概念

津液，是机体内一切正常水液的总称。包括脏腑组织器官的内在液体及其正常的分泌液。是构成人体和维持人体生命活动的基本物质。（图 3-17）

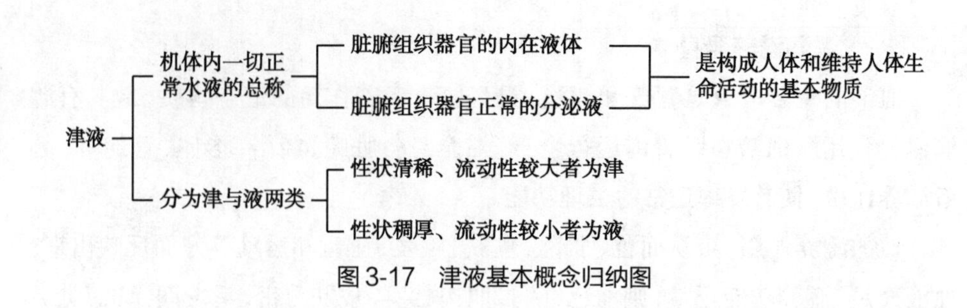

图 3-17　津液基本概念归纳图

《内经》将津液分为津与液两类。二者在性状、分布部位及功能等方面有一定的区别。一般地说，性状较清稀，流动性较大，主要布散于皮肤、肌肉、孔窍之中，起着滋润作用的，称之为津；性状较稠厚，流动性较小，主要灌注于骨节、脏腑、脑髓之中，起着濡养作用的，称之为液。（表 3-3）

表 3-3　津与液的区别表

	津	液
性状	较清稀，流动性较大	较稠厚，流动性较小
分布	布散于皮肤、肌肉、孔窍之中	灌注于骨节、脏腑、脑髓之中
作用	偏于滋润	偏于濡养

津与液虽然有一定的区别，但二者同源于饮食水谷，均依赖于脾胃的运化功能而生成，在运行代谢过程中可以相互转化，在病变过程中可以相互影响。因此，通常在生理上不予严格区分，并称为津液。但在疾病中，发生“伤津”“脱液”的病理变化时，必须加以区别，伤津为轻，脱液为重。

此外，在《内经》中将某些排泄液，如汗、尿等也称为津液。其实，汗、尿是津液所化生的代谢产物。

【原文解读】

《灵枢·五癃津液别》曰：“津液各走其道，故三焦出气，以温肌肉，充皮肤，其为津；其流（留）而不行者，为液。”

《灵枢·决气》曰：“腠理发泄，汗出溱溱，是谓津。……谷入气满，淖泽注于骨，骨属屈伸，泄泽补益脑髓，皮肤润泽，是谓液。”“溱（zhēn 真）溱”，汗出貌，泽润的意思。“淖（nāo 闹）泽”，满溢而濡润。“泄泽”，渗出而润泽。

《类经·藏象类》曰：“津液本为同类，然亦有阴阳之分。盖津者，液之清者也；液者，津之浊者也。津为汗而走腠理，故为阳；液注骨而补脑髓，故为阴。”

以上原文论述了津与液在分布、性质、作用及阴阳属性方面的区别。

《素问·灵兰秘典论》曰：“膀胱者，州都之官，津液藏焉，气化则能出矣。”

《读医随笔·痰饮分治》曰：“汗与小便，皆可谓之津液，其实皆水也。”

以上原文称汗、尿为津液。其实汗、尿为津液所化，是人体排出的水液。

二、津液的生成、输布和排泄

津液的生成、输布和排泄，也称为津液的代谢，是一个涉及多个脏腑生理活动的复杂的生理过程。（图 3-18）

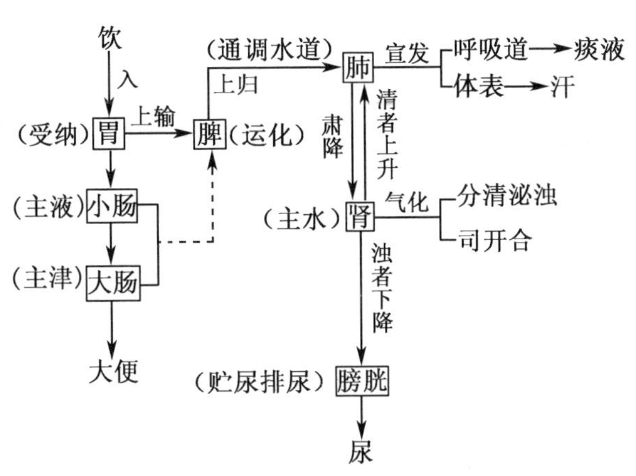

图 3-18 津液代谢与主要内脏关系示意图

（一）津液的生成

津液来源于水谷，通过脾、胃、小肠、大肠等的消化吸收功能而生成的。

胃主受纳腐熟水谷，胃中的水液充足，“游溢精气”，上输于脾。脾主运化，消化吸收水谷精微和水液，生成津液。小肠主液，其泌别清浊，吸收精微和水液。大肠主津，其在传导过程中吸收食物残渣中的水液。小肠、大肠所吸收的精微和水液，均归属于脾的运化功能。“脾气散精”，将精微和水液转输心肺而输布全身。所以，津液的生成，是通过脾、胃、小肠、大肠的生理功能而完成的。

若脾胃肠的吸收水液功能失调，就会影响津液的生成，导致津液生成不足的病变。

（二）津液的输布

津液的输布，是由脾、肺、肾、心、肝、三焦等脏腑功能的综合作用而完成的。

脾主运化水液，通过“脾气散精”，一方面上输于肺，一方面灌注四傍，将津液布散至全身。

肺气宣发肃降，通调水道。通过肺气宣发，将津液输布至体表，通过肺气肃降，将津液输布至内脏，经脏腑组织利用后的水液，下输肾与膀胱。

肾主水，是肾对水液的气化作用。一是主管整个人体的水液代谢，一是肾本身对水液的分清泌浊作用，将水液之清者上升，固摄体内，浊者生成尿液，下输膀胱。

心主血，推动血液运行，津液是血液的组成成分，所以，津液输布与心血运行有关。

肝主疏泄，调畅气机，气行则水行，肝气疏泄以促进津液的运行。

三焦为“决渎之官”，是水液运行的通道，三焦气化，水液输布全身。

（三）津液的排泄

津液的排泄，是依赖于肺、肾、膀胱、大肠、三焦等脏腑功能的共同作用，通过呼吸道、汗、尿、大便的排出而完成的。

肺气宣发，将津液向上输布于呼吸道，向外输布于体表皮毛，被利用后的代谢废液，或经呼吸道排出（痰液与呼气），或经皮肤汗孔，化为汗液排出。

肾主水，水液经肾的气化作用，代谢后的浊液生成尿液，下输膀胱。

膀胱有贮尿和排尿的作用。在肾和膀胱的共同作用下，尿液排出体外。

大肠传导糟粕，排泄大便，在排出粪便时，也带走一些残余水分。

三焦运行水液，水液通过三焦气化，在“下焦如渎”的作用下，代谢的浊液生成尿液排出体外。

若脾、肺、肾、三焦等脏腑对津液的输布、排泄功能失常，可导致水液停滞体内，产生痰饮、水肿等病证，或排泄过多，产生津液不足的病理变化。

总之，津液的生成、输布和排泄的生理过程，需要多个脏腑的综合作用才能完成。其中尤以脾、肺、肾三脏最为重要，故有“其本在肾”，“其标在肺”，“其制在脾”的说法。

【原文解读】

《素问·经脉别论》曰：“饮入于胃，游溢精气，上输于脾，脾气散精，上归于肺，通调水道，下输膀胱。水精四布，五经并行。”

《素问·逆调论》曰：“肾者水脏，主津液。”

《素问·玉机真脏论》曰：“脾脉者土也，孤脏以灌四傍者也。”王冰注：“纳水谷，化津液，溉灌肝心肺肾也。”

《素问·灵兰秘典论》曰：“三焦者，决渎之官，水道出焉。膀胱者，州都之官，津液藏焉，气化则能出矣。”

《灵枢·营卫生会》曰：“下焦如渎。”

《脾胃论·大肠小肠五脏皆属于胃胃虚则俱病论》曰：“大肠主津，小肠主液。”

《景岳全书·卷之二十二·肿胀·水肿论治》曰：“凡水肿等证，乃脾、肺、肾三脏相干之病。盖水为至阴，故其本在肾；水化于气，故其标在肺；水惟畏土，故其制在脾。”

以上原文，论述了津液的生成、输布和排泄，与脾、胃、肺、肾、膀胱、三焦、大肠、小肠等多个脏腑的生理功能有关。

三、津液的功能

（一）滋润濡养

津液是液态物质，含有大量的水分和营养物质，故有滋润濡养作用。分布体表的津液，滋润皮肤、肌肉，使皮毛光泽，肌肉丰润；渗入体内的津液，濡养脏腑，维持脏腑的正常功能；流入孔窍的津液，使口、鼻、耳、目等官窍濡润；注入关节的津液，能滑利关节；注入骨髓的津液，能充养骨髓、脊髓和脑髓。相对而言，津的质地较清稀，以滋润作用为主；液的质地较浓稠，以濡养作用为主。

（二）化生血液

津液分布于全身各脏腑组织器官之中，通过孙络而渗入脉中，则化生血液。津液除发挥滋润濡养作用外，还能调节血液的浓度和血容量，当血液浓度增高，或血容量不足时，津液就渗入脉中稀释血液，并补充血容量。

（三）调节作用

津液的代谢，对机体内外环境的变化有调节作用。如寒热的变化，当天气寒冷或体温低下时，皮毛汗孔闭合而无汗，则津液不外泄，可维持体温的相对恒定，多余的水液则可通过小便排泄。当天气炎热或体内发热时，津液化为汗液向外排泄，以散热来调节体温，此时小便的量或次数减少，防止津液过多丧失。

(四)排泄废物

在津液的代谢过程中，能将各脏腑组织器官的代谢产物或废物，通过汗、尿等方式及时排出体外，以维持各脏腑组织器官功能活动正常进行。若汗、尿等排泄障碍，就会使代谢产物或废物潴留于体内，而形成水湿痰饮等病变。

【原文解读】

《灵枢·痈疽》曰："中焦出气如露，上注溪谷，而渗孙脉，津液和调，变化而赤为血。""溪谷"，肌肉所会之处。原文是说津液化血的生理过程。

第五节　精气血津液之间的关系

精、气、血、津液，均是构成人体和维持人体生命活动的基本物质，相互之间有着相互依存，相互制约，相互为用的关系。本节主要对气与血、气与津液、血与津液之间的关系进行讨论。

一、气与血的关系

气性主动，属阳，主煦之；血性主静，属阴，主濡之。这是气与血在属性和生理功能上的主要区别。但二者在生成、运行(输布)等方面是密切联系的，气是血液生成和运行的动力，血是气的化生基础和载体。因而在病理上，气病与血病亦常相互影响。气与血的关系，常用"气为血之帅"，"血为气之母"来概括。气为血之帅，是指气对血的作用，包括气能生血，气能行血，气能摄血三个方面。血为气之母，是指血对气的作用，包括血能生气，血能载气两个方面。

【原文解读】

《难经·二十二难》曰："气主煦之，血主濡之。"

《不居集》曰："人之一身，气血不能相离，气中有血，血中有气，气血相依，循环不已。"

(一)气对血的作用(图3-19)

1. 气能生血　生理上：气能生血，是指血的化生依赖于气的作用。一是从血液的组成来看，营气是血液的主要成分，即营气在脉中能化生血液。二是从血液的生成过程来看，血液的生成依赖于脏腑的气化作用。如饮食物转化为水谷之精，水谷之精和肾精转化为赤色的血液，就是通过脾、胃、心、肺、肝、肾等脏腑之气的运动变化来完成的。因此说，气能生血，气旺则血足。

病理上：若气虚，化生血液功能减弱，则可导致血虚的病变，即为气不生血。

治疗上：在治疗血虚病证时，常以补血药配合补气药使用，就是根据气能生血的理论。因而有“有形之血不能独生，无形之气可助其生”之说。

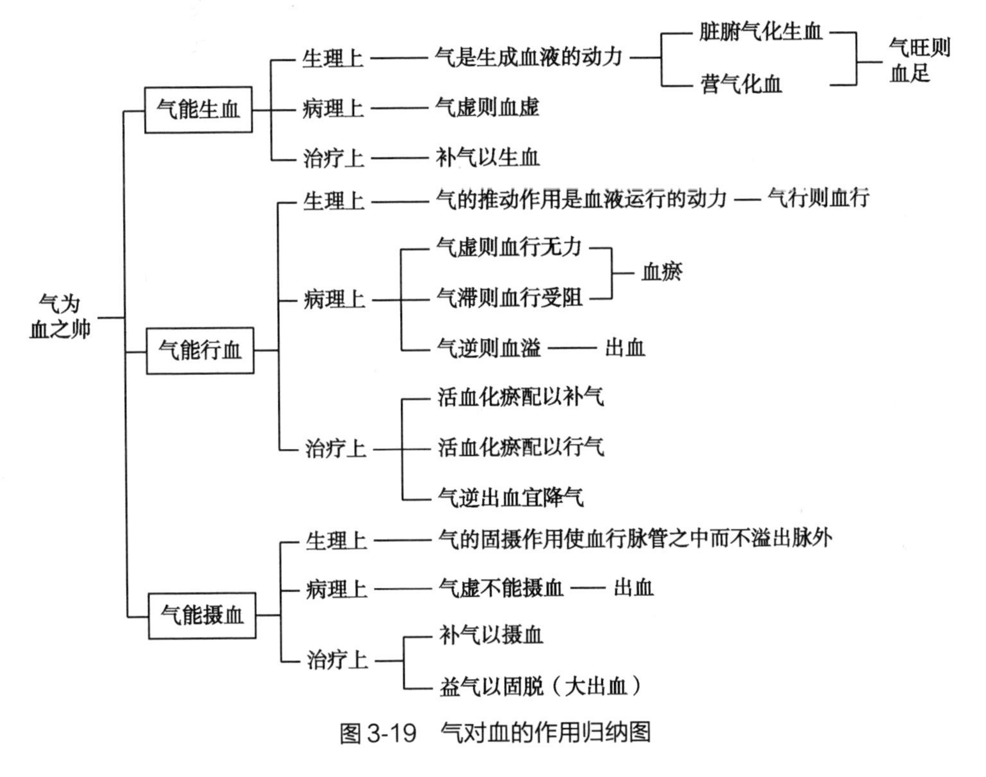

图3-19 气对血的作用归纳图

2. 气能行血 生理上：气能行血，是指血的运行依赖于气的推动作用。联系脏腑之气的作用，主要是心气、肺气与肝气。心气是推动血液运行的基本动力，肺气能辅助心血运行，肝气疏泄能促进血液运行。气的推动作用是血液运行的动力，故有“气行则血行，气止则血止”之说。

病理上：若气虚，推动血行无力，或气滞，血液运行受阻，皆可导致血行迟缓，甚至产生血瘀的病理变化。若气逆，可导致血随气逆而产生出血病变。

治疗上：在应用活血化瘀方法治疗瘀血病证时，常配合补气药或行气药使用；在治疗气逆出血病证时，常用降气以止血的方法。这就是气能行血理论的实际应用。

3. 气能摄血 生理上：气能摄血，是指气的固摄作用使血在脉管之中运行而不溢出脉外。气能摄血，主要是脾气的统血作用。

病理上：若气虚，不能统摄血液，可产生出血病变。

治疗上：对气虚出血病证的治疗，用补气的方法，益气以摄血。对大出血的危重证候，用大剂量的补气药，益气以固脱。所谓“有形之血不能速生，无形之气所当急固”，就是根据气能摄血的原理。

【原文解读】

《读医随笔·气能生血血能藏气》曰：“生血之气，荣气也。荣盛即血盛，荣衰即血衰，相依为命，不可离者也。”

《医林绳墨》曰：“血者依附气之所行也，气行则血行，气止则血止。”

《难经·四十二难》曰：“脾……主裹血。”

《医贯·阴阳论》曰：“失血暴甚欲绝者，以独参汤一两顿煎服，纯用气药。斯时也，有形之血不能速生，几微之气所当急固，使无形生出有形。”

《血证论·吐血》曰：“气为血之帅，血随之而运行；血为气之守，气得之而静谧。气结则血凝，气虚则血脱，气迫则血走，气不止而血欲止不可得矣。”

《素问·调经论》曰：“血气不和，百病乃变化而生。”

以上原文，从生理、病理、治疗等方面论述气与血之间的关系。

（二）血对气的作用（图 3-20）

1. 血能生气 生理上：血能生气，是指气的生成及作用的发挥依赖于血液的濡养。血是富有营养作用的液态物质，为人体各脏腑经络之气的生成及其功能活动提供营养。故血足则气旺。

病理上：血虚则可导致气虚。如心血亏虚，无以养气，则可导致心气不足，从而形成气血两虚的病证。

治疗上：对于气血两虚的病证，治疗时当补血益气并用。

2. 血能载气 生理上：血能载气，是指气存在于血中，依附于血的运载而不致散失。气附于血，血载着气而运行于全身。

病理上：若气无血依附，则气无所归而易于流散。如大出血时，气亦随之大量丧失，发生血脱气散的病理变化（气随血脱）。因血能载气，当血液瘀滞时，亦可产生气行受阻的病理变化。

治疗上：对于气随血脱的病证，在临床上常以益气固脱的方法进行治疗。对于血瘀气滞的病证，治疗时，当活血行气并用。

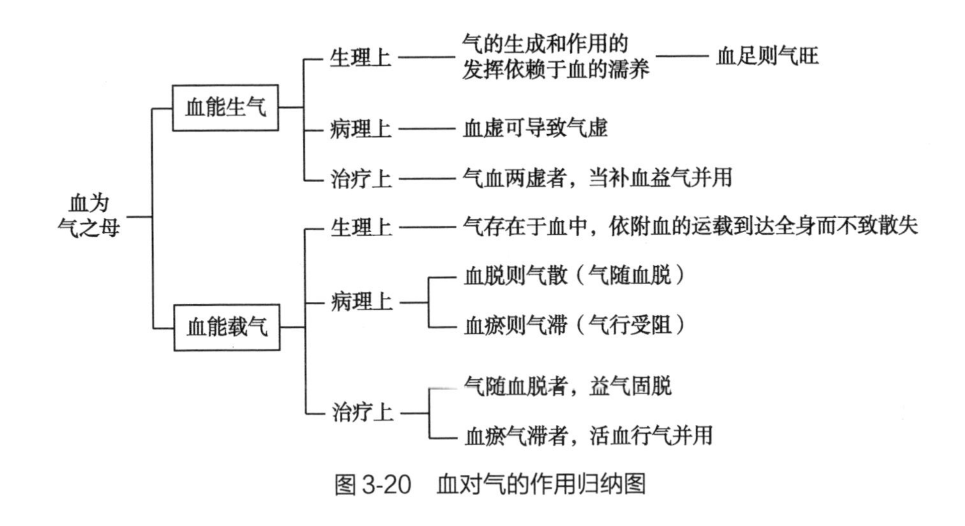

图 3-20　血对气的作用归纳图

【原文解读】

《张氏医通•诸血门》曰："气不得血，则散而无统。"

《读医随笔•气能生血血能藏气》曰："所谓血藏气者，气之性情慓悍滑疾，行而不止，散而不聚者也。若无以藏之，不竟行而竟散乎？惟血之质为气所恋，因以血为气之室，而相裹结不散矣。"

二、气与津液的关系

气与津液相对而言，气属阳，津液属阴。由于津液在脉内是血液的组成部分，所以气与津液的关系和气与血的关系有雷同之处。津液的生成、输布和排泄，有赖于气的推动和固摄作用，而气的运动变化也离不开津液的滋润和运载。

（一）气对津液的作用（表 3-4）

1. 气能生津　生理上：气能生津，是指气的运动变化是津液化生的动力。津液来源于水谷，经脾胃等脏腑之气的作用化生而成。因此，脾胃等脏腑之气充盛，则化生津液力强，人体津液充足。

病理上：若脾胃等脏腑之气虚弱，则化生津液力弱，导致津液生成不足的病变。

治疗上：对于气不生津的病证，治疗时可采用补气生津的方法。

表3-4 气对津液的作用归纳表

作用	生理上	病理上	治疗上
气能生津	气的运动变化是津液化生的动力，脾胃等脏腑之气充盛则津液化生充足	气虚，则津液生成不足	补气以生津
气能行津	气的运动变化是津液输布和排泄的动力（气行则水行）	气虚或气机不畅，则津液输布、排泄障碍，形成痰、饮、水、湿等病理产物	补气利水或行气利水并用
气能摄津	气的固摄作用能防止津液无故流失，控制汗、尿等有节制的排泄	气虚，固摄作用减弱，可发生多汗、自汗、多尿、尿失禁等病理变化	补气以摄津

2. 气能行津 生理上：气能行津，是指气的运动变化是津液输布和排泄的动力。津液生成之后，经过脾、肺、肾、三焦等脏腑之气的推动作用而输布全身，发挥滋润濡养作用。被利用后的废液及多余的水分，又在肺、肾、膀胱、三焦等脏腑的气化作用下，化为汗、尿等排出体外。因此，津液的输布和排泄的一系列过程，都是通过气的运动变化（气化）来完成的。故有“气行则水行”之说。

病理上：若气虚或气机不畅，推动作用减弱，气化受阻，可引起津液的输布和排泄障碍，形成痰、饮、水、湿等病理产物，称之为“气不行水”，“气不化水”。

治疗上：在临床上常常将补气、行气和利水、化痰法并用，即是气能行津理论的具体应用。

3. 气能摄津 生理上：气能摄津，是指气的固摄作用能防止津液无故流失。津液在气的固摄作用下，控制汗、尿等的正常排泄，防止津液的过度丧失，以维持体内津液量的相对恒定。

病理上：若气虚，固摄作用减弱，可发生多汗、自汗、多尿、尿失禁等的病理现象。

治疗上：对气虚不能摄津的病证，可采取补气的方法，以固摄津液，防止其过多流失。

（二）津液对气的作用（表 3-5）

表 3-5　津液对气的作用归纳表

作用	生理上	病理上
津能生气	津液的滋润濡养，使脏腑功能活动旺盛，有助于人体之气的化生	津液不足，影响脏腑功能活动，可引起气的化生不足
津能载气	津液是气运行的载体，气依附于津液运行而不致漂浮散失	津液大量流失，气亦随之而流失（气随汗泄、气随液脱）

1. 津能生气　生理上：津能生气，是指津液滋润脏腑而具有化生气的作用。津液布散于全身，对各脏腑组织发挥滋润濡养作用，使脏腑功能活动保持旺盛，则有助于人体之气的化生。因此，津足则气旺。

病理上，津液不足，也会引起气虚。如暑病多汗伤津而气虚，不仅有口渴多饮、尿赤短少等津伤的表现，还可出现少气懒言、体倦乏力等的气虚证候。

2. 津能载气　生理上：津能载气，是说津液是气运行的载体。在脉管之内，气依附于血。在脉管之外，气依附于津液而流行于全身。否则，气将漂浮散失而无所归，故说津能载气，气附于津。

病理上：当津液大量流失时，气亦随之而流失。如暑病多汗，则气随汗泄，产生津气两伤的病理变化。凡大汗、大吐、大泻，使津液大量丢失时，则气亦随之大量外脱，称之为“气随液脱”。

因津能生气，津能载气，故在临床上，对津气两亏的病证，可采取津气双补的方法治疗。

【原文解读】

《研经言·原营卫》曰：“气本无形质，必有所附丽以行。故荣行脉中，附丽于血；卫行脉外，附丽于津。”“附丽”，即附着。

《金匮要略心典·痰饮》曰：“吐下之余，定无完气。”是说上吐下泻之后，津液大量流失，因津能载气，而气随液脱，故无完气。

三、血与津液的关系

血和津液，都由水谷精微所化生，都为液态物质，具有滋润濡养作用。二者之间，在生理上，可以相互资生，相互转化；在病理上，津血病变可以相互影响。

（一）血与津液在生理上的关系

在生理方面，津血互化互补。（图 3-21、图 3-22）

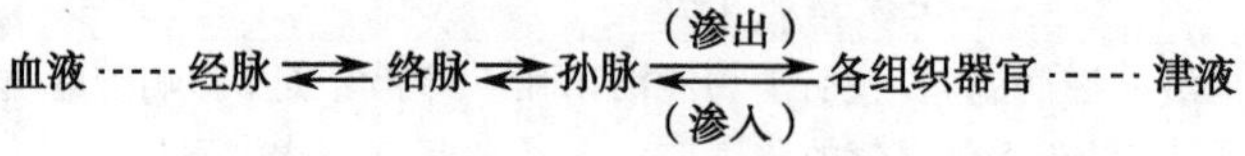

（渗出）
血液 ····· 经脉 ⇄ 络脉 ⇄ 孙脉 ⇄ 各组织器官 ····· 津液
（渗入）

图 3-21　血液与津液的运行回流示意图

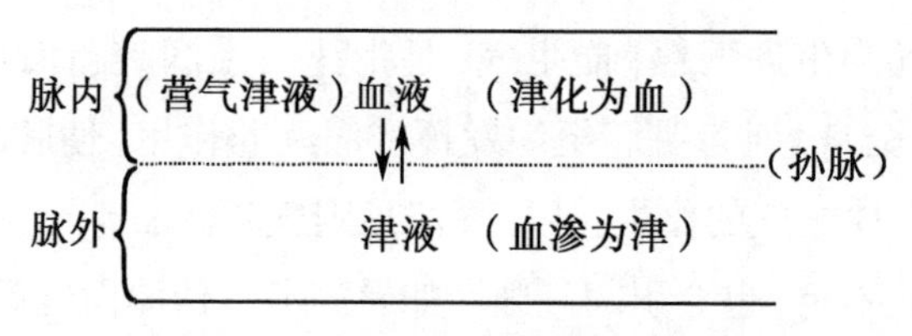

图 3-22　血液与津液互化互补示意图

血液在脉管内运行，是由营气与津液两部分所组成。津液布散于全身各组织之中，在脉管内的又是血液的组成部分。血液与津液互化互补主要表现在：

1. 血渗为津　脉中的血液，通过孙脉渗透于脉外，便化为具有濡润作用的津液，可补充脉外津液的不足。

2. 津化为血　脉外的津液，又可渗入孙脉，津液便可化生和补充血液，而成为血液的组成成分。

因此说，血液和津液，具有相互转化，相互补充的关系。

血液和津液，都是由脾胃消化吸收的水谷精微所化生，二者之间可以相互滋生，相互转化，故称为“津血同源”。

血液可转化为津液，津液可化为汗液，故有“血汗同源”之说。

【原文解读】

《灵枢·痈疽》曰：“中焦出气如露，上注溪谷，而渗孙脉，津液和调，变化而赤为血。血和则孙脉先满溢，乃注于络脉，皆盈，乃注于经脉。”原文论述了血液与津液的运行回流及转化关系。（图 3-21、图 3-22）

（二）血与津液在病理上的关系

在病理方面，津血病变可以相互影响。

1. 血耗则津亏　如在失血过多时，脉中血少，脉外之津液便渗入脉中，以补偿血容量的不足，因之导致脉外津液的亏损，而出现口渴、尿少、皮肤干燥等病理现象。（图 3-23）

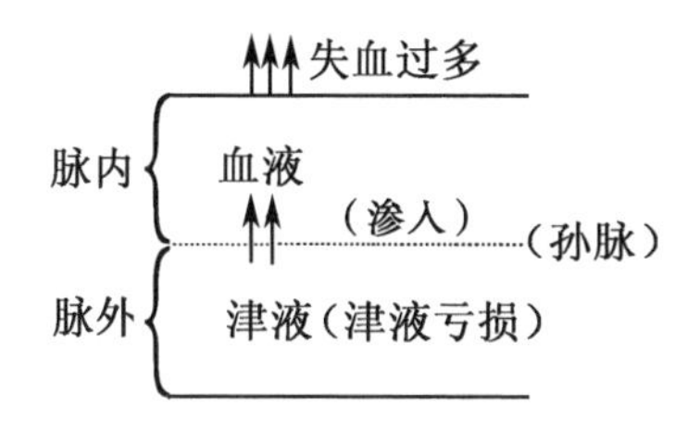

图 3-23　失血过多导致津液亏损示意图

因此，对大出血者，不能再使用发汗的方法，以防再伤津血。此即“夺血者无汗”之义。

2. 津耗则血少　如大汗、大吐、大泻，在津液大量耗损时，脉外津液不足，脉内之津液便渗出于脉外，以图补充津液的亏耗，因之而形成血脉空虚，津枯血燥的病变。（图 3-24）

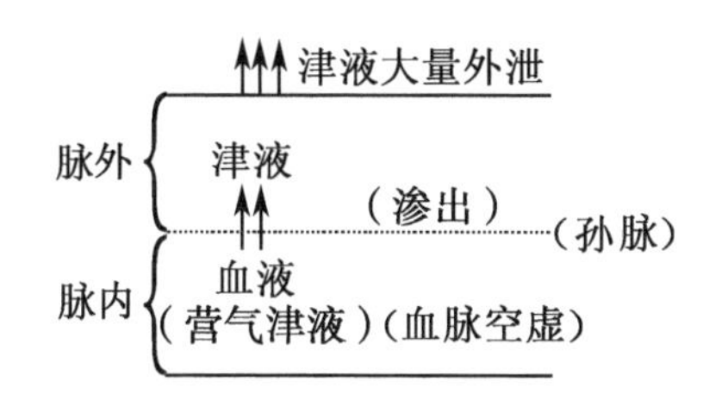

图 3-24　津液大量耗损导致血脉空虚示意图

因此，对因大汗而导致津液耗损者，不能再使用耗血或破血疗法，以防津血进一步耗伤。此即“夺汗者无血”之义。

【原文解读】

《灵枢·营卫生会》曰：“夺血者无汗，夺汗者无血。”“夺”，强取，即大量丧失的意思。“无”，通“毋”，即不要、不能的意思。

另外，精气血津液之间的关系，还有气与精、血与精、精与津液的关系。

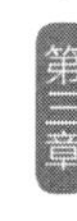

气与精的关系，主要表现为气能生精，精能化气的关系。

血与精的关系，主要表现为精血同源，精血互生的关系。

精与津液关系，主要是水谷之精与津液的关系，二者同来源于水谷，生成于脾胃，故水谷之精与津液有着同生同化的关系。（以上从略）

【学习要点提示】

1. 了解中医学中精的基本概念、生成及功能。
2. 掌握人体气的基本概念、生成、运动、功能及其分类。
3. 掌握血的基本概念、生成、运行及功能。
4. 掌握津液的基本概念、生成、输布与排泄及其功能。
5. 了解精气血津液之间的相互关系。

第四章 经　络

经络学说的概念：经络学说是研究人体经络系统的组成、循行分布、生理功能、病理变化及其与脏腑形体官窍等相互关系的学说。经络学说是中医学理论体系的重要组成部分。

经络学说的形成：经络学说是古人在长期的医疗实践中，从针灸、推拿、气功等各个方面积累的经验，并结合当时的解剖和藏象知识，逐步上升为理论的基础上而形成的。经络学说，在《灵枢》中有较详细的记载，并已形成较为系统的理论。

经络学说的意义：经络学说贯穿于人体的结构、生理、病理及疾病的诊断、预防、治疗等各个方面，与藏象、精气血津液等学说相互补充，深刻地阐述人体的生理活动和病理变化，对临床各科，尤其是针灸、推拿、按摩、气功等，有重要的指导作用。

【原文解读】

《灵枢•经脉》曰："经脉者，所以能决死生，处百病，调虚实，不可不通。"

《灵枢•经别》曰："夫十二经脉者，人之所以生，病之所以成，人之所以治，病之所以起。学之所始，工之所止也；粗之所易，上之所难也。"

《扁鹊心书》曰："学医不知经络，开口动手便错。盖经络不明，无以识病证之根源，究阴阳之传变。"

以上原文，论述了经络学说在中医学中的重要意义。

第一节　经络的概念及经络系统的组成

一、经络的基本概念

经络，是经脉和络脉的总称。是人体运行气血，联络脏腑形体官窍，沟通内外上下，感应传导信息的通路系统，是人体结构的重要组成部分。

经络，分为经脉和络脉两类，其区别在于:（表4-1）

经，有路径之意。经脉是经络系统的主干，多循行于人体的深部，有固定的循行部位，多为纵行。

络，有网络之意。络脉是经脉的小分支，可循行于浅表，纵横交叉，网络全身，无处不至。

表4-1 经脉与络脉的区别表

	经脉	络脉
含义	经，有路径之意，是经络系统的主干	络，有网络之意，是经脉的小分支
循行深浅	循行部位较深	可循行于浅表
循行路线	有固定的循行部位，多为纵行	纵横交叉，网络全身，无处不至

【原文解读】

《灵枢·经脉》曰:“经脉十二者，伏行分肉之间，深而不见……诸脉之浮而常见者，皆络脉也。”

《灵枢·脉度》曰:“经脉为里，支而横者为络，络之别者为孙。”

《医学入门·经穴起止》曰:“经，径也。径直者为经，经之支脉旁出者为络。”

以上原文，论述了经脉与络脉的不同。

二、经络系统的组成

经络系统由经脉、络脉及其连属部分组成。（图4-1）

（一）经脉

经脉分为正经和奇经两类，是经络系统的主干。主要有十二经脉、奇经八脉、十二经别。

1. 十二经脉 十二经脉，包括手三阴经、手三阳经、足三阴经、足三阳经十二条。与奇经相对而言，十二经脉又称十二正经。是经络系统中的主体部分，与脏腑有直接的络属关系，是运行气血的主要通道。

2. 奇经八脉 奇经八脉，即督脉、任脉、冲脉、带脉、阴跻脉、阳跻脉、阴维脉、阳维脉，合称为奇经八脉。具有加强十二经脉联系和调节十二经脉气血的作用。

3. 十二经别 十二经别，是十二经脉别出的有一定循行特点的另一类经脉。十二经别分别起于四肢肘膝关节以上部位，具有加强十二经脉中相为表里两经的联系和补充十二经脉循行的作用。十二经别是十二经脉的最大分支，仍属于正经的范围。

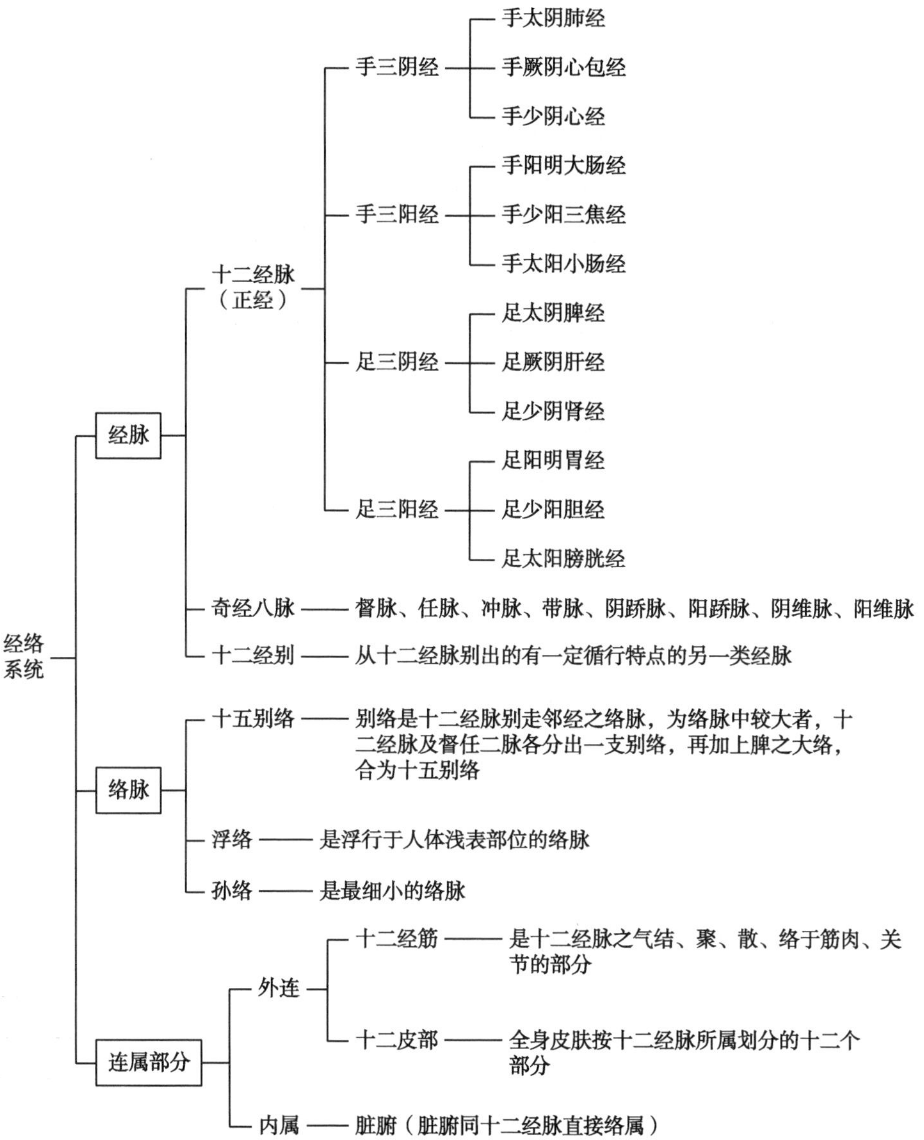

- 经络系统
  - 经脉
    - 十二经脉（正经）
      - 手三阴经
        - 手太阴肺经
        - 手厥阴心包经
        - 手少阴心经
      - 手三阳经
        - 手阳明大肠经
        - 手少阳三焦经
        - 手太阳小肠经
      - 足三阴经
        - 足太阴脾经
        - 足厥阴肝经
        - 足少阴肾经
      - 足三阳经
        - 足阳明胃经
        - 足少阳胆经
        - 足太阳膀胱经
    - 奇经八脉 —— 督脉、任脉、冲脉、带脉、阴跻脉、阳跻脉、阴维脉、阳维脉
    - 十二经别 —— 从十二经脉别出的有一定循行特点的另一类经脉
  - 络脉
    - 十五别络 —— 别络是十二经脉别走邻经之络脉，为络脉中较大者，十二经脉及督任二脉各分出一支别络，再加上脾之大络，合为十五别络
    - 浮络 —— 是浮行于人体浅表部位的络脉
    - 孙络 —— 是最细小的络脉
  - 连属部分
    - 外连
      - 十二经筋 —— 是十二经脉之气结、聚、散、络于筋肉、关节的部分
      - 十二皮部 —— 全身皮肤按十二经脉所属划分的十二个部分
    - 内属 —— 脏腑（脏腑同十二经脉直接络属）

图 4-1　经络系统的组成简图

（二）络脉

络脉是经脉的小分支，主要有别络、浮络、孙络之分。

1. 别络 别络，有本经别走邻经之意，为络脉中较大者。别络共有十五条，即十二经脉与督任二脉各分出一支别络，加上脾之大络，合称为“十五别络”。别络具有加强十二经脉相为表里两经在体表的联系和渗灌气血的作用。

2. 浮络 浮络，是浮行于人体浅表部位的络脉。

3. 孙络 孙络，是最细小的络脉，亦称孙脉。

（三）连属部分

经络系统还有内属、外连两个部分。

1. 内络属脏腑 络属，有联络、直属之义。十二经脉各与其本身脏腑直接相连者，称其为“属”，十二经脉各与其相为表里的脏腑相联系者，称之为“络”，即是阴经属脏络腑，阳经属腑络脏。

2. 外连经筋、皮部 经筋和皮部，是十二经脉与筋肉和体表的连属部分。

（1）十二经筋：是十二经脉之气“结、聚、散、络”于筋肉、关节的部分。具有连缀四肢百骸，主司关节运动的作用。

（2）十二皮部：是十二经脉功能活动在体表一定部位上的反映区。把全身皮肤划分为十二个部分，分属于十二经脉，而称为十二皮部。

第二节 十二经脉

一、十二经脉的名称

（一）十二经脉命名含义（表4-2）

表4-2 十二经脉命名含义表

内容	命名含义
手、足	手经循行于上肢
	足经循行于下肢
阴、阳	阴经循行于四肢的内侧面
	阳经循行于四肢的外侧面
脏、腑	阴经属脏
	阳经属腑

十二经脉对称地分布于人体的两侧，分别循行于上肢或下肢的内侧面或外侧面，每一经脉分别隶属于一脏或一腑，因此十二经脉的名称各不相同。每一经脉的名称，都是由手或足、阴或阳、脏或腑三个部分所组成。其命名含义是：

手足：手为上，足为下。手足表示经脉循行于上肢或下肢。即手经循行于上肢，足经循行于下肢。另外，手足也表示经脉的起止点，手三阴经止于手，手三阳经起于手，足三阳经止于足，足三阴经起于足。

阴阳：阴为内，阳为外。阴阳表示经脉循行于四肢的内侧或外侧。即阴经循行于四肢内侧面，阳经循行于四肢外侧面。

脏腑：脏为阴，腑为阳。脏腑表示经脉所隶属的脏或腑。即阴经隶属于脏，阳经隶属于腑。

另外，阴阳之中又有太阴、少阴、厥阴、太阳、阳明、少阳之别，此是按阴阳之气多少而分的。一般认为：阴气由多到少，分别是太阴（三阴）最多，少阴（二阴）次之，厥阴（一阴）最少；阳气由多到少，分别是太阳（三阳）最多，阳明（二阳）次之，少阳（一阳）最少。此与手足三阴三阳经在四肢内外侧的前、中、后分布次序是不同的。

【原文解读】

《素问•天元纪大论》曰："阴阳之气各有多少，故曰三阴三阳也。"

《素问•至真要大论》曰："阴阳之三也，何谓？岐伯曰：气有多少异用也。"王冰注："太阴为正，太阳为正，次少者为少阴，次少者为少阳，又次为阳明，又次为厥阴。"

以上原文是说，根据阴阳之气的多少而分为三阴三阳，及其具体分法。

（二）十二经脉名称分类（表 4-3）

表 4-3　十二经脉名称分类表

手足三阴经	十二经脉名称		手足三阳经
手三阴经	手太阴肺经 手厥阴心包经 手少阴心经	手阳明大肠经 手少阳三焦经 手太阳小肠经	手三阳经
足三阴经	足太阴脾经 足厥阴肝经 足少阴肾经	足阳明胃经 足少阳胆经 足太阳膀胱经	足三阳经

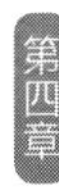

十二经脉分为手三阴经（手太阴肺经、手厥阴心包经、手少阴心经）、手三阳经（手阳明大肠经、手少阳三焦经、手太阳小肠经）、足三阴经（足太阴脾经、足厥阴肝经、足少阴肾经）、足三阳经（足阳明胃经、足少阳胆经、足太阳膀胱经），共四组十二条经脉。

二、十二经脉的循行部位

（一）手太阴肺经（图4-2）

起于中焦，下络大肠，还循胃口（下口幽门，上口贲门），通过膈肌，属肺，从肺系（与肺相连的气管、支气管及喉咙等）横行至胸部外上方（中府穴），出腋下，沿上肢内侧前缘下行，过肘窝，入寸口，上鱼际，直出拇指之端（少商穴）。

分支：从手腕的后方（列缺穴）分出，沿掌背侧走向食指桡侧端（商阳穴），交于手阳明大肠经。

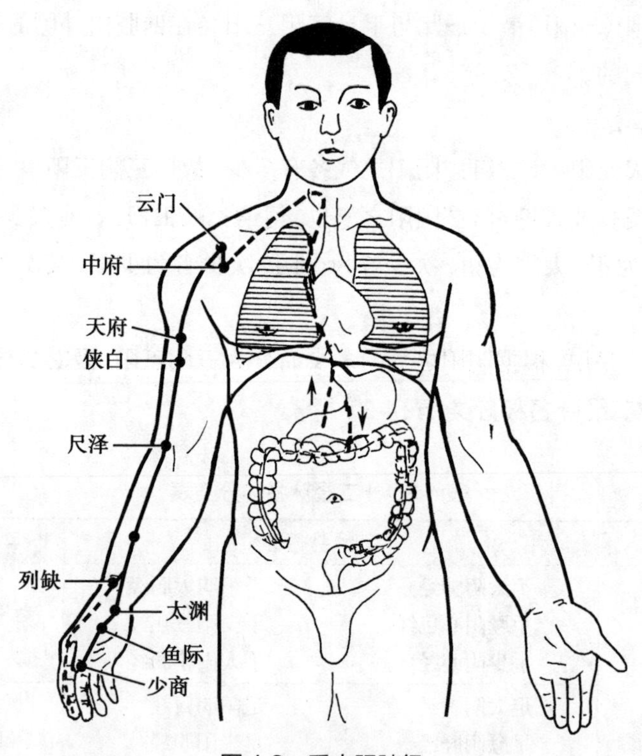

图4-2 手太阴肺经

（二）手阳明大肠经（图 4-3）

起于食指桡侧端（商阳穴），经过手背行于上肢伸侧前缘，上肩，至肩关节前缘，向后到第七颈椎棘突下（大椎穴），再向前下行入锁骨上窝（缺盆），进入胸腔，络肺，向下通过膈肌下行，属大肠。

分支：从锁骨上窝上行，经颈部至面颊，入下齿中，回出挟口两旁，左右交叉于人中，至对侧鼻翼旁（迎香穴），交于足阳明胃经。

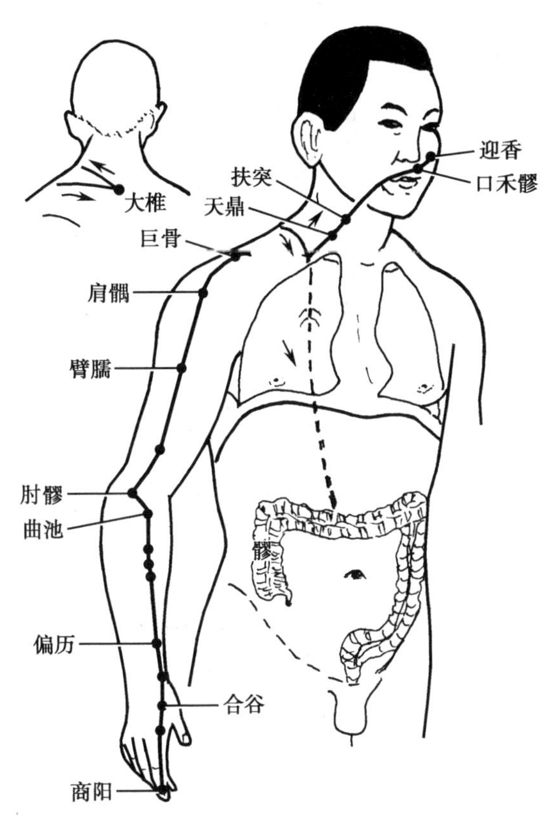

图 4-3　手阳明大肠经

（三）足阳明胃经（图 4-4）

起于鼻翼旁（迎香穴），挟鼻上行，左右侧交会于鼻根部，旁行入目内眦，与足太阳经相交，向下沿鼻柱外侧，入上齿中，还出，挟口两旁，环绕口唇，在颏唇沟承浆穴处左右相交，退回沿下颌骨后下缘到大迎穴处，沿下颌角上行过耳前，经过上关穴（客主人），沿发际，到额前。

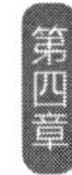

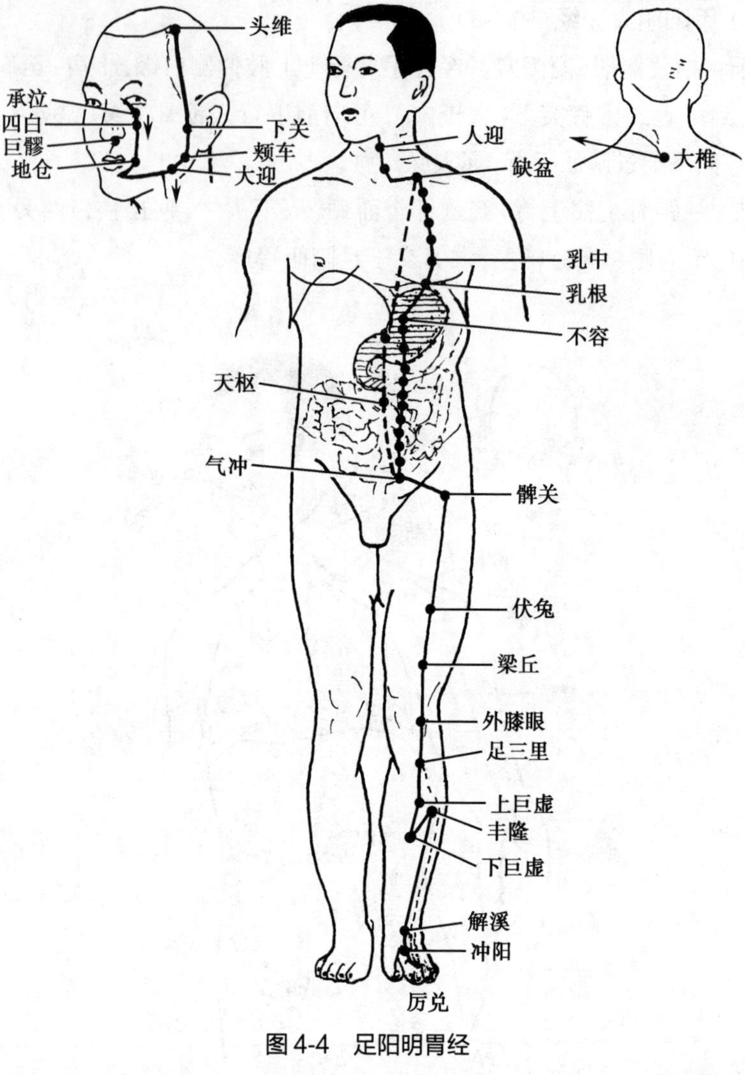

图 4-4　足阳明胃经

分支：从大迎穴前方下行到人迎穴，沿喉咙向下后行至大椎，折向前行，入缺盆，深入体腔，下行穿过膈肌，属胃，络脾。

直行者：从缺盆出体表，沿乳中线下行，挟脐两旁（旁开 2 寸），下行至腹股沟处的气街穴。

分支：从胃下口幽门处分出，沿腹腔内下行到气街穴，与直行之脉会合，而后下行大腿内侧，至膝髌，沿下肢胫骨前缘下行至足背，入足第二趾外侧端（厉兑穴）。

分支：从膝下3寸处（足三里穴）分出，下行入中趾外侧端。

分支：从足背冲阳穴分出，前行入足大趾内侧端（隐白穴），交于足太阴脾经。

（四）足太阴脾经（图4-5）

起于足大趾内侧端（隐白穴），沿内侧赤白肉际，上行过内踝的前缘，沿小腿内侧正中线上行，在内踝上8寸处，交出足厥阴肝经之前，上行沿大腿内侧前缘，进入腹中，属脾，络胃。向上穿过膈肌，沿食道两旁挟咽，连舌本，散舌下。

分支：从胃别出，上行通过膈肌，注入心中，交于手少阴心经。

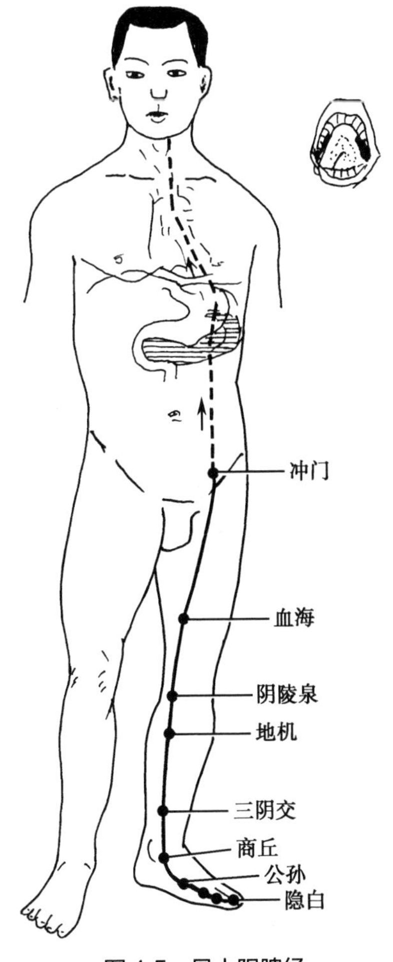

图4-5　足太阴脾经

（五）手少阴心经（图 4-6）

起于心中，走出后属心系（心与其他脏腑相联系的脉络），向下穿过膈肌，络小肠。

分支：从心系分出，沿食道两旁上行，挟咽，连于目系（目与脑相连的脉络）。

直行者：从心系出来，退回上行经过肺，向下浅出腋下（极泉穴），沿上肢内侧后缘，过肘中，经掌后锐骨端，进入掌中，沿小指桡侧，出小指桡侧端（少冲穴），交于手太阳小肠经。

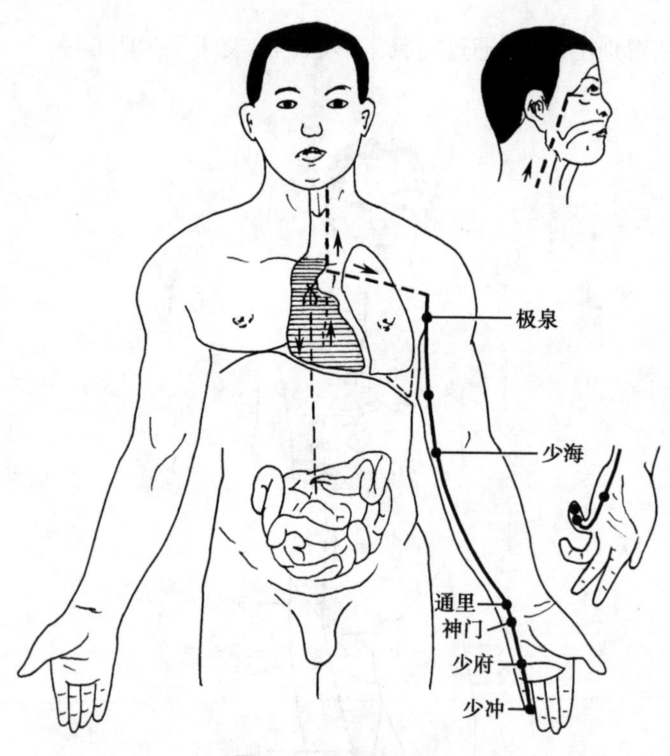

图 4-6　手少阴心经

（六）手太阳小肠经（图 4-7）

起于小指外侧端（少泽穴），沿手背尺侧，上腕部，沿上肢外侧后缘，过肘部，到肩关节后面，绕行肩胛部，交肩上后入大椎穴，再前行入缺盆，深入体腔，络心，沿食道，穿过膈肌，到达胃部，下行，属小肠。

分支：从缺盆出来，沿颈部上行到面颊，至目外眦后，退行进入耳中（听宫穴）。

分支：从面颊部分出，向上行于眼下，至目内眦（睛明穴），交于足太阳膀胱经。

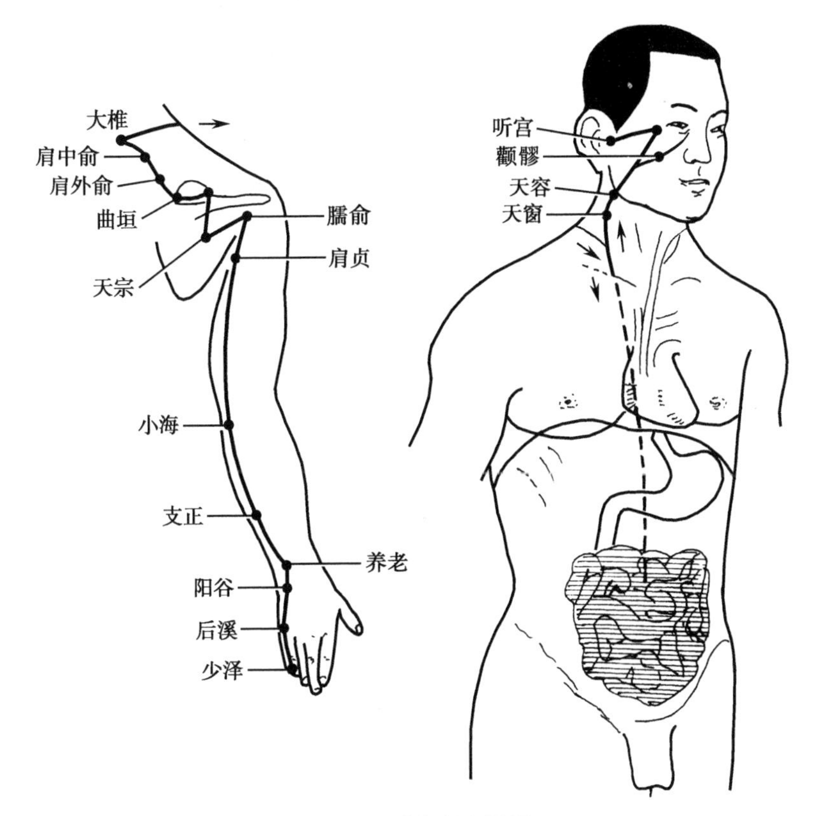

图 4-7　手太阳小肠经

（七）足太阳膀胱经（图 4-8）

起于目内眦（睛明穴），向上到达额部，左右交会于头顶部（百会穴）。

分支：从头顶部分出，到耳上角部。

直行者：从头顶部分别向后行至枕骨处，进入颅腔，络脑，回出分别下行到项部（天柱穴），下行交会于大椎穴，再分左右沿肩胛内侧、脊柱两旁（1 寸 5 分）下行，到达腰部（肾俞穴），进入脊柱两旁的肌肉（膂），深入体腔，络肾，属膀胱。

分支：从腰部分出，沿脊柱两旁下行，穿过臀部，从大腿后侧外缘下行至腘窝中（委中穴）。

分支：从项部分出下行，经肩胛内侧，从附分穴挟脊（旁开 3 寸）下行至髀枢，经大腿后侧至腘窝中与前一支脉会合，然后下行穿过腓肠肌，出走于足外踝后，沿足背外侧缘至小趾外侧端（至阴穴），交于足少阴肾经。

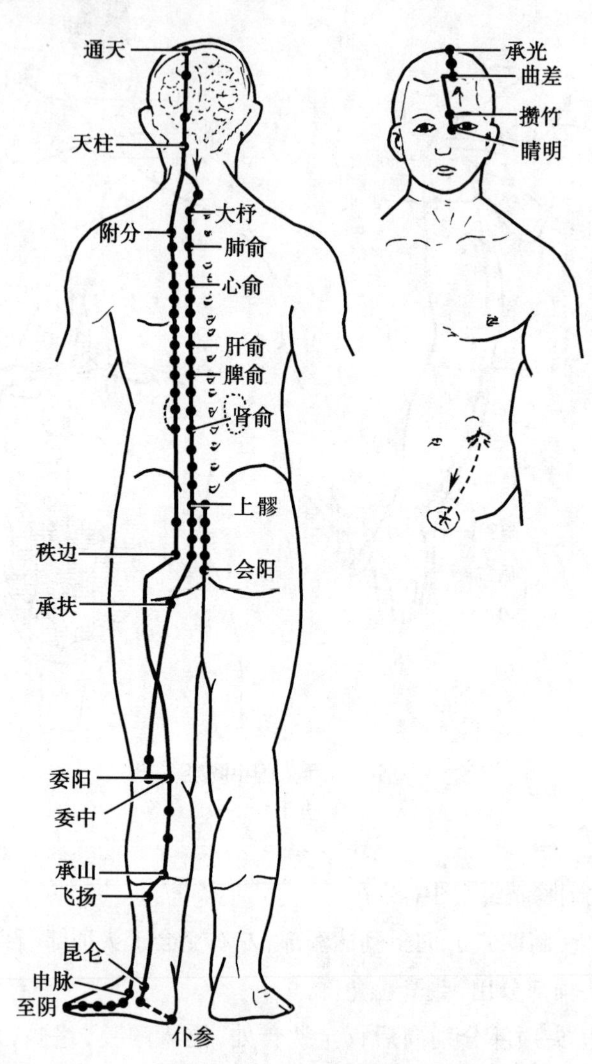

图 4-8 足太阳膀胱经

（八）足少阴肾经（图 4-9）

起于足小趾下，斜行于足心（涌泉穴），出行于舟骨粗隆之下，沿内踝后，分出进入足跟，向上沿小腿内侧后缘，至腘窝内侧，上股内侧后缘入脊内（长强穴），穿过脊柱至腰部，属肾，络膀胱。

直行者：从肾上方，穿过肝和膈肌，进入肺，沿喉咙，到舌根两旁。

分支：从胸中分出，络心，注于胸中，交于手厥阴心包经。

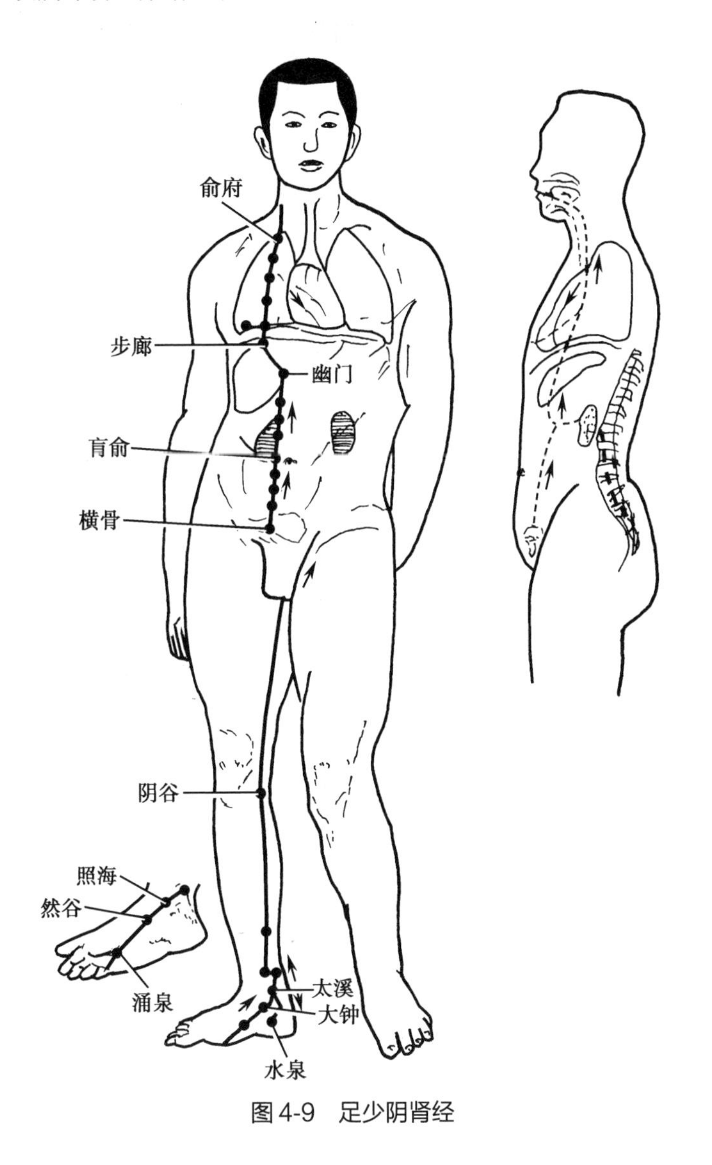

图 4-9　足少阴肾经

（九）手厥阴心包经（图 4-10）

起于胸中，出属心包络，向下穿过膈肌，依次络于上、中、下三焦。

分支：从胸中分出，沿胸浅出胁部，当腋下 3 寸处（天池穴），向上至腋窝下，沿上肢内侧中线入肘，过腕部，入掌中（劳宫穴），沿中指桡侧，出中指桡侧端（中冲穴）。

分支：从掌中分出，沿无名指出其尺侧端（关冲穴），交于手少阳三焦经。

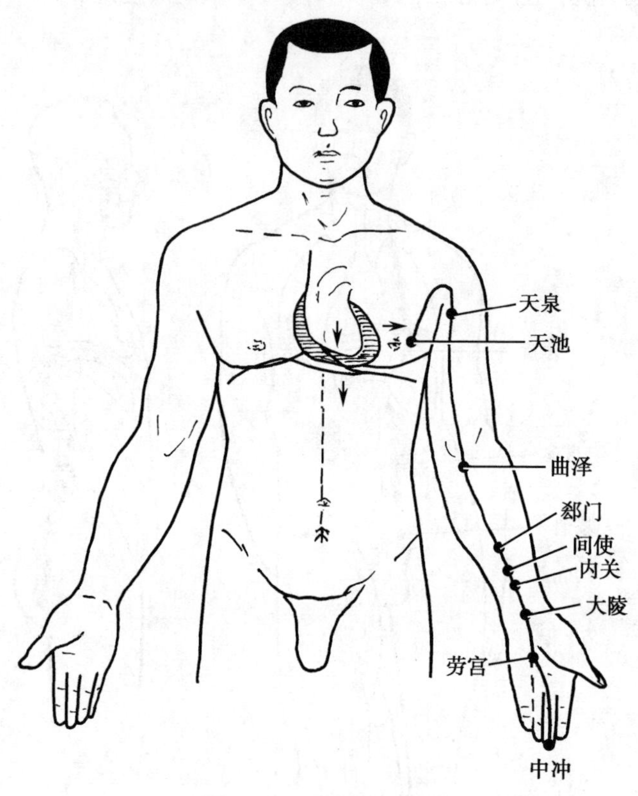

图 4-10　手厥阴心包经

（十）手少阳三焦经（图 4-11）

起于无名指尺侧端（关冲穴），向上沿无名指尺侧至手腕背面，上行前臂外侧尺骨、桡骨之间，通过肘尖，沿上臂外侧向上至肩部，向前行入缺盆，布于膻中，散络心包，穿过膈肌，依次属上、中、下三焦。

分支：从膻中分出，上行出缺盆，至肩部，左右交会于大椎，上行到项部，沿耳后（翳风穴），直上出耳上角，然后屈曲向下经面颊部至目眶下。

分支：从耳后分出，进入耳中，出走耳前，经上关穴前，在面颊部与前一分支相交，至目外眦（瞳子髎穴），交于足少阳胆经。

（十一）足少阳胆经（图 4-12）

起于目外眦（瞳子髎穴），上至头角（颔厌穴），再向下到耳后（完骨穴），再折向上行，经额部至眉上（阳白穴），又向后折至风池穴，沿颈下行至肩上，左右交会于大椎穴，前行入缺盆。

分支：从耳后完骨穴分出，经翳风穴进入耳中，出走于耳前，过听宫穴至目外眦后方。

分支：从目外眦分出，下行至下颌部的大迎穴，同手少阳经分布于面颊部的支脉相合，复行至目眶下，再向下经过下颌角部，下行至颈部，经颈前人迎穴旁，与前脉会合于缺盆，然后下行进入胸腔，穿过膈肌，络肝，属胆，沿胁里浅出气街，绕毛际，横向至髋关节（环跳穴）处。

直行者：从缺盆下行至腋，沿胸侧，过季胁，下行至髋关节（环跳穴）处与前脉会合，再向下沿大腿外侧、膝关节外缘，行于腓骨前面，直下至腓骨下端，浅出外踝之前，沿足背行出于足第四趾外侧端（足窍阴穴）。

分支：从足背（足临泣穴）分出，前行出足大趾外侧端，折回穿过爪甲，分布于足大趾爪甲后丛毛处，交于足厥阴肝经。

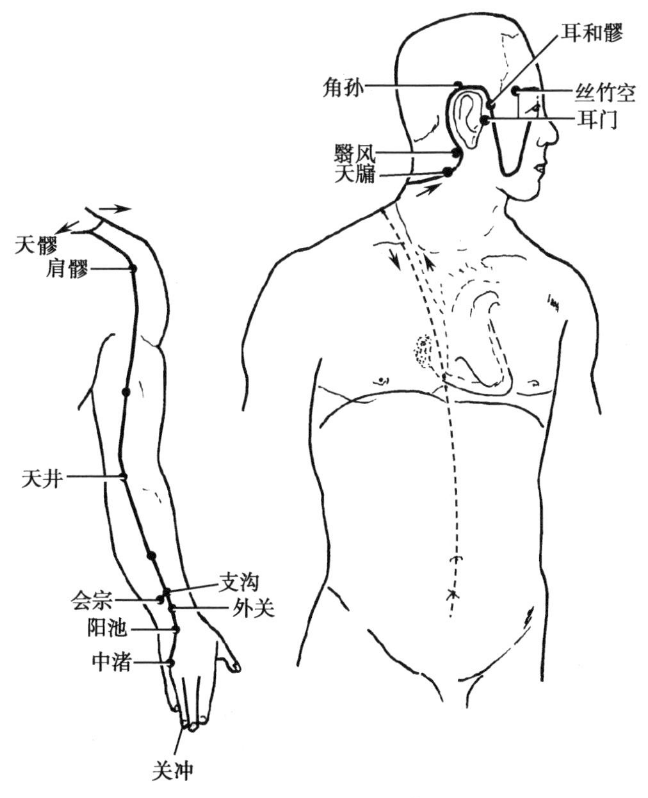

图4-11　手少阳三焦经

（十二）足厥阴肝经（图 4-13）

起于足大趾爪甲后丛毛处，向上沿足背至内踝前一寸处（中封穴），向上沿胫骨前缘，在内踝上八寸处交出足太阴脾经之后，上行过膝内侧，沿大腿内侧中线进入阴毛中，绕阴器，至小腹，挟胃两旁，属肝，络胆，向上穿过膈肌，分布于胁肋部，沿喉咙的后边，向上进入鼻咽部，上行连接目系，出于额，上行与督脉会于头顶部。

分支：从目系分出，下行于颊里，环绕在口唇之内。

分支：从肝分出，穿过膈肌，向上注入肺，交于手太阴肺经。

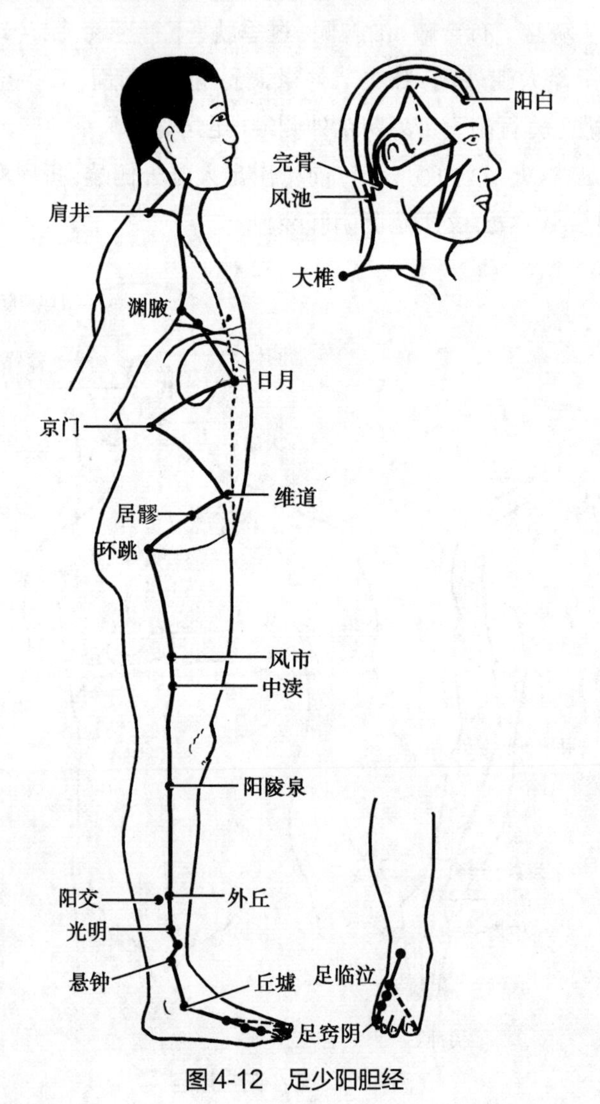

图 4-12　足少阳胆经

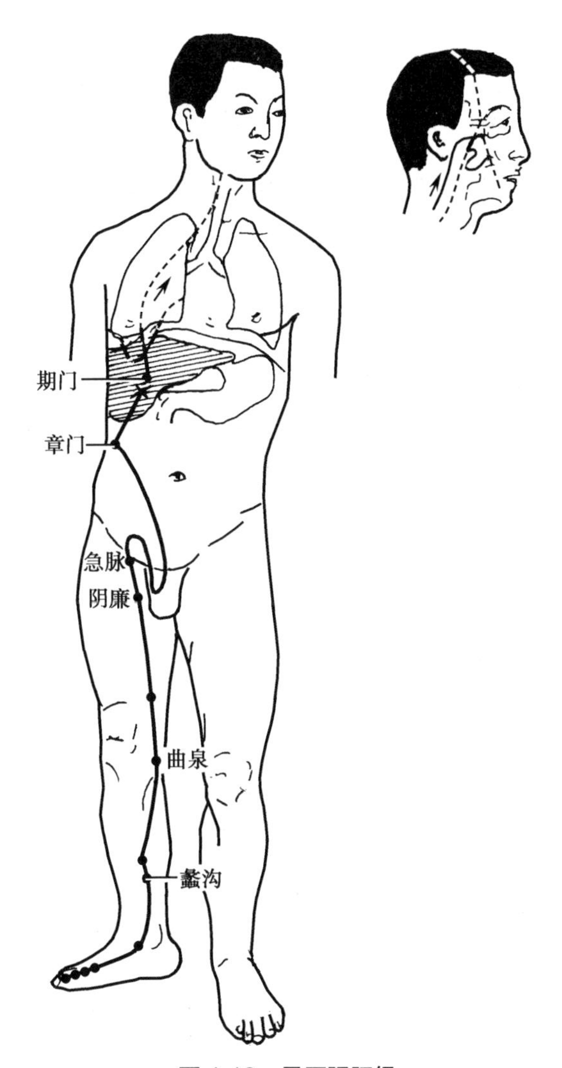

图4-13　足厥阴肝经

注：十二经脉循行部位原文，详见《灵枢·经脉》篇，在此从略。

三、十二经脉的走向与交接规律

十二经脉分为手三阴、手三阳、足三阴、足三阳经四组，每组的走向（循行方向）与交接（次序）是一致的。

（一）十二经脉的走向规律

十二经脉的走向规律是：手三阴经，从胸走手，与手三阳经交会；手三阳经，从手走头，与足三阳经交会；足三阳经，从头走足，与足三阴经交会；足三阴经，从足走腹至胸，与手三阴经交会。（图 4-14）

【原文解读】

《灵枢·逆顺肥瘦》曰："手之三阴，从脏走手；手之三阳，从手走头；足之三阳，从头走足；足之三阴，从足走腹。"原文论述了手足三阴三阳经的走向规律。

（二）十二经脉的交接规律

1. 按十二经脉走向交接次序，其规律是：手三阴经，从胸走手，交手三阳经；手三阳经，从手走头，交足三阳经；足三阳经，从头走足，交足三阴经；足三阴经，从足走腹（至胸），交手三阴经。（图 4-14）

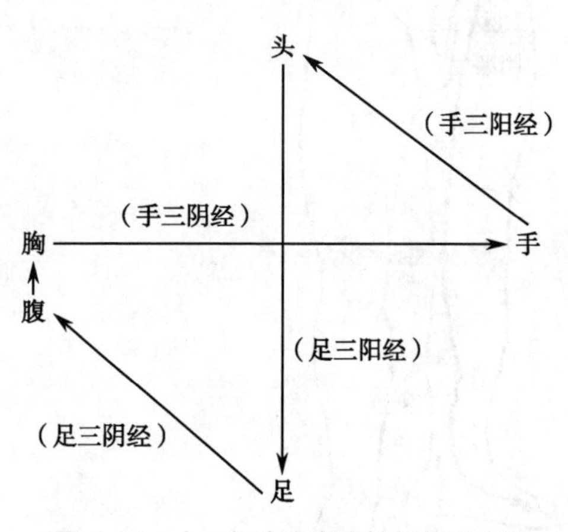

图 4-14　十二经脉走向交接规律示意图

2. 按十二经脉循行交接部位，其规律是：①阴经与阳经在四肢末端（手足）相交接；②阳经与阳经在头面部相交接；③阴经与阴经在胸腹部相交接。（交接的具体部位详见十二经脉循行）

四、十二经脉在体表的分布规律

（一）头面部（表 4-4）

十二经脉在头面部（体表）的分布规律是：

前面：手足阳明经分布于面额部，手太阳经分布于面颊部。

侧面：手足少阳经分布于耳颞部。

后面：足太阳经分布于头顶、枕项部。

表 4-4 十二经脉在头面部的分布规律表

头面部位		经脉分布
前面	面额部	手足阳明经
	面颊部	手太阳经
侧面	耳颞部	手足少阳经
后面	头顶、枕项部	足太阳经

手三阳经止于头，足三阳经起于头。手三阳经与足三阳经在头面部交会，故说“头为诸阳之会”。

【原文解读】

《难经·四十七难》曰：“人面独能耐寒者，何也？然：人头者，诸阳之会也，诸阴脉皆至颈胸中而还，独诸阳脉皆上至头耳，故令面耐寒也。”

（二）躯干部（表 4-5）

十二经脉在躯干部（体表）的分布规律是：

前面：足少阴、足阳明、足太阴、足厥阴经，自内向外依次分布于胸、腹部。

侧面：足少阳、足厥阴经分布于胁、侧腹部，手三阴经从腋下走出。

后面：足太阳经分布于背、腰部，手三阳经分布于肩胛部。

表 4-5 十二经脉在躯干部的分布规律表

躯干部位		经脉分布		
		第一侧线	第二侧线	第三侧线
前面	胸部	足少阴肾经（距胸正中线二寸）	足阳明胃经（距胸正中线四寸）	足太阴脾经（距胸正中线六寸）
	腹部	足少阴肾经（距腹正中线半寸）	足阳明胃经（距腹正中线二寸）	足太阴脾经（距腹正中线四寸） 足厥阴肝经从小腹斜向上至胁
后面	背、腰部	足太阳膀胱经（距背正中线一寸半）	足太阳膀胱经（距背正中线三寸）	
	肩胛部	手三阳经		
侧面	胁、侧腹	足少阳胆经、足厥阴肝经		
	腋下	手三阴经		

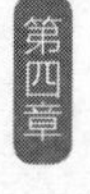

（三）四肢部（表 4-6）

十二经脉在四肢部的分布规律是：

阴经分布于四肢的内侧面，阳经分布于四肢的外侧面。

上肢内侧面：手太阴经在前缘，手厥阴经在中线，手少阴经在后缘。

上肢外侧面：手阳明经在前缘，手少阳经在中线，手太阳经在后缘。

下肢内侧面：内踝上八寸以上，足太阴经在前缘，足厥阴经在中线，足少阴经在后缘。内踝上八寸以下，足厥阴经在前缘，足太阴经在中线，足少阴经在后缘。

下肢外侧面：足阳明经在前缘，足少阳经在中线，足太阳经在后缘。

表 4-6　十二经脉在四肢部的分布规律表

四肢部位		经脉分布	
		内侧面（阴经）	外侧面（阳经）
上肢	前线	手太阴经	手阳明经
	中线	手厥阴经	手少阳经
	后线	手少阴经	手太阳经
下肢	前线	足太阴经▲	足阳明经
	中线	足厥阴经▲	足少阳经
	后线	足少阴经	足太阳经

▲注：内踝上八寸以上，足太阴经在前线，足厥阴经在中线，足少阴经在后线。
内踝上八寸以下，足厥阴经在前线，足太阴经在中线，足少阴经在后线。

五、十二经脉的表里关系

1．十二经脉表里关系的含义　十二经脉分为六条阴经，六条阳经。阴经属里，阳经属表。十二经脉中的一条阴经与一条阳经，通过经别和别络相互沟通而相互配合关系，即为十二经脉的表里相合关系。

2．十二经脉表里关系的内容　六条阴经与六条阳经组成六对表里相合关系，即为：①手太阴肺经与手阳明大肠经为表里；②手厥阴心包经与手少阳三焦经为表里；③手少阴心经与手太阳小肠经为表里；④足太阴脾经与足阳明胃经为表里；⑤足少阳胆经与足厥阴肝经为表里；⑥足少阴肾经与足太阳膀胱经为表里。（表 4-7）

表 4-7 十二经脉表里关系表

阳经为表	手阳明大肠经	手少阳三焦经	手太阳小肠经	足阳明胃经	足少阳胆经	足太阳膀胱经
阴经为里	手太阴肺经	手厥阴心包经	手少阴心经	足太阴脾经	足厥阴肝经	足少阴肾经

3. 十二经脉表里关系两经的循行特点 ①都在四肢末端相交接；②都分别循行于四肢内外两个侧面的相对位置；③分别络属于相为表里的脏腑（阳经属腑络脏为表，阴经属脏络腑为里）。

4. 十二经脉表里关系的意义 不仅加强了相为表里两经的联系，而且使相为表里的脏与腑，在结构上通过经脉加强了联系，在生理功能上相互配合，在病理上可以相互影响，在治疗上可以相互利用，相互发生作用。

【原文解读】

《素问·血气形志》曰："足太阳与少阴为表里，少阳与厥阴为表里，阳明与太阴为表里，是为足阴阳也。手太阳与少阴为表里，少阳与心主为表里，阳明与太阴为表里，是为手之阴阳也。"原文论述了十二经脉表里相合关系的具体内容。"心主"，即手厥阴心包经。

六、十二经脉的流注次序

十二经脉是气血运行的主要通道，其循行是首尾衔接，依次贯注，因而构成了十二经脉中气血流注次序。

十二经脉气血流注的次序，是从手太阴肺经开始，按十二经脉循行顺序，依次流注，如图 4-15 所示，至足厥阴肝经，再复注于手太阴肺经。这样，首尾相贯，如环无端，构成了十二经脉循环体系。（图 4-15）

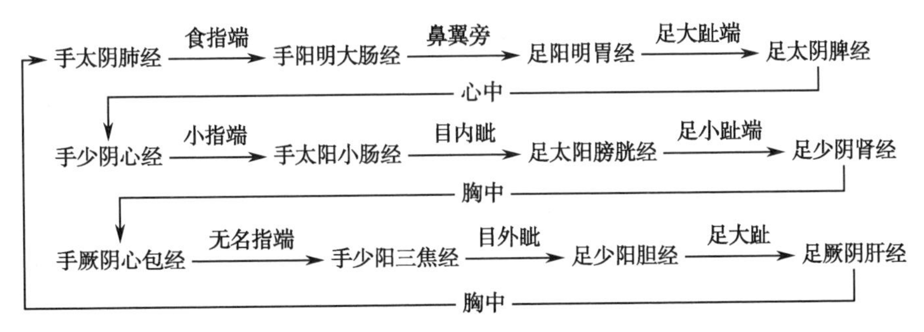

图 4-15 十二经脉流注次序图

附：督任二脉循环体系、十四经循环体系

奇经八脉循环体系：奇经八脉中的督任二脉，在其循行分布过程中，首尾相接。即督任二脉，皆起于胞中，下出会阴。督脉后行腰背正中线，上至头面，到上唇系带处（龈交穴）。任脉前行腹胸正中线，上至头面，环绕口唇，交会于督脉之龈交穴。如此构成了督任二脉循环体系。

十四经循环体系：是十二经脉循环体系与督任二脉循环体系相连。即十二经脉中的足厥阴肝经，循行上至头面，"上出额，与督脉会于巅"。这样，就将十二经脉循环与督任二脉循环连接成十四经循环体系。

临床上，在针刺行针行气，推拿按摩疏通经气，气功调气运气等的实践中，利用十二经脉、督任二脉、十四经脉循环体系，可以充分发挥经络系统通行气血（经气），调节机体平衡作用。

【原文解读】

《灵枢·营气》曰："营气之道……从（手）太阴出，注手阳明……注足阳明……与（足）太阴合……循手少阴……合手太阳……合足太阳……注足少阴……循心主脉（手厥阴）……合手少阳……注足少阳……合足厥阴……从肝上注肺……"原文论述了营气在十二经脉中流行贯注的次序。原文中的"注"，含有传注、流注之义。"合"，此处对阴阳表里手足上下之经的交接处，都称为合。

第三节 奇经八脉

一、奇经八脉的概念和功能特点

（一）奇经八脉的概念

奇者，异也，不同之意。十二经脉称为十二正经，奇经是不同于十二正经的另一类经脉，共有八条，而称为奇经八脉。

1. 奇经八脉名称 奇经八脉，是督脉、任脉、冲脉、带脉、阴跻脉、阳跻脉、阴维脉、阳维脉的总称。

2. 奇经八脉命名含义 奇经八脉的名称，不像十二经脉那样有手足、阴阳、脏腑的共同规律，其名称也各有含义，多反映了各自的功能特点。督，有总督、统帅之意。任，有总任、担任和妊养之意。冲，有要冲、要道之意。带，有束带、腰带之意。跻，有轻健跻捷之意。维，有维系、连结之意。阴跻、阳跻脉与阴维、阳维脉之阴阳，均表示此经脉循行于下肢的内侧或外侧。

3. 奇经与正经的区别（表 4-8） 主要是循行分布与十二经有区别：奇经不像十二经那样遍布于全身内外、上下、左右循行有规则，同脏腑没有特定的络属关系，彼此之间也无阴阳表里配合关系。

表 4-8 奇经与正经的区别表

循行分布	正经	奇经
分布区域	遍布于全身	上肢无奇经分布
循行规则	内外、上下、左右循行有规则	循行不如正经有规则
络属脏腑	与脏腑有直接络属关系	与脏腑无特定络属关系
表里关系	阴阳经表里相配合	彼此之间无表里配合关系

【原文解读】

《难经·二十七难》曰："脉有奇经八脉者，不拘于十二经，何也？然：有阳维，有阴维，有阳跻，有阴跻，有冲，有督，有任，有带之脉。凡此八脉者，皆不拘于经，故曰奇经八脉也。"

《难经本义》曰："脉有奇常，十二经者，常脉也。奇经八脉，则不拘于十二经，故曰奇经。奇，对正而言，犹兵家之云奇正也。虞氏曰：奇者，奇零之奇，不偶之义。谓此八脉不系正经，阴阳无表里配合，别道奇行，故曰奇经也。"

以上原文，论述了奇经的含义、名称，以及奇经与正经的区别。

（二）奇经八脉的功能特点

1. 加强十二经脉的联系 奇经八脉在循行分布过程中，纵横交叉于十二经脉之间，具有加强十二经脉之间的联系作用。从而形成了经脉之间的多种联系，加强了经脉与周身各组织器官之间的联系关系。

2. 调节十二经脉气血 经络具有通行气血的功能，十二经脉是通行气血的主要通道，奇经八脉纵横贯穿于十二经脉之间，起着调节十二经脉气血的作用。当十二经脉气血满溢时，则流入奇经，蓄以备用；当十二经脉气血不足时，则奇经中贮蓄之气血溢出，给予补充，以保持十二经气血相对恒定状态。古人把正经比作江河，将奇经比作湖泊，就是指这种作用而言。

3. 与某些脏腑关系密切 奇经八脉在循行分布过程中，与脑、髓、女子胞等奇恒之腑以及肝、肾等脏有较为密切的联系，故对其生理功能、病理变化均有一定的影响。尤其是对男女生殖功能及女子的经、带、胎、产等方面的关系更为密切。

【原文解读】

《难经·二十八难》曰："奇经八脉者，既不拘于十二经，皆何起何继也？……比于圣人图设沟渠，沟渠满溢，流于深湖，故圣人不能拘通也，而人脉隆盛，入于八脉而不环周，故十二经亦不能拘之。"

《奇经八脉考》曰："盖正经犹夫沟渠，奇经犹夫湖泽，正经之脉隆盛，则溢于奇经。故秦越人比之：天雨降下，沟渠溢满，滂霈妄行，流于湖泽。""滂(pāng乓)霈(pèi沛)"，同"滂沛"，形容大雨的情景。

《十四经发挥·奇经八脉篇》曰："脉有奇常，十二经者，常脉也。奇经八脉，则不拘于常，故谓之奇经。盖以人之气血常行于十二经脉，其诸经满溢，则流入于奇经焉。"

以上原文，论述了奇经有调节十二经脉气血的作用。

二、奇经八脉的循行及其生理功能（表4-9）

表4-9 奇经八脉的循行及生理功能表

名称	循行分布	生理功能
督脉	起于胞中→下出会阴→后行腰背正中线→风府穴→入颅络脑→头面正中→经头顶、额、鼻、上唇、上唇系带处(龈交穴)	①调节阳经气血，总督一身之阳经，为阳脉之海 ②反映脑、髓、肾的功能
任脉	起于胞中→下出会阴→前行胸腹正中线→至咽喉→上行至颌部→环绕口唇→目眶下	①调节阴经气血，总任一身之阴经，为阴脉之海 ②调节月经，妊养胎儿，与生殖有关
冲脉	起于胞中→下出会阴→前行与足少阴肾经相并上行→经喉→环绕口唇→目眶下	①调节十二经气血，为"十二经脉之海""冲为血海" ②调节月经，与生殖功能有关
带脉	起于季胁→斜向下行到带脉穴→绕身一周，环行于腰腹部	①约束纵行于躯干的诸条经脉 ②固护胞胎，主司妇女带下

续表

名称	循行分布	生理功能
阴跻脉	起于内踝下(照海穴)→沿小腿、大腿内侧上行→沿腹、胸→缺盆→鼻旁→目内眦,与手足太阳经、阳跻脉会合	①主司下肢运动 ②司眼睑开合
阳跻脉	起于外踝下(申脉穴)→沿小腿、大腿外侧上行→沿腹、胸→肩部→挟口角→目内眦,与手足太阳经、阴跻脉会合	
阴维脉	起于小腿内侧(足三阴经交会处)→沿下肢内侧上行→至腹部(与足太阴经同行)→胁部(与足厥阴经同行)→至咽喉,与任脉相会	维系全身之阴经
阳维脉	起于外踝下(与足少阳经并行)→沿下肢外侧上行→躯干后外侧→腋后上肩→颈、耳后、额部→项后,与督脉相会	维系全身之阳经

注:督、任、冲三脉,皆起于胞中,下出会阴,然后别道而行,故称其为“一源而三歧”。

(一)督脉

1. 循行部位 督脉起于胞中,下出会阴,向后行于腰背部正中线,沿脊柱里面上行,至项后风府穴处进入颅内,络脑,再回出由项沿头部正中线,经头顶、额部、鼻部、上唇,到上唇系带处(龈交穴)。

分支:从脊柱里面分出,络肾。

分支:从小腹内分出,直上贯脐中央,上贯心,至喉部,向上到下颌部,环绕口唇,再向上至两目下中央。

2. 生理功能 督,有总督、统率之意。督脉的主要功能为:

(1)调节阳经气血:督脉循行于背部正中线,与手足六条阳经交会于大椎,对阳经气血有调节作用。因能总督一身之阳经,故称其为“阳脉之海”。

(2)反映脑、髓、肾的功能:督脉沿脊柱里上行,入颅内络脑,脑为髓海。故督脉与脑、髓功能有关。亦常反映脑、髓病变。督脉分支循行又络肾,故与肾的功能有关。肾主生殖,若阳虚,精冷不孕的病变,亦可用补督脉之法治之。

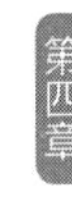

(二)任脉

1. 循行部位 任脉起于胞中,下出会阴,向前经阴阜,沿腹部胸部正中线上行,至咽喉,上行至下颌部,环绕口唇,交会于督脉之龈交穴,再沿面颊,分行至目眶下。

分支：由胞中别出，向后贯脊，向上循行于背部。

2. 生理功能 任，有总任、妊养之意。任脉的主要功能为：

（1）调节阴经气血：任脉循行于腹部正中线，与足三阴经及阴维脉交会，总任阴脉之间的相互联系，具有调节阴经气血的作用。因总任一身之阴经，故称其为“阴脉之海”。

（2）与生殖功能有关：任脉起于胞中，具有调节月经，妊养胎儿的作用。故有“任主胞胎”之说。因任脉调节月经，妊养胞胎，故与生殖功能有关。

（三）冲脉

1. 循行部位 冲脉起于胞中，下出会阴，从气街部与足少阴肾经相并，挟脐上行，散布于胸中，再向上行，经喉，环绕口唇，到目眶下。

分支：从气街穴分出，沿大腿内侧进入腘窝，再沿胫骨内缘，下行到足底。

分支：从内踝后分出，向前斜入足背，进入大趾。

分支：从胞中分出，向后与督脉相通，上行于脊柱内。

2. 生理功能 冲，有要冲之意。冲脉的主要功能为：

（1）调节十二经气血：冲脉循行上至于头，下至于足，后至于背，前至于腹，贯穿全身，为一身气血之要冲，能调节十二经气血。故称冲脉为“十二经脉之海”“五脏六腑之海”“冲为血海”。

（2）与生殖功能有关：冲脉起于胞中，又为血海，具有调节月经的作用，故与生殖功能有关。

（四）带脉

1. 循行部位 带脉起于季胁，斜向下行到带脉穴，绕身一周，环行于腰腹部。并于带脉穴处再向前下方沿髋骨上缘斜行到少腹。

2. 生理功能 带，有束带之意。带脉的主要功能为：

（1）约束诸经：带脉绕身一周，状如束带，具有约束诸经的作用。十二经脉与奇经中的其余七脉，均为上下纵行，唯有带脉横行如带状，而能约束纵行经脉，以调节经脉之气。

（2）固护胞胎、主司妇女带下：若带脉亏虚，可见胞胎不固、妇女带下量多。

（五）阴跻脉、阳跻脉

1. 循行部位 阴跻脉起于内踝下足少阴肾经的照海穴，沿内踝后直上小腿、大腿内侧，经前阴，沿腹、胸进入缺盆，出行于人迎穴之前，经鼻旁，到目内眦，与手足太阳经、阳跻脉会合。

阳跻脉起于外踝下足太阳膀胱经的申脉穴，沿外踝后上行，经小腿、大腿外侧，向上经腹部、胸部外侧面，经肩部，由颈外侧上挟口角，到达目内眦，与手足太阳经、阴跻脉会合，再上行进入发际，向下到达耳后，与足少阳胆经会合于项后的风池穴。

2. 生理功能 跻，有轻健跻捷之意。跻脉的功能为：

（1）主司下肢的运动：脉起足踝下，从下肢内、外侧分别上行头面，主一身左右之阴阳，使下肢运动灵活跻捷。

（2）司眼睑开合：阴、阳跻脉交会于目内眦，而有司眼睑开合的功能。

（六）阴维脉、阳维脉

1. 循行部位 阴维脉起于小腿内侧足三阴经交会之处，沿下肢内侧上行，至腹部，与足太阴脾经同行，到胁部，与足厥阴肝经相合，然后上行至咽喉，与任脉相会。

阳维脉起于外踝下，与足少阳胆经并行，沿下肢外侧向上，经躯干部后外侧，从腋后上肩，经颈部、耳后，前行到额部，分布于头侧及项后，与督脉会合。

2. 生理功能 维，有维系之意。维脉的功能是维系全身经脉。阴维脉有维系全身阴经的作用，阳维脉有维系全身阳经的作用。

【原文解读】

《难经·二十八难》曰："督脉者，起于下极之俞，并于脊里，上至风府，入属于脑。"

"任脉者，起中极之下，以上毛际，循腹里，上关元，至喉咽。""冲脉者，起于气冲，并足阳明之经，挟脐上行，至胸中而散也。"

"带脉者，起于季胁，回身一周。"

"阳跻脉者，起于跟中，循外踝上行，入风池。阴跻脉者，亦起于跟中，循内踝上行，至咽喉，交贯冲脉。"

"阳维、阴维者，维络于身，溢蓄不能环流灌溉诸经者也。故阳维起于诸阳会也。阴维起于诸阴交也。"

以上《难经》原文论述了奇经八脉的循行和起止点。

《太平圣惠方·卷一》曰："夫任者，妊也，此是人之生养之本。"

《灵枢·海论》曰："冲脉者，为十二经之海也。"

《奇经八脉考·冲脉》曰："冲为经脉之海，又曰血海。"

《灵枢·逆顺肥瘦》曰："夫冲脉者，五脏六腑之海也，五脏六腑皆禀焉。"

《太平圣惠方·辨奇经八脉法》曰："夫带者，言束也，言总束诸脉，使得调柔也。"

"夫跻脉者，捷疾也，言此脉是人行走之机要，动作之所由也，故曰跻脉也。"

《灵枢·寒热病》曰："阴跻、阳跻，阴阳相交，阳入阴，阴出阳，交于目锐眦，阳气盛则瞋目，阴气盛则瞑目。""瞋目"，睁大眼睛。"瞑目"，闭上眼睛。

以上原文，论述了奇经八脉各自的功能特点。

《类经图翼·卷三·任督解》曰："……是任脉、督脉、冲脉，乃一源而三歧者。"

第四节 经别、别络、经筋、皮部

一、经别（图4-16）

（一）含义

经别，即十二经别，是十二经脉别出的，深入躯体深部，循行于胸腹及头部的重要支脉，属于十二经脉范畴，故称其为别出另行的正经。

十二经别是从十二经脉别出而另行的正经，其名称与十二经脉基本相同，分为手足三阴三阳，《灵枢·经别》称其为"之正"，如足太阳经的经别称为"足太阳之正"。余类推。

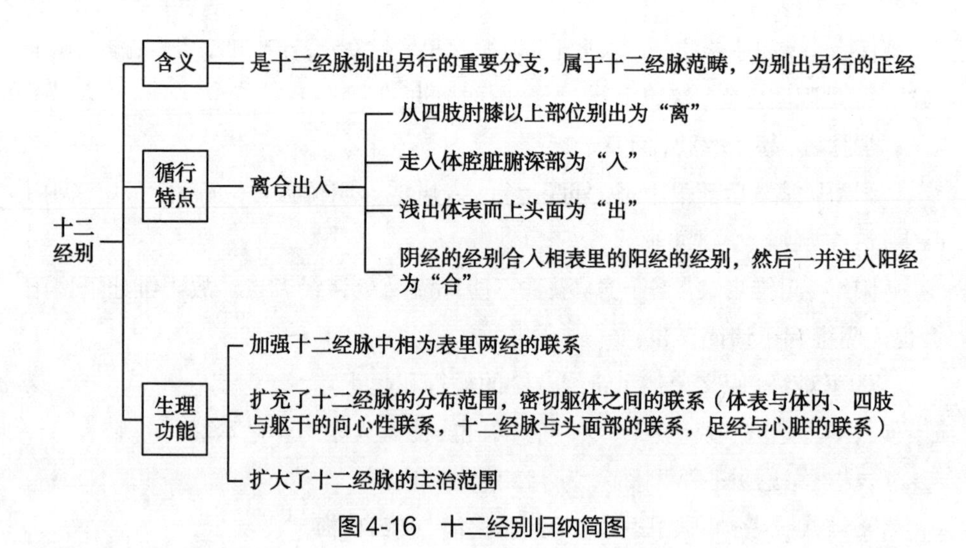

图4-16 十二经别归纳简图

（二）循行部位

十二经别的循行特点为“离、合、出、入”。即十二经别循行，多从四肢肘膝以上部位别出，称为“离”；走入体腔脏腑深部，称为“入”；然后浅出体表而上头面，称为“出”；阴经的经别合入相表里的阳经的经别，然后一并注入阳经，称为“合”。每一对相表里的经别组成一“合”，手足三阴、三阳共组成六对，称为“六合”。

1．足太阳经别与足少阴经别（一合）

足太阳经别：从足太阳经脉的腘窝部分出，其一支脉在骶骨下五寸处别行入肛门，走入归属膀胱，散于肾，沿脊柱两旁到心脏后散布于心内；直行的一支脉，从脊柱两旁肌肉处继续上行，浅出项部，注入足太阳本经。

足少阴经别：从足少阴经脉的腘窝部分出，一支与足太阳经的经别相合并行，上至肾，于十四椎处分出，归属带脉；直行的一支继续上行，系舌本，浅出项部，注入足太阳经的经别。

2．足少阳经别与足厥阴经别（二合）

足少阳经别：从足少阳经脉的大腿外侧部位分出，绕过大腿前侧，进入毛际，与足厥阴经的经别会合，上行进入季胁之间，沿胸腔里，归属于胆，散行至肝，通过心脏，挟食道上行，浅出下颌、口旁，散布于面部，系目系，当目外眦部，注入足少阳本经。

足厥阴经别：从足厥阴经脉的足背处分出，上行至毛际，与足少阳经的经别会合并行。

3．足阳明经别与足太阴经别（三合）

足阳明经别：从足阳明经脉的大腿前侧分出，进入腹腔里面，归属于胃，散布于脾脏，向上通过心脏，沿食道上行，浅出于口腔，上达鼻根及目眶下，返回联系目系，注入足阳明本经。

足太阴经别：从足太阴经脉的大腿内侧分出，行至大腿前侧，与足阳明经的经别相合并行，向上结于咽，贯通舌中。

4．手太阳经别与手少阴经别（四合）

手太阳经别：从手太阳经脉的肩关节部分出，向下入于腋窝，行向心脏，联系小肠，注入手太阳本经。

手少阴经别：从手少阴经脉的腋窝两筋之间分出，进入胸腔，归属于心脏，向上走至喉咙，浅出面部，在目内眦与手太阳经的经别相会合。

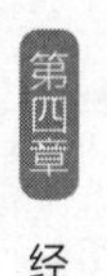

5. 手少阳经别与手厥阴经别(五合)

手少阳经别:从手少阳经脉的头面部分出,向下进入缺盆,经过上、中、下三焦,散布于胸中,注入手少阳本经。

手厥阴经别:从手厥阴经脉的腋下三寸处分出,进入胸腔,分别归属于上、中、下三焦,向上沿喉咙,浅出于耳后,至乳突下与手少阳经的经别相会合。

6. 手阳明经别与手太阴经别(六合)

手阳明经别:从手阳明经脉的肩髃穴处分出,进入项后柱骨,向下走入大肠,又上行归属于肺,上循喉咙,浅出缺盆,注入手阳明本经。

手太阴经别:从手太阴经脉的渊腋处分出,行于手少阴经别之前,进入胸腔,走入肺脏,散布于大肠,向上浅出缺盆,沿喉咙,合于手阳明经的经别。

注:十二经别循行部位及"六合"原文,详见《灵枢·经别》篇,在此从略。

(三)生理功能

十二经别从十二经脉分出,其循行分布,有些是十二经脉所没有到达的器官和形体部位,因而扩大了十二经脉的循行范围,加强了经脉与躯体各部位之间的联系,其在生理、病理及治疗等方面都有一定作用。

1. 加强十二经脉中相为表里两经的联系 十二经别进入体腔后,表里两经的经别相并而行,在浅出体表时,阴经经别合入阳经经别,共同注入体表的阳经,加强了十二经脉相表里两经之间的联系。

2. 扩充了十二经脉的分布范围,密切躯体之间的联系 对十二经脉分布未曾到达之处,通过十二经别的循行分布,使经脉对躯体、内脏器官各部分之间增加了联系途径,扩大了分布范围,密切躯体之间的联系。

(1)加强体表与体内、四肢与躯干的向心性联系:十二经别一般都是从十二经脉的四肢部别出,进入体内后又都是呈向心性运行,这对扩大经脉的体表与体内、四肢与躯干的向心性联系,以及由外向内传递信息,起着重要作用。

(2)加强了十二经脉和头面部的联系:阳经的经别循行于头面,阴经的经别也上达于头面。这就加强了十二经脉对头面部的联系,并为耳针、面针、鼻针等提供了理论依据。

(3)加强了足经与心脏的联系:足三阴经、足三阳经的经别上行经过腹胸部,都与胸腔内的心脏相联系,这又加强足经与心脏的联系。因此,十二经别对于分析腹腔内脏与心的生理、病理关系,有重要意义。

3. 扩大十二经脉的主治范围 由于十二经别的循行分布弥补了十二经脉所不到之处，因而相应扩大了十二经脉穴位的主治范围。

二、别络(图 4-17)

(一) 含义

别络，是十二经脉别走邻经之络脉，为络脉中较大者。别络有十五条，即十二经脉各有一条别络，加上任脉、督脉的别络和脾之大络，合称为“十五别络”。另有“十六别络”之称，即十五别络，再加胃之大络(虚里)。

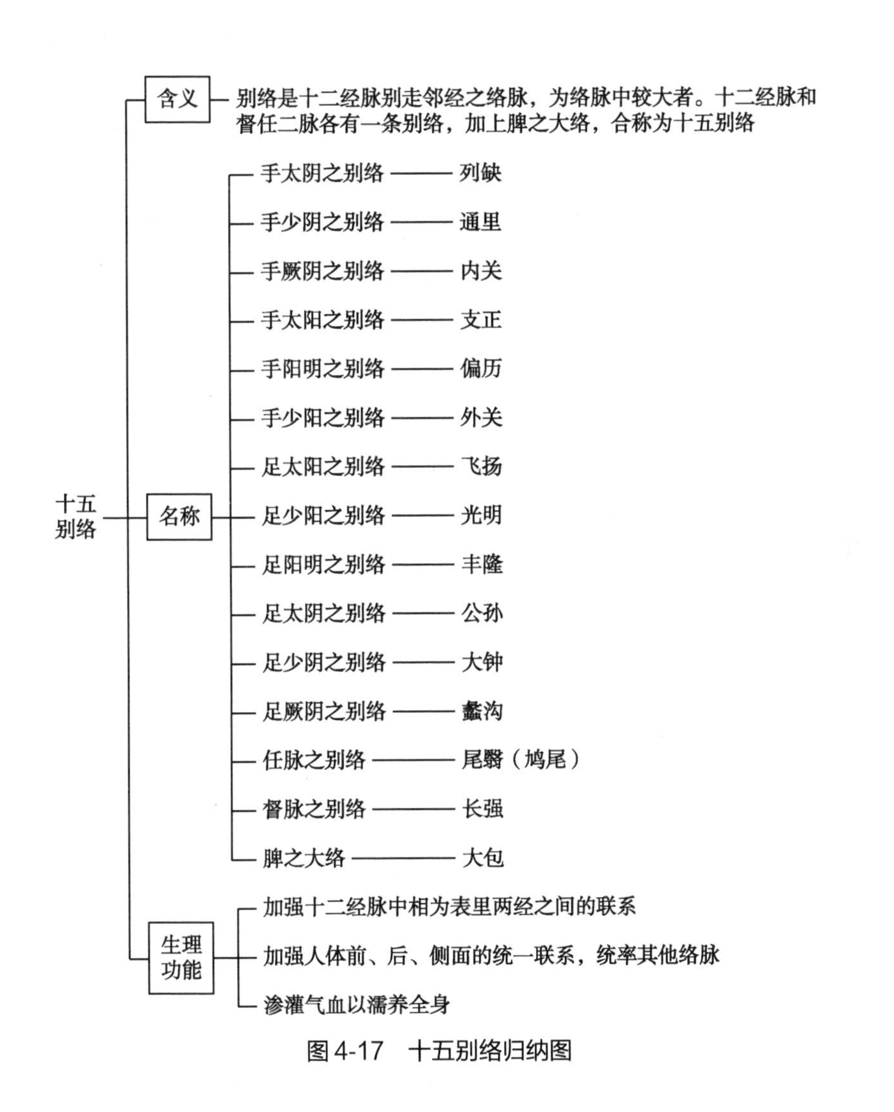

图 4-17 十五别络归纳图

别络是络脉系统中的主要部分，因而别络有固定的循行部位和名称。其名称是按别络从经脉中分出处的穴位名称而定名，如手太阴别络，从手太阴经的列缺穴分出，就称手太阴别络，名为“列缺”。《灵枢·经脉》称其为“手太阴之别，名曰列缺”。余类推。

（二）循行部位

十五别络的循行分布有一定的部位，其中，十二经脉的别络从四肢肘膝以下分出，表里两经的别络相互联络；任脉别络分布于腹部，督脉别络分布于背部，脾之大络分布于胸胁部。

注：十五别络的名称及循行部位原文，详见《灵枢·经脉》篇，在此从略。

（三）生理功能

1. 加强十二经脉中相为表里两经之间的联系 主要是通过阴经别络走向阳经，阳经别络走向阴经的途径来实现的。

2. 加强人体前、后、侧面的统一联系，统率其他络脉 任脉的别络散布于腹部，督脉的别络散布于背部，脾之大络散布于胸胁部，因而加强了人体前、后、侧面的联系。别络是从经脉中分出，为络脉中的较大者，从别络再分出孙络、浮络，故别络有统率其他络脉的作用。

3. 渗灌气血以濡养全身 从别络分出的孙络、浮络，从大到小，愈分愈细，呈网状扩散，密布全身。循行于经脉中的气血，通过别络的渗灌作用，使气血由线状流行扩展为网状分布，对全身起着濡养作用。

三、经筋

（一）含义

经筋，是十二经脉之气结、聚、散、络于筋肉、关节的体系，是十二经脉的连属部分，而称为十二经筋。

十二经筋的名称与十二经脉基本相同，分手足三阴三阳，《灵枢·经筋》称其为“之筋”，如足太阳经的经筋，称为“足太阳之筋”。余类推。

（二）循行部位

十二经筋是十二经脉循行部位上与筋肉相连属的体系，其循行分布与十二经脉基本一致，即手足三阳经的经筋分布于四肢的外侧，手足三阴经的经筋分布于四肢的内侧。十二经筋的循行分布是在躯体的筋肉部分，多结、聚、散、络于骨骼和关节附近，有的进入胸腹腔，但不属络脏腑。十二经筋都是起于四肢末端，走向头身，呈向心性循行。（十二经筋的具体循行分布从略）

（三）生理功能

经筋多附于骨和关节，具有约束骨骼，主司关节运动的功能。

【原文解读】

《素问·痿论》曰："宗筋主束骨而利机关也。"

四、皮部

（一）含义

皮部，即十二皮部，是十二经脉功能活动在体表一定部位上的反应区。把全身皮肤划分为十二个部分，分属于十二经脉，而称为十二皮部。

（二）循行分布

十二皮部是十二经脉及其所属络脉在体表的分区，所以十二皮部与十二经脉在体表的循行分布部位是一致的。

皮部作为十二经脉的体表分区，它与经脉、络脉又有不同：经脉呈线状分布，络脉呈网状分布，皮部在浅表则呈面状划分，比经脉、络脉更为广泛。

（三）生理功能

皮部依赖于十二经脉气血的濡养，是人体暴露于外面的最浅表部位，与外界直接接触。因此，皮部对外界变化具有感应与调节作用，并与卫气一起发挥保卫机体、抗御外邪的作用。

此外，在诊断方面，观察不同部位皮肤的色泽和形态变化，有助于诊断某些脏腑、经络的病变。在治疗方面，在皮肤一定部位施行敷贴、艾灸、热熨、梅花针等疗法，可治疗局部和内脏的病变。

【原文解读】

《素问·皮部论》曰："欲知皮部，以经脉为纪者，诸经皆然。阳明之阳（阳明经之皮部）……其色多青则痛，多黑则痹，黄赤则热，多白则寒，五色皆见，则寒热也。……凡十二经络脉者，皮之部也。"原文论述了皮部的循行分布，以及阳明经皮部色泽变化在诊断上的意义。

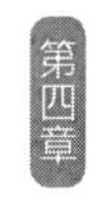

第五节　经络的生理功能

经络系统纵横交错，遍布全身，具有沟通内外上下，联系脏腑器官，通行气血，感应传导，调节功能活动等功能。（图4-18）

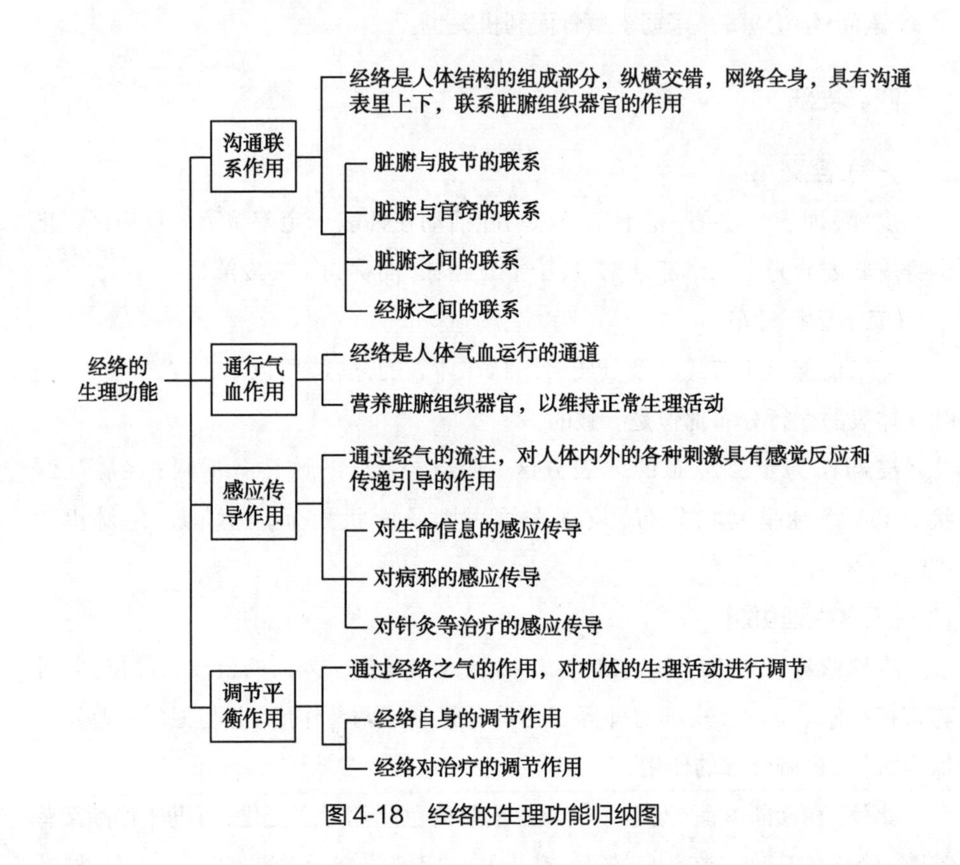

图4-18　经络的生理功能归纳图

一、沟通联系作用

经络是人体组织结构的组成部分，纵横交错，网络全身，具有沟通表里上下，联系脏腑组织器官的作用。人体是由五脏六腑、五官九窍、四肢百骸等组织器官所组成，它们虽各有不同的生理功能，但又共同进行着有机的整体活动，使机体内外上下保持协调统一。这种相互联系与有机配合，主要是依靠经络系统的沟通联络作用来实现的。主要联系有：

（一）脏腑与肢节的联系

脏腑与外周肢节的联系，主要是通过十二经脉的沟通联络作用来实现的。手足三阴经循行分布于上下肢的内侧，手足三阳经循行分布于上下肢的外侧。十二经脉对内与脏腑有特定的属络联系关系，对外周的筋肉、关节、皮肤等组织，通过十二经脉连属的经筋、皮部与其相联系。所以，脏腑与肢节之间，通过十二经脉的内属外连而相互沟通。

【原文解读】

《灵枢·海论》曰："夫十二经脉者，内属于腑脏，外络于肢节。"

（二）脏腑与官窍的联系（表4-10）

表4-10　十二经脉与主要器官联系表

经脉名称	联络的器官
手太阴肺经	至喉咙
手阳明大肠经	入下齿中，挟口，至鼻旁
足阳明胃经	起于鼻，入上齿中，挟口环唇，上耳前，循喉咙
足太阴脾经	挟咽，连舌本，散舌下
手少阴心经	挟咽，系目系
手太阳小肠经	循咽，至目锐眦，入耳中，抵鼻，至目内眦
足太阳膀胱经	起于目内眦，至耳上角，入络脑
足少阴肾经	循喉咙，挟舌本
手厥阴心包经	
手少阳三焦经	系耳后，出耳上角，从耳后入耳中，出走耳前，至目锐眦
足少阳胆经	起于目锐眦，下耳后，从耳后入耳中，出走耳前，至目锐眦后，绕毛际
足厥阴肝经	入毛中，过阴器，循喉咙，连目系，环唇内

十二经脉内属于脏腑，目、舌、口、鼻、耳及前后二阴等官窍又都是经脉循行所经过的部位。这样，脏腑与官窍之间，即可通过经脉的沟通而相互联系。

与目相联系的经脉：手少阴心经"系目系"，手太阳小肠经"至目锐眦""至目内眦"，足太阳膀胱经"起于目内眦"，手少阳三焦经"至目锐眦"，足少阳胆经"起于目锐眦""至目锐眦后"，足厥阴肝经"连目系"。"眦（zì 自）"，眼眶。"目锐眦"，眼外角，又称目外眦。"目内眦"，眼内角。

与舌相联系的经脉：足太阴脾经"连舌本，散舌下"，足少阴肾经"挟舌本"。

与口相联系的经脉：手阳明大肠经"挟口"，足阳明胃经"挟口环唇"，足厥阴肝经“环唇内”。

与鼻相联系的经脉：手阳明大肠经“至鼻旁”，足阳明胃经“起于鼻”，手太阳小肠经“抵鼻”。

与耳相联系的经脉：足阳明胃经“上耳前”，手太阳小肠经“入耳中”，足太阳膀胱经“至耳上角”，手少阳三焦经“从耳后入耳中，出走耳前”，足少阳胆经“从耳后入耳中，出走耳前”。

与二阴相联系的经脉：足少阳胆经“绕毛际”，足厥阴肝经“入毛中，过阴器”，督脉、任脉、冲脉均“下出会阴”。

由此可知，五官九窍与内脏之间，是通过经脉的沟通而联系起的。

【原文解读】

《灵枢·邪气脏腑病形》曰：“黄帝问于岐伯曰：首面与身形也，属骨连筋，同血合于气耳。天寒则裂地凌冰，其卒寒，或手足懈惰，然而其面不衣，何也？岐伯答曰：十二经脉，三百六十五络，其血气皆上于面而走空窍。……其气之津液皆上熏于面，而皮又厚，其肉坚，故天气甚寒不能胜之也。”天寒“其面不衣”，是由于气血津液通过经络上行并熏于面部孔窍，加之面部皮又厚肉又坚的缘故。“空（kǒng）窍”，即孔窍。

（三）脏腑之间的联系（表4-11）

表4-11　十二经脉与脏腑联系表

经脉名称	络属的脏腑	联系的其他脏腑
手太阴肺经	属肺，络大肠	还循胃口
手阳明大肠经	属大肠，络肺	
足阳明胃经	属胃，络脾	
足太阴脾经	属脾，络胃	注心中
手少阴心经	属心，络小肠	上肺
手太阳小肠经	属小肠，络心	抵胃
足太阳膀胱经	属膀胱，络肾	
足少阴肾经	属肾，络膀胱	上贯肝，入肺中，络心，注胸中
手厥阴心包经	属心包，络三焦	
手少阳三焦经	属三焦，络心包	
足少阳胆经	属胆，络肝	
足厥阴肝经	属肝，络胆	挟胃，上注肺

一是十二经脉与脏腑的络属联系。即十二经脉中，每一条经脉都分别络属于一脏一腑，这是脏腑相合理论的主要结构基础。

二是经脉在循行过程中与其他脏腑的联系。经脉与脏腑除特定的络属关系外，有的经脉还联系多个脏腑。如：足少阴经，除属肾络膀胱外，还贯肝，入肺，络心，注胸中。足厥阴经，除属肝络胆外，还挟胃，注肺中等。有的脏腑还有多条经脉到达。如，与肺相连的经脉有：手太阴经属肺，手阳明经络肺，足厥阴经注肺，足少阴经入肺，手少阴经过肺等。此外，经别又补正经之不足。如，足阳明经别上通于心，足少阳经别贯心等。这样，就构成了脏腑之间的多种联系关系。

（四）经脉之间的联系

经络系统各部分之间，通过经脉、络脉之间的沟通联络，也存在着密切联系。如，十二经脉之间的阴阳表里两经相接，有一定的衔接和流注次序。经脉的主干及分支在循行过程中，相互之间还有许多交叉和交会。十二经别及别络，加强了表里两经之间的联系。奇经八脉纵横交错于十二经脉之间，加强了经脉之间的联系。此外，络脉网络全身，无所不至，使经络系统之间构成了完整的网络状的联系系统。

经络的沟通联系作用，又是经络其他功能的结构基础。

二、通行气血作用

通行气血，是指经络是人体气血运行的通道，具有运行气血的作用。气血是维持人体生命活动的主要物质基础，各脏腑组织器官得到气血的濡养，才能维持正常的生理活动。通过经络的流注，将气血通达于全身，内溉脏腑，外濡腠理，营养脏腑组织器官，维持其正常生理活动。

【原文解读】

《灵枢·本脏》曰："经脉者，所以行血气而营阴阳，濡筋骨，利关节者也。"

《灵枢·脉度》曰："气之不得无行也，如水之流，如日月之行不休，故阴脉荣其脏，阳脉荣其腑，如环之无端，莫知其纪，终而复始。其流溢之气，内溉脏腑，外濡腠理。"

以上原文，论述了经络具有运行并渗灌气血，以濡养脏腑组织器官的作用。

三、感应传导作用

感应传导，是指经络系统对各种刺激具有感觉反应和传递引导的作用。经络系统是气血运行的通道，通过经气的流注，将人体内外的各种刺激反应进行传递。主要表现在：

（一）对生命信息的感应传导

人的生命活动是一个极其复杂的过程，机体中每时每刻都有许多生命信息发出，经络系统是人体各部分之间的信息传导网，对各部分发出的信息进行交换和传递。当体表官窍受到某种刺激时，刺激信息就沿经络内传相关脏腑，或脏腑功能活动的变化，也可通过经络传递到体表官窍，并对机体各部分进行协调平衡。

（二）对病邪的感应传导

当脏腑组织正常功能活动遭到破坏而发生病变时，可通过经络的感应传导而反映出不同的症状和体征。如外邪袭表，内传脏腑，或脏腑病变，反映于体表的各种证候表现，就是通过经络反映与传导的。

【原文解读】

《素问·皮部论》曰："皮者脉之部也，邪客于皮则腠理开，开则邪入客于络脉，络脉满则注于经脉，经脉满则入舍于腑脏也。"原文论述了病邪通过经络，由外而内的传递过程。

（三）对针灸等治疗的感应传导

经络对针刺、熨灸、按摩、推拿等的刺激，有灵敏的感应与传导作用。如针刺疗法中的"得气""行气"，使"气至病所"，就是经络对治疗的感应传导作用的体现。

四、调节平衡作用

经络系统在沟通联系、通行气血、感应传导的基础上，通过经气的作用，对各脏腑形体官窍等的功能活动进行调节，以维持人体内外环境的相对平衡。调节功能活动作用主要表现在：

（一）经络自身的调节作用

当人体因内外环境变化，或受到病邪侵犯，造成某些功能失调时，经气就趋向于病所，或驱邪外出，或协调功能活动，虽未经治疗，但机体仍保持着阴阳平衡状态，这就是经络之气（正气）的自身调节作用。

（二）经络对治疗的调节作用

当人体发生病变时，应用针刺等方法治疗，激发经气，使气至病所，对脏腑器官的功能活动产生调节作用，使其恢复到生理平衡状态。因此，针灸等刺激疗法，就是激发经络之气的调节功能平衡作用而达到治病之目的。

【原文解读】

《灵枢·经脉》曰："经脉者，所以能决死生，处百病，调虚实，不可不通。"

《灵枢·根结》曰："用针之要，在于知调阴与阳。调阴与阳，精气乃光，合形与气，使神内藏。"

《灵枢·九针十二原》曰："刺之要，气至而有效。"

以上原文论述了经络及针刺的作用。

第六节　经络学说的应用

经络学说是中医学理论体系的组成部分，在中医学中被广泛运用，用以说明人体的生理功能，阐释病理变化，指导疾病的诊断、治疗和养生等方面。（图 4-19）

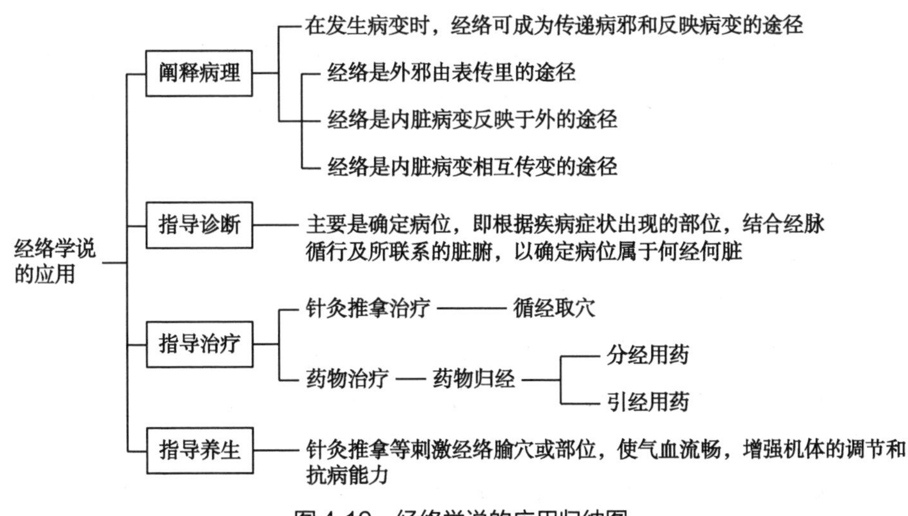

图 4-19　经络学说的应用归纳图

一、阐释病理变化

在正常生理情况下，经络有运行气血，感应传导的作用。在发生病变时，经络就可能成为传递病邪和反映病变的途径。

（一）经络是外邪由表传里的途径

由于经络内属于脏腑，外布于肌表，所以，当体表受到病邪侵袭时，就可通过经络由浅入深，由表及里，内传脏腑。如外邪侵袭肌表，初见恶寒、发热、头痛，继而又出现咳嗽、胸痛等症状，这就是外邪由体表通过经络内传于肺。

（二）经络是内脏病变反映于外的途径

由于内在脏腑与外在形体、官窍之间，通过经络密切相连，所以，脏腑病变可以通过经络的传导反映于外，在某些形体部位或官窍方面表现出症状和体征。如足厥阴肝经绕阴器，抵小腹，布胁肋，上连目系，故肝气郁结可见两胁及少腹疼痛，肝火上炎可见目赤肿痛，肝经湿热可见阴部湿疹瘙痒等症。又如足阳明胃经入上齿中，手阳明大肠经入下齿中，故胃肠积热可见齿龈肿痛。再如手少阴心经之别络上达于舌，故心火上炎可见舌红疼痛或口舌生疮等。

（三）经络是脏腑病变相互传变的途径

由于脏腑之间有经脉相互沟通联系，所以脏腑病变可以通过经络而相互传变。如足厥阴肝经挟胃、注肺中，故肝病可以犯胃，肝火可以犯肺。又如足少阴肾经入肺、络心，所以肾虚水泛可凌心、射肺。再如手少阴心经和手太阳小肠经相互络属，故心火可以下移小肠而致尿急、尿痛、尿赤等症（心移热于小肠）。

【原文解读】

《素问·缪刺论》曰："夫邪之客于形也，必先舍于皮毛，留而不去，入舍于孙脉，留而不去，入舍于络脉，留而不去，入舍于经脉，内连五脏，散于肠胃，阴阳俱感，五脏乃伤。此邪之从皮毛而入，极于五脏之次也。"原文叙述了外邪通过经络由表传里的病变过程。

《灵枢·九针十二原》曰："五脏有疾也，应出十二原，十二原各有所出。明知其原，睹其应，而知五脏之害矣。"原文是说，五脏有病，通过经络能反应到十二原穴的部位上。通过观察十二原穴部位的反应情况，就能知道五脏的病变。

二、指导疾病的诊断

由于经脉有一定的循行路线和络属脏腑，它可以反映所属部位及络属脏腑的病证，因而在临床上，就可以根据疾病症状出现的部位，结合经脉循行及所联系的脏腑，来确定病位，属于何经、何脏，为治疗提供依据。

如头痛，根据疼痛部位来分析：痛在前额者，病变多在阳明经；痛在两侧者，病变多在少阳经；痛在枕项者，病变多在太阳经；痛在颠顶者，病变多在足厥阴肝经或督脉经。又如牙痛：上牙痛者，多与足阳明胃经有关；下牙痛者，多与手阳明大肠经有关。再如两胁疼痛，多为肝胆疾病；缺盆中痛，常为肺病表现。

《伤寒论》中的六经辨证，也是在经络学说的基础上发展起来的辨证体系。

在临床实践中，还可利用经脉或俞穴的特殊变化来协助诊断。有些患者在经脉循行通路上，或在经气聚集的某些穴位处，有明显的压痛，或有结节状、条索状的反应，或局部皮肤的色泽、形态、温度等的变化，也常有助于疾病的诊断。如：肺脏有病时可在肺俞穴出现结节或中府穴有压痛；肠痈可在阑尾穴有压痛；长期脾胃有病可在脾俞穴见到异常变化。

【原文解读】

《灵枢·本脏》曰："视其外应，以知其内脏，则知所病矣。"

《灵枢·官能》曰："五脏六腑，察其所痛，左右上下，知其寒温，何经所在。审皮肤之寒温滑涩，知其所苦。"

三、指导疾病的治疗

（一）针灸推拿治疗

针灸和推拿治疗，主要是根据经脉或脏腑的病变，在体表一定的部位上，利用针刺、艾灸、按摩等物理性的刺激，激发经气的感应传导与调节功能平衡作用，从而达到治疗的目的。

针灸推拿治疗，必须遵循"循经取穴"的原则。所谓"循经取穴"，就是按照经络学说进行辨证，确定疾病属于何经，然后根据经脉的循行分布路线和联

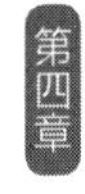

系的范围，选取穴位进行治疗。临床上常用的循经近取、远取，上病下取，下病上取，左右交叉取，表里经互取等取穴方法，都是“循经取穴”原则的具体应用。

（二）药物治疗

药物治疗也要以经络为通道，通过经络的传导作用，使药物的作用传递到病所，发挥其治疗作用。

古代医家在长期临床实践的基础上，创立了“药物归经”理论。所谓“药物归经”，就是运用经络学说对药物性能进行分析和归类的一种分类方法。即是根据药物对脏腑经络所起的特殊作用，分别将其归属于各经之中，使之系统化。

药物归经理论的价值，主要在于指导临床分经用药。就是在掌握药物性能的基础上，根据疾病属于何经，就选用何经的药物进行治疗。如柴胡、香附、青皮等药，具有疏肝理气的作用，因而就将其归入肝经，称其为肝经药，就可选用其治疗肝郁气滞的病证。

古代医家根据药物归经理论，还提出了“引经报使”之说。引经报使药（亦称“引经药”，俗称“药引子”），就是指某些药物能引导其他药物的药力到达病所，发挥其治疗作用。如治疗头痛，在辨证论治的基础上，若属于阳明经的可加用白芷，属于少阳经的可加用柴胡，属于太阳经的可加用羌活。白芷、柴胡、羌活，不仅分别归属于阳明、少阳、太阳经，而且能作为其他药物的向导，将其他药物的药力，引导其归入上述各经而发挥治疗作用。

此外，用于临床的耳针、电针、穴位注射、穴位埋线、穴位结扎等治疗方法，都是在经络学说的指导下进行的。

四、指导养生保健

在经络理论指导下的针灸、推拿、气功、刮痧等疗法，广泛运用于人体的养生保健，通过针灸等刺激人体经络的相关腧穴或部位，使阴阳调和，气血流畅，从而增强了机体的调节功能和抗病能力，达到健身延年益寿的作用。

【学习要点提示】

1. 掌握经络的基本概念，经络系统的组成和经络的生理功能。

2. 掌握十二经脉的走向与交接规律，体表分布规律与表里关系，流注次序。熟记十二经脉的名称(全名)。了解十二经脉的循行部位。

3. 掌握奇经八脉的概念,总的功能,以及督、任、冲、带脉的循行概况和主要功能。

4. 了解经别、别络、经筋、皮部的概念与功能,了解经络学说的应用概况。

第五章　体　质

体质学说，是研究正常人体体质的概念、形成、特征、类型，及其与疾病的发生、发展、演变、诊断、防治等关系的理论。

早在《内经》中，对体质的形成、特征、分类，以及体质与病机、诊断、治疗的关系，就有了较为详细的论述。重视体质差异性的研究，有助于分析疾病的发生、发展和演变的规律，对提高疾病的预防、诊断和治疗水平具有重要意义。

第一节　体质的基本概念

一、体质的概念（图 5-1）

体质，是指人类个体在生命过程中，在先天遗传性和后天获得性的基础上所形成的，通过人体的形态结构、生理功能和心理活动的差异性而表现出来的相对稳定的特性。

对体质概念的理解：

（1）体质的形成：是由先天的遗传因素和后天的获得因素所决定的。

（2）体质的表现：是通过人体的形态结构、生理功能和心理活动的差异性而表现出来。

（3）体质的相对稳定性：体质是个体在生长、发育和衰老的过程中所形成的与自然、社会环境相适应的相对稳定的特性。

二、体质的构成（图 5-1）

人体的正常生命活动是形与神的协调统一，即形神合一是生命存在和健康的基本特征。形与神两方面，相互依存、相互影响，一定的形态结构必然产生出相应的生理功能和心理特征，而良好的生理功能和心理特征是正常形态结构的反映，并在体质的固有特征中体现出来。可见，体质是由形态结构、生理功能和心理特征三个方面的差异性所构成的。

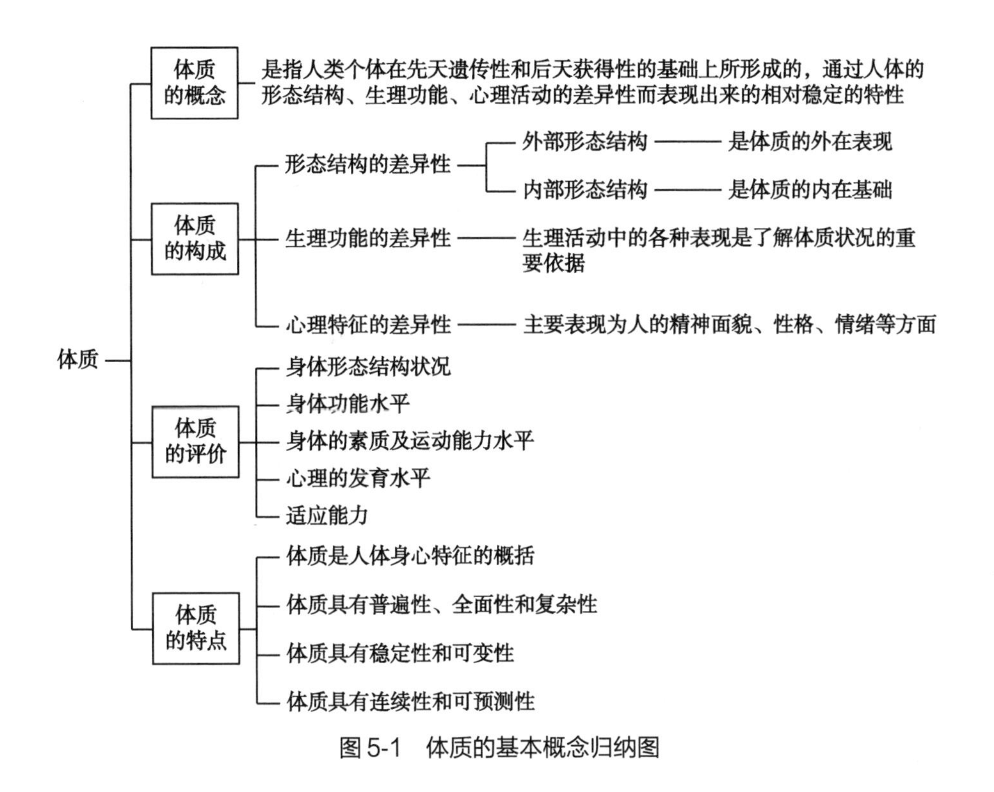

图 5-1　体质的基本概念归纳图

（一）形态结构的差异性

人体形态结构上的差异性是个体体质特征的重要组成部分，包括外部形态结构和内部形态结构。外部形态结构是体质的外在表现，内部形态结构是体质的内在基础，二者之间是相联系的一个有机的整体，并可以通过外部形态体现出来。因此，人的体质特征首先从外部形态、体格、体型等方面的差异表现出来。

外部形态，包括体格、体型、体重、特征、体姿、面色、毛发等。体表形态能反映人体的生长发育水平，营养状况和锻炼程度，是反映体质的标志之一。如人的形体有肥瘦长短，皮肉有厚薄坚脆，肤色有黑白苍嫩等的差异。体型差异反映体质特征，并与发病、治疗有一定联系，如肥人多湿，瘦人多火等。

（二）生理功能的差异性

生理功能上的差异性是个体体质特征的组成部分。人体的生理功能是内部形态结构完整性、协调性的反映，是脏腑经络及气血津液等功能的体现。生理功能活动中的各种表现，是了解体质状况的重要依据。

（三）心理特征的差异性

心理特征是人的精神面貌、性格、情绪的综合。心理特征的差异性，主要表现为性格、人格、气质等的差异。

心理特征是形态结构和生理功能的反映。由于人体的脏腑气血及其功能各有不同，因此，个体所表现出的精神情志活动也有差异，如有人善怒，有人善悲，有人胆壮，有人胆怯等。人的形态结构、生理功能是心理特征产生的基础，使个体容易表现出某种心理特征；心理特征又能影响生理功能，表现出相应的某种行为特征。

心理特征还与个体的生活经历以及所处的社会文化环境有着密切的联系。因此，同一个体，在不同的环境氛围内，可表现出不同的心理特征。

三、体质状况的评价（图 5-1）

体质状况的评价，是通过体质的构成内容来体现。评价一个人的体质状况，应从形态结构、生理功能和心理特征方面进行综合考虑。

（一）体质的评价指标

（1）身体的形态结构状况：包括体表形态、体格、体型、内部的结构和功能的完整性、协调性。

（2）身体功能水平：包括机体的新陈代谢和各器官、各系统的功能，特别是心血管、呼吸系统的功能。

（3）身体的素质及运动能力水平：包括速度、力量、耐力、灵敏性、协调性及走、跳、跑、投、攀越等身体的基本活动能力。

（4）心理的发育水平：包括智力、情感行为、感觉、知觉、个性、性格、意志等方面。

（5）适应能力：包括对自然环境、社会环境和各种精神环境的适应能力，以及对病因、疾病损害的抵抗、调控、修复能力。

（二）理想健康体质的标准

理想体质是指人体在充分发挥遗传潜力的基础上，经过后天的积极培育，使机体的形态结构、生理功能、心理状态以及对环境的适应能力等各方面得到全面发展，处于相对良好的状态，即形神统一的状态。形神统一是健康的标志，因此，健康体质包括生理健康和心理健康。理想健康体质的标准主要是：

（1）身体发育良好，体格健壮，体型匀称，体重适当。

（2）面色红润，双目有神，须发润泽，皮肤肌肉有弹性。

（3）声音洪亮，牙齿坚固，双耳聪敏，睡眠良好，二便正常，脉象和缓均匀。

（4）动作灵活，有较强的运动与劳动等身体活动能力。

（5）精力充沛，情绪乐观，感觉灵敏，意志坚强。

（6）处事态度积极、镇定、有主见，富有理性和创造性。

（7）应变能力强，能适应各种环境，有较强的抗干扰、抗不良刺激和抗病的能力。

四、体质的特点（图 5-1）

（一）体质是人体身心特征的概括

体质反映着个体在形态结构、生理功能和心理活动中的基本特征，是对个体的身体素质和心理素质的概括。

（二）体质具有普遍性、全面性和复杂性

体质普遍地存在于每个个体中，个体的身心特征全面地体现在人体形态、功能及心理状态等的各个方面，不同个体之间的体质表现是千状万态、复杂多样的。

（三）体质具有稳定性和可变性

体质的形成是禀承于先天，得养于后天。先天禀赋决定着个体体质的相对稳定性和个体体质的特异性。在生命过程中的某一阶段，体质状态具有相对稳定性。在后天的各种环境因素、饮食营养、精神因素、年龄变化、疾病损害等，又使机体体质具有可变性，也称体质的演化性。

（四）体质具有连续性和可预测性

体质的连续性，体现在不同个体体质的存在和演变时间的不间断性。体质的特征伴随着生命自始至终的全过程之中。个体的体质类型不同，体质的发展演变规律不同，因而体质具有可预测性。体质的可预测性，为个体的未病先防提供了线索。

第二节 影响体质的因素

体质是在先天遗传性和后天获得性的基础上形成的，因此，影响体质的因素主要有先天和后天两个方面。

一、先天因素

先天因素，又称先天禀赋，是指子代出生以前，在母体内所禀受的一切特征。包括父母的生殖之精所赋予的遗传性，父母的血缘关系，生育年龄，以及子代在母体内孕育过程中养胎和妊娠期疾病所给予的一切影响。

先天禀赋是体质形成的基础，是人体体质强弱的前提条件。影响子代体质的先天因素主要有：（图 5-2）

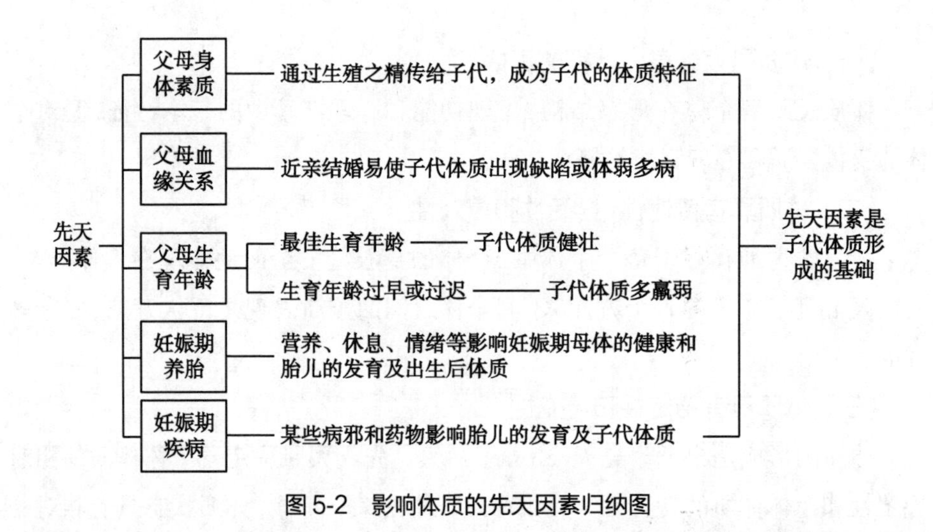

图 5-2　影响体质的先天因素归纳图

（一）父母身体素质

子代生命来源于父母的生殖之精，父母的身体素质，体质特征，通过生殖之精传给子代，成为子代的体质特征。诸如身体的强弱、肥瘦、刚柔、长短、肤色、性格、气质，乃至先天性生理缺陷和遗传性疾病（如鸡胸、龟背、癫痫、哮喘等病），都与先天遗传因素有关。因此，父母体质优良，肾精充足，则子代体质强壮；父母体质衰弱，肾精不足，则子代体质羸弱。

【原文解读】

《灵枢·决气》曰："两神相搏，合而成形。"是指男女交媾，和合而成新的形体。

《灵枢·天年》曰："人之始生……以母为基，以父为楯。""基(jī 机)"，基础，开始。"楯(shǔn 吮)"，阑干的横木，意即阑干，比喻捍卫。"以母为基，以父为楯"，是说人体胚胎的形成，全赖父母精气结合而成。

《幼科发挥·胎疾》曰："子于父母，一体而分。"

《论衡·气寿》曰："禀气渥则其体强，体强则其命长；气薄则其体弱，体弱则命短，命短则多病短寿。"

《医宗金鉴·幼科杂病心法要诀·五迟》曰："小儿五迟之证，多因父母气血虚弱，先天有亏，致儿生下筋骨软弱，行步艰难，齿不速长，坐不能稳，要皆肾气不足之故。"

以上原文所述，是说父母体质影响子代体质。

（二）父母血缘关系

现代生物医学认为，近亲结婚的父母血缘相近，劣态的遗传基因，越容易占优势，而产生遗传缺陷性疾病。可出现怪胎、畸形胎，或使子代出现体质缺陷，或体弱多病，或痴愚等。中国古代就有父母近亲结婚影响下一代繁殖之说。

【原文解读】

《左传·僖公二十三年》曰："男女同姓，其生不蕃。""男女同姓"，系指近亲结婚。"蕃"，茂盛；繁殖。

（三）父母生育年龄

父母生育年龄也是影响子代体质的因素。父母在最佳生育年龄内结婚生子，子代体质健壮。因为人在青壮年时期，精力最旺盛，肾精最充足，此时生子，子代身体多健壮。若生育年龄过早或过迟，肾精不足，其子代体质每多羸弱。

【原文解读】

《妇人良方》曰："合男女必当其年，男虽十六而精通，必三十而娶，女虽十四而天癸至，必二十而嫁。皆欲阴阳充实，然后交而孕，孕而育，育而子坚壮强寿。""父少母老，产女必羸；母壮父衰，生男必弱。"原文是说父母生育年龄及体质强弱对下代体质的影响。

（四）妊娠期养胎

养胎是指母体受孕怀胎以后直到分娩期间，应注意饮食起居、心理、劳逸等方面的调养将息，以保证胎儿正常发育。营养、休息、情绪等影响妊娠期母体的健康，母体健康状况直接影响着胎儿的发育，从而决定其出生后的体质。所以，妊娠期间注意养胎，宜适寒温，节饮食，慎起居，悦心情，缓动作，忌房事。

（五）妊娠期疾病

母体在妊娠期患有某些疾病会影响胎儿的发育和子代体质。治疗妊娠期疾病的某些药物亦会伤胎。因此，孕妇应尽量避免疾病的发生。

二、后天因素

后天因素，是指人出生之后赖以生存的各种因素。先天因素是体质形成的基础，后天因素是体质演化的条件，即体质又是在后天各种因素的影响下逐步发展变化着的。良好的生活环境，合理的饮食起居，稳定的心理情绪，可以促进身心健康，增强体质。反之，则会使体质衰弱，甚至导致疾病。影响体质的后天因素主要有：（图 5-3）

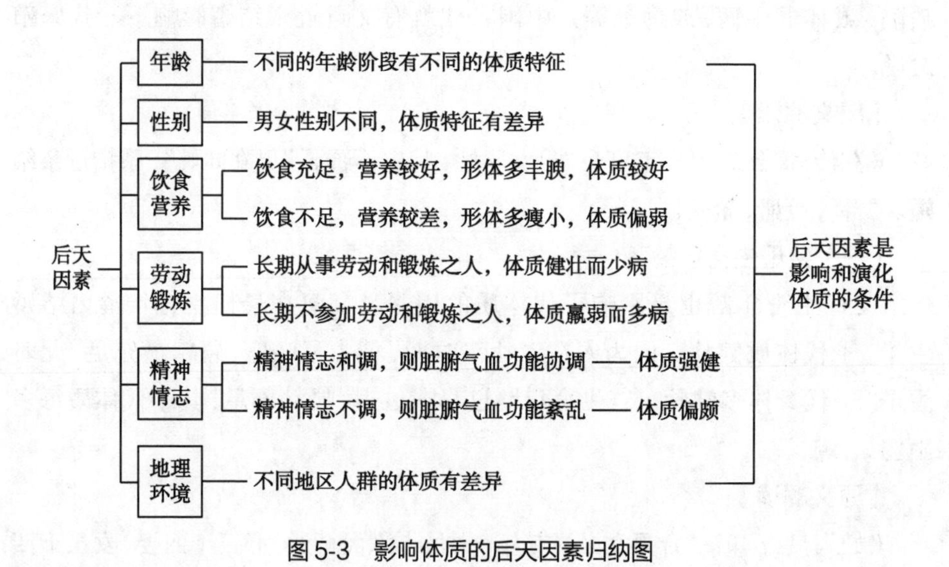

图 5-3　影响体质的后天因素归纳图

（一）年龄

体质是随着个体生长发育的不同阶段而不断演变的。这是因为在人的生、长、壮、老的变化过程中，机体的脏腑经络及精气血津液等的基本物质与生理功能发生着相应的变化，从而影响着人体体质。因此，不同的年龄阶段，就会有不同的体质特征。

（1）幼年期体质：幼年期是人体处于生长发育的早期，其生机旺盛，但脏腑娇嫩，气血未充，故为“稚阴稚阳”之体。患病则易虚易实，易寒易热。因其生机旺盛，即使有病也易于治愈。

（2）青春期体质：青春期是体质渐趋成熟期，其形体长成，生理功能健全，至青春期末，体质基本定型。

（3）青壮年体质：青壮年是人体最旺盛时期，其脏腑坚固，气血充实，人的生理和心理都处于成熟阶段，也是体质最强健阶段，精力充沛，健康少病，即或生病，也多为实证，经治疗后容易痊愈。

（4）老年期体质：老年期脏腑生理功能减退，气血衰少，体质日趋下降，逐渐呈现老态龙钟的衰老征象。易感邪患病，并且不易治愈。

年龄对体质的影响，特别要重视青春期和更年期阶段。以性成熟为特征的青春期，是人体的结构、功能和代谢急剧变化时期，体内各种生理活动进行着整体性的调整，是人生中第一个转折时期，此时应从各个方面注重健身，如心情保持舒畅，饮食营养维持充足平衡，不可偏嗜，从事力所能及的运动与劳动，保证足够的睡眠与休息等，如此，可使肾中精气充足，为肾主生长发育与生殖的功能，打牢坚实基础，方可加强、维持一生健壮之体质。

更年期则是从成年期转入老年期，是全身各系统的结构与功能渐进性衰退的过渡阶段，是人生中第二个转折时期，此时应注重养生，做到心胸开阔，淡泊名利，积极参与社会活动及运动，适当增加营养，保持身心健康，减少疾病，可延缓肾中精气的衰退，以保持良好之体质，达到延年益寿的目的。

【原文解读】

《灵枢·天年》曰：“人生十岁，五脏始定，血气已通，其气在下，故好走。二十岁，血气始盛，肌肉方长，故好趋。三十岁，五脏大定，肌肉坚固，血脉盛满，故好步。四十岁，五脏六腑十二经脉，皆大盛以平定，腠理始疏，荣华颓落，发颇斑白，平盛不摇，故好坐。五十岁，肝气始衰，肝叶始薄，胆汁始灭，目始不明。六十岁，心气始衰，苦忧悲，血气懈惰，故好卧。七十岁，脾气虚，皮肤枯。八十岁，肺气衰，魄离，故言善误。九十岁，肾气焦，四脏经脉空虚。百岁，五脏皆虚，神气皆去，形骸独居而终矣。”

《素问·阴阳应象大论》曰："年四十，而阴气自半也，起居衰矣。年五十，体重，耳目不聪明矣。年六十，阴痿，气大衰，九窍不利，下虚上实，涕泣俱出矣。"

以上原文，论述了不同的年龄阶段的体质特征及其表现。

（二）性别

人类最基本的体质类型可分为男性体质和女性体质两大类。由于男女在遗传性征、身体形态、脏腑结构、生理功能及心理特征上都有所不同，因而在体质上表现出差异。

一般而言，男性多禀阳刚之气，体魄健壮，高大魁梧，脏腑功能及劳动能力较强，性格外向、粗犷，心胸开阔；女性多禀阴柔之气，体型柔和，小巧苗条，脏腑功能及劳动能力较弱，性格多内向、喜静，多愁善感。男子之病多伤精耗气，常见遗精、滑精等病；女子以血为本，有经、带、胎、产、乳等特殊生理过程，故女子之病多伤血，并常见经、带、胎、产诸疾。

（三）饮食营养

饮食营养是决定体质强弱的重要因素。饮食是人体出生后营养物质的主要来源，但人们的生活条件不尽一致，饮食习惯有差别，饮食量有大有小，饮食质地有粗有细，因而就逐渐形成相应的体质差异。

一般说来，饮食充足而精粹者，营养良好，形体多丰腴，体质较好；饮食不足或粗杂者，营养较差，体型多瘦小，体质偏弱。但饱食无度，过食甘肥，体虽肥胖，往往形盛气虚而多痰，体质未尝不差；虽粗茶淡饭，尚不致饥馁，则气血流畅，痰湿不生，体质往往较好。

人体所需要的营养是多种多样的，因此，摄入饮食必须多样化。若饮食偏嗜，使体内某种营养物质缺乏或过多，可以造成脏腑气血阴阳的偏盛偏衰，形成有偏倾趋向的体质，甚至可引起疾病。如嗜食甘肥厚味，可助湿生痰，形成痰湿体质；嗜食辛辣，则可化火灼津，形成阴虚火旺体质；过吃咸食，则胜血伤心，形成心气虚弱体质；过食生冷寒凉，会损伤脾胃，形成脾气虚弱体质；贪恋醇酒佳酿，湿热中生，易伤肝脾。

因此，合理的膳食结构，科学的饮食习惯，保持适当的营养水平，是维持和增强体质的重要因素。

【原文解读】

《素问·奇病论》曰："肥者令人内热，甘者令人中满。"

《素问·生气通天论》曰："味过于酸，肝气以津，脾气乃绝；味过于咸，大骨气劳，短肌，心气抑；味过于甘，心气喘满，色黑，肾气不衡；味过于苦，脾气不濡，胃气乃厚；味过于辛，筋脉沮弛，精神乃央。”

以上原文，论述了饮食五味对人体的影响。

（四）劳动与锻炼

适度的劳动和体育锻炼，可以活动筋骨肌肉，滑利关节，流通气血，加强内脏的功能活动，促进饮食的消化吸收。因此，长期从事体力劳动和锻炼的人，肌肉丰满，筋骨坚强，脏腑功能旺盛，体质健壮而少病。反之，长期不参加劳动和锻炼的人，养尊处优，四体不勤，以致气血运行不畅，筋肉松弛无力，内脏功能减退，体质羸弱而多病。

劳动和运动要适度，做到劳逸结合。若劳动和锻炼过度，则易损伤筋骨，消耗气血，以致脏腑精气不足，功能减弱，形成虚性体质。

【原文解读】

《素问·举痛论》曰："劳则气耗。"

《素问·宣明五气》曰："久视伤血，久卧伤气，久坐伤肉，久立伤骨，久行伤筋，是谓五劳所伤。"

以上原文论述了过劳可损伤体质而致病。

（五）精神情志

人的精神情志活动是以脏腑气血为基础的，是脏腑功能活动的外在表现。精神情志的变化，往往伴随着脏腑气血的变化，而影响人的体质。情志和调，气血调畅，脏腑功能协调，体质强壮。反之，长期强烈的精神刺激，持久不解的情志活动，超越人体的生理调节能力，可致内脏气血的不足或紊乱，给体质造成不良影响，还可与某些疾病的发生有特定的关系。如郁怒不解，情绪急躁，属于"木火质"，易患眩晕、中风等病证；忧愁日久，郁闷寡欢，属于"肝郁质"，易诱发癌症。因此，保持良好的精神状态，有益于身体健康，可以增强体质。

（六）地理环境

不同的地理区域，有着不同的地势性状，水土性质，物产及气候特征，人们的饮食结构、居住条件、生活方式、社会民俗等亦有不同。人类具有能动的适应性，由于自然环境条件不同，人类各自形成了与其生存环境条件相协调的自我调节机制和适应方式，从而产生并形成了不同地域人群的形态结构、生理功能和心理行为的体质特征。所以，不同地区人群的体质有差异。

一般而言，从某种意义上来说，恶劣的地理气候环境，能培养出人的健壮的体魄和强悍的性格；舒适的地理气候环境，则造就了人的娇弱的体质和温顺的性格。就我国的地理气候而言，南方多湿热，北方多燥寒，东方沿海为海洋性气候，西部内地为大陆性气候。因此，西北方人，形体多壮实，腠理偏致密，性格偏刚强，其抗病能力较强；东南方人，体型多瘦弱，腠理偏疏松，性格偏温和，其抗病能力较弱。这是长期生活在某种环境中对该环境产生了适应性的缘故。

此外，人们的经济条件、生活水平、结婚生育、疾病治疗以及城乡差别等方面的不同，也是影响体质的重要因素。

【原文解读】

《医学源流论·五方异治论》曰："人禀天地之气以生，故其气体随地不同。西北之人气深而厚，……东南之人气浮而薄。"就是说不同地区之人的体质有差异。

第三节　体质的分类

一、体质的分类方法

中医学体质的分类，以整体观念为指导思想，以阴阳五行学说为思维方法，以藏象及精气血津液学说为理论基础，来确定人群中不同个体的体质差异性。

古代医家从不同角度对体质作了不同的分类。如阴阳分类法，从阴或阳的偏多、偏少分类；五行分类法，分为木、火、土、金、水五行人；脏腑分类法，从脏腑的形态与功能分类；气血津液分类法，从气血津液的偏少及代谢异常分类；体态分类法，从躯体的外部形态分类；性情分类法，从性格的刚柔及勇怯分类等。本节运用阴阳分类法对体质进行分类。

【原文解读】

《灵枢·寿夭刚柔》曰："人之生也，有刚有柔，有弱有强，有短有长，有阴有阳。"

《灵枢·通天》曰："有太阴之人，少阴之人，太阳之人，少阳之人，阴阳平和之人。凡五人者，其态不同，其筋骨气血各不等。"

《灵枢·阴阳二十五人》曰："愿闻二十五人之形，血气之所生，别而以候，从外知内何如？……先立五形金木水火土，别其五色，异其五形之人，而二十五人具矣。……"

以上原文所述，是以阴阳、五行、刚柔等分类方法，对人的体质特征进行分类。

二、体质的阴阳分类及其特征（图 5-4）

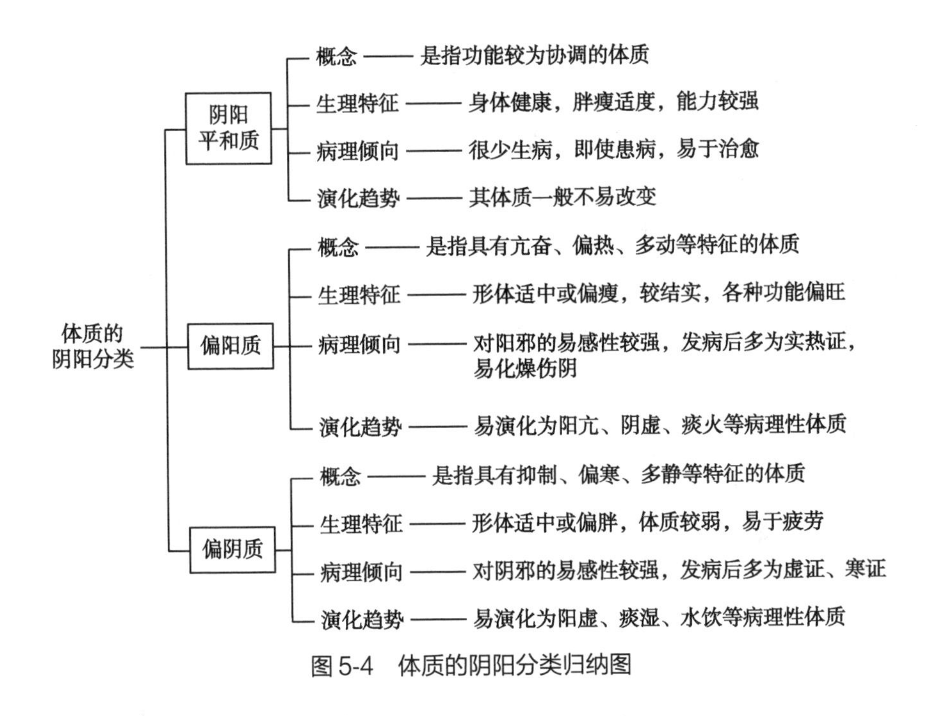

图 5-4　体质的阴阳分类归纳图

理想的体质是阴阳平和之质。但是，机体的阴阳总是处于动态的消长变之中，使正常体质存在着偏阴或偏阳的状态。因此，人体正常体质大致可分为阴阳平和质、偏阳质、偏阴质三类。

（一）阴阳平和质

1. 概念　阴阳平和质，是指功能较为协调的体质。即是通常所称的强壮体质。

2. 生理特征　阴阳平和质体质的生理特征，表现为身体健壮，胖瘦适度，或虽胖而不壅滞，虽瘦而有精神。面色与肤色虽有五色之偏，但都明润含蓄。

性格开朗、随和。食量适中，二便通调。夜眠安稳，休息效率高。精力充沛，反应灵活，思维敏捷，工作潜力大。舌红润，脉象缓和有神。

3. 病理倾向 具有这种体质的人，由于自身调节能力和对外环境适应能力强，故不易感受外邪，很少生病。即使患病，多为表证、实证，且易于治愈，康复亦快，有时会不药而愈。

4. 演化趋势 此类体质阴阳协调平衡，如果后天调养得宜，无暴力外伤、慢性病患及不良生活习惯，其体质不易改变，易获长寿。

（二）偏阳质

1. 概念 偏阳质，是指具有亢奋、偏热、多动等特性的体质。即是通常所称的热性体质。

2. 生理特征 偏阳质体质的生理特征，表现为形体适中或偏瘦，但较结实。面色多略偏红或微苍黑，或呈油性皮肤。性格外向，喜动好强，易急躁，自制力较差。食量较大，消化吸收功能健旺。大便易干燥，小便易黄赤。平时畏热喜冷，或体温略偏高，动则易出汗，喜饮水。精力旺盛，动作敏捷，反应灵敏，性欲较强。唇、舌偏红，苔薄易黄，脉象多偏阳。

3. 病理倾向 具有这种体质的人，对风、暑、热等阳邪的易感性较强，受邪发病后多表现为热证、实证，并易化燥伤阴。皮肤易生疖疮，内伤杂病多见火旺、阳亢或兼阴虚之证。容易发生眩晕、头痛、心悸、失眠以及出血等病症。

4. 演化趋势 由于此类体质的人阳气偏亢，多动少静，故日久必有耗阴之势。若调养不当，操劳过度，思虑不节，纵欲失精，嗜食烟酒、辛辣，则必将加速伤阴，发展演化为常见的阳亢、阴虚、痰火等病理性体质。

（三）偏阴质

1. 概念 偏阴质，是指具有抑制、偏寒、多静等特性的体质。即是通常所称的寒性体质。

2. 生理特征 偏阴质体质的生理特征，表现为形体适中或偏胖，但较弱，容易疲劳。面色偏白而欠华。性格内向，喜静少动，或胆小易惊。食量较小，消化吸收功能一般。平时畏寒喜热，或体温偏低。精力偏弱，动作迟缓，反应较慢，性欲偏弱。唇、舌偏淡，脉象多偏阴。

3. 病理倾向 具有这种体质特征的人，对寒、湿等阴邪的易感性较强，受邪发病后多表现为寒证、虚证，表证易传里或直中内脏。冬天易生冻疮。内伤杂病多见阴盛、阳虚之证。容易发生湿滞、水肿、痰饮、瘀血等病证。

4. 演化趋势 由于此类体质的人阳气偏弱，长期发展，易致阳气虚弱，脏腑功能偏衰，水湿内生，从而易演化为常见的阳虚、痰湿、水饮、瘀血等病理性体质。

应当指出，在体质分类上所用的阴虚、阳虚、阴盛、阳亢、气虚、血虚、痰饮、瘀血等名词术语，与辨证论治中所使用的证候名称是不同的概念。体质类型反映的是一种在非疾病状态下就已存在的个体特异性，如阴虚体质、气虚体质等。证候是对疾病某一阶段病变本质的分析与概括，如阴虚证、气虚证等。前者是体质类型名称，不一定是生病，后者是病证名称，概念不能混淆。当然，体质是疾病的基础，许多疾病，特别是慢性病，体质类型对其证候类型往往具有内在的规定性，发病后，证候名称和原来的体质类型名称就可能一致，这说明体质与证候关系密切。

注：体质的阴阳分类《内经》原文，详见《灵枢·通天》篇，在此从略。

第四节 体质学说的应用

体质的差异性是由脏腑经络之盛衰，精气血津液之盈亏所决定的，反映了机体正气的盛衰。由于体质的差异性，形成了个体对疾病的发生、发展变化以及治疗反应等方面的差异性。因此，体质与病因、发病、病机、辨证、治疗及养生预防等有着密切关系，体现了“因人制宜”对临床实践的指导价值。（图 5-5）

一、体质与病因

体质与病因有关，主要是指体质因素决定个体对某些病邪的易感性。体质有阴阳寒热之偏倾，这种偏倾性反映了机体的功能状态的不同，对外界刺激所产生的选择性不同，因而不同的体质对不同的病邪具有易感性，这就是所谓“同气相求”之说。

一般而言，偏阳质者，易感受暑、热之邪而耐寒。偏阴质者，易感受寒、湿之邪而耐热。

【原文解读】

《医理辑要·锦囊觉后编》曰：“要知易风为病者，表气素虚；易寒为病者，阳气素弱；易热为病者，阴气素衰；易伤食者，脾胃必亏；易劳伤者，中气必损。”原文论述了体质偏倾与感邪的关系。

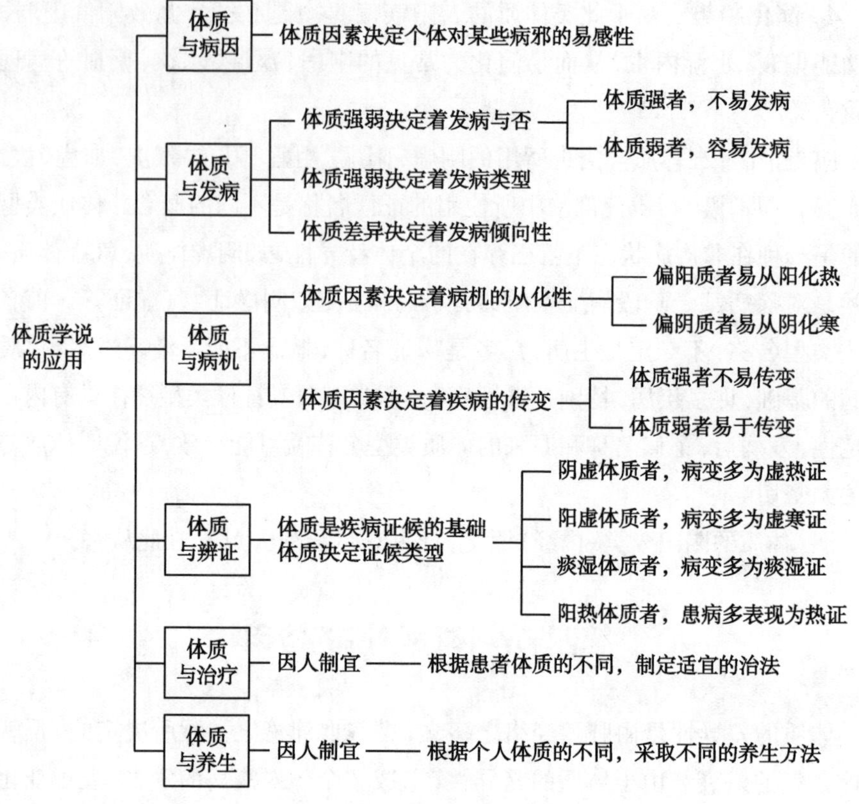

图 5-5　体质学说的应用归纳图

二、体质与发病

体质与发病有关，主要有以下几种情况：

1. 体质强弱决定着发病与否　中医发病学认为，正气虚弱是发病的内在根据，邪气侵犯人体是发病的重要条件，邪正斗争胜负决定着发病与否。正气盛衰与体质强弱是息息相关的，体质强者，正气旺盛，则抗邪力强，邪气难以侵犯而不易发病；体质弱者，正气虚弱，则抗邪力差，邪气易于乘虚侵犯人体而发病。

2. 体质强弱决定着发病类型　人体受邪之后，由于体质不同，发病情况也不尽相同，有即时而发者，有伏而后发者，有时而复发者。

3. 体质差异决定着发病倾向性　一般而言，小儿脏腑娇嫩，体质幼弱，易患咳喘、泄泻、食积等疾。年高之人，脏腑功能衰退，体质较弱，易患痰饮、咳喘、心悸、消渴等病。肥人或痰湿内盛者，易患中风、眩晕。瘦人或阴虚之体，易得肺痨、咳嗽诸疾等。

【原文解读】

《灵枢·五变》曰："肉不坚，腠理疏，则善病风。……五脏皆柔弱者，善病消瘅。……小骨弱肉者，善病寒热。……粗理而肉不坚者，善病痹。"原文论述了体质差异与发病的关系。

三、体质与病机

体质与病机有关，主要有以下两个方面：

1. 体质因素决定着病机的从化性 从化，即病情随从体质而变化。人体感受邪气之后，由于体质的差异性，病理性质往往发生不同的变化。从化的一般规律是：素体阴虚阳亢者，功能活动相对亢奋，受邪后多从热化；素体阳虚阴盛者，功能活动相对不足，受邪后多从寒化；素体津血亏耗者，受邪后易从燥化；素体气虚湿盛者，受邪后易从湿化。

如同为感受风寒之邪，偏阳质者得之，易从阳化热；偏阴质者得之，易从阴化寒。又如同为感受湿邪，阳热之体得之，易从阳化热而为湿热之证；阴寒之体得之，易从阴化寒而为寒湿之证。因禀性有阴阳，脏腑有强弱，故机体对病邪有化寒、化热、化湿、化燥等区别。

2. 体质因素决定着疾病的传变 传变，是说疾病的发展变化，病变部位的传递转移，以及病变性质的转化。疾病的传变与否，除与病邪盛衰和治疗是否得当有关外，主要还是取决于体质因素，即机体正气的强弱。体质强壮者，正气充足，抗邪力强，邪正斗争呈现为正胜邪退之势，疾病不易传变；体质虚弱者，正气不足，抗邪力弱，邪正斗争呈现为邪胜正衰之势，疾病可以迅速传变，病位入深，病情加重或为危证。

四、体质与辨证

体质与辨证有关，主要是指体质能决定或影响证候类型。

一方面，感受相同的致病因素或患同一种疾病，因个体体质的差异，可表现出阴阳表里寒热虚实等不同的证候类型，即"同病异证"。例如，同为感受寒邪，素体强壮者，正气可以御邪于肌表，而表现为恶寒、发热、无汗、头身疼痛等风寒表证；素体虚弱者，正气无力抗御邪气，寒邪直中于里，表现为畏寒肢冷、纳呆食少、腹部冷痛、泄泻等脾阳不足的里寒证。又如，同为感冒病，除与感邪性质相关外，还可因患者体质的差异，而表现出风寒表证、风热表证、风湿表证等不同的证候。

另一方面，感受不同的病因或患不同的疾病，因个体体质的某些方面具有共同特点，可表现出相同或相似的证候类型，即“异病同证”。如阳热体质者，感受暑热之邪出现热证，但感受风寒之邪，亦可郁而化热，而表现为热证。又如慢性腹泻与水肿病，体质类型相同时，都可表现为脾肾阳虚之证。

体质是疾病证候的基础，许多疾病的证候往往就是原来的体质类型演化而来。如阴虚体质者，患病多为阴虚证；痰湿体质者，患病往往是痰湿证。

五、体质与治疗

体质与治疗有关，主要就是“因人制宜”。因人制宜就是根据患者的体质、年龄、性别等的不同，制定适宜的治疗原则。年龄、性别又影响体质，所以，因人制宜的核心是区别体质而治。

1. 体质特征与治法　体质有强弱、阴阳、寒热之分。治疗疾病时，除根据证候论治外，还必须考虑到体质的差异性，以确定相应的治法。一般而言，体质强者，病多实证，可用泻法；体质弱者，病多虚证或虚实夹杂证，可用补法或攻补兼施；偏阳质者（阳盛、阴虚之体），当慎用温热，以防生火伤阴；偏阴质者（阴盛、阳虚之体），当慎用寒凉，以防阴盛伤阳。例如，偏阴质者，感受寒邪，易从阴化寒，可用辛热之品，以温阳祛寒；偏阳质者，内火易动，同样感受寒邪，易从阳化热，治宜凉润。

2. 体质特征与药物性能　药物性能主要有寒、热、温、凉四性和辛、甘、酸、苦、咸五味。药物性味的选用，除根据病证性质外，还要结合体质特征。一般而言，阴虚体质者，宜甘寒、酸寒、咸寒、清润，忌辛热温散、苦寒沉降；阳虚体质者，宜益火温补，忌苦寒泻火；素体气虚者，宜甘温培补元气，忌苦寒克伐耗散；痰湿体质者，宜芳香健脾，温化痰湿，忌酸甘滋补。

3. 体质特征与药量　不同的体质对药物的反应性不同，因此，药量的轻重也要根据体质强弱而定。一般而言，体质强壮者，对药物的耐受性强，剂量宜大，药性可峻猛；体质虚弱者，对药物的耐受性差，剂量宜小，药性宜平和。

此外，过敏体质者，对过敏的药物要忌用。

六、体质与养生

养生就是修身养性，以增强体质，预防疾病，延年益寿。养生的方法，贯穿于人生的衣食住行等的各个方面，主要有顺时摄养、调摄精神、饮食调养、起居有常、劳逸适度和运动锻炼等方面。

体质与养生有关，主要是指养生要兼顾体质特征，要因人制宜。

如在饮食调养方面，偏热体质者，进食宜凉而忌热；偏寒体质者，进食宜温而忌寒；阴虚之体者，宜食甘润生津之物，忌食肥腻厚味、辛辣燥烈之品；阳虚之体者，宜食温补之物，忌食寒凉生冷之品；肥胖痰湿之体者，食宜清淡而忌甘肥。

又如在精神调摄方面，性格内向之人，精神多抑郁、愁闷、不爽，平时要注意情感上的疏导，多参与集体活动，多与他人交谈，消除其不良情绪。性情急躁之人，遇事容易发火，平时要注意做到与事多思考、多忍耐，忌急躁。

【学习要点提示】

1. 了解中医体质的基本概念，影响体质的因素和体质的阴阳分类。

2. 了解体质学说在病因、发病、病机、辨证、治疗及养生方面的应用概况，为今后临床运用打下基础。

第六章　病　因

（一）病因的概念

病因，是导致人体发生疾病的原因。又称为“致病因素”“病邪”“病原”。

如六淫、疠气、七情、饮食失宜、劳逸过度、外伤等，均可导致发病而成为病因。

在疾病的发生发展过程中，某些病理性产物停滞体内，又可能导致新的病变，而成为致病因素，即病理性产物成为病因，称之为“继发病因”，如痰饮、瘀血、结石等即是。

病因学说，是研究各种病因的形成、性质及致病特点的理论，是中医学理论体系的重要组成部分。

【原文解读】

《医学源流论·病同因别论》曰：“凡人之所苦，谓之病；所以致此病者，谓之因。”原文解释了病与病因的概念。

（二）病因的分类

对于病因的分类，历代医家提出不同的分类方法。

《内经》将病因分为阴阳两类。《素问·调经论》说：“夫邪之生也，或生于阴，或生于阳。其生于阳者，得之风雨寒暑；其生于阴者，得之饮食居处，阴阳喜怒。”是说凡来自外界气候异常变化，侵犯体表而致病的，因是从外感受，而称为阳邪；凡饮食、居处、房事、情志等失调影响内脏而致病的，因是从内而伤，而称为阴邪。所以，中医学常将疾病分为外感病和内伤病两大类。

汉代张仲景将病因与发病途径结合起来分为三类。《金匮要略·脏腑经络先后病脉证》说：“千般疢难，不越三条：一者，经络受邪入脏腑，为内所因也；二者，四肢九窍，血脉相传，壅塞不通，为外皮肤所中也；三者，房室、金刃、虫兽所伤。以其详之，病由都尽。”“疢（chèn 趁）”，原意指热病。引申为疾病。

晋代葛洪原则上提出了三因分类。在《肘后备急方·三因论》中说：“一为内疾，二为外发，三为它犯。”

宋代陈言在《金匮要略》的基础上提出了“三因学说”。在《三因极一病证方论·卷之二》（简称《三因方》）中说：“其因有三：曰内、曰外、曰不内外。内则七情，外则六淫，不内不外，乃背经常。”并阐发了三因学说的具体内容，使中医病因学理论更趋完善，是后世医家对病因分类的主要依据。

现时对病因的分类，虽未完全统一，但多根据病因类型与发病途径，分为外感病因、内伤病因、继发病因、其他病因四类。（图 6-1）

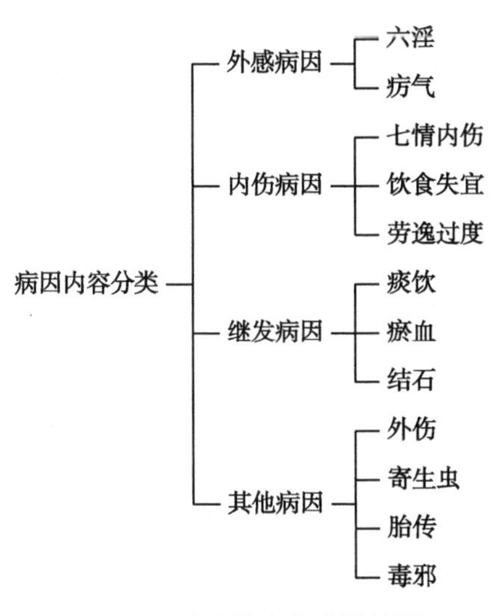

图 6-1　病因的内容分类简图

【原文解读】

《三因极一病证方论·卷之二》曰：“凡治病，先须识因，不识其因，病源无目。其因有三：曰内、曰外、曰不内外。……六淫者，寒暑燥湿风热是。七情者，喜怒忧思悲恐惊是。……六淫，天之常气，冒之则先自经络流入，内合于脏腑，为外所因。七情，人之常性，动之则先自脏腑郁发，外形于肢体，为内所因。其如饮食饥饱，叫呼伤气，尽神度量，疲极筋力，阴阳违逆，乃至虎狼毒虫，金疮踒折，疰忤附着，畏压溺等，有背常理，为不内外因。”原文阐述了三因学说的具体内容。“金疮”，指金刃、枪弹伤。“踒(wō 窝)折”，肢体猛折而筋骨受伤。“疰”，转注、流注、传染。“忤”，客忤，违逆意志。“附着”，鬼邪附体，引起神志不正。

（三）探求病因的方法

1. 询问病因 询问病因，就是通过问诊，详细询问发病的经过及有关情况，了解可能作为致病因素的客观条件，以确定或推断其病因。如情志因素、外伤等，常常可以通过询问而得知其发病原因。

2. 辨证求因 辨证求因，就是以疾病的临床表现为依据，通过分析疾病的症状和体征来推求病因，即为“辨证求因”，又称“审证求因”。任何疾病的发生，都是致病因素作用于机体的结果。由于各种病因的性质和致病特点不同，侵犯人体后所表现出的症状和体征也各不相同。因此，根据疾病反映出来的临床表现，通过分析疾病的症状和体征，就可以推求出病因。

由于辨证求因是以病因作用于人体后的临床表现为依据来推求的，因此，辨证求因的“因”与询问病因的“因”有时并不统一。通过询问、了解发病情况得知的病因，多为实际感受的病因，即原发病因；辨证求因得出的病因，是致病因素与机体反应情况的综合，属病机范畴。（图6-2、图6-3）

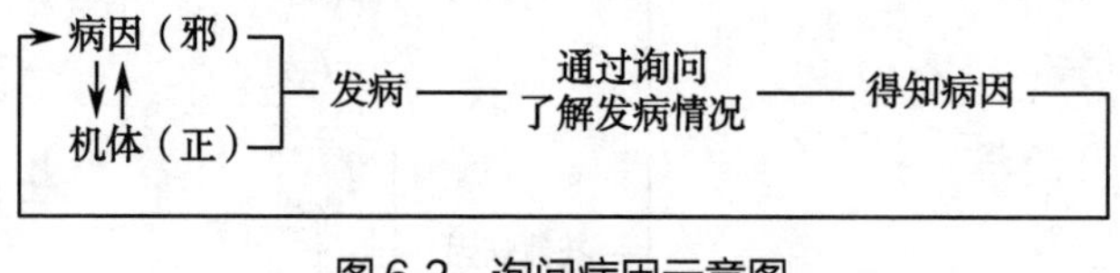

图6-2 询问病因示意图

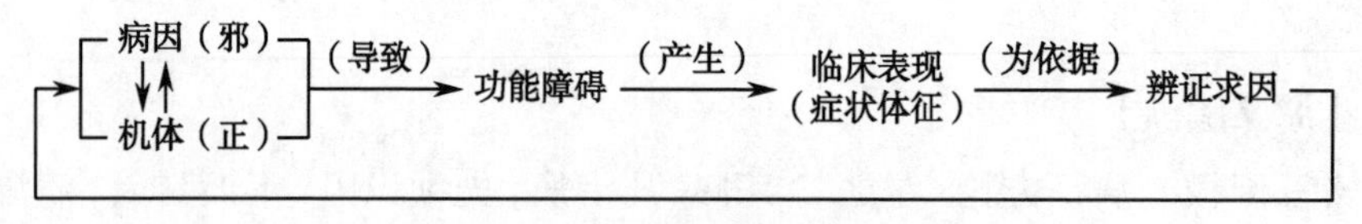

图6-3 辨证求因示意图

辨证求因是中医探求病因的主要方法，即是用“反证”的思维方法来探求病因，也是中医病因学的特点。在辨证求因的基础上，再依据其病因确定治疗方法，就称为“随因施治”。

第一节 外感病因

外感病因，是指病邪由外而入，或从肌表，或从口鼻侵入机体，引起外感病的致病因素。外感病是由外感病因而引起的一类疾病，一般发病较急，疾病初起多有恶寒、发热、头身疼痛等表证。

外感病因主要有六淫和疠气。

一、六淫

（一）六淫的基本概念

六淫，是风、寒、暑、湿、燥、火（热）六种外感病邪的统称。在正常情况下，风、寒、暑、湿、燥、火是自然界六种不同的气候变化，称为“六气”。

外感病因的形成与气候的异常变化密切相关。如六气发生太过，或不及，或非其时而有其气，或气候变化过于急骤，都易形成致病因素。因此，气候异常变化，超越了人体的适应能力，或人体的正气不足，抵抗力下降，不能适应气候变化而发病时，这种六气的异常，就成为六种致病因素，称之为“六淫”。淫，有太过之意，引申为不正常。

自然界的气候变化异常与否是相对的，六淫致病，既与气候异常变化有关，又与机体正气强弱有关。因此，六淫致病，在气候变化异常或正常的情况下，都是客观存在的，但在气候变化异常时较为多见。

六淫属于外感病因，为外邪，其与属于病机范畴的“内生五邪”有区别。为区别于六淫的外风、外寒、外湿、外燥、外火（热），则将内生五邪分别称为内风、内寒、内湿、内燥、内火（热）。（关于内生五邪，详见第八章病机部分）

【原文解读】

《金匮要略·脏腑经络先后病脉证》曰：“风气虽能生万物，亦能害万物，如水能浮舟，亦能覆舟。”从原文之意可推知，风寒暑湿燥火六气，与自然界的一切事物一样，是有常有变，有顺有逆，利害相随的，气候的正常变化为六气，对人有利，异常变化为六淫，对人有害。

（二）六淫致病的共同特点

六淫致病，有以下共同特点：

1. 外感性　六淫致病途径是从外感受，多从肌表、口鼻侵犯人体而致病。

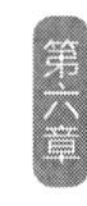

由于从外感受，病邪在表，因此，六淫致病初起，多见有恶寒、发热、有汗或无汗、苔薄、脉浮等体表症状，称之为外感表证。六淫病因称之为外感病因，所致疾病称之为外感病。

2. 季节性 六淫致病多与季节气候有关，因此，六淫致病常有明显的季节性。如春季多风病，夏季多热病，秋季多燥病，冬季多寒病等。由于六淫致病与季节时令有关，故又称之为“时令病”。

3. 地域性 六淫致病常与居处地区及环境有关。如我国西北地区多燥病，江南地区多湿热为病，久居潮湿地区易感受湿邪致病，高温环境作业易患燥热之病等。

4. 相兼性 六淫之邪既可单独伤人致病，又可两种以上邪气相兼侵犯人体致病。如风寒感冒、湿热泄泻、风寒湿痹等，就是多种邪气相兼致病。

六淫致病，从临床实践来看，除气候因素外，还包括某些生物性的（如细菌、病毒等）、物理性的（如高温、低温等）、化学性的（如有机的和无机的化学物质），以及机体自身反应性的改变（如过敏性疾病）等多种致病因素作用于机体所引起的病理反应。

（三）六淫的性质及致病特点

风、寒、暑、湿、燥、火（热）六淫之邪的性质及致病特点，是古代医家在医疗实践中用“取象比类”的方法进行分析、归纳、总结出来的。即是把人体疾病过程中表现出来的症状、体征与自然界之气象、物象相类比，加以概括、分类及推理，从而形成六淫病因的性质和致病特点。例如，疾病呈游走不定，变化多端的临床表现，与自然界之风气流动、多变的特性相类比，故认为风邪具有主动、数变的性质。因此，疾病中出现游走不定，变化多端的症状，即是感受风邪引起的致病特点。

邪气的性质与致病特点的关系，是邪气的性质决定着发病特点。因此，在临床上，依据辨证求因的方法，就可以根据其发病特点来推求出致病之邪气，并为治疗提供依据。

六淫之邪的性质各不相同，其致病就各有不同的发病特点。

1. 风邪 风邪的概念：空气流动是为风，风气淫胜，伤人致病，则为风邪。风为春季之主气，但一年四季皆有风。故风邪为病，四季皆有，以春季为多见。

风邪的性质及致病特点：（表 6-1）

表6-1 风邪的性质及致病特点表

性质	致病特点	主要病症(举例)
风为阳邪,轻扬开泄	病位在上	伤风的头痛、鼻塞、咽痒
	病位在表	伤风的恶风、发热、汗出
善行数变	病位游走不定	风痹(行痹)的四肢关节疼痛,游走无定处
	症状变化无常	风疹块的皮疹时隐时现,此起彼伏
风性主动	肢体异常运动	破伤风的四肢抽搐、拘挛、角弓反张
风为百病之长	多兼邪致病,为外邪致病的先导	风寒、风湿、风热、风燥等兼夹证

(1)风为阳邪,轻扬开泄:轻扬开泄,是说风邪具有轻扬上浮、开泄外越的性质,故属阳邪。风邪致病,易犯阳位,即病位在上、在表的致病特点。如伤风患者,出现头痛、鼻塞、咽痒、恶风、发热、汗出等症状。

(2)风性善行数变:善行,指风性善动不居,行无定处。数变,指风性变化无常。风邪致病,一是表现为病位游移不定的特点。如风邪偏盛导致的关节疼痛,其疼痛游走不定,痛无定处,故称为"风痹"或"行痹"。

二是表现为症状变化无常的特点。如风邪导致的风疹块(荨麻疹),皮肤瘙痒,疹块时隐时现,此起彼伏等症状。

(3)风性主动:是指风邪具有动摇不定的性质。风邪致病,表现为肢体异常运动的特点。如破伤风出现四肢抽搐、拘挛、角弓反张等症状,面瘫出现面部肌肉掣动、口眼㖞斜等症状,都与外感风邪有关。

(4)风为百病之长:长,首要之意。风为百病之长,是指风邪为外感病中首要的致病因素,常常兼夹他邪一起伤人致病的特点。如寒、湿、暑、燥、热等邪,往往依附于风而侵犯人体致病,从而形成风寒、风湿、风暑、风燥、风热、风寒湿等的兼夹证候。

【原文解读】

《素问·太阴阳明论》曰:"伤于风者,上先受之。""犯贼风虚邪者,阳受之。"

《素问·风论》曰:"风者,善行而数变。""风者,百病之长也。"

《素问·阴阳应象大论》曰:"风胜则动。"

《素问·评热病论》曰:"汗出而身热者,风也。"

《素问·骨空论》曰:"风者,百病之始也。"

《临证指南医案·风》曰："六气之中，惟风能全兼五气。如兼寒则曰风寒，兼暑则曰风暑，兼湿曰风湿，兼燥曰风燥，兼火曰风火。盖因风能鼓荡此五气而伤人，故曰百病之长也。其余五气则不能互相全兼，如寒不能兼暑与火，暑亦不兼寒，湿不兼燥，燥不兼湿，火不兼寒。由是观之，病之因乎风而起者自多也。"

以上原文，分别论述了风邪的性质与致病特点。

2. 寒邪 寒邪的概念：寒为寒冷，若寒冷太过，伤人致病，则为寒邪。寒为冬季之主气，寒邪常见于冬季，故冬季多寒病。但寒邪为病也可见于其他季节，如气温骤降、涉水淋雨、汗出当风等，常为感受寒邪致病的重要原因。

寒邪侵犯人体致病，有伤寒、中寒之别。寒邪伤于肌表，郁遏卫阳，出现表寒证者，称之为"伤寒"；寒邪直中于里，伤及脏腑阳气，出现里寒证者，称之为"中寒"。

寒邪的性质及致病特点：（表6-2）

（1）寒为阴邪，其性寒冷：寒为低温，性质寒冷，属于阴邪。故寒邪致病，多表现为寒证和损伤阳气的特点。如寒邪侵袭肌表，郁遏卫阳，则可见恶寒、发热、无汗等症状（表寒证）；若寒邪直中太阴，伤及脾胃阳气，则可见脘腹冷痛、呕吐、腹泻、形寒怕冷、四肢不温等症状（里寒证兼脾胃阳虚）；若心肾阳虚，寒邪直中少阴，则可见恶寒蜷卧、手足厥冷、下利清谷、小便清长、精神萎靡、脉微细等症状（里寒证兼心肾阳虚）。

表6-2 寒邪的性质及致病特点表

性质	致病特点	主要病症（举例）
寒为阴邪，其性寒冷	寒证，损伤阳气	寒袭肌表，恶寒、发热、无汗（表寒证） 寒中于里，伤及脾胃阳气，脘腹冷痛，呕吐，腹泻，形寒怕冷，四肢不温（里寒证兼脾胃阳虚） 心肾阳虚，寒邪直中少阴，恶寒蜷卧、手足厥冷、下利清谷、小便清长、精神萎靡、脉微细（里寒证兼心肾阳虚）
寒性凝滞	气血运行迟滞，凝结不通产生疼痛	寒袭肌表，头身疼痛 寒中于里，脘腹冷痛 寒痹（痛痹）的关节疼痛剧烈，遇寒痛甚
寒性收引	腠理收缩，汗孔闭塞	寒袭肌表，恶寒、发热而无汗
	筋脉收缩挛急	寒客经络关节，四肢拘急，屈伸不利

（2）寒性凝滞：凝滞，即凝结阻滞。寒性凝滞，是指寒邪具有凝结、阻滞不通的性质。故寒邪致病，使人体气血运行迟滞，甚至凝结不通，产生疼痛的致病特点。如寒邪侵袭肌表，可见头身疼痛；寒邪直中于里，可见脘腹冷痛；寒邪客于经络关节，可见关节疼痛剧烈，遇寒痛甚等症状，称之为“寒痹”或“痛痹”。故疼痛是寒邪致病的重要特征。

（3）寒性收引：收引，有收缩、牵引之意。寒为阴邪，其性寒冷，冷则收缩，故寒邪具有收缩、牵引的性质。寒邪致病，可使人体气机收敛，腠理闭塞，筋脉收缩挛急的致病特点。如寒邪伤及肌表，腠理收缩，汗孔闭塞，卫气不得宣泄，可见恶寒、发热而无汗等症状；若寒邪客于经络关节，筋脉挛缩，可见四肢拘急，屈伸不利，或冷厥麻木等症状。

【原文解读】

《素问·阴阳应象大论》曰：“阴胜则寒”，“阴胜则阳病。”

《灵枢·口问》曰：“寒气客于皮肤，阴气盛，阳气虚，故为振寒寒慄。”

《素问·痹论》曰：“痛者，寒气多，有寒故痛也。”

《灵枢·岁露》曰：“寒则皮肤急而腠理闭。”

《素问·举痛论》曰：“寒则气收……寒则腠理闭，气不行，故气收矣。”“寒气客于脉外则脉寒，脉寒则缩踡，缩踡则脉绌急，绌急则外引小络，故卒然而痛。得炅则痛立止。”

以上原文，分别论述了寒邪的性质与致病特点。

3. 暑邪 暑邪的概念：暑为夏令炎热之气所化，暑气太过，伤人致病，则为暑邪。暑是夏季之主气，独见于夏季，故暑邪致病，有明显的季节性，主要发生在夏至以后，立秋（或处暑）之前。

暑邪致病，有伤暑和中暑之别。凡感受暑邪发病，相对而言，发病缓，病情轻者，为伤暑；若发病急，病情重者，为中暑。

另外，在中医古籍中，有阴暑、阳暑之分。其是指暑月得病而言，暑月受寒，静而得之，表现为寒证者，故名阴暑；暑月受热，动而得之，表现为热证者，故名阳暑。

【原文解读】

《素问·热论》曰：“凡病伤寒而成温者，先夏至日者为病温，后夏至日者为病暑。”原文明确规定了暑病的季节性，感受外邪致病，“夏至”以前的热病称为温热病，“夏至”以后的热病称为暑病。

《景岳全书·卷之十五·暑证·论证》曰："阴暑者，因暑而受寒者也。凡人之畏暑贪凉，不避寒气，则或于深堂大厦，或于风地树阴，或以乍热乍寒之时，不谨衣被，以致寒邪袭于肌表，而病为发热、头痛、无汗、恶寒、身形拘急、肢体酸疼等证，此以暑月受寒，故名阴暑，即伤寒也。……阳暑者，乃因暑而受热者也。……凡以盛暑热日之时，或于长途，或于田野，不辞劳苦，以致热毒伤阴，而病为头痛、烦躁、肌体大热、大渴、大汗、脉浮、气喘，或无气以动等证。此以暑月受热，故名阳暑。"原文论述阴暑、阳暑的概念、原因及证候表现。

暑邪的性质及致病特点：（表6-3）

表6-3　暑邪的性质及致病特点表

性质	致病特点	主要病症（举例）
暑为阳邪，其性炎热	阳热证	暑病的高热、烦渴、面红、目赤、脉洪大
暑性升散	上犯头目	伤暑的头昏、目眩、面红
	上扰心神	中暑的突然昏倒、不省人事
	腠理开泄	暑病多汗
	伤津耗气	暑病的口渴多饮、舌红少津、气短乏力
暑多夹湿	暑湿夹杂证	身热不扬、烦渴、四肢困倦、胸闷、呕恶、苔黄腻

（1）暑为阳邪，其性炎热：暑为夏季炎热之气所化，故暑邪为阳邪，具有炎热的性质。暑邪致病，一般多表现为阳热证的特点。如暑病见有高热、烦渴、面红、目赤、脉洪大等一系列阳热症状。

（2）暑性升散：暑为阳邪，具有上升和发散的性质。其致病特点：上犯头目，如伤暑出现头昏、目眩、面红等症状。上扰心神，如中暑出现突然昏倒，不省人事，为暑邪内扰心神所致。腠理开泄而多汗，故暑病多汗。伤津耗气，暑病多汗，气随汗泄，不仅伤津，而且耗气，出现口渴多饮、舌红少津、尿赤短少、气短、乏力等津气两伤的病证。

（3）暑多夹湿：夏季气候炎热，又多雨潮湿，热蒸湿动，暑热湿气弥漫。故暑邪多夹湿邪侵犯人体致病，形成暑湿夹杂证。临床表现为身热不扬、烦渴、四肢困倦、胸闷、呕恶、大便溏泻、苔黄腻等症状。（身热不扬：因湿遏热伏，测量患者体温虽高，但其热的感觉不明显。为暑湿夹杂证的发热特点。）

【原文解读】

《素问·生气通天论》曰："因于暑，汗，烦则喘喝，静则多言，体若燔炭，汗出而散。"

《素问·六元正纪大论》曰："炎火行，大暑至，山泽燔燎……故民病少气……目赤心热，甚则瞀闷懊侬，善暴死。"

《灵枢·岁露》曰："暑则皮肤缓而腠理开。"

《素问·举痛论》曰："炅则腠理开，荣卫通，汗大泄，故气泄。"

《素问·刺志论》曰："气虚身热，得之伤暑。"

《冯氏锦囊秘录·卷九·方脉暑门合参》曰："长夏炎蒸，湿土司令，故暑必兼湿。"

以上原文，分别论述了暑邪的性质与致病特点。

4. 湿邪 湿邪的概念：湿为潮湿之气，若湿气淫胜，伤人致病，则为湿邪。湿为长夏之主气，长夏为阴历六月，时值夏秋之交，阳热尚盛，雨水且多，热蒸水腾，湿气充斥，为一年中湿气最盛的季节。故湿邪为病，长夏居多。但一年四季均可发生，凡长期阴雨，气候潮湿，或涉水淋雨，居处湿地，水中作业，或贪食生冷等，都可能感受湿邪而致病。

湿邪的性质及致病特点：（表 6-4）

（1）湿为阴邪，其性潮湿：湿邪为病，易阻遏气机，损伤阳气。湿性潮湿类水，为有形之邪，且重浊黏滞，湿邪侵犯人体，易留滞脏腑经络，阻遏气机，使其气机升降失常。如湿阻上焦，气机不畅，则胸膈满闷；湿困中焦，脾胃气机升降失常，运纳失职，则不思饮食，脘痞腹胀，便溏不爽；湿阻下焦，肾与膀胱气机不利，则小腹胀满，小便淋涩不畅，或水肿等病变。

湿为水类，水属于阴，故湿为阴邪。"阴胜则阳病"，故湿邪侵犯人体，易损伤阳气。如外感湿邪，常易困脾，损伤脾阳，运化无权，从而使水湿内生，产生腹泻、尿少、水肿等病变。

（2）湿性重浊：重，沉重、重着。湿邪具有沉重的性质。感受湿邪致病，表现为头身困重、四肢酸楚重着的特点。如外感湿邪，可见头重如裹布帛，周身困重，四肢酸楚发沉等症状。湿邪留滞经络关节，可见关节疼痛，酸楚重着，称之为"湿痹"或"着痹"。

浊，秽浊、混浊。湿邪具有秽浊不洁的性质。湿邪为病，表现为分泌物和排泄物秽浊不清的特点。如湿浊在上，则面垢、眵多；湿滞大肠，则大便溏泄或下痢脓血；湿浊下注，则小便混浊，妇女白带过多；湿邪浸淫肌肤，则可见疮疡、湿疹，脓水秽浊等。

表6-4　湿邪的性质及致病特点表

性质	致病特点	主要病症（举例）
湿为阴邪，其性潮湿	阻遏气机 损伤阳气	湿阻上焦，胸膈满闷 湿困中焦，脾胃气滞，脘腹胀满，不思饮食 湿阻下焦，肾膀胱气化不利，小便淋涩不畅 损伤脾阳，泄泻、尿少、水肿
湿性重浊	周身困重 酸楚重着	外感湿邪，头重如裹，四肢发沉 湿痹（着痹）的关节疼痛，酸楚重着
	分泌物、排泄物秽浊不清	面垢眵多，小便浑浊，大便溏泻，下痢脓血
湿性黏滞	症状的黏滞性	大便黏滞不爽，小便涩滞不畅，口黏，口甜，苔厚腻
	病程的缠绵性	湿温、湿疹、湿痹的病程较长，不易速愈，反复发作
湿性趋下	伤及人体下部，症状多见于下部	淋浊、带下、泄泻、痢疾、下肢水肿、下肢溃疡等下部病症

（3）湿性黏滞：黏滞，黏腻、停滞。湿邪具有黏腻、停滞的性质。其致病特点，主要表现在两个方面：

一是症状的黏滞性。湿邪为病，排泄物或分泌物多黏滞不畅，如痢疾的大便黏滞不爽，淋证的小便涩滞不畅，以及口黏、口甜、舌苔厚腻等，为湿邪致病的常见症状。

二是病程的缠绵性。因湿性黏滞，其体胶着，不易化解，故起病隐缓，病程较长，或反复发作，或缠绵难愈。如湿温、湿疹、湿痹等病的病程较长，不易速愈，且易复发。

（4）湿性趋下：湿类于水，水性就下，故湿邪有趋下的性质。湿邪致病，易伤及人体下部，其症状多见于下部的特点。如小便淋浊、妇女带下、泄泻、痢疾、下肢水肿、下肢溃疡等，多由湿邪下注所致。

【原文解读】

《素问·六元正纪大论》曰:“湿胜则濡泄,甚则水闭胕肿。”

《温热论·外感温热篇》曰:“湿胜则阳微。”

《素问·生气通天论》曰:“因于湿,首如裹。”

《素问·痹论》曰:“风寒湿三气杂至,合而为痹也。其风气胜者为行痹,寒气胜者为痛痹,湿气胜者为著痹也。”

《临证指南医案·湿》曰:“湿为重浊有质之邪。”

《温病条辨·上焦篇》曰:湿“其性氤氲黏腻,非若寒邪之一汗即解,温热之一凉即退,故难速已”。

《素问·太阴阳明论》曰:“伤于湿者,下先受之。”

《灵枢·邪气脏腑病形》曰:“身半以下者,湿中之也。”

以上原文,分别论述了湿邪的性质与致病特点。

5. 燥邪 燥邪的概念:燥为干燥之气,燥气太过,伤人致病,则为燥邪。燥为秋季之主气,秋季久晴少雨,天高地爽,水分亏乏,气候干燥,故燥邪致病多见于秋季。但其他季节在久晴无雨,气候干燥时,也可产生燥邪而致病。

燥有温燥与凉燥之分:初秋,气候较温热,有夏热之余气,燥与温热之气相结合侵犯人体,发病多为温燥;晚秋,气候较凉爽,有近冬之寒气,燥与寒凉之气相结合侵犯人体,发病多为凉燥。温燥与凉燥都具有燥邪的性质及致病特点,但是在燥的性质和致病特点上有差异,温燥致病是燥而偏热象(温燥证),凉燥致病是燥而偏寒象(凉燥证)。(表 6-5)

表 6-5 温燥与凉燥的区别表

	温燥	凉燥
时间	初秋	晚秋
气候	有夏热之余气,燥与热结合	有近冬之寒气,燥与寒结合
证候	温燥证(燥而偏热)	凉燥证(燥而偏寒)

燥邪的性质及致病特点:(表 6-6)

燥邪的性质是:燥性干涩。是说燥邪具有干燥收敛、涩滞不滑润的性质。其致病特点有:

一是易伤津液,出现各种干燥的症状。如外感燥邪,可见口干唇燥、鼻咽干燥、皮肤干燥皲裂、小便短少、大便干结等症状。

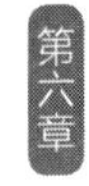

二是损伤肺津。肺为娇脏，喜清肃濡润而恶燥。肺主气司呼吸，开窍于鼻，外合皮毛，与大气直接相通。燥邪从皮毛口鼻而入，最易伤肺，使肺津受损，宣发肃降失司，出现干咳少痰，或痰黏难咯，或痰中带血，甚则喘息胸痛等症状。

表6-6 燥邪的性质及致病特点表

性质	致病特点	主要病症(举例)
燥性干涩	易伤津液，出现各种干燥症状	口干唇燥、鼻咽干燥、皮肤干燥皲裂、小便短少、大便干结
	易伤肺津	干咳少痰，或痰黏难咯，或痰中带血，甚则喘息胸痛

【原文解读】

《素问·阴阳应象大论》曰："燥胜则干。"

《素问玄机原病式·燥类》曰："诸涩枯涸，干劲皴揭，皆属于燥。"

《奇效良方·燥门》曰："燥之为病……在外则皮肤皴揭，在上则咽鼻焦干，在中则水液衰少而烦渴，在下则肠胃枯涸津不润而便难。"

《医醇賸义·秋燥》曰："燥者，干也，对湿言之也。立秋以后，湿气去而燥气来。初秋尚热，则燥而热；深秋既凉，则燥而凉。"

以上原文，分别论述了燥邪的性质与致病特点。

6. 火(热)邪 火(热)邪的概念：火热之气太过，伤人致病，则为火热之邪。火热之气旺于夏季，故夏季多火热之病。但火热之邪不像暑邪那样致病具有明显的季节性，一年四季均可发生火热之邪致病。

在温热病的病因中还有温邪。温、热、火三者，本质基本相同，属于外感病因，皆为阳邪，常通称为温热之邪、火热之邪。但温能化热，热能生火，所以，温、热、火三者，在程度上有所差别，一般认为，温为热之渐，火为热之极。但不代表其伤人致病程度之轻重。

火(热)邪的性质及致病特点：(表6-7)

火(热)邪的性质是：火热为阳邪，其性炎热趋上。是说火热之性燔灼向上，甚则似火烧灼，故为阳邪，其性炎热趋上。其致病特点有：

(1)为实热证，上部热象明显：火性炎热，为阳邪，阳胜则热，故火热之邪致病多为实热证。可见高热、恶热、心烦、口渴、汗出、尿赤、脉洪数等症状。火热炎上，故实热病证，其症状多表现在人体上部，如面红、目赤、咽喉红肿疼痛、口舌生疮糜烂等症状，是火热炎上所致。

表 6-7 火热之邪的性质及致病特点表

性质致病特点		主要病症（举例）
火热为阳邪，其性炎热趋上	为实热证，上部热象明显	高热、恶热、烦渴、汗出、尿赤、脉洪数 实热证的面红、目赤、咽喉红肿疼痛、口舌生疮糜烂
	易扰心神	高热、神昏、谵语，或狂躁不安
	易伤津耗气	口渴多饮、咽干唇焦、舌质红绛、小便短赤、大便秘结，体倦乏力、少气懒言
	易生风动血	热极生风，高热、四肢抽搐、牙关紧闭、两目上视、角弓反张；热迫血妄行，如吐血、咯血、衄血、便血、尿血、皮肤发斑
	易致疮疡	痈肿疮疡，局部红、肿、热、痛、化脓

（2）易扰心神：火热之邪侵入营血，尤易扰动心神，轻者心烦、失眠；重者可扰乱心神，出现高热、神昏、谵语或狂躁不安等症状。

（3）易伤津耗气：火热之邪伤人，一方面煎熬耗灼津液，另一方面迫津外泄，故易伤津液。火热之邪致病，临床表现除热象显著外，同时还有口渴多饮、咽干唇焦、舌质红绛、小便短赤、大便秘结等津伤阴亏之证。

火热太盛，又能耗伤人体正气，导致全身性功能减退，或是伤津之后，津液亏少，无以化气，而致气虚。如火热炽盛，在高热津伤的同时，又可见有少气懒言、体倦乏力等气虚之证。

（4）易生风动血：是说火热之邪太盛，易于引起肝风内动和血液妄行的病变特点。

生风，火热之邪侵犯人体，燔灼筋脉，耗劫津液，使筋脉失于濡养，而引起肝风内动，出现高热、四肢抽搐、牙关紧闭、两目上视、角弓反张等症状，即为“高热抽筋”。因热甚引起肝风，故称“热极生风”。

动血，火热之邪侵入血脉，轻则加速血行，重则灼伤血络，迫血妄行，引起出血，如吐血、衄血、便血、尿血、皮肤发斑等症状。

（5）易致疮疡：火热之邪侵入血分，聚于局部，腐蚀血肉，而发为痈肿疮疡。临床表现为局部红、肿、热、痛、化脓等症状。

【原文解读】

《素问·阴阳应象大论》曰："阳胜则热""阳胜则阴病""壮火食气""热胜则肿"。"壮火"，亢盛之火。"食气"，侵蚀消耗正气。

《素问·至真要大论》曰："诸躁狂越，皆属于火。""诸热瞀瘛，皆属于火。""诸逆冲上，皆属于火。""瞀瘛"，张介宾："瞀，昏闷也。瘛，抽掣也。"

《医论三十篇》曰："火郁炽于内，热极而生风。"

《灵枢·痈疽》曰："大热不止，热胜则肉腐，肉腐则为脓……故名曰痈。"

《医宗金鉴·卷六十一·痈疽总论歌》曰："痈疽原是火毒生，经络阻隔气血凝。"

以上原文，分别论述了火热之邪的性质与致病特点。

二、疠气

（一）疠气的基本概念（图6-4）

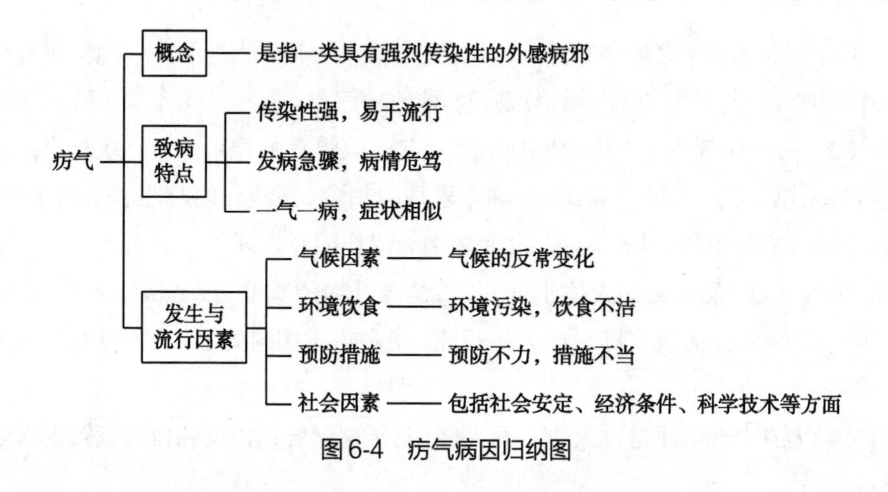

图6-4　疠气病因归纳图

疠气，是指一类具有强烈传染性的外感病邪。在中医文献中，疠气又称为"疫气""戾气""异气""乖戾之气""疫毒之气"等。

疠气致病，可以通过空气传染，经口鼻侵入致病，也可随饮食、蚊虫叮咬、禽兽咬伤、皮肤接触等多种途径的传染而发病。

疠气与六淫，虽同属外感病邪，都从外感受，但疠气比六淫之邪，毒力强、致病力强、传染性强，所致疾病的病情危重。

疠气引起的疾病称为"疫病""瘟病""瘟疫病"，如大头瘟、虾蟆瘟、白喉、烂喉丹痧、疫痢、天花、霍乱、鼠疫等。这些疫病，都是感染疠气引起的，包括了现代临床医学的许多传染病和烈性传染病。在不同的历史年代，瘟疫病，对各个国家和地区人群的生命及健康，造成过严重伤害。如“新冠肺炎”(新型冠状病毒肺炎)，其具有强烈的传染性，发病率高，病死率高，即属于瘟疫病的范畴。是近百年来，人类遭遇的最严重的疫情。作为医务工作者，对瘟疫病的防控，应引起高度重视，勇于担当，不负使命。

【原文解读】

《温疫论·自叙》曰：“夫温疫之为病，非风非寒，非暑非湿，乃天地间别有一种异气所感。”

《温疫论·原病》曰：“伤寒与中暑，感天地之常气。疫者，感天地之疠气。”

《温热暑疫全书》曰：“一人受之谓之温，一方受之谓之疫。”

附：大头瘟等疫病简介

大头瘟，疫病的一种，又称“大头风”，是由于感受风温时毒，入侵肺胃而发病。以发热、头面红肿或咽喉肿痛等症为特征，严重的可出现口噤、神昏谵妄等危候。另有一种是以颈项肿大为主症，连及头面，状如虾蟆的，称为“虾蟆瘟”。

虾蟆瘟，又名“腮肿”“腮疱”“痄腮”，即为流行性腮腺炎，是感受温毒疫邪所致。主要症状为一侧或先后两侧腮腺部位肿胀，边缘不清，并有疼痛或压痛等症。

白喉，中西医病名同，为白喉杆菌所致的急性传染病。其临床特征为咽喉局部黏膜肿胀、充血，有片状的灰白色不易抹掉的假膜(白喉)，引起全身中毒症状。中医古书亦称“缠喉风”“锁喉风”。

烂喉丹痧，西医病名为猩红热，为一溶血性链球菌所致的急性传染病。其临床特征为发热、咽喉红肿、疼痛、溃烂(烂喉)、弥漫性皮疹(丹痧)，病后期可引起心、肾并发症。

疫痢，西医病名为中毒性菌痢，是痢疾杆菌所致的急性传染病。其病情急骤，患者突然高热，可在数小时内下痢症状尚未出现之前即进入休克，或呼吸衰竭、循环衰竭而死亡。

天花，中西医病名相同，是天花病毒所引起的烈性传染病。早期有高热、头痛、全身酸痛、呕吐等症状，继而依次成批地出现斑疹、丘疹、疱疹和脓疱，最后结痂。脱痂后留有凹陷瘢疤(俗称“麻子”)。病势严重，病死率高。

霍乱，是霍乱弧菌所致的烈性肠道传染病。其在临床上以剧烈吐泻、严重脱水、肌肉痉挛、虚脱及尿闭等为特征。多呈流行发作，病死率甚高。

鼠疫，中西医病名同，是鼠疫杆菌所致的烈性传染病。以鼠类蚤为媒介而传染于人，而为鼠疫。其临床表现为严重的全身中毒症状，出血倾向，淋巴系统与内脏的特殊炎症。传染性强，病死率极高。

（二）疠气的致病特点（图6-4）

1. 传染性强，易于流行 疠气致病具有强烈的传染性和流行性。疠气可通过空气、食物等多种途径在人群中传播。在疠气流行的区域，无论男女老少，体质强弱，凡接触疠气者，多可发病。疠气发病，既可大面积流行，也可散在发生。因此，疠气致病，传染性强，易于流行。

2. 发病急骤，病情危笃 由于疠气多属热毒之邪，其性疾速，且常夹毒雾、瘴气等秽浊之邪侵犯人体，故其致病比六淫更显得发病急骤，来势凶猛，变化多端，病情险恶，在发病过程中常出现发热、扰神、动血、生风、剧烈吐泻等危重症状。因此，疠气致病，发病急骤，病情危笃。

3. 一气一病，症状相似 疠气是一类致病因素，包括很多种，各种疠气的性质不同，对机体作用部位具有一定的选择性，从而在不同部位上产生相应的病证。疠气种类不同，所致之疫病各异，即所谓一气致一病。每一种疠气所致之疫病，均有各自的特点和传变规律，临床表现基本相似，即称为症状相似。如腮腺炎病毒，主要作用于腮腺，无论何人得之，都引起腮腺肿大疼痛。又如疫痢之邪，主要作用于肠道，无论何人得之，都引起腹痛、里急后重、痢下赤白脓液等肠道疾患。因此说，疠气致病，具有一气一病，症状相似的特点。

【原文解读】

《温疫论·原病》曰："疠气……此气之来，无论老少强弱，触之者即病。"

《素问·六元正纪大论》曰："疠大至，民善暴死。"

《素问·刺法论》曰："五疫之至，皆相染易，无问大小，病状相似。"

《诸病源候论·温病令人不相染易候》曰："人感乖戾之气而生病，则病气转相染易，乃至灭门。"

（三）影响疠气发生与疫病流行的因素（图6-4）

1. 气候因素 自然气候的反常变化，如久旱、酷热、洪涝、湿雾瘴气等。这种气候环境，有利于各种病邪（致病微生物）的滋生繁殖，而不利于人体，故疠气易于发生，疫病易于流行。

2. 环境饮食因素 环境卫生不良，如居处环境中，腐败污染杂物堆积，蚊蝇孳生，或水源、空气污染等，均易孳生疠气，传播病原。同样，食物污染，饮食不当，也易引起疫病发生。

3. 预防措施 疠气具有强烈的传染性，人触之者皆可发病。预防隔离工作不力，措施不当，也往往使疫病发生或流行。

4. 社会因素 社会因素，包括社会安定、经济条件、科学技术水平等，对疠气的发生和疫病的流行也有一定的影响。

【原文解读】

《温疫论·原病》曰："病疫之由，昔以为非其时有其气，春应温而反大寒，夏应热而反大凉，秋应凉而反大热，冬应寒而反大温，得非时之气，长幼之病相似，以为疫。余论则不然……疫者感天地之疠气……此气之来，无论老少强弱，触之者即病。"气候异常变化易发生疫病流行。而《温疫论》首提"戾气说"，建立了以感染"戾气""疠气"为疫病发病主因的新观点。

《松峰说疫》曰："凡有疫之家不得以衣服、饮食、器皿送于无疫之家，而无疫之家亦不得受有疫之家之衣服、饮食、器皿。"预防隔离，以防止疫病交叉感染。

第二节 内伤病因

内伤病因，是指引起内伤病的致病因素。与外感病因相对而言，因其致病由内而生，故称为内伤病因。内伤病，是指人体内脏遭到某些原因的损伤，造成气血阴阳失调，功能失常所产生的一类疾病，又称内伤杂病。内伤病与外感病相对而言，外感病一般都有表证，而内伤病则无表证。

内伤病因主要包括七情内伤、饮食失宜、劳逸过度等。

一、七情内伤

（一）七情的基本概念

1. 七情含义 七情，是指喜、怒、忧、思、悲、恐、惊七种情志活动。情志活动是人们对外界的各种刺激所引起的情绪反应，人人皆有之。因此，情志活动是一种正常的生理和心理活动，一般不会使人致病。因情志活动异常而导致发病的，病因就是七情内伤。

2. 七情致病原因 其一是外来的精神刺激突然强烈，超过生理调节范围，或是持久不解，经常处于紧张状态。其二是机体本身的耐受能力和调节能力低下，不能正确对待和调节外来刺激。因而引起脏腑气血功能紊乱，阴阳失调而发生疾病。

【原文解读】

《三因极一病证方论·卷之二·三因论》曰："七情者，喜、怒、忧、思、悲、恐、惊是。"

（二）七情与脏腑气血的关系

人的情志活动与五脏气血有着密切关系。情志活动是以五脏气血为基础的，是由五脏的生理活动所化生的。就是说，情志活动是五脏功能活动的外在表现。因此，脏腑功能失常，气血失调，则可出现情志的异常变化。

《内经》将人的情志变化分属于五脏，即惊、喜为心之志，怒为肝之志，思为脾之志，悲、忧为肺之志，恐为肾之志。

另一方面，情志变化异常，又能影响脏腑的功能活动和气血的运行。故有惊、喜伤心，怒伤肝，思伤脾，悲、忧伤肺，恐伤肾的病变关系。

【原文解读】

《素问·天元纪大论》曰："人有五脏化五气，以生喜、怒、思、忧、恐。"

《灵枢·营卫生会》曰："血者，神气也。"

《素问·阴阳应象大论》曰：肝"在志为怒，怒伤肝"，心"在志为喜，喜伤心"，脾"在志为思，思伤脾"，肺"在志为忧，忧伤肺"，肾"在志为恐，恐伤肾"。

《灵枢·本神》曰："肝气虚则恐，实则怒……心气虚则悲，实则笑不休。"

（三）七情致病的一般特点（图 6-5）

1. 七情致病与精神刺激有关，多发为情志病 七情致病，即是受到精神刺激而发病，发病后又多表现为精神情志失常的病证。如郁证、癫证、狂证等，多与精神刺激有关，而称之为情志病。

2. 直接伤及内脏 情志活动是以五脏精气为物质基础。因此，情志活动太过，可直接损伤及内脏。七情对五脏损伤有一定的选择性，即怒伤肝，惊、喜伤心，思伤脾，悲、忧伤肺，恐伤肾。又因心统领情志活动，故七情所伤，皆从心而发。从临床实际来看，七情损伤五脏，以心、肝、脾三脏为多见。

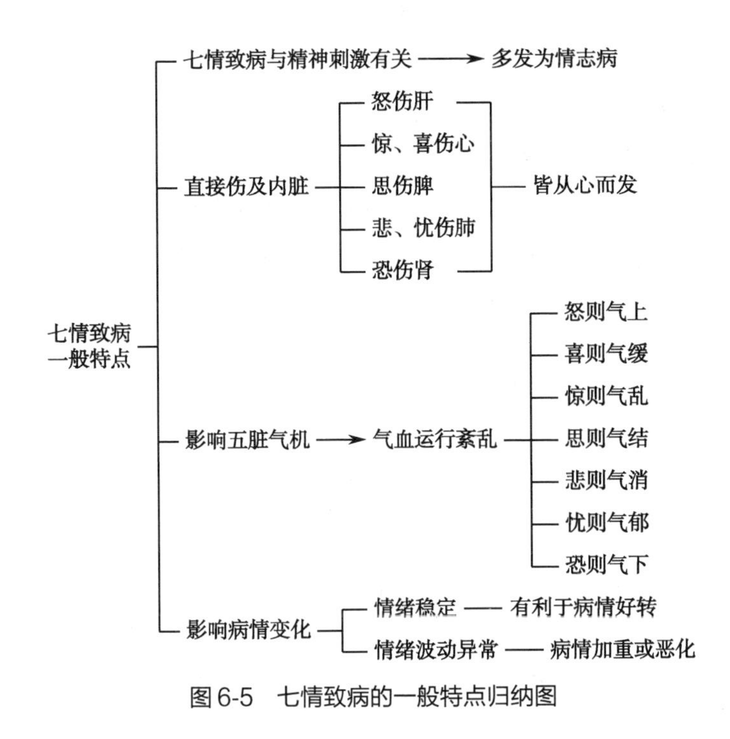

图6-5　七情致病的一般特点归纳图

3. 影响五脏气机　七情损伤五脏，主要影响五脏气机，使五脏气机紊乱，导致气血运行失常而为病。不同的情志影响着不同的内脏气机，具体为：怒则气上，喜则气缓，惊则气乱，思则气结，悲则气消，忧则气郁，恐则气下。

4. 情志变化影响病情　在疾病过程中，情志变化对病情有影响。一是有利于疾病康复。如生病后情绪稳定，积极乐观，精神愉快，则气机通畅，可有利于病情的好转。二是加重病情。如情绪消沉，情志波动异常，则脏腑气机紊乱，可使病情加重或恶化。

【原文解读】

《灵枢·百病始生》曰："喜怒不节则伤脏。"

《素问·阴阳应象大论》曰："怒伤肝""喜伤心""思伤脾""忧伤肺""恐伤肾"。

《类经·疾病类·情志九气》曰："情志之伤，虽五脏各有所属，然求其所由，则无不从心而发。……心为五脏六腑之大主，而总统魂魄，兼该志意。故忧动于心则肺应，思动于心则脾应，怒动于心则肝应，恐动于心则肾应，此所以五志惟心所使也。""心藏神、肺藏魄、肝藏魂、脾藏意、肾藏志。是谓五脏所藏。"(《素

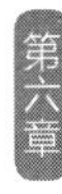

问·宣明五气》)因心主神,为五脏六腑之主宰,故心能总统魂魄,兼该意志。神魂魄意志为精神意识活动(具体解释详见《灵枢·本神》)。

《医醇賸义·劳伤》曰:"夫喜、怒、忧、思、悲、恐、惊,人人共有之境。若当喜而喜,当怒而怒,当忧而忧,是即喜怒哀乐发而皆中节也。此天下之至和,尚何伤之有?惟未事而先意将迎,既去而尚多留恋,则无时不在喜怒忧思之境中,而此心无复有坦荡之日,虽欲不伤,庸可得乎?然七情之伤,虽分五脏,而必归本于心。"

《三因极一病证方论·卷之二·三因论》曰:"七情,人之常性,动之则先自脏腑郁发,外形于肢体,为内所因。"

《素问·举痛论》曰:"百病生于气也,怒则气上,喜则气缓,悲则气消,恐则气下……惊则气乱……思则气结。"

《灵枢·本神》曰:"忧愁者,气闭塞而不行。"

以上原文,分别论述了七情的致病特点。

(四)七情致病的特点

喜、怒、忧、思、悲、恐、惊不同的情志变化,能损伤不同的内脏,产生不同的病机,而出现相应的病证。所以,七情致病又具有各自不同的特点。

1. 惊、喜伤心,喜则气缓,惊则气乱(表6-8) 喜,即喜乐、喜悦,是心情愉快的一种情志活动。喜悦适度,内心快乐,气血调和,全身舒适,有益于健康。喜为心之志,喜乐过度则伤心,使心气涣散,甚则心神失常。轻者可见心悸、失眠、精神不能集中,重者可见喜笑不休、妄言、妄动等病症。

惊,即惊吓、惊骇,是精神突然紧张的一种情志活动。惊为心之志,突然受惊则伤心,使心气紊乱,甚则神无所归。轻者可见惊慌失措、心悸、失眠,重者可见惊恐不安、语无伦次、精神错乱等病症。

表6-8 喜、惊的致病特点表

病因	致病特点		主要病症(举例)
喜乐过度	喜伤心 喜则气缓	心气涣散(轻者)	心悸、失眠、精神不能集中
		心神失常(重者)	喜笑不休、妄言、妄动
突然受惊	惊伤心 惊则气乱	心气紊乱 神无所归	惊慌失措、心悸、失眠,甚则惊恐不安、语无伦次、精神错乱

【原文解读】

《素问·阴阳应象大论》曰："喜伤心。"

《素问·举痛论》曰："喜则气缓……喜则气和志达，荣卫通利，故气缓矣。""惊则气乱……惊则心无所倚，神无所归，虑无所定，故气乱矣。"

《灵枢·本神》曰："喜乐者，神惮散而不藏。"

以上原文，论述惊、喜伤心，喜则气缓，惊则气乱的致病特点。

2. 怒伤肝，怒则气上（表6-9） 怒，即恼怒、愤怒，是气愤不平，情绪激动的一种情志活动。怒为肝之志，大怒则伤肝，导致肝气上逆，或血随气逆，或影响脾胃。如肝气上逆，可见急躁易怒、头痛头胀、面红目赤等病症。如气逆太过，血随气逆，气血并走于上，可见呕血、吐血，甚则昏厥等病症。如肝失疏泄，影响脾胃，可见嗳气、呕吐、腹胀、腹泻、食欲不振等病症。

表6-9 怒的致病特点表

病因	致病特点		主要病症（举例）
大怒	怒伤肝 怒则气上	肝气上逆	急躁易怒、头痛头胀、面红目赤
		血随气逆	呕血、吐血、甚则昏厥
		影响脾胃	嗳气、呕吐、腹胀、腹泻、食欲不振

【原文解读】

《素问·阴阳应象大论》曰："怒伤肝。"

《素问·举痛论》曰："怒则气上……怒则气逆，甚则呕血及飧泄，故气上矣。"

《素问·生气通天论》曰："大怒则形气绝，而血菀于上，使人薄厥。"

《素问·调经论》曰："血之与气，并走于上，则为大厥，厥则暴死，气复反则生，不反则死。"

《景岳全书·卷之二十·呕吐》曰："气逆作呕者，多因郁怒致动肝气，胃受肝邪，所以作呕。"

以上原文，论述了怒伤肝，怒则气上的致病特点。

3. 思伤脾，思则气结（表6-10） 思，即思考、思虑，是集中思想考虑问题的一种情志活动。思为脾之志，思虑过度则伤脾，使脾气郁结，心神不安，影响肝肾。如脾气郁结，运化失健，可见食欲不振、腹胀、便溏等病症。如长期思虑太过，亦能影响到心，使心神不安，出现心悸、失眠、多梦，甚则精神痴呆等病症。

如思想无穷，情欲不遂，影响肝肾，可见男子阳痿、遗精、滑精，妇女月经不调、白带增多等病症。

表6-10　思的致病特点表

病因	致病特点		主要病症（举例）
思虑过度	思伤脾 思则气结	脾气郁结	食欲不振、腹胀、便溏
		心神不安	心悸、失眠、多梦，甚则精神痴呆
		影响肝肾	阳痿、遗精、滑精、月经不调、白带增多

【原文解读】

《素问·阴阳应象大论》曰："思伤脾。"

《素问·举痛论》曰："思则气结……思则心有所存，神有所归，正气留而不行，故气结矣。"

《素问·痿论》曰："思想无穷，所愿不得，意淫于外，入房太甚，宗筋弛纵，发为筋痿，及为白淫。"

以上原文，论述了思伤脾，思则气结的致病特点。

4．悲、忧伤肺，悲则气消，忧则气郁（表6-11）　悲，即悲哀、悲伤，是悲伤痛苦的一种情志活动。悲为肺之志，悲哀过度则伤肺，使肺气耗伤，可见声低息微、气短乏力、精神萎靡不振、意志消沉，甚则失魂落魄等病症。

忧，即忧愁、忧虑，是愁苦焦虑的一种情志活动。忧为肺之志，忧愁不解则伤肺，使肺气郁闭不舒，出现闷闷不乐、精神不振、胸闷气短等病症。

表6-11　悲、忧的致病特点表

病因	致病特点		主要病症（举例）
悲哀过度	悲伤肺 悲则气消	肺气耗伤	声低气微、气短乏力、精神萎靡不振、意志消沉，甚则失魂落魄
忧愁不解	忧伤肺 忧则气郁	肺气郁滞	闷闷不乐、精神不振、胸闷气短

【原文解读】

《素问·阴阳应象大论》曰："忧伤肺。"

《素问·举痛论》曰："悲则气消……悲则心系急，肺布叶举，而上焦不通，荣卫不散，热气在中，故气消矣。”

《灵枢·本神》曰：“愁忧者，气闭塞而不行。”

以上原文，论述了悲、忧伤肺，悲则气消，忧愁气闭（郁）的致病特点。

5. 恐伤肾，恐则气下（表 6-12） 恐，即恐惧、畏惧，是害怕心理的一种情志活动。恐为肾之志，恐惧过度则伤肾，使肾气不固，精气耗损，气血趋下，可见二便失禁、滑精、遗精，或面色苍白、头昏欲倒，甚则昏厥等病症。

表 6-12 恐的致病特点表

病因	致病特点		主要病症（举例）
恐惧过度	恐伤肾 恐则气下	气血趋下	面色苍白、头昏欲倒，甚则晕厥
		肾气不固，精气耗损	二便失禁、滑精、遗精

【原文解读】

《素问·阴阳应象大论》曰：“恐伤肾。”

《素问·举痛论》曰：“恐则气下。”

《灵枢·本神》曰：“恐惧而不解则伤精，精伤则骨酸痿厥，精时自下。”“恐惧者，神荡惮而不收。”

以上原文，论述了恐伤肾，恐则气下的致病特点。

此外，惊与恐，有时可以同时发生。但惊与恐有区别，一般认为：惊是惊吓，突然紧张，恐是恐惧，心理上害怕；惊不可自知，而恐为自知；惊出于暂，而恐积于渐；惊易复，而恐难解。（表 6-13）

表 6-13 惊与恐的区别表

	情志表现	知与不知	渐与暂	易复与难解
惊	惊吓，突然紧张	惊不自知，从外入	惊出于暂	惊易复
恐	恐惧，害怕心理	恐为自知，从内出	恐积于渐	恐难解

【原文解读】

《景岳全书·卷之十八·怔忡惊恐》曰：“惊恐虽若同类，而不知恐之伤人尤甚于惊。何也？盖惊出于暂，而暂者即可复。恐积于渐，而渐者不可解，甚至心怯而神伤，精却则阴痿，日消月缩，不亡不已。”

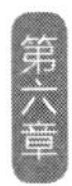

《儒门事亲·卷七·内伤形·惊》曰："惊者为阳，从外入也；恐者为阴，从内出也。惊者，为自不知故也；恐者，自知也。"

以上原文，论述了惊与恐的区别。

二、饮食失宜

饮食，是人食入的饮食物。人体将饮食物转化成水谷精微及气血，是维持生命和保持健康的基本条件。人的饮食要适量，要多样化，要清洁卫生。饮食得宜，则可增进人体健康；若饮食失宜，又可成为致病因素，而引起多种疾病。

饮食失宜致病，主要是损伤脾胃，进而又可引起多种多样的病理变化。

饮食失宜是内伤病的主要致病因素之一，主要包括饥饱失常、饮食不洁、饮食偏嗜三个方面。

（一）饥饱失常（表 6-14）

表 6-14　饥饱失常的致病特点表

病因		致病特点	主要病症（举例）
饥饱失常	过饥	伤胃	胃脘嘈杂疼痛、呕吐反酸
		气血亏虚	气虚、血虚，以及脏腑功能衰退，影响儿童生长发育
		正气不足	抵抗力降低，易感邪而生病
	过饱	损伤脾胃	脘腹胀满疼痛、嗳腐吞酸、呕吐、腹泻、厌食
		痰湿内生	痰饮、肥胖、胸痹、咳嗽、气喘，小儿疳积

正常饮食，应以适量为宜。若饮食的量失去节制，或过饥，或过饱，均可导致疾病发生。

1. 过饥　所谓过饥，是因吃不饱、吃不下、不爱吃等原因，长期饥饿，饮食量过少。其致病：

一是伤胃。胃主受纳腐熟水谷，纳谷不足，胃府气阴受损，可出现胃脘嘈杂疼痛、呕吐反酸等病症。

二是气血化生不足。饮食是气血生成之本源，长期摄食不足，气血化生乏源，导致气血亏虚的病理变化。使脏腑组织失养，功能衰退。在儿童时期，影响儿童的生长发育。

三是正气不足。由于长期饮食量少，导致营养不足，形体消瘦，正气不足，抵抗力降低，易感邪而生病。

2. 过饱 所谓过饱，是指进食不能节制，长期饮食超量，或是暴饮暴食。其致病：

一是饮食停滞，损伤脾胃。由于饮食超量，使脾胃难以消化，以致食积不化，出现脘腹胀满疼痛、嗳腐吞酸、呕吐、腹泻、厌食等病症。

二是痰湿内生。食滞日久，脾运失健，产生聚湿、生痰、化热的病理变化，进一步可导致痰饮、肥胖、心脉痹阻，以及咳嗽、气喘等诸多病症。

此外，小儿时饥时饱，消化不良，食滞日久，可致“疳积”。疳积是中医学病名，即重度营养不良症。指面黄肌瘦，肚腹膨大，时发潮热，心烦口渴，精神萎靡，食欲减退或嗜食异物的病症。多由饮食失调，脾胃损伤或虫积所致。

【原文解读】

《灵枢·五味》曰：“谷不入，半日则气衰，一日则气少矣。”

《素问·痹论》曰：“饮食自倍，肠胃乃伤。”

《难经·四十九难》曰：“饮食、劳倦，则伤脾。”

《景岳全书·卷之十六·劳倦内伤》曰：“凡饥饱劳倦皆能伤人。盖人以饮食为主，饮食以脾胃为主，今饿饱不时则胃气伤矣。又脾主四肢，而劳倦过度则脾气伤矣。”

《素问·生气通天论》曰：“因而饱食，筋脉横解，肠澼为痔。”

以上原文，论述了饥饱失常的致病特点。

（二）饮食不洁（表6-15）

表6-15 饮食不洁的致病特点表

病因		致病特点	主要病症（举例）
饮食不洁	食物污染 生冷不洁 腐败变质 有毒食物	损伤肠胃	脘腹疼痛、呕吐、腹泻、下痢脓血
		食物中毒	轻则呕吐、脘腹疼痛、腹泻，重则昏迷，甚至死亡
		肠寄生虫病	腹痛、面黄肌瘦、嗜食异物

饮食不洁，是指食入的食物被污染，或生冷不洁，或腐败变质，以及有毒食物。其致病：

一是损伤肠胃。食入不洁食物，损伤肠胃，使胃肠功能紊乱，出现脘腹疼痛、嗳腐吞酸、呕吐、腹泻、下痢脓血等肠胃道病症。

二是食物中毒。食入被毒物污染或有毒食物，会引起食物中毒，轻则脘腹疼痛、呕吐、腹泻，重则昏迷，甚至死亡。

三是引起肠道寄生虫病。可出现腹痛、面黄肌瘦、嗜食异物等病症。

【原文解读】

《金匮要略·禽兽鱼虫禁忌并治》曰："秽饭、馁肉、臭鱼，食之皆伤人……六畜自死，皆疫死，则有毒，不可食之。"

《诸病源候论·诸饮食中毒候》曰："凡人往往因饮食，忽然困闷，少时致甚，乃致死者，名曰食物中毒。"

（三）饮食偏嗜（表6-16）

表6-16　饮食偏嗜的致病特点表

病因		致病特点	主要病症（举例）
饮食偏嗜	偏寒	损伤脾胃阳气	腹痛、腹泻、泛吐清水、手足不温
	偏热	胃肠积热 损伤胃阴	口渴、口臭、便秘、嘈杂、消谷善饥、舌红苔剥
	五味偏嗜	脏气偏盛 功能失调	引发多种病变
	种类偏嗜	甘肥厚味生痰化热 缺乏某些营养物质	肥胖、眩晕、昏厥、胸痹、中风、消渴、夜盲、瘿瘤、佝偻病、脚气病
	饮酒偏嗜	酒毒损伤脾胃	脘腹胀痛、纳少、口苦口腻，甚则中毒昏迷

饮食偏嗜，是指过分爱吃或不吃某些食物，包括饮食寒热偏嗜、五味偏嗜、食物种类偏嗜、饮酒偏嗜等。

1. 寒热偏嗜　良好的饮食习惯要求寒热适中。若过分偏寒或偏热饮食，可导致人体阴阳失调而发生病变。

偏寒：过食生冷或寒凉之品，久则易损伤脾胃阳气，导致寒湿内生，发生腹痛、腹泻、泛吐清水、手足不温等病症。

偏热：过食辛温燥热饮食，使胃肠积热，损伤胃阴，可见口渴、口臭、便秘、嘈杂、消谷善饥、舌红苔剥等病症。

【原文解读】

《灵枢·师传》曰："胃中热，则消谷，令人悬心善饥，脐以上皮热；肠中热，则出黄如糜，脐以下皮寒（热）。胃中寒，则腹胀；肠中寒，则肠鸣飧泄。……食饮者，热无灼灼，寒无沧沧。寒温中适，故气将持，乃不致邪僻也。"

《素问·阴阳应象大论》曰："水谷之寒热，感则害于六腑。"

2. 五味偏嗜 五味偏嗜，是指长期嗜好某种性味的食物。酸、苦、甘、辛、咸五味与五脏，各有一定的亲和性。若长期五味偏嗜，就会导致脏气偏盛偏衰，功能失调而发生多种病症。

【原文解读】

《素问·至真要大论》曰："夫五味入胃，各归所喜，故酸先入肝，苦先入心，甘先入脾，辛先入肺，咸先入肾。久而增气，物化之常也；气增而久，夭之由也。"原文是说，五味各归五脏，若服用日久，能增强各脏之气，这是药物五味在体内气化的一般规律；若脏气增强过久，又是导致疾病或死亡的原因。

《素问·五脏生成》曰："是故多食咸，则脉凝泣而变色；多食苦，则皮槁而毛拔；多食辛，则筋急而爪枯；多食酸，则肉胝䐢而唇揭；多食甘，则骨痛而发落。此五味之所伤也。"原文以五行相克规律来解释，若多食五味，则会造成相应的脏气偏盛（胜）偏衰，而产生的病症。如心合脉，其荣色，多食咸，咸益肾，肾气胜，肾（水）克心（火），心气衰，而造成心脉流行凝涩不畅，则面部色泽发生变化。余按此法类推。

《素问·生气通天论》曰："味过于酸，肝气以津，脾气乃绝；味过于咸，大骨气劳，短肌，心气抑；味过于甘，心气喘满，色黑，肾气不衡；味过于苦，脾气不濡，胃气乃厚；味过于辛，筋脉沮弛，精神乃央。""津"，溢、太盛。"绝"，衰竭。"抑"，不舒畅。"厚"，胀满。"沮"，败坏。"弛"，松弛。"央"，同"殃"，祸害。

以上原文是说，如果长期嗜好某种食物，五味偏嗜，就会使脏气偏盛或偏衰，可损伤内脏，发生多种病变。

3. 种类偏嗜 种类偏嗜，是指长期专食某些食物，或不食某些食物，或膳食中缺乏某些食物。久而久之，因某些营养物质的过剩或缺乏而发生疾病。如长期嗜食甘肥厚味，则易生痰、化热，可致肥胖、眩晕、昏厥、胸痹、中风、消渴、肠痈等病症。若偏嗜择食，导致某些营养物质缺乏，可产生夜盲、瘿瘤、佝偻病、脚气病等病症。

【原文解读】

《素问·生气通天论》曰："高梁之变，足生大丁。""高"，同"膏"，即肥肉、脂膏。"梁"，通"粱"，即好的粮食。"高梁"，即肉食美味。"足"，即足以，能够。"丁"，同"疔"，即疔疮。

《素问·奇病论》曰："……此人必数食甘美而多肥也，肥者令人内热，甘者令人中满，故其气上溢，转为消渴。"

4. 饮酒偏嗜 饮酒偏嗜，是指长期饮酒过量，嗜酒成癖。酒性热有毒，酒毒损伤脾胃，聚湿、生痰、化热，可见脘腹胀满、胃纳减少、口苦口腻、舌苔厚腻，甚则酒精中毒发生癥积或昏迷。

【原文解读】

《脾胃论·论饮酒过伤》曰："夫酒者，大热有毒，气味俱阳……以伤元气。"

《医方类聚》曰："酒者，五谷之津液，米曲之华英，虽能益人，亦能损人。何者？酒有大热大毒……若醉饮过度，盆倾斗量，毒气攻心，穿肠腐胁，神昏志谬，目不见人，此则伤生之本也。"

三、劳逸过度（表6-17）

表6-17　劳逸过度的致病特点表

病因		致病特点	主要病症（举例）
过劳	劳力过度	耗气	少气懒言、气喘汗出、精神疲惫、四肢困倦
		损伤形体	筋骨组织损伤
	劳神过度	耗伤心神，耗损心血	心悸、健忘、失眠、多梦
		耗伤脾气，脾失健运	纳少、腹胀、便溏
	房劳过度	耗损肾精、肾气	腰膝酸软、精神萎靡、头昏耳鸣、性功能减退、遗精、早泄、阳痿、月经不调、带下增多等
过逸		气血运行不畅 脏腑功能减退	食少、胸闷、腹胀、体倦乏力、肌肉软弱或虚胖臃肿、心慌、气喘、汗出、精神萎靡、健忘、眩晕、胸痹、中风，以及气滞血瘀、水湿痰饮等

劳动与休息的合理调节，也是人类生存和保持健康的必要条件。劳逸过度，是指长时间的过度劳累和过度安逸，即过劳、过逸。过劳和过逸，也可以使

人生病而成为致病因素。

（一）过劳

过劳，即过度劳累，也称劳倦所伤。包括劳力过度、劳神过度和房劳过度三个方面。

1. 劳力过度 劳力过度，是指长期从事劳动或运动，用力太过，劳伤形体而积劳成疾。其致病特点：

一是耗气。长期劳力太过，导致内脏精气耗损，功能减退，可见少气懒言、气喘汗出、精神疲惫、四肢困倦、形体消瘦等病症。

二是劳伤形体。长期用力太过，劳伤筋骨，组织损伤，久而积劳成疾。

2. 劳神过度 劳神过度，是指长期用脑过度，思虑劳神而积劳成疾。其致病特点：主要是耗伤心脾。心藏神、主血，长期劳神过度，则耗伤心神，耗损心血，可见心悸、健忘、失眠、多梦等病症。脾主运化，在志主思，长期思虑过度，则耗伤脾气，使脾失健运，可见纳少、腹胀、便溏等病症。

3. 房劳过度 房劳过度，是指房事太过，或手淫恶习，或妇女早孕多育等。其致病特点：是房劳伤肾，即耗伤肾精、肾气。可见腰膝酸软、精神萎靡、头昏耳鸣、性功能减退，或遗精、早泄、阳痿，或月经不调、带下过多，或不孕不育等病症。

【原文解读】

《素问·宣明五气》曰："五劳所伤：久视伤血，久卧伤气，久坐伤肉，久立伤骨，久行伤筋，是谓五劳所伤。"

《素问·举痛论》曰："劳则气耗……劳则喘息汗出，内外皆越，故气耗矣。""越"，耗散。喘息则内气越，汗出则外气越，而称"内外皆越，故气耗"。

《中藏经·劳伤论》曰："劳者，劳于神气也；伤者，伤于形容也。饥饱无度则伤脾，思虑过度则伤心，色欲过度则伤肾。"

《医醇賸义·劳伤》曰："百忧感其心，万事劳其形，有限之气血，消磨殆尽矣。思虑太过则心劳，言语太多则肺劳，怒郁日久则肝劳，饥饱行役则脾劳，酒色无度则肾劳。"

《脾胃论·脾胃胜衰论》曰："形体劳役则脾病，脾病则怠惰嗜卧，四肢不收，大便泄泻。"

《景岳全书·卷之十六·虚损》曰："色欲过度者，多成劳损。"

以上原文，分别论述了劳力过度、劳神过度和房劳过度的致病特点。

(二) 过逸

过逸，是指过度安逸，既不劳动，又不运动，长期安闲少动，或长期用脑过少等。过逸导致气血运行不畅，脏腑功能减退，产生诸多病变。如食少、胸闷、腹胀、体倦乏力、肌肉软弱或虚胖臃肿，或动则心慌、气喘、汗出，或精神萎靡、健忘、反应迟钝，或眩晕、胸痹、中风，以及气滞血瘀、水湿痰饮内生等病症。

第三节 继发病因

痰饮、瘀血、结石等，是疾病过程中所形成的病理产物，未能消除而滞留体内，又能作用于机体，引起新的病变，而成为致病因素。因其是继发于其他病理过程中而产生的致病因素，故称之为“继发病因”。

一、痰饮

(一) 痰饮的基本概念(图 6-6)

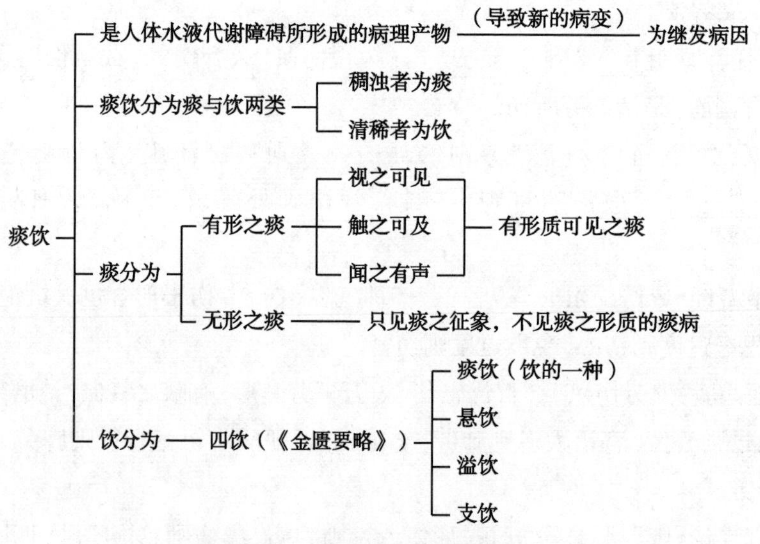

图6-6 痰饮的基本概念归纳图

痰饮是人体水液代谢障碍所形成的病理产物。痰饮滞留体内，又能导致新的病变，而成为继发病因。

痰饮又分为痰与饮两类，相对而言，稠浊者为痰，清稀者为饮。

痰可分为有形之痰和无形之痰。有形之痰，是指视之可见，或触之可及，或闻之有声的有形质可见的痰液。如咳吐之痰、喉中痰鸣、触摸有形之痰核等。

无形之痰，是指只见其征象，不见其形质的痰病。即是视之不见，触之不及，闻之无声的，因痰导致的特殊的病理变化及其证候，如眩晕、癫狂、痴呆等证，用治痰之法可获疗效。

饮的流动性较大，可积留于人体脏器组织的间隙。因饮停留部位不同，其临床表现及名称亦不同。如《金匮要略》有“痰饮（饮的一种）”“悬饮”“溢饮”“支饮”四饮。

另外，人体水液代谢障碍形成的病理变化，有“水、湿、痰、饮”之说，四者同源而异流，即都是水液代谢障碍所形成的病理产物，但性质稍有差别。一般认为：湿聚为水，水积成饮，饮凝成痰；稠浊者为痰，清稀者为饮，更清者为水，水气弥漫者为湿。

【原文解读】

《冯氏锦囊秘录·卷十二·痰饮大小总论合参》曰：“津液受病，化为痰饮。”

《景岳全书·卷之三十一·痰饮·论证》曰：“痰之与饮，虽曰同类，而实有不同也。盖饮为水液之属……若痰有不同于饮者，饮清澈而痰稠浊。”

《类证治裁·痰饮》曰：“痰饮皆津液所化，痰浊饮清。痰因于火，饮因于湿也。”

《杂病源流犀烛·痰饮源流》曰：“饮者，因饮水不散而成病；痰者，因火炎熏灼而成疾。故痰稠浊，饮清稀。”

以上原文，论述了痰饮的概念，以及痰与饮的不同。

（二）痰饮的形成

痰饮的形成，是由外感六淫，或内伤七情，或饮食失常，或劳逸太过等病因，导致肺、脾、肾、三焦等脏腑对水液的气化功能失常，津液代谢障碍，以致水液停滞而形成。（图6-7）

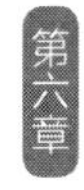

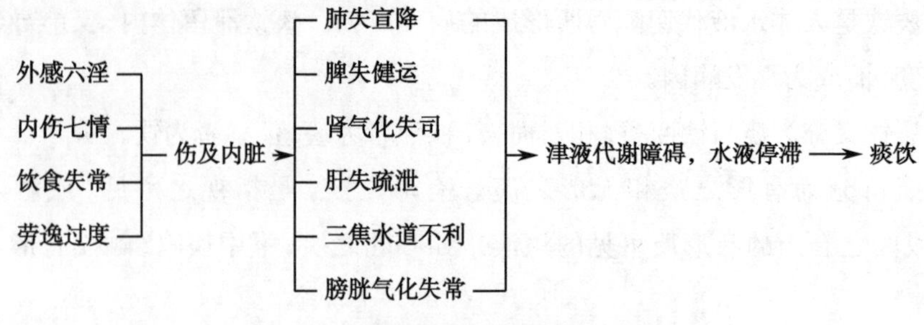

图6-7 痰饮形成的病因病机归纳图

【原文解读】

《三因极一病证方论·卷之十三·痰饮叙论》曰："人之有痰饮病者……内则七情泊乱，脏气不行，郁而生涎，涎结为饮，为内所因。外有六淫冒犯，玄府不通，当汗不泄，蓄而为饮，为外所因。或饮食过伤，嗜欲无度，叫呼疲极，运动失宜，津液不行，聚为痰饮，属不内外因。"

《古今医鉴·痰饮》曰："痰属湿，乃津液所化。因风寒湿热之感，或七情、饮食所伤，以致气逆液浊，变为痰饮。"

《景岳全书·卷之三十一·痰饮·论证》曰："脾生湿，湿动则为痰；肾主水，水泛亦为痰。故痰之化无不在脾，而痰之本无不在肾。"

《不居集·卷之十七·痰证扼要》曰："百病之源，皆生于痰，其源不一，必究其痰之为病，病之为痰，痰从何生，病从何起？然总不外内伤七情，外感六淫，饮食积瘀所致。……虚损之痰，总不离脾肺肾三经之不足也。盖肺主气，肺金受伤，则气滞而为痰；脾主湿，脾土不运，则湿动而为痰；肾主水，肾水不足，则水泛而为痰。故痰之来也，无不在于肺；而痰之化也，无不在于脾；若论痰之本，又无不在于肾。"

《圣济总录·卷第六十三·痰饮门》曰："三焦气涩，脉道闭塞，则水饮停滞，不得宣行，聚成痰饮。"

以上原文，分别论述了痰饮形成的病因病机。

（三）痰饮的致病特点

痰饮停留体内，导致脏腑经络功能失常，气机升降失调，气血津液运行不利，而导致新的病变。其致病的一般特点有：

1. 流窜全身，病位广泛 痰饮形成后，可流窜于全身，外而经络、肌肉、筋骨，内而脏腑，全身各处，无处不到。因此，其致病的病位广泛，全身各处皆可见有痰饮病证。

【原文解读】

《寿世保元·痰饮》曰："有流乎经络、皮肤者，有郁于脏腑、肢节者，游溢遍身，无所不至。"

《杂病源流犀烛·痰饮源流》曰："痰饮，湿病也。……其为物，则流动不测，故其为害，上至巅顶，下至涌泉，随气升降，周身内外皆到，五脏六腑俱有。……故痰为诸病之源，怪病皆由痰成也。"

以上原文，论述了痰饮流窜全身致病，病位广泛的特点。

2. 变化多端，病证复杂 痰饮滞留体内，阻滞气机，影响脏腑经络功能、气血运行和水液代谢，导致多种痰饮病变。痰饮所致病证，有痰证，有饮证。痰证有有形之痰证与无形之痰证。痰证的发展变化，可化寒伤阳，可郁而化火，可化燥伤阴，可夹风、夹热，可蒙蔽心神，病证繁多，其临床表现十分复杂。故有"百病多由痰作祟"之说。因此说，痰饮致病，具有变化多端，病证复杂的特点。

【原文解读】

《三因极一病证方论·卷之十三·痰饮叙论》曰："人之有痰饮病者……三因所成，证状非一。或为喘，或为咳，为呕，为泄、晕眩、嘈烦、忪悸、愪懜、寒热、疼痛、肿满、挛癖、癃闭、痞膈、如疯、如癫，未有不由痰饮之所致也。"

《金匮要略·痰饮咳嗽病脉证并治》曰："夫饮有四，何谓也？师曰：有痰饮，有悬饮，有溢饮，有支饮。……其人素盛今瘦，水走肠间，沥沥有声，谓之痰饮；饮后水流胁下，咳唾引痛，谓之悬饮；饮水流行，归于四肢，当汗出而不汗出，身体疼重，谓之溢饮；咳逆倚息，短气不得卧，其形如肿，谓之支饮。"

以上原文，分别论述了痰饮所导致的病证，其病证复杂，变化多端的特点。

3. 病势缠绵，病程较长 痰饮为水湿凝聚而成，其既是疾病过程中的病理产物，又是致病因素而导致新的病变。痰湿黏滞，难解难化，难以一时治愈，如痰饮所致的咳喘、眩晕、胸痹、癫痫、中风、痰核、瘰疬、瘿瘤、阴疽流注等病证，多反复发作，病变过程较长。因此，痰饮为病，具有病势缠绵，病程较长的特点。

（四）常见的痰饮病证

因痰饮所在的部位不同，痰饮病证的临床表现就会有所不同。（表 6-18、表 6-19）

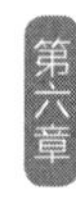

表6-18 痰所在部位及主要病症特点表

痰停部位	主要病症
痰阻于肺（肺失宣降）	咳嗽、气喘、胸闷、痰多
痰阻于心（血行不畅）	胸闷、心悸
痰迷心窍（蒙蔽心神）	神昏、痴呆
痰火扰心（扰乱心神）	癫、狂、面红目赤、躁动不安
痰上犯头目	眩晕、昏冒
痰气互结于喉咽	咽中似有物阻、吞之不下、吐之不出（梅核气）
痰阻经络	肢体麻木、半身不遂、口眼㖞斜
痰结于皮下	皮下结节、肿块（瘰疬、痰核）
痰结于筋骨与肌肉	深部肿块、流痰或成瘘管流溢脓血（阴疽流注）
痰结于关节	关节疼痛、肿大、强直、畸形

表6-19 饮所在部位及主要病症特点表

饮停部位	主要病症
饮停于肺	胸闷、咳喘不能平卧、其形如肿、吐清稀痰液（支饮）
饮在胸胁	胸胁胀满、咳嗽引胁作痛（悬饮）
饮在肠胃	脘腹胀痛、肠鸣辘辘有声、呕吐清水痰涎（痰饮）
饮在肌肤	肢体水肿、身重无汗、尿少（溢饮）
饮停腹中	腹胀大如鼓、尿少、腹壁青筋显露（腹水）

二、瘀血

（一）瘀血的基本概念（图6-8）

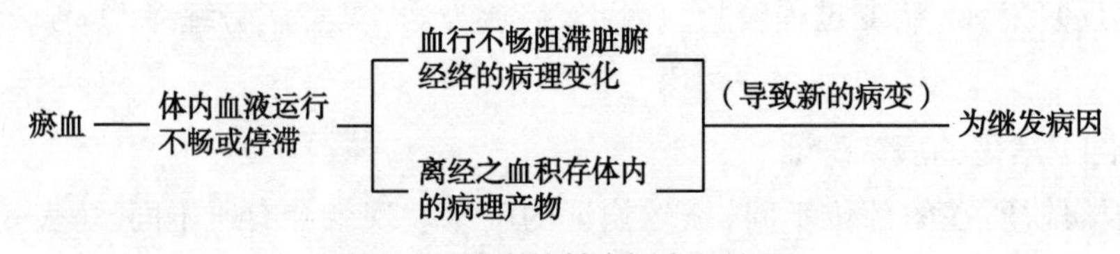

图6-8 瘀血的基本概念归纳图

瘀血，是指体内血液运行不畅或停滞。包括血液运行不畅阻滞于脏腑经络之中的病理变化，以及离经之血积存于体内的病理产物。血液停滞体内，又能导致新的病变，而成为继发病因。

在中医文献中，瘀血又称“凝血”“著血”“恶血”“衃血”“蓄血”“败血”“死血”等。

瘀血既是病理性产物，又是致病因素。因此有“因病致瘀”和“因瘀致病”之分。因病致瘀，是指在疾病过程中，导致血液运行不畅而停滞体内，使血液瘀滞的病理过程，称为“血瘀”。因瘀致病，是指因瘀血停滞体内又导致新的病变，是继发病因，称为“瘀血”。

【原文解读】

《说文解字》曰："瘀，积血也。"

《血证论·瘀血》曰："血初离经，清血也，鲜血也。然既是离经之血，虽清血鲜血，亦是瘀血；离经既久，则其血变作紫血。"

（二）瘀血的形成（图6-9）

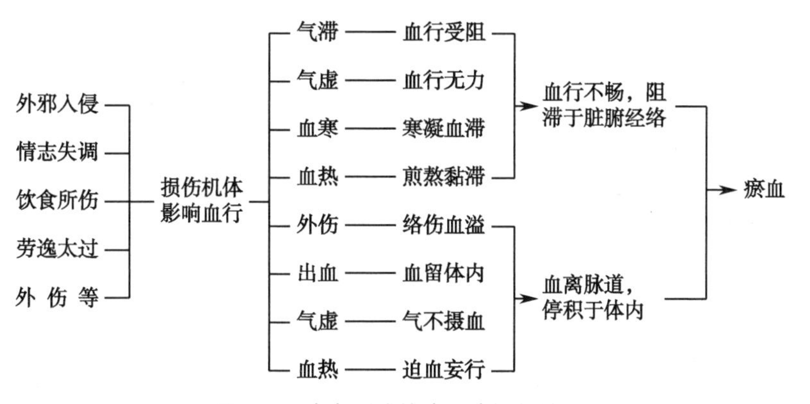

图6-9　瘀血形成的病因病机归纳图

导致瘀血的原因，如外邪入侵，情志失调，饮食所伤，劳逸太过，外伤等，伤及机体，使脏腑功能失常，血液运行不畅或瘀滞体内，均可导致血瘀。瘀血形成的病理机制主要有：

1. 出血致瘀　各种外伤，使脉管破裂，即络伤血溢，以及其他原因引起的出血，这种离经之血，未能排出体外或及时消散，积存于体内便成为瘀血。

2. 气滞致瘀　气血相伴而行，气机调畅是血液正常运行的基本条件之一，即气行则血行。若气滞，则血行不畅，瘀滞体内而形成瘀血，即为气滞则血瘀。

3. 气虚致瘀 一是气虚推动血行无力，使血行不畅而瘀滞。二是气虚不能固摄血液，使血溢脉外，停留体内而成瘀血。

4. 血寒致瘀 血得温则行，得寒则凝。寒性凝滞，外感寒邪，或阳虚生内寒，皆可使血液运行不畅，而凝滞形成瘀血。

5. 血热致瘀 一是热入血分，血热互结，煎灼血液，使血液黏稠，运行不畅而瘀滞。二是热灼伤血络，热迫血妄行引起出血，离经之血停积体内而成瘀血。

在以上形成瘀血的病机中，由气滞、气虚、血寒、血热等原因，使血液运行不畅，阻滞于脏腑经络之中而成为瘀血。由外伤、出血、气虚、血热等原因，使血离脉道，停积体内而成瘀血。

【原文解读】

《医述》曰："凡瘀血之证，今人但知闪挫则有瘀血，不知有因火载血上行，或吐或衄，病者自忍，而蓄滞于中；或因医药寒凉，而冰凝于内；或因忧思过度，而致营血郁滞不行；或因怒伤血逆，上不得越，下不归经，而留积于胸膈之间者，此皆瘀血之因也。"

《灵枢·贼风》曰："若有所堕坠，恶血在内而未去。"

《不居集》曰："血不自行，随气而行，气滞于中，血因停积，凝而不散。"

《灵枢·痈疽》曰："寒邪客于经络之中则血泣，血泣则不通。"

《医林改错·积块》曰："气无形不能结块，结块者，必有形之血也。血受寒，则凝结成块；血受热，则煎熬成块。"

以上原文，分别论述了瘀血形成的病因病机。

（三）瘀血的致病特点（图 6-10）

瘀血形成之后，停积体内，阻碍气机，瘀塞脉道，影响气血运行和脏腑的功能活动，而导致新的病变。瘀血所致病证虽然繁多，但在疼痛、肿块、出血、望诊、脉诊等方面，有其共同的病证特点。

1. 疼痛方面 瘀血导致疼痛的原因：是因瘀阻脉道，气血不得通行，不通则疼痛。

瘀血疼痛特点：性质多为刺痛，部位固定不移，拒按，多呈昼轻夜重。

2. 肿块方面 瘀血导致肿块的原因：一是外伤，血瘀肌表经脉，形成体表肿块。二是瘀积日久，形成癥积肿块。

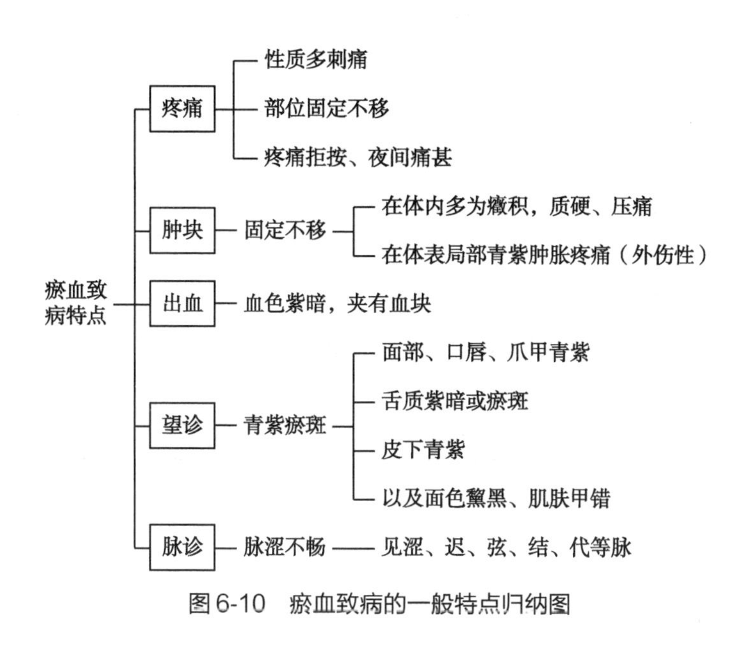

图6-10　瘀血致病的一般特点归纳图

瘀血肿块特点：肿块固定不移。体表外伤肿块，局部皮色青紫，伴有疼痛；体内癥积肿块，质地较硬，或有压痛。

3. 出血方面　瘀血导致出血的原因：是瘀阻脉道，损伤脉络，血不归经而外溢。

瘀血出血特点：血色多紫暗，或夹有血块。

4. 望诊方面　因瘀阻经络，血行障碍，显现于体表。故在望诊方面，可见青紫瘀斑。如面部、口唇、爪甲青紫，舌质紫暗或瘀斑，皮下紫斑。

若瘀阻日久，肌肤经脉失于血液濡养，又可见面色黧黑，或肌肤甲错等症状。

5. 脉诊方面　因脉道阻塞，血流不畅，可见脉涩不畅。如瘀血证多见涩、迟、弦、结、代等脉象。

【原文解读】

《血证论·瘀血》曰："瘀血在中焦，则腹痛胁痛，腰脐间刺痛着滞。""瘀血在经络脏腑之间，则结为癥瘕。""离经既久，则其血变作紫血。"

《医林改错·积块》曰："气无形不能结块，结块者，必有形之血也。"

《医林改错·小儿痞症》曰："青筋暴露，非筋也，现于皮肤者，血管也。血管青者，内有瘀血也。"

《温疫论补注·蓄血》曰："血为热搏，留于经络，败为紫血；溢于肠胃，腐而为黑，其色如漆。”

《备急千金要方·心脏方》曰：“脉不通则血不流，血不流则发色不泽，面黑如漆柴者，血先死。”

《辨舌指南》曰：“舌色青者，有瘀血郁阻也。”

以上原文，分别论述了瘀血的致病特点。

（四）常见的瘀血病证

瘀血病证繁多，瘀阻在不同的部位而表现出不同的病证特点。（表6-20）

表6-20　瘀血所在部位及主要病症特点表

瘀阻部位	主要病症
瘀阻于心	心悸、胸闷、胸痛、口唇青紫
	神志不清、发狂
瘀阻于肺	胸痛、咳血暗红或夹紫块
瘀阻于肝脾	两胁肿块、疼痛拒按
瘀阻于肠胃	脘腹疼痛、呕血、大便色黑如漆
瘀阻于胞宫	小腹疼痛、月经不调、经色紫暗呈块、痛经、闭经、崩漏、产后恶露不净
瘀阻于头部	头痛剧烈或刺痛
瘀阻于胸胁	胸胁部刺痛
瘀阻于肢末	局部冰冷、皮色暗红或青紫、脱骨疽
瘀阻于皮肉之间	局部皮肤青紫、皮下血肿、疼痛

三、结石

（一）结石的概念（图6-11）

结石，是指体内某一部位形成的砂石样的病理性产物。形成之后，停滞体内，又能导致新的病变，而成为继发病因。

（二）结石的形成（图6-11）

结石形成的原因较为复杂，多与饮食、情志、生活习惯不当，导致湿热蕴积，煎熬日久有关，并与身体素质、年龄、性别等多种因素有关。

1. 饮食不当　嗜食辛辣，或过食甘肥厚味，或某些食物的食用不当（如空腹食柿），或饮食中含有过量的矿物及杂质等，使湿热蕴积而生结石。

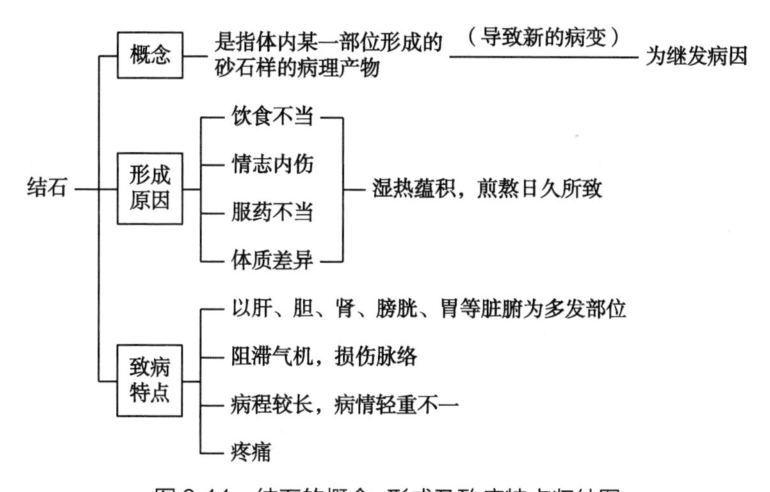

图 6-11　结石的概念、形成及致病特点归纳图

2. 情志内伤　情志不遂，肝气有结，胆汁疏泄不畅，郁滞日久而成结石。

3. 服药不当　长期过量服用某些药物，使脏腑功能失调，排泄不畅，药物沉积于体内而成结石。

4. 体质差异　由于体质的差异，以致某些物质代谢异常，可形成易患结石的体质。

（三）致病特点（图 6-11）

1. 以肝、胆、肾、膀胱、胃等脏腑为多发部位　肝、胆、肾、膀胱，关系到胆汁和尿液的生成与排泄，胃主纳食，多与结石的形成因素相关。所以，肝、胆、肾、膀胱、胃等脏腑，为结石易形成之部位，成为肝、胆结石，肾、膀胱结石，胃结石等病。

2. 阻滞气机，损伤脉络　结石为有形实邪，停留体内，势必阻滞气机，影响气血津液运行。可见程度不一，时轻时重，局部胀闷酸痛等病症。若结石损伤脉络，可导致出血。

3. 病程较长，病情轻重不一　结石多为湿热内蕴，日久煎熬而成。故大多数结石的形成过程较长。由于结石的大小不等，停留部位不一，故临床症状表现各异。一般而言，结石小者，则病情较轻，有的甚至无任何症状；结石大者，则病情较重，症状明显，发作频繁。

4. 疼痛　结石为有形之邪，阻碍气机，可引起疼痛。其疼痛以阵发性为多见，亦可呈持续性，或为隐痛、胀痛、绞痛。疼痛部位常固定不移，亦可随结石的移动而有所变化。结石性疼痛具有间歇性特点，发作时剧痛难忍，而缓解时一如常人。

（四）常见的结石病证

常见的结石病证有胆结石、尿结石等。胆结石是胆道系统的结石，包括胆囊结石、胆管结石。尿结石是泌尿系统的结石，包括肾结石、膀胱结石、输尿管结石。其临床症状表现取决于结石的大小、所在部位，有无感染以及阻塞等并发症。（具体症状表现从略）

第四节　其他病因

在中医病因学中，除外感病因、内伤病因、继发病因以外，还有外伤、寄生虫、胎传、毒邪等，能够导致疾病的其他因素，称之为其他病因。

一、外伤

外伤，是指因受到机械暴力等外力所致的损伤。外伤的类型较多，有外力损伤、烧烫伤、冻伤、虫兽所伤等。（表6-21）

表6-21　外伤病因及致病特点表

病因		主要病症
外力损伤	跌打损伤、挤撞损伤、负重努伤、枪弹伤、金刃伤	轻者，损伤皮肉，可见青紫肿块、疼痛或出血； 重者，损伤筋骨内脏，可见脱臼、骨折、皮开肉绽、出血过多、虚脱，危及生命
烧烫伤	火焰、沸水、蒸汽、热油、电热、化学等灼伤	轻者，局部灼热、红肿、疼痛或起水疱； 重者，患部如皮革样，或蜡白，或焦黄，甚至炭化样改变，若大面积烧烫伤，可致火毒内攻脏腑，出现神识昏迷
冻伤	外寒太甚，防御条件太差	局部性冻伤（冻疮） 全身性冻伤（冻僵）
虫兽所伤	猛兽、毒蛇、狂犬、蝎、蜂等咬伤或蜇伤	轻者，皮肉损伤，局部肿痛、出血； 重者，损伤内脏，或出血过多，或中毒昏迷、死亡，或狂犬病

外伤致病，多有明确的外伤病史。外伤病证，种类不同，表现各异。

（一）外力损伤

外力损伤，是指机械暴力引起的损伤。包括跌打损伤、挤压伤、撞击伤、负重努伤、枪弹伤、金刃伤等。

外力损伤，轻者损伤皮肉，血行不畅，出现局部青紫、血肿、疼痛、出血等；重者损伤筋骨、内脏，出现关节脱臼、骨折、皮开肉绽、剧烈疼痛、出血过多、虚脱，甚至危及生命。

（二）烧烫伤

烧烫伤，主要是火毒为患，包括火焰、沸水、蒸汽、热油、电热、化学等灼伤形体。

烧烫损伤，轻者，灼伤皮肤，可见局部灼热、红肿、疼痛或起水疱；重者，焦炙肌肉筋骨，可见患部如皮革样，或呈蜡白、焦黄，甚至炭化样改变。若大面积烧烫伤，可致火毒内攻脏腑，出现神识昏迷，或大量伤津耗液而致亡阴亡阳。

（三）冻伤

冻伤，是低温所造成的局部或全身性的损伤。

局部性冻伤（冻疮），多因裸露部位受寒而致，发生在手、足、耳、鼻、面颊等裸露部位。局部可见皮肤苍白、冷麻，继而肿胀青紫、痒痛、灼热，或起水疱、溃烂，组织坏死。

全身性冻伤（冻僵），多因外界阴寒太甚，防御条件太差而致。全身出现寒战，体温骤降，面色苍白，唇舌指甲青紫，感觉麻木，反应迟钝，或昏睡，呼吸微弱，脉微欲绝，昏迷，甚至死亡。

（四）虫兽所伤

虫兽所伤，主要是指猛兽、毒蛇、狂犬等咬伤，以及蝎、蜂等蜇伤。

虫兽所伤，轻者，皮肉损伤，局部肿痛、出血；重者，可损伤内脏，或出血过多而致死亡。疯狗咬伤者，可发为狂犬病。蝎、蜂蜇伤或蜈蚣、毒蛇咬伤，局部肿痛，甚者可出现头晕、心慌、恶心、呕吐等全身中毒症状，甚至昏迷、死亡。

二、寄生虫

寄生虫，是动物性寄生物的统称。寄生虫寄居于人体内，不仅消耗人的气血津液等营养物质，而且能损伤脏腑组织，导致疾病发生。

寄生虫感染，是进食了被虫卵污染的食物，或接触了被虫卵或幼虫所污染的水、土等，而引起了寄生虫病。

人体常见的寄生虫，有蛔虫、钩虫、蛲虫、绦虫、血吸虫等。不同的寄生虫，由于感染的途径和寄生的部位不同，其临床表现也不一样。

1. 蛔虫 又称“蚘虫”“长虫”。

蛔虫的形成：多由饮食不洁，摄入被蛔虫卵污染的食品而感染。

蛔虫致病的特点：蛔虫寄生于肠道，易在肠道作祟而致病。发病可见腹部疼痛，以脐周疼痛为多，时轻时重，时作时止，或吐清涎等。若蛔虫扭结成团，导致肠道梗塞不通，可见腹部疼痛剧烈，在腹部可触及索状虫块。若蛔虫上窜，入于胆管，可见胁肋部疼痛剧烈，恶心呕吐，或吐蛔，四肢厥冷，称为“蛔厥”。此外，蛔虫为病，还可出现面部白斑，巩膜蓝斑，夜间磨牙，饮食反常，面黄肌瘦等。

2. 钩虫 在中医文献中称钩虫为“伏虫”。

钩虫的形成：主要是由手足皮肤直接接触了被钩虫卵污染的粪土后而感染。俗称“粪毒”。

钩虫致病的特点：初起可见手足皮肤瘙痒、灼热、肿痛、丘疹，甚则溃烂，或喉痒作咳等症状；继而钩虫寄生于小肠，可严重影响脾胃运化，出现腹部隐痛、作胀、便溏、恶心、呕吐，以及嗜食生米、泥土等；后期耗伤气血，可见面色萎黄或浮肿、神疲、乏力、心悸、气短、唇甲色淡，甚则肢体浮肿等。

3. 蛲虫 蛲虫的形成：主要通过污染手指、食物而感染。

蛲虫致病的特点：蛲虫致病以儿童为多见。蛲虫寄生于肠道，轻者可见肛门奇痒，夜间尤甚，以致睡眠不安；重者扰乱脾胃运化，可见食少、腹痛、恶心、呕吐；久病者损伤气血，可见消瘦、面黄、唇色淡白等。

4. 绦虫 又称“白虫”“寸白虫”。

绦虫的形成：多由食用生的或未经煮熟的猪肉、牛肉而得。

绦虫致病的特点：绦虫主要寄生于肠道，影响脾胃运化。其致病可见腹痛、腹胀、恶心、大便秘结或腹泻；绦虫吸食水谷精微，导致气血亏虚，可见食欲亢进、面黄肌瘦、头晕乏力，并且在大便中常排出白色带状的虫体节片。此外，由于绦虫寄生的部位不同，而出现不同的病证，如寄生于脑，可致癫痫，寄生于肌肉筋脉，可见皮下结节等。

5. 血吸虫 在中医文献中称血吸虫病为“蛊病”“水蛊”“蛊疫”。

血吸虫的形成：多因皮肤接触了有血吸虫幼虫的疫水而感染。

血吸虫致病的特点：初起蛊毒（幼虫）由皮毛侵入肺卫，可见恶寒、发热、汗出、皮疹、咳嗽或咳血、胸痛等症状；继则下涉肠道，可见腹痛、腹泻、大便脓血等症状；日久，则可见胁下癥积、腹大如箕、肢体消瘦、面色萎黄、腹水、尿少等严重病变。

三、胎传

胎传因素，即为先天因素，是指由胎儿时期带来，至出生以后导致发病的一些因素。包括源于父母的遗传性病因和在胎儿孕育期及分娩时所形成的病因。胎传因素引起的疾病称为“胎病”。

胎传因素，一般分为胎弱和胎毒两个方面。

【原文解读】

《素问·奇病论》曰：“帝曰：人生而有病癫疾者，病名曰何？安所得之？岐伯曰：病名为胎病，此得之在母腹中时，其母有所大惊，气上而不下，精气并居，故令子发为癫疾也。”

《幼幼集成·卷二·胎病论》曰：“儿之初生有病，亦惟胎弱、胎毒二者而已矣。”

（一）胎弱

1. 胎弱的概念 胎弱，是指胎儿禀受父母的精血不足或异常，以致先天禀赋薄弱。

2. 导致胎弱的原因 一是父母的精气不足或异常，二是母体气血不足，影响胎儿的生长，而导致胎弱。

3. 胎弱致病的病证 胎弱为病，一是遗传性疾病，如先天性畸形等。二是先天禀赋虚弱，如婴幼儿生长发育迟缓等。胎弱致病的临床表现，一般可见皮肤脆薄、毛发不生、形寒怕冷、面黄肌瘦、筋骨不利、齿生不齐、发生不黑、项软头倾、手足瘦软、神慢气怯等。

【原文解读】

《医宗金鉴·幼科杂病心法要诀·五迟》曰：“小儿五迟之证，多因父母气血虚弱，先天有亏，致儿生下筋骨软弱，行步艰难，齿不速长，坐不能隐，要皆肾气不足之故。”“五迟”，是指立迟、行迟、语迟、发迟、齿迟。

《幼幼集成·卷二·胎病论》曰：“胎弱者，禀受于气之不足也。子于父母，一

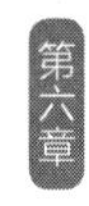

体而分，而禀受不可不察。……故小儿有头破解颅，神慢气怯，项软头倾，手足痿软，齿生不齐，发生不黑，行住坐立须人扶掖者，此皆胎禀不足之故也。”

以上原文，论述了胎弱形成的原因及证候表现。

（二）胎毒

1. 胎毒的概念　胎毒，是指胎儿从母体带来的热毒，导致出生后婴幼儿发生疮疖痘疹等病的原因。

2. 导致胎毒的原因　一是父母患有传染病，如先天性梅毒等，遗毒于胎儿；一是母体在妊孕期间恣食辛热甘肥，或生活调摄失宜，或误用药物，或郁怒思虑悲哀等，使五脏之火隐于母体，传于胎儿，结为胎毒。

3. 胎毒致病的病证　胎毒能导致多种疾病，如胎黄（新生儿黄疸）、小儿鹅口疮、疮疖、水痘、麻疹、先天性梅毒等病，与胎毒感染有直接关系。

【原文解读】

《幼幼集成·卷二·胎病论》曰：“胎毒者，即父母命门相火之毒也。……成胎之后，其母之关系尤紧。凡思虑火起于心，恚怒火生于肝，悲哀火郁于肺，甘肥火积于脾，淫纵火发于肾，五欲之火隐于母胞，遂结为胎毒。凡胎毒之发，如虫疥流丹，湿疮痈疖结核，重舌木舌，鹅口口疮，与夫胎热胎寒，胎搐胎黄之类是也。”

《幼幼集成·卷四·杨梅疮证治》曰：“夫杨梅一证，以其肿突红烂，状如杨梅，故尔名之。……盖小儿患此者，实由于父母贻毒传染而致也。然非寻常胎毒之可比。盖青楼艳质，柳巷妖姬，每多患此。”

以上原文，论述了胎毒形成的原因及发病特点。

胎传因素所致疾病，大体可归纳为两类：一类为遗传性疾病，一类为先天性疾病。

遗传性疾病：遗传性是生物体的一种属性，指亲代性状通过遗传物质传给后代的能力。由于生物体具有遗传性，所以亲代的性状又能在下一代表现出来。同样，病理性的某些特征也是可以遗传的，所以就有遗传性疾病的发生。上代的某些疾病通过遗传而传递给后代，使后代也患这些疾病，即为遗传性疾病。如某些出血性疾病（血友病）、癫狂病（精神分裂症）、癫痫病、消渴病（糖尿病）、中风（高血压病），以及色盲、过敏性疾病等，具有遗传性。病理性特征，通过遗传物质传给下一代，即是通过胎传因素而导致的疾病。

先天性疾病：是胎儿在母体子宫内发育时期所罹患的疾病，即身体某部位因在胎儿期发育不全或畸形等，为先天性疾病。先天性疾病与妊娠早期母体患有某些病毒感染，或应用某些伤胎药物，或怀孕时遭受重大精神刺激，或接触有害的物理、化学因子，或近亲婚配，或分娩时的意外损伤等原因有关。如先天性心血管病、唇裂（兔唇）、腭裂（狼咽）、多指（趾）、无肛门等，为先天性疾病。

四、毒邪

毒邪，是对导致各种中毒性疾病的病因总称。除以上所述的疠气（疫毒）、饮食不洁的食物中毒、胎毒外，还包括各种服毒、吸毒、化学中毒、药物中毒等因素，是导致中毒性疾病的致病因素。

不同的毒邪，具有不同的性质和致病特点，临床表现也就各不相同。（详见相关内容，本节从略）

【学习要点提示】

1. 了解病因的概念及探求病因的方法。
2. 掌握六淫各自的性质及致病特点、疠气的致病特点。
3. 掌握七情内伤、饮食失宜、劳逸过度病因的基本内容及其致病特点。
4. 掌握痰饮、瘀血、结石病因的概念及其致病特点。
5. 了解外伤、寄生虫、胎传、毒邪等病因的基本内容。

第七章 发 病

发病学，是研究疾病发生的机制、途径、类型以及影响发病因素的理论。

疾病的发生过程，是机体处于病邪的损害和正气抗损害之间的矛盾斗争过程。因此，疾病的发生，关系到两个方面的原因，一是机体自身的功能状态，即正气；二是致病因素对机体的损害和影响，即邪气。疾病发生的机制、类型及影响发病因素，都与机体正气与致病邪气相关。

本章主要讨论发病的基本原理、影响发病的因素和发病类型等内容。

第一节 发病原理

发病原理，主要是讨论邪气、正气与发病的关系。

人体疾病的发生，虽然错综复杂，但总其大要，不外乎关系到邪气侵犯和正气虚弱两个方面因素。一方面，由于邪气的侵犯，对机体起破坏作用，使人得病；另一方面，由于机体正气虚弱，抗邪、驱邪无力，被邪气侵犯而得病。因此说，正气虚弱和邪气侵犯，是发病的两个基本因素。

在发病过程中，正气是决定发病的主导因素，邪气是发病的重要条件。

【原文解读】

《灵枢·百病始生》曰："风雨寒热，不得虚，邪不能独伤人。卒然逢疾风暴雨而不病者，盖无虚，故邪不能独伤人。此必因虚邪之风，与其身形，两虚相得，乃客其形。"

《医论三十篇·病乘气虚而入》曰："风寒感人，由皮毛而入；瘟疫感人，由口鼻而入。总由正气适逢亏欠，邪气方能干犯。"

以上原文，阐述了正气虚弱与邪气侵犯是疾病发生的两个基本因素。

一、正气不足是发病的内在根据

1. 正气的概念 正气，与邪气相对而言，即为人身之气。是人体所产生的维持生命活动的内在能力，包括自我修复调节能力、适应环境能力、抗邪驱邪能力等。正气是对维持人体生命活动中的物质及其作用的综合概括。在中医古医籍中，有时也以真气、精气代之。

2. 正气在发病中的作用（图 7-1） 正气对邪气而言，其在发病过程中具有抗御邪气、驱除邪气的作用。中医学重视正气在发病中的主导作用，认为正气不足是疾病发生的内在根据。主要体现在以下几个方面：

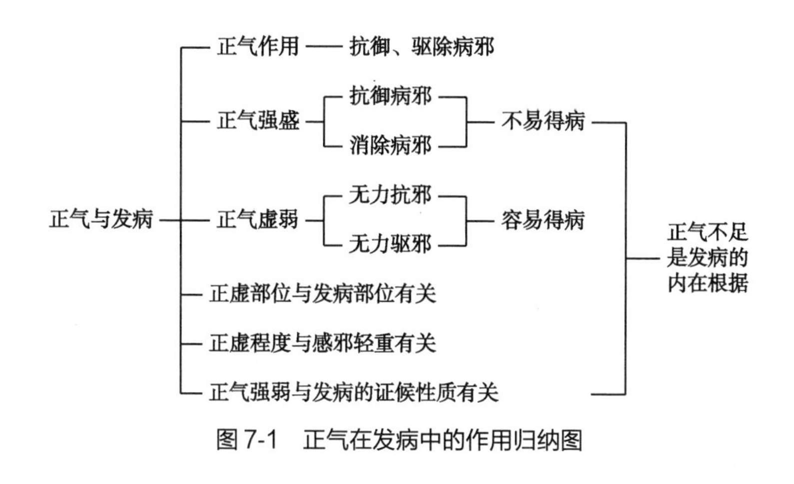

图 7-1 正气在发病中的作用归纳图

（1）正气强盛，不易得病：正气强盛，既能抗御邪气的侵袭，又能消除邪气造成的不利影响，因此，不会发生疾病。即为“正气存内，邪不可干”。

（2）正气虚弱，容易得病：当正气相对虚弱时，既无力抗御邪气，又无力驱除邪气，从而使人体的形质及功能受到邪气的破坏，于是就发生疾病。即为“邪之所凑，其气必虚”。

（3）正虚部位与发病部位有关：人体哪一部分或哪一个脏腑组织的正气不足，邪气即易损伤这一部分或这个脏腑组织而发病。即邪气所在之处，皆为正气不足之处。

（4）正虚程度与感邪轻重有关：一般说来，正气虚弱程度与感邪轻重是成正比例的，即一分虚感一分邪，十分虚感十分邪。

（5）正气强弱与发病的证候性质有关：邪气侵犯人体，若正气充盛，邪正相搏剧烈而发病者，多表现为实证；若正气不足，抗邪无力而发病者，多表现为虚证，或虚实错杂证，或危重证。

由上可知，正气的强弱，决定着发病与不发病，并与发病的部位、感邪的轻重、发病的证候性质等密切相关。所以说，正气在发病中起着主导作用，正气不足是发病的内在根据。

【原文解读】

《素问·刺法论》曰："正气存内，邪不可干。"是说机体正气强盛，邪气就不可侵犯。"干"，干预，引申为侵犯。

《素问·评热病论》曰："邪之所凑，其气必虚。"是说被邪气侵犯的人，他的正气必定是虚的。"凑"，凑合、凑集、靠拢之意，引申为侵犯。

《灵枢·口问》曰："邪之所在，皆为不足。"是说邪气所在之处，皆为正气不足之处。

《医原记略》曰："邪乘虚入，一分虚则感一分邪以凑之，十分虚则感十分邪。"

《冯氏锦囊秘录·卷一·尊生救本篇》曰："虚为百病之由……正气旺者，虽有强邪，亦不能感，感亦必轻，故多无病，病亦易愈。正气虚弱，虽即微邪，亦得易袭，袭则必重，故最多病，病亦难痊。"

以上原文，阐述了正气在发病中的作用。

二、邪气侵犯是发病的重要条件

1. 邪气的概念　邪气，与正气相对而言，泛指各种致病因素。包括存在于外界环境之中和人体内部产生的各种具有致病作用的因素。

2. 邪气在发病中的作用（图 7-2）　中医学强调正气在发病中的主导作用，也不排除邪气在发病中的重要作用。认为邪气侵犯人体，是导致发病的重要条件。主要体现在以下几个方面：

（1）邪气是导致发病的原因：任何疾病的发生都是由病因所引起的。邪气侵犯人体，或损伤人体形质，或扰乱生理功能，对人体起破坏作用，从而使人得病。没有邪气的侵袭或破坏，机体一般不会得病。因此说，邪气是导致发病的原因。

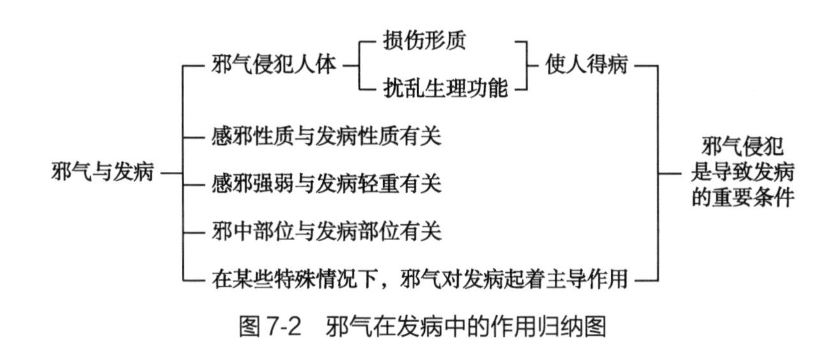

图7-2　邪气在发病中的作用归纳图

（2）感受邪气的性质与发病性质有关：不同的邪气作用于人体，表现出不同的发病特点及证候性质。一般来说，感受阴寒之邪，发病为寒证；感受阳热之邪，发病为热证；七情致病，表现为情志异常病证；外伤致病，表现为外伤病证等。

（3）感受邪气的强弱与发病轻重有关：发病轻重，除与正气强弱有关外，还与感受邪气的强弱有关。一般来说，感邪轻者，发病则轻；感邪重者，发病则重。

（4）邪气所中的部位与发病部位有关：邪气侵犯的部位影响着发病部位。如邪客于肌表者，发为表证；邪中于脏腑者，发为里证。邪犯于肺者，使肺受损伤，而发为肺病；邪伤于肠胃者，使胃肠功能紊乱，而发为肠胃病。

（5）在某些特殊情况下，邪气对发病起着主导作用：在邪气的毒力和致病力特别强的情况下，正气虽盛也难以抗御，邪气对于疾病的发生起着决定性的作用。如疠气、高温、高压电流、化学毒剂、各种外伤等侵犯或损伤人体，即使正气强盛，机体也难免被损害而发病。

由上可知，疾病是由病邪所引起的，病邪的性质、强弱、所中部位等与发病密切相关。所以说，邪气侵犯是导致人体发病的重要条件。

【原文解读】

《儒门事亲•汗下吐三法该尽治病诠》曰："夫病之一物，非人身素有之也，或自外而入，或由内而生，皆邪气也。"就是说疾病是由邪气引起的。

三、邪正斗争胜负决定发病与否

正气不足是发病的内在根据，邪气侵犯是发病的重要条件。在发病过程

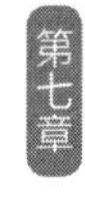

中，正气与邪气始终是相互斗争的，邪正斗争导致的胜负，又决定着发病与不发病。（图7-3）

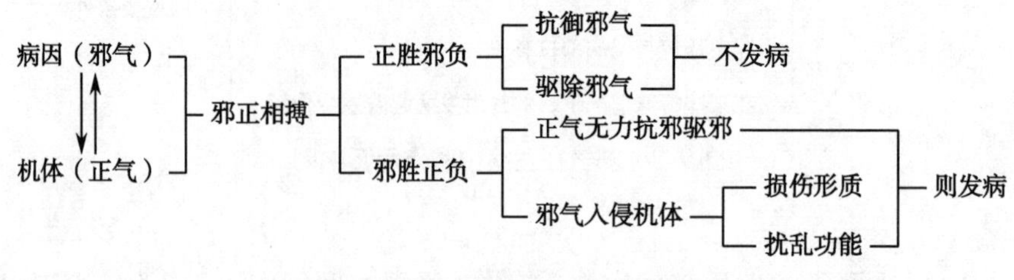

图7-3　邪正斗争与发病关系示意图

1. 正胜邪负则不发病　邪气侵犯，机体正气与邪气抗争，正气充足，既能抗御邪气，又能驱除邪气，机体未受邪气的损害，则不出现临床症状和体征。即邪正相搏，正能胜邪，则不发病。

2. 邪胜正负则发病　邪气侵犯人体，正气抗邪、驱邪无力，邪气得以入侵机体，损伤形质或扰乱机体的生理功能，则出现临床症状和体征。即邪正相搏，邪胜正负，则发生疾病。

另外，发病学中的正气与邪气，从内因与外因的关系方面来分析，正气属于内因，邪气属于外因。内因是根据，外因是条件。因此，可以说，正气不足是发病的内在根据，邪气侵犯是发病的外部条件。

发病学的内因、外因与病因学中（三因）的内因、外因，其概念不一样。发病学中的内因、外因，属于哲学范畴，内因指正气，外因指邪气；病因学中的内因、外因，是病因的分类方法，内因指七情，外因指六淫。（图7-4）

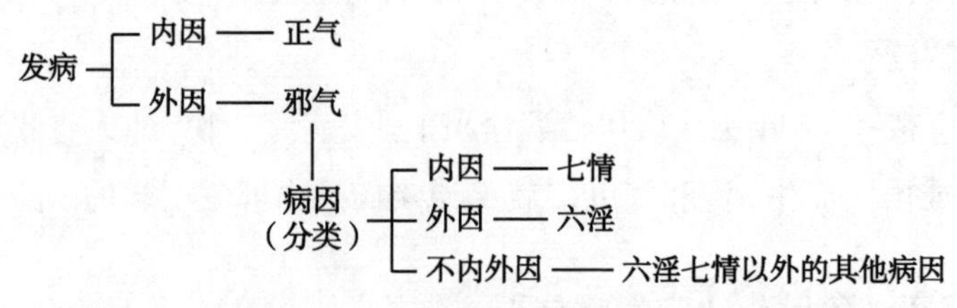

图7-4　发病学中与病因学中的内因、外因区别示意图

第二节 影响发病的因素

邪气和正气是决定疾病能否发生的两个方面的基本因素。机体内外的各种因素又影响着邪气、正气以及邪正斗争，从而影响着发病。主要有环境因素与体质因素两个方面与发病关系较为密切。

一、环境与发病

环境，是指与人类生存密切相关的自然环境和社会环境，包括气候因素、地理因素、生活与工作环境因素等。人与自然环境和社会环境息息相关。自然和社会环境因素，对人的生理活动以及疾病的发生有着密切关系。环境与发病，主要是指与邪气的孳生、传播有关的因素。

1. 季节气候与发病 季节气候的异常变化，是孳生和传播邪气，导致疾病发生的条件，故易形成季节性的多发病或季节性的流行病。如春季易伤风，夏季易中暑，秋季易伤燥，冬季易感寒等。疫疠的暴发与流行，也与自然气候的反常变化密切相关。因此，不同的季节，可出现不同的易感之邪和易感之病。

2. 地域与发病 不同地域，其气候特点、水土性质、生活习俗各有所不同，对人群的生理特点和疾病的发生有着重要影响，并可形成地域性的常见病和多发病。如北方多寒邪、燥邪为病，南方多热邪、湿邪为病等。

3. 生活工作环境与发病 生活和工作环境不良，亦可成为疾病发生的因素。如生活居处于潮湿阴暗，或空气秽浊，或蚊蝇孳生之处，容易导致疾病的发生和流行。生活工作环境中的废气、废水、粉尘、噪声等，均可成为致病因素，引发各种疾病，或急性、慢性中毒等。

4. 社会环境与发病 人类生活在一定的社会环境之中。人的社会地位、经济状况、文化程度、婚姻家庭、人际关系等各种因素，与疾病的发生有一定的联系。如各种社会因素，可影响人的情志活动，对一些不利的精神刺激，若不能自行调节与之适应，也可引发疾病。

二、体质与发病

体质与发病，也有称为内环境与发病。一般而言，身体素质好者，不易得

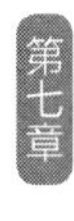

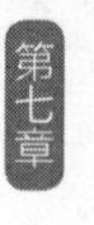

病；身体素质差者，容易得病。影响机体素质的因素是多方面的，其与体质类型、精神状态、营养状况等关系尤为密切。体质与发病，主要是指与正气强弱相关的因素。

1. 体质类型与发病　体质类型与发病的关系，是说体质的差异性对病邪有易感性。如：

体质有强弱之别。一般而言，体质强壮者，正气旺盛，抗邪能力强，不易得病；体质弱者，正气虚弱，抗邪能力差，容易感邪得病。

体质有阴阳之偏。阳盛、阴虚之体，每易感受热邪而发为热病（实热、虚热）；阴盛、阳虚之体，每易感受寒邪而发为寒病（实寒、虚寒）。

体质有胖瘦之分。肥人多为痰湿内盛之体，易感寒湿之邪，易患眩晕、中风；瘦人多为阴虚之体，易感燥热之邪，易患肺痨咳嗽。

2. 精神状态与发病　精神状态对人体正气有影响，因而可影响发病。精神状态与情志因素相关，情志舒畅，精神愉快，气机通畅，气血调和，脏腑功能旺盛，则正气强盛，病邪难以入侵。若情志不舒，精神异常，造成气机逆乱，气血不调，脏腑功能失常，则正气减弱而易于发病。

精神情志状态不同，对发病的缓急、证候表现也不一样。大喜、大悲、大怒、大惊等强烈的情志刺激，易引起急性发病。如临床常见的突发性的胸痹心痛、中风等，多因受到强烈的情志刺激而诱发。若悲哀、思虑、忧愁等过度，长期持续性的精神刺激，易引起缓慢发病。如胃脘痛、失眠等，与长期的精神紧张有关。

3. 营养状况与发病　营养状况对体质、对正气都有重要影响，因而可影响发病。营养良好、合理，可使人体气血充盛，体质健壮，正气旺盛，一般不易得病。营养不良或失调，使人体气血虚少，体质较弱，正气亦虚，抗邪无力，容易感受邪气而发病。

第三节　发病类型

由于感受邪气的种类、性质、途径、所中部位等的不同，人的正气强弱和体质特征的差异，因而邪正相搏的结果不同，在发病形式上则表现出各种类型。发病类型主要有感邪即发、缓发、伏而后发、继发、合病与并病、复发等几种。（图 7-5）

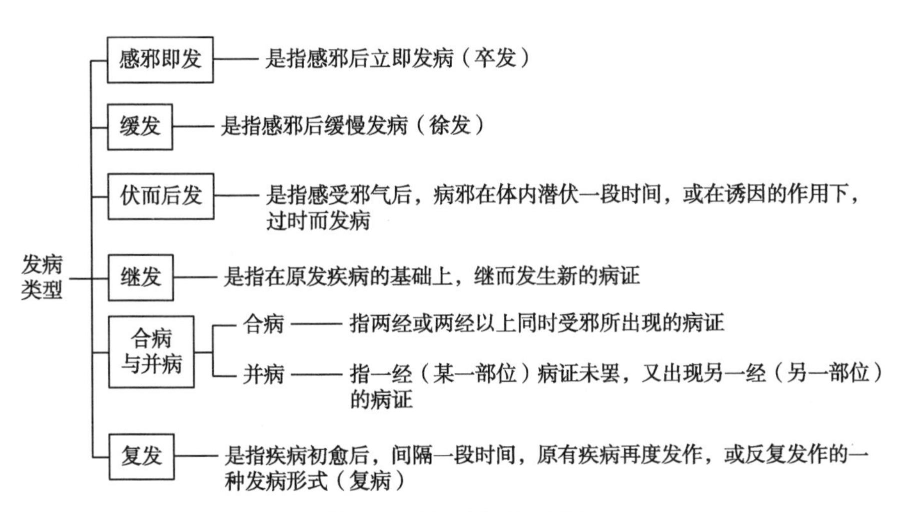

图 7-5　发病类型归纳图

一、感邪即发

感邪即发，又称卒发、顿发，是指感邪后立即发病。

感邪即发，从邪正斗争而言，是由于感邪较盛，正气抗邪反应强烈，而迅速发病，或正气甚虚，无力抗邪，亦可急骤发病。

感邪即发，多见于外感病、外伤病，主要有以下几种情况：

（1）感邪较甚：如外感风寒、风热、温热、暑热等六淫病邪，当感受邪气较盛时，多为感邪即发。

（2）感受疠气：由于疠气的毒性强，致病力强，感染后多呈暴发。

（3）情志剧变：如暴怒、悲伤欲绝等剧烈的情绪变化，导致人体气机逆乱，气血失调，脏腑功能障碍而顷刻发病。

（4）毒物所伤：误服毒物，被毒虫毒蛇咬伤，吸入有毒秽浊之气等，可使人中毒而迅速发病。

（5）急性外伤：各种外伤，伤人后立即发病。

二、缓发

缓发，是指感邪后缓慢发病。又称徐发。

缓发，多见于内伤病，如思虑过度、忧愁不解、饮食偏嗜、过劳、过逸等，引起机体的渐进性病理改变，不断积累，而逐渐出现临床症状。外感病中，感受湿

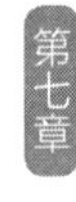

邪，起病亦多缓慢。

三、伏而后发

伏而后发，是指感受邪气后，病邪在体内潜伏一段时间，或在诱因的作用下，过时而发病。如破伤风、狂犬病等，经过一段潜伏期后才发病。外感温热病中的“伏暑”，亦属此类。

【原文解读】

《素问·生气通天论》曰：“夏伤于暑，秋为痎疟……冬伤于寒，春必病温。”就是指伏而后发。

四、继发

继发，是指在原发疾病的基础上，继而发生新的病证。

继发病证与原发疾病在病理上有着密切联系。如肝阳上亢可继发“中风”，小儿营养不良可继发“疳积”，肝病可继发“癥积”“鼓胀”，久疟可继发“疟母”（脾肿大）等，都属于继发形式。

五、合病与并病

合病与并病，始见于《伤寒论》。合病，是指两经或两经以上同时受邪所出现的病证。合病多见于感邪较甚，正气相对不足，邪气同时侵犯两经或三经。如伤寒的太阳与少阳合病，太阳与阳明合病等。

并病，是指一经（某一部位）病证未罢，又出现另一经（另一部位）的病证。并病出现多见于病位传变之中，是病变过程中病变部位发生了相对转移。如伤寒六经病证中的太阳与少阳并病，温热病卫气营血病证中的气分证与营分证并病等。

合病与并病的区别，主要是感受邪气后在发病时间上的差异，合病为多部位的病证同时并见，并病则是病变部位传变的依次出现，但原始病位依然存在。

六、复发

复发，是指疾病重新发作，又称为“复病”。是疾病初愈后，间隔一段时间，原有疾病再度发作，或反复发作的一种发病形式。

导致复发的原因，是正气未复，余邪未尽，同时有各种诱因的作用。

（一）复发的基本特点

（1）复发病的临床表现类似于初病，但又不完全是原有病理过程的再现，一般比初病更复杂。

（2）复发的次数愈多，静止期的恢复就愈不完全，预后也就愈差，容易留下后遗症。

（3）复发大多有诱因，因诱因而引发。

（二）复发的主要类型

由于邪气的性质不同，人体正气强弱各异，复发的表现不一，故复发大体上可分为少愈即发、休止与复发交替、急性发作与慢性缓解交替三种类型。（图7-6）

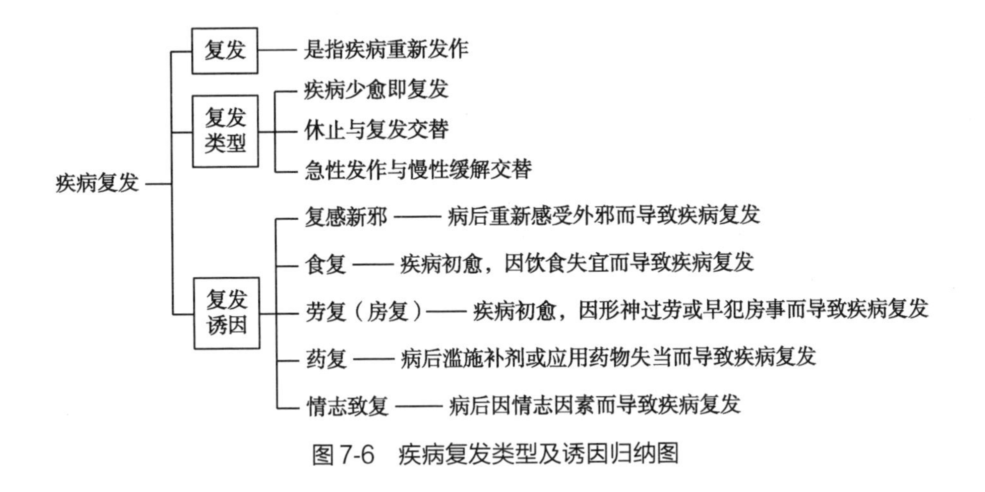

图7-6　疾病复发类型及诱因归纳图

1. 疾病少愈即复发　这种类型，多见于较重的外感热病。由于余邪未尽，正气已虚，在饮食不慎，用药不当，劳累过度等诱因的作用下，可致余邪复燃，正气更虚，引起复发。如湿温恢复期，若调养不当，容易导致复发。

2. 休止与复发交替　这种类型，因在初次患病时，虽经治疗，症状、体征均已消除，但有宿根留伏于体内，一旦正气不足，或在诱因的作用下，即可旧病复发。如哮喘病，休止时宛若平人，但痰饮宿根隐伏于胸肺，当气候骤变，新感外邪引动伏邪，哮喘复发。又如癫痫、结石等病，休止期如常人，可在诱因作用下而复发。

3. 急性发作与慢性缓解交替 这种类型，实际上是慢性病的症状轻重交替。在缓解期的症状较轻，在急性发作期的症状较重。如鼓胀病、咳喘病、水肿病等，在慢性缓解期，症状表现较轻，若受诱因的激发，可致急性发作，症状加重。

所以，在治疗疾病时，应注意祛邪要尽，扶助正气，消除宿根，避免诱因，才能减少疾病的复发。

（三）复发的诱因

复发的诱因，助邪损正，从而打破邪正暂时相安的局面，导致疾病的重新发作。诱发因素，归纳起来主要有以下几个方面。（图7-6）

1. 复感新邪 病后因重新感受外邪而导致疾病复发者，称为复感新邪致复。

疾病初愈或在缓解期，余邪势衰，正气薄弱，复感新邪势必助邪伤正，使病变再度活跃而复发。复感新邪导致复发者较为常见，外感性疾病，内伤性疾病，均可因外感邪气而复发，尤其是外感热病新瘥之后为多见。

2. 食复 疾病初愈，因饮食失宜而导致疾病复发者，称为食复。

如饮食不节可致脾胃病复发，鱼虾海鲜等“发物”可致瘾疹、哮喘病复发，饮酒、过食辛辣炙煿之物可诱发痔疮、淋证等。所以，对脾胃疾病、温热病等，在疾病痊愈过程中，要注意“忌口”，以防食复。

3. 劳复（或房复） 疾病初愈，若形神过劳或早犯房事而导致疾病复发者，称为劳复（或房复）。

外感类、内伤类疾病都可因劳而致复。如慢性水肿、哮喘、疝气、中风、胸痹心痛等疾病，都可因过劳而引动旧病复发。

4. 药复 病后滥施补剂，或应用药物失当而导致疾病复发者，称为药复。

在疾病初愈阶段，可辅之以药物调理，但应遵循扶正勿助邪，祛邪勿伤正的原则。若急于求成，滥投补剂，反会导致虚不受补，或壅正助邪而引起疾病复发。

5. 情志致复 病后因情志因素而导致疾病复发者，称为情志致复。

临床常见的癔症、惊痫、瘿瘤、梅核气、癫狂等疾病，易受情志因素而复发。

此外，气候因素、地域因素，也可成为复发的诱因。如哮喘病，多在气候转变季节或寒冬季节复发。

【学习要点提示】

1. 掌握发病的基本原理和影响发病的主要因素。

2. 了解发病的类型。

第八章 病 机

病机，即疾病发生、发展与变化的机制，又称“病变机制”“病理”。

病机学是研究疾病发生、发展与变化机制的学说。掌握疾病发生和发展变化的机制及其规律，对于诊断疾病和防治疾病具有十分重要意义。

病机学的内容，包括发病机制（见第七章发病）、病变机制（主要讨论基本病机、内生五邪病机）和疾病传变机制。

【原文解读】

《素问·至真要大论》曰：“……谨候气宜，无失病机……审察病机，无失气宜……谨守病机，各司其属。”指出病机的重要性。

唐·王冰注《素问·至真要大论》称病机为病之“机要”，曰：“得其机要，则动小而功大，用浅而功深也。”

《类经·疾病类·病机》曰：“机者，要也、变也，病变所由出也。”

以上原文阐述了病机的含义。

第一节 基本病机

基本病机，是指机体对于致病因素侵袭后所产生的最基本的病理反应。是疾病过程中具有规律性的病变机制，是各种病证病机的基础。

基本病机主要讨论邪正盛衰，阴阳失调，气血津液失常几个方面。

一、邪正盛衰

邪正盛衰，是指在疾病过程中，机体正气与致病邪气之间的相互斗争所发生的盛衰变化。邪正斗争，不仅关系着疾病的发生，而且也影响着疾病的发展与转归。在疾病的发展过程中，邪正盛衰，主要关系到疾病证候的虚实变化与疾病的转归变化。

（一）邪正盛衰与虚实变化（图 8-1）

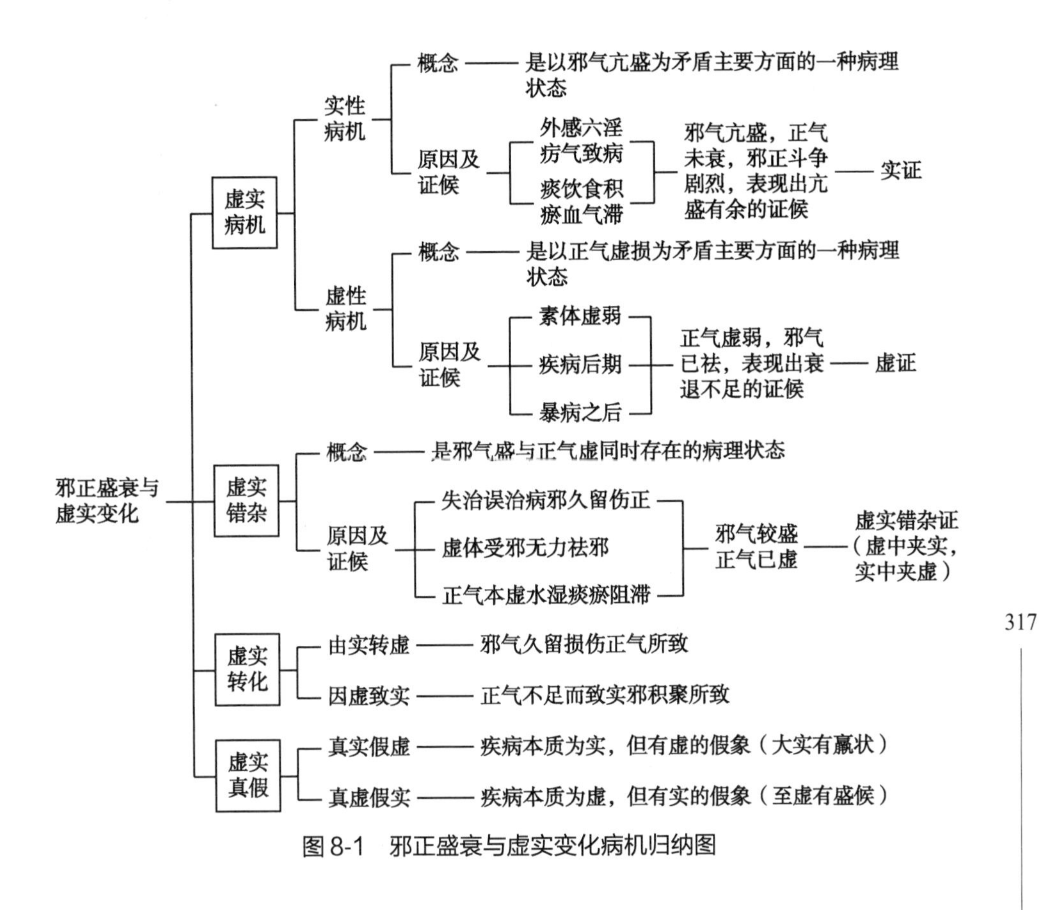

图 8-1　邪正盛衰与虚实变化病机归纳图

1. 虚实病机　虚与实是相比较而言的一对病机概念。即“邪气盛则实，精气夺则虚”。

（1）实性病机：实性病机概念：实，指邪气盛，是以邪气亢盛为矛盾主要方面的一种病理状态。发病后，邪气亢盛，正气未衰，尚能积极与邪抗争，邪正相搏，斗争激烈，表现出一系列亢盛有余的证候，称为实证。

导致实性病机的原因：或因外感六淫、疠气致病，或因痰饮、食积、瘀血、气滞等滞留体内，病邪亢盛，患者体质相对比较壮实，邪正斗争剧烈、亢盛而形成实证。

实证的主要临床表现：外感病实证常见壮热、烦渴、狂躁、谵语、声高气粗、

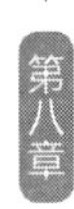

腹痛拒按、二便不通、脉实有力、舌苔厚腻等；内伤病实证多由痰、食、血、气等滞留体内引起的痰涎壅盛、水湿泛滥、食积不化、气滞血瘀等各种病变。实证一般多见于疾病的初期和中期。

（2）虚性病机：虚性病机概念：虚，指正气虚，是以正气虚损为矛盾主要方面的一种病理状态。此时邪气衰退或已祛除，正气虚弱，难以出现邪正斗争剧烈的病理反应，表现出一系列衰退不足的证候，称为虚证。

导致虚性病机的原因：或因素体虚弱，或因各种疾病的后期，或因吐泻、大汗、亡血等暴病之后，伤阴损阳，气血津液亏虚，脏腑功能衰退，正气虚弱而形成虚证。

虚证的主要临床表现：神疲乏力、面容憔悴、气短、自汗、盗汗，或五心烦热，或畏寒肢冷，脉虚无力等正虚的各种表现。

【原文解读】

《素问·通评虚实论》曰："邪气盛则实，精气夺则虚。"原文阐述虚实病机的概念。

2. 虚实错杂病机 虚实错杂病机概念：虚实错杂病机，是指在疾病过程中，邪气盛和正气虚同时存在的病理状态。

导致虚实错杂病机的原因：或因疾病失治、误治，病邪久留伤正；或因虚体受邪，正虚无力祛邪；或因正气本虚，而致水湿、痰饮、瘀血等病理产物凝结阻滞，都可形成正虚邪实的虚实错杂的病理状态。

虚实错杂病机的临床表现：既有虚证的症状表现，又有实证的症状表现，故为虚实错杂证。虚实错杂病理变化中，又有虚中夹实和实中夹虚两种情况。

（1）虚中夹实：是指疾病的病理变化以虚为主，又兼有实邪为患的病理状态。如脾虚湿滞证即属此类，本病为脾气虚弱，见有体倦乏力，不思饮食，食后腹胀，大便溏薄等症状，水湿阻滞为夹实，兼有口黏、舌苔厚腻等表现。

（2）实中夹虚：是指疾病的病理变化以实为主，又兼有正气不足的病理状态。如实热伤津证即属此类，本病为实热，见有高热气粗，心烦不安，面红目赤，尿黄便秘，苔黄脉数等症状，津伤为夹虚，兼有口渴引饮、舌干少津等表现。

3. 虚实转化病机 虚实转化，是指在疾病过程中，因邪正斗争而发生病机性质由实转虚或因虚致实的变化。

（1）由实转虚：在疾病过程中，由于实邪久留而损伤正气所致。疾病本来是以邪气亢盛为矛盾主要方面的实证，在其发展过程中，病邪已去，正气损伤，继而疾病转化为以正气虚损为矛盾主要方面的虚证，即为由实转虚。如外感病的初、中期，主要表现为邪气亢盛的实证，若病变延至后期，而出现气血阴阳亏虚的证候表现，即是病机已由实转虚。

（2）因虚致实：在疾病过程中，由于正气不足而致实邪积聚所致。疾病本来是以正气虚损为矛盾主要方面的虚证，由于正气虚弱，脏腑气化功能减退，产生痰饮、水湿、气滞、瘀血等滞留体内，或因复感外邪，继而形成正虚邪盛的病理变化，即为因虚致实。如肺肾两虚的哮喘证，因正气虚弱，肺卫不固，又复感风寒，哮喘复发，而见寒邪束表，痰涎壅肺的实证表现，即是因虚致实的病理变化。

4. 虚实真假病机 虚实真假，是疾病在某些特殊情况下所产生的疾病现象与虚实本质不相一致的一种病理状态。包括真实假虚和真虚假实两种情况。

（1）真实假虚：是指病机的本质为“实”，但有“虚”的假象。多因邪气亢盛，结聚体内，阻滞经络，气血不能外达所致。其证候为真实假虚证，又称为“大实有羸状”。

如热积肠胃的里热炽盛证，一方面由于里热炽盛，可见大便秘结、腹满硬痛拒按、潮热、谵语等实热症状；另一方面因阳气被郁，不能四布，则又可见面色苍白、四肢逆冷、精神委顿等类似虚寒的假象。

（2）真虚假实：是指病机的本质为“虚”，但有“实”的假象。多因正气虚弱，脏腑气血不足，功能减退，气化无力所致。其证候为真虚假实证，又称为“至虚有盛候”。

如脾虚运化无力的患者，一方面由于运化功能减退，可见纳食减少、疲乏无力、舌淡、脉细无力等正气不足的症状；另一方面因气化无力而郁滞不通，又可见腹部胀满（有时和缓减轻）、疼痛（喜按）、大便秘结（大便并不干硬，是排泄无力）等假实症状。

【原文解读】

《景岳全书·传忠录·虚实篇》曰：“虚实者，有余、不足也。……虚者宜补，实者宜泻，此易知也。而不知实中复有虚，虚中复有实，故每以至虚之病，反见盛势，大实之病，反有羸状，此不可不辨也。”

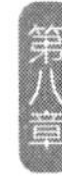

（二）邪正盛衰与疾病转归（图 8-2）

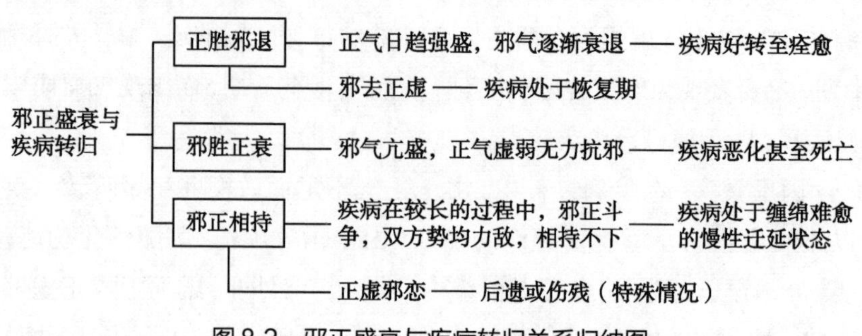

图 8-2 邪正盛衰与疾病转归关系归纳图

在疾病发展过程中，由于邪正斗争，使邪正双方的力量对比也不断发生盛衰变化，这种变化决定着疾病的发展趋势及转归。一般而论，正胜邪退，疾病趋向于好转至痊愈；邪胜正衰，疾病趋向于恶化，甚则死亡；邪正相持，疾病处于慢性迁延状态。

1. 正胜邪退 正胜邪退，是指在疾病过程中，机体正气日趋强盛，邪气逐渐衰退，正气能战胜邪气，疾病趋向于好转和痊愈方向发展的一种病理变化。

出现这种转归，或是由于患者的正气比较充盛，或是邪气比较薄弱，或是得到及时正确的治疗，使邪气的破坏作用消失或终止，机体的精气血津液等物质损伤得到修复，脏腑组织的功能得到恢复，从而使疾病由好转到痊愈。这是疾病最常见的一种转归。

在疾病的病理变化过程中，若邪气消退，而正气难以在短期内恢复，则疾病处于“邪去正虚”的恢复状态。但其最终转归，一般仍然是由好转到痊愈。

2. 邪胜正衰 邪胜正衰，是指在疾病过程中，邪气亢盛，正气虚弱，机体抗邪无力，疾病加重恶化，甚至向死亡方面转归的一种病理变化。

出现这种转归，或是机体的正气过于虚弱，或是邪气过于强盛，或是失于治疗，使机体抗病能力日趋低下，邪气对机体的损害作用日趋严重，则病情日趋恶化；若正气衰竭，邪气独盛，阴阳离决，则生命活动停止而死亡。

死亡多数是一个渐进过程，但也有非暴力的突然病理死亡，称为“猝死”。这种死亡的发生往往不能预知，而且过程短暂。一般来说，猝死前的患者，邪正斗争的盛衰变化没有显现，但体内已潜在着某种进行性疾病，在大惊、卒恐、暴喜、暴怒、剧痛、疲劳、气候酷热或严寒等因素的作用下，或无明确的诱因情况下，可突然引起气机停滞，脏气闭绝，以致阴阳离决而死亡。最常引起猝死的是心脑系统疾病。

3. 邪正相持 邪正相持，是指在疾病发展较长的过程中，邪正斗争，双方势均力敌，相持不下，疾病处于慢性迁延状态的一种病理过程。

出现邪正相持状态，因为机体正气虽虚不甚，邪气亦不太盛，正气不能完全驱邪外出，邪气亦不能深入传变，使邪正双方相持不下；或是因为正气大虚，难以恢复，无力驱尽病邪，形成“正虚邪恋”，则均能使疾病在较长的时间内处于缠绵难愈的慢性迁延状态。

邪正相持只是疾病过程中较长一段时间内的病机状态，由于邪正斗争的盛衰变化，最终还是发生好转痊愈或恶化死亡的转归。

此外，在疾病转归中，还有后遗和伤残，是邪正相持中的一种特殊情况。

后遗，又称“后遗症”，是指在病情基本好转或痊愈后，遗留下来的某种组织器官的缺损或功能上的障碍。如小儿麻痹症后的肢体瘫痪，中风后的半身不遂等。

伤残，是指外伤所致的人体某种组织结构难以恢复的损伤或残缺。如枪弹、金刃、跌仆、虫兽所伤等，给肢体脏器组织造成的变形、缺损等，即属伤残范围。

后遗和伤残，属于疾病转归中的一种半永久性结局，难以转归为痊愈。

二、阴阳失调

阴阳失调，是机体的阴阳之间失去平衡协调关系的简称。人体在生理状态下，阴阳之间保持着协调平衡关系。在疾病的发生、发展变化过程中，由于致病因素的影响，使机体的阴阳失调，形成阴阳偏盛、偏衰等病理变化。

阴阳失调的病理变化，主要有阴阳偏盛、阴阳偏衰、阴阳互损、阴阳格拒、阴阳转化、阴阳亡失等几个方面。

（一）阴阳偏盛（图 8-3）

阴阳偏盛，是指在疾病过程中，阴邪或阳邪亢盛所引起的病理变化。属于“邪气盛则实”的实证病机。

病邪侵犯人体致病，机体正气奋起抗邪，形成邪正相搏的病机状态。邪气分为阴邪和阳邪。一般而言，阴邪侵犯人体致病，形成阴偏盛；阳邪侵犯人体致病，形成阳偏盛。

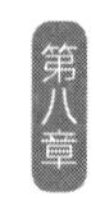

阴阳之间具有相互制约、相互消长的关系。疾病过程中，阴偏盛则会损伤机体的阳气，形成阴盛则阳虚的病理变化；阳偏盛则会损伤机体的阴液，形成阳盛则阴虚的病理变化。

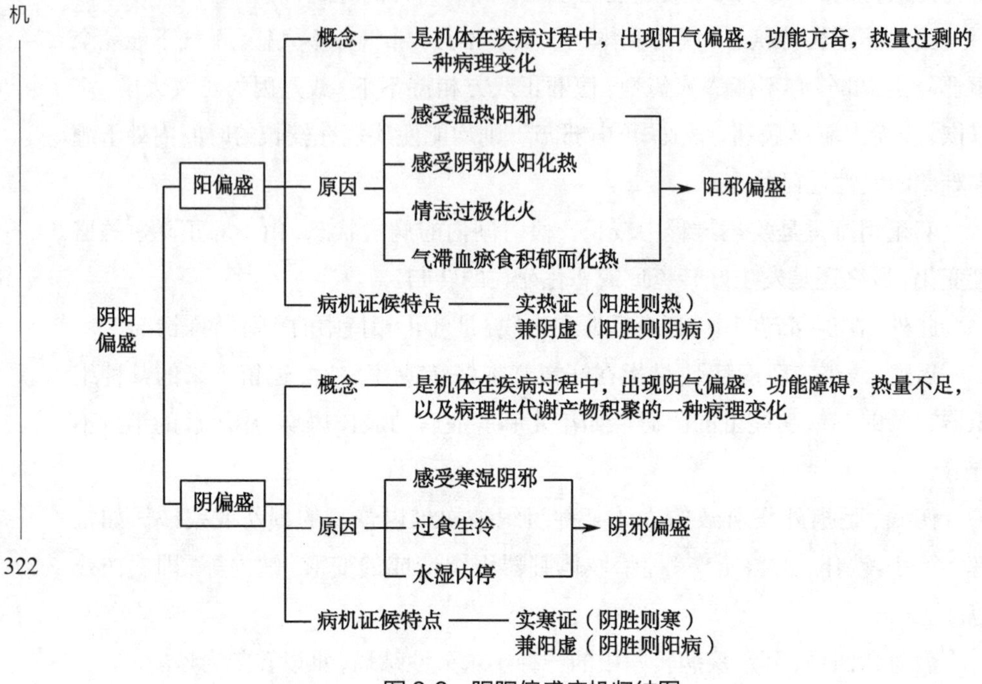

图 8-3　阴阳偏盛病机归纳图

1. 阳偏盛　阳偏盛，是机体在疾病过程中，出现阳气偏盛，功能亢奋，热量过剩的一种病理变化。

导致阳偏盛的主要原因：多由感受温热阳邪，或感受阴邪，从阳化热，或情志内伤，五志过极化火，或因气滞、血瘀、食积等郁而化热等原因所致。

阳偏盛的主要临床表现：可见壮热、面红、目赤、心烦、口渴、小便黄、大便干、苔黄、脉数有力等症状。

阳偏盛的病机特点：多表现为阳偏盛的实热证。即为“阳胜则热”。

阳热亢盛，又能耗伤机体的阴液，形成阳盛兼阴虚的病机。故阳盛的实热证，常兼有口舌干燥、小便短少、大便燥结等阳盛伤阴的症状。即为“阳胜则阴病”。

2. 阴偏盛　阴偏盛，是机体在疾病过程中，出现阴气偏盛，功能障碍，热量不足，以及病理性代谢产物积聚的一种病理变化。

导致阴偏盛的主要原因：多由感受寒湿阴邪，或过食生冷，寒邪中阻，或水湿内停等原因所致。

阴偏盛的主要临床表现：可见恶寒、肢冷、脘腹冷痛、舌淡、脉迟有力等症状。

阴偏盛的病机特点：多表现为阴偏盛的实寒证。即为“阴胜则寒”。

阴寒内盛，又能损伤机体的阳气，形成阴盛兼阳虚的病机。故阴盛的实寒证，常伴有面色苍白、小便清长、大便稀溏等阴盛伤阳的症状。即为“阴胜则阳病”。

【原文解读】

《素问·阴阳应象大论》曰：“阴胜则阳病，阳胜则阴病。阳胜则热，阴胜则寒。”原文阐述了阴偏盛、阳偏盛的病机变化及证候特点。

（二）阴阳偏衰（图 8-4）

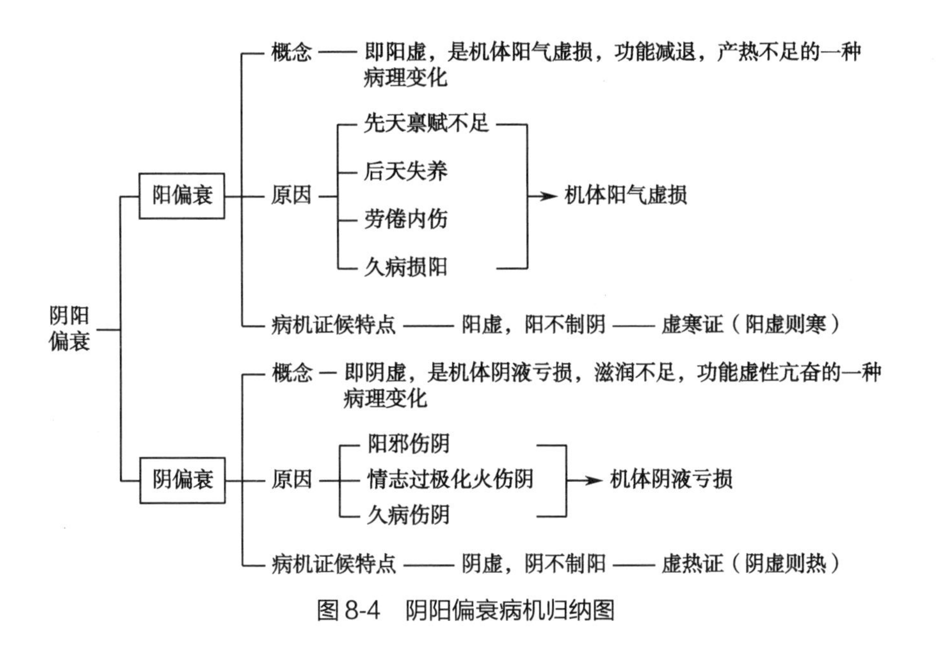

图 8-4　阴阳偏衰病机归纳图

阴阳偏衰，是机体在疾病过程中，人体的阴液或阳气亏虚所引起的病理变化。属于“精气夺则虚”的虚证病机。

阴或阳的一方不足，不能制约对方而引起对方的相对亢盛，则形成阴虚阳亢、阳虚阴盛的病理变化。

1. 阳偏衰 阳偏衰，即阳虚，是指机体阳气虚损，功能减退，产热不足的一种病理变化。

导致阳偏衰的主要原因：多由先天禀赋不足，或后天失养，或劳倦内伤，或久病损伤阳气等原因所致。

阳偏衰的主要临床表现：可见面色㿠白、畏寒肢冷、脘腹冷痛、舌淡、脉迟，以及喜静蜷卧、小便清长、下利清谷等虚寒之象。

阳偏衰的病机特点：多表现为阳气不足，阳不制阴，阴相对亢盛的虚寒证。即为“阳虚则寒”。

阴胜则寒与阳虚则寒，二者在证候表现方面都有寒象，但阴胜则寒为实寒证，阳虚则寒为虚寒证。

2. 阴偏衰 阴偏衰，即阴虚，是指机体的精、血、津液等阴液亏损，滋润不足，阴不制阳，阳相对亢盛，功能虚性亢奋的一种病理变化。

导致阴偏衰的主要原因：多由阳邪伤阴，或五志过极化火伤阴，或因久病耗伤阴液等原因所致。

阴偏衰的主要临床表现：可见五心烦热、骨蒸潮热、面红升火、消瘦、盗汗、咽干口燥、舌红少苔、脉细数等虚热之象。

阴偏衰的病机特点：多表现为阴液不足，阳气相对亢盛的虚热证。即为“阴虚则热”。

阳胜则热与阴虚则热，二者在证候表现方面都有热象，但阳胜则热为实热证，阴虚则热为虚热证。

【原文解读】

《素问·调经论》曰：“阳虚则外寒，阴虚则内热。”原文论述了“阳虚则寒”“阴虚则热”的病机及证候特点。

（三）阴阳互损（图 8-5）

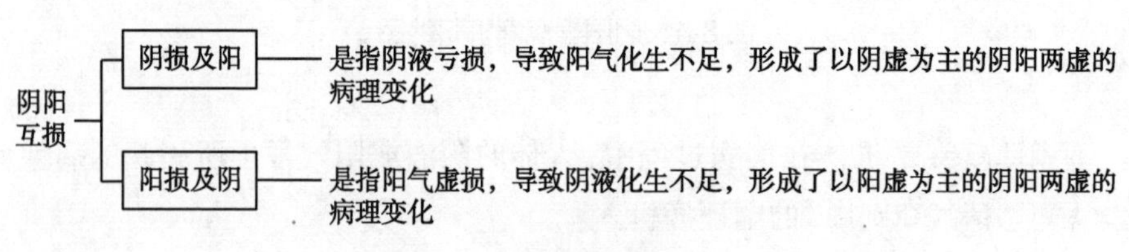

图 8-5 阴阳互损病机简图

阴阳互损，是指在疾病过程中，阴或阳任何一方虚损到一定程度时，病变发展又影响到对方的不足，而形成阴阳两虚的病理变化。阴阳互损包括阴损及阳和阳损及阴两个方面。

1. 阴损及阳 阴损及阳，是指由于阴液亏损，累及阳气化生不足或无所依附而耗散，从而在阴虚的基础上又导致了阳虚，形成了以阴虚为主的阴阳两虚的病理变化。

例如：肝阳上亢证，其病机是肾阴不足，水不涵木，肝肾阴虚不能制阳的阴虚阳亢。若病情发展，亦可进一步耗伤肾中精气，影响到肾阳化生不足，继而出现畏寒肢冷、面色㿠白、脉沉细等肾阳虚的症状，从而转化为阴损及阳的阴阳两虚证。

2. 阳损及阴 阳损及阴，是指由于阳气虚损，无阳则阴无以生，从而在阳虚的基础上又导致了阴虚，形成了以阳虚为主的阴阳两虚的病理变化。

例如：肾阳不足，气化失司，水湿泛滥而形成水肿证。若病变迁延日久，肾阳虚损到一定程度时，而导致阴液化生无源，出现日渐消瘦、烦躁升火、咽喉干痛、齿龈出血，以及小便短赤等阴虚症状，从而转化为阳损及阴的阴阳两虚证。

（四）阴阳格拒（图 8-6）

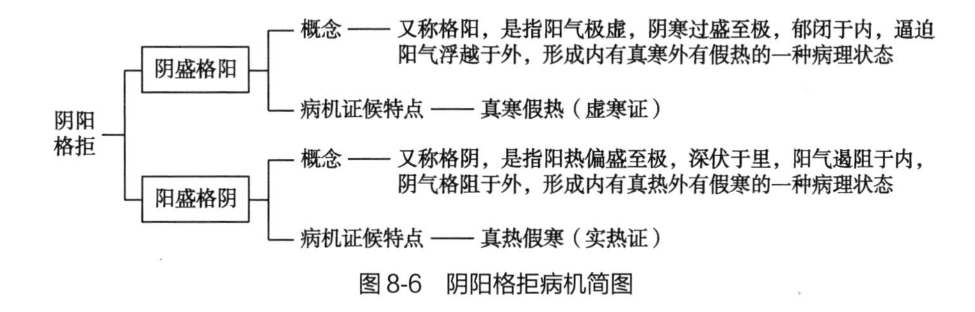

图 8-6 阴阳格拒病机简图

阴阳格拒，是在阴阳偏盛偏衰的基础上，由于阴阳双方相互排斥而出现寒热真假的一类病机。包括阴盛格阳和阳盛格阴两个方面。

1. 阴盛格阳 阴盛格阳，又称格阳，是指阳气极虚，阳不制阴，阴寒过盛至极，郁闭于内，逼迫阳气浮越于外，形成内有真寒外有假热的一种病理状态。

阴盛格阳的病证为真寒假热证。临床可见面色苍白、四肢逆冷、下利清谷、精神萎靡、畏寒蜷卧、脉微欲绝等虚寒证，病情进一步发展又可出现面红、身热、

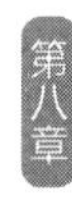

口渴、脉大等假热之象。此面红如粉妆，身热而欲盖衣被，口渴而喜热饮，脉大按之无根，是为假热，故称之为真寒假热证。其疾病本质为虚寒证。亦称“戴阳”“浮阳”。

2. 阳盛格阴 阳盛格阴，又称格阴，是指阳热之邪偏盛至极，深伏于里，机体阳气被遏，郁闭于内，不得外达四肢，阴气格阻于外，形成内有真热外有假寒的一种病理状态。

阳盛格阴的病证为真热假寒证。临床可见壮热、面红、气粗、烦躁、舌红、脉数有力等实热证，又可出现四肢厥冷、脉沉伏等假寒之象，故称之为真热假寒证。其疾病本质为实热证。亦称“热深厥深”“热厥”“阳厥”。

【原文解读】

《景岳全书·传忠录·寒热真假篇》曰：“寒热有真假者，阴证似阳，阳证似阴也。盖阴极反能躁热，乃内寒而外热，即真寒假热也。阳极反能寒厥，乃内热而外寒，即真热假寒也。”

“假热者，水极似火也……此皆阴盛格阳，即非热也。”“假寒者，火极似水也……此阳极似阴，即非寒也。”

以上原文，论述了阴盛格阳、阳盛格阴的证候特点。

（五）阴阳转化（图8-7）

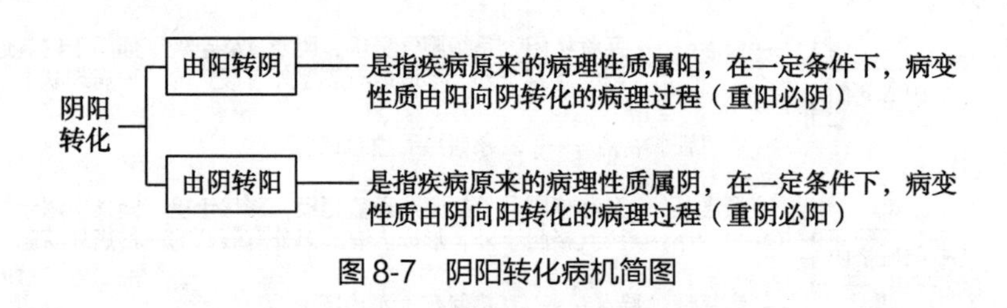

图8-7 阴阳转化病机简图

阴阳转化，是指阴阳失调的病变，在一定的条件下，其病理性质可以发生向相反方向转化的病理过程。包括由阳转阴和由阴转阳两个方面。

1. 由阳转阴 由阳转阴，是指原来的病理性质属阳，在一定的条件下，病变性质由阳向阴转化的病理过程。转化后的病理性质则属阴。如某些急性温热病，初期可见高热、心烦、口渴、咳嗽、胸痛、舌红苔黄、脉数等的阳热证。由于治疗不当或热毒极盛，大量耗损机体正气，突然出现面色苍白、四肢厥冷、大汗淋漓、脉微欲绝等的阴寒证。病变由阳热证转化为阴寒证，《内经》称为“重阳必阴”。这种病理变化过程即为由阳转阴。

2. 由阴转阳 由阴转阳，是指原来的病理性质属阴，在一定的条件下，病变性质由阴向阳转化的病理过程。转化后的病理性质则属阳。如感冒初期，表现为恶寒重、发热轻、无汗、头身疼痛、鼻塞流涕、苔薄白、脉浮紧等的表寒证。由于治疗失误或素体阳盛，病邪郁而化热，可发展为发热、汗出、心烦、口渴、舌红苔黄、脉数等的阳热证。病变由寒而化热，《内经》称为“重阴必阳”。这种病理变化过程即为由阴转阳。

（六）阴阳亡失（图 8-8）

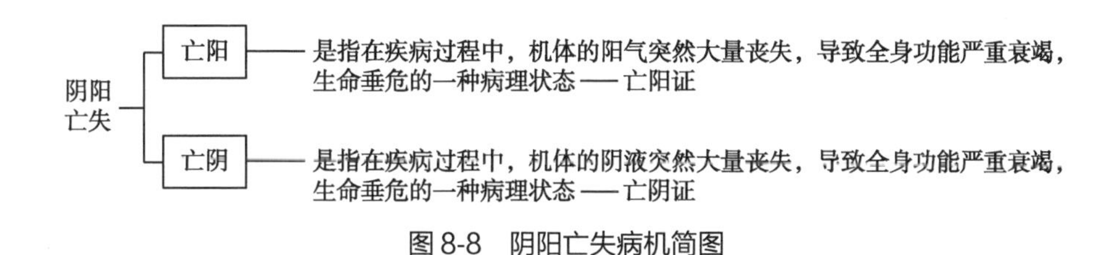

图 8-8 阴阳亡失病机简图

阴阳亡失，是指机体的阴液或阳气突然大量丧失，导致生命垂危的一种病理状态。包括亡阳和亡阴两个方面。

1. 亡阳 亡阳，是指在疾病过程中，机体的阳气突然大量丧失，导致全身功能严重衰竭，生命垂危的一种病理状态。

导致亡阳的原因：多由邪气太盛，正不敌邪，阳气突然脱失所致；也可因汗、吐、泻太过，阳随阴泄而外脱；或由于素体阳虚，劳伤过度，阳气耗损过多；或因慢性疾病，长期耗损阳气，终至阳气耗尽，而出现亡阳。

亡阳的临床表现：多见大汗淋漓、面色苍白、四肢逆冷、畏寒蜷卧、精神萎靡、脉微欲绝等阳气散脱，生命垂危之象，称之为亡阳证。

2. 亡阴 亡阴，是指在疾病过程中，机体的阴液突然大量丧失，导致全身功能严重衰竭，生命垂危的一种病理状态。

导致亡阴的原因：多由热邪炽盛，或热邪久留，大量煎灼津液，或其他因素，大量耗损阴液而导致亡阴。

亡阴的临床表现：多见汗出不止、汗温而黏、手足温、皮肤干瘪、目眶深陷、精神烦躁或昏迷、脉细数无力或躁动无根等危象，称之为亡阴证。

亡阴和亡阳，在病机和临床征象方面虽然有所不同，但由于机体的阴和阳

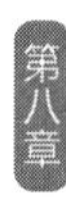

存在着互根互用关系，阴亡，则阳无所依附而浮越，阳亡，则阴无以化生而耗竭。故亡阴可迅速导致亡阳，亡阳也可继而出现亡阴，最终导致阴阳离决，生命活动终止而死亡。

【原文解读】

《医学源流论·亡阴亡阳论》曰："其亡阴亡阳之辨法如何？亡阴之汗，身畏热，手足温，肌热，汗亦热而味咸，口渴喜凉饮，气粗，脉洪实，此其验也。亡阳之汗，身反恶寒，手足冷，肌凉，汗冷而味淡微黏，口不渴而喜热饮，气微，脉浮数而空，此其验也。"原文论述亡阴与亡阳的区别及其证候表现。

三、气血失常

气血失常，是指气与血的不足，以及气血运行障碍，而导致其功能失常的病理变化。

（一）气的失常

气的失常，主要包括两个方面：一是气的化生不足或耗散过多，从而形成气虚的病理变化。二是气的运动失常，从而表现为气滞、气逆、气陷、气闭、气脱等气机失调的病理变化。

1. 气虚（图 8-9） 概念：气虚，是指一身之气不足及其功能低下的病理变化。

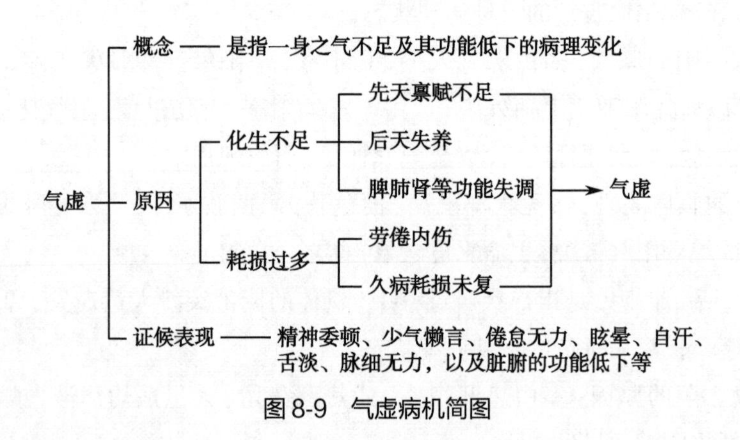

图 8-9 气虚病机简图

导致气虚的原因：一是气的化生不足，如先天禀赋不足，或后天失养，或脾肺肾等内脏功能失调而致气的生成不足；二是气的耗损过多，如劳倦内伤，或久病耗损未复，使气消耗过多而致气虚。

气虚的主要临床表现：由于不同脏腑或部位之气的功能各不相同，因而气虚的临床表现复杂多样。常见的气虚症状有：精神委顿、少气懒言、倦怠乏力、眩晕、自汗、舌淡、脉细无力等症状。

若偏于元气虚者，可见生长发育迟缓、生殖功能低下等病变；偏于宗气虚者，可见心悸、呼吸气短、气喘等症状；偏于营气虚者，可致血液化生不足；偏于卫气虚者，则易于感冒；若脏腑之气不足者，则可表现脏腑功能低下的病变。

2. 气机失调（图 8-10）　气机失调，是指气的升降出入运动失常而引起的气滞、气逆、气陷、气闭、气脱等的病理变化。

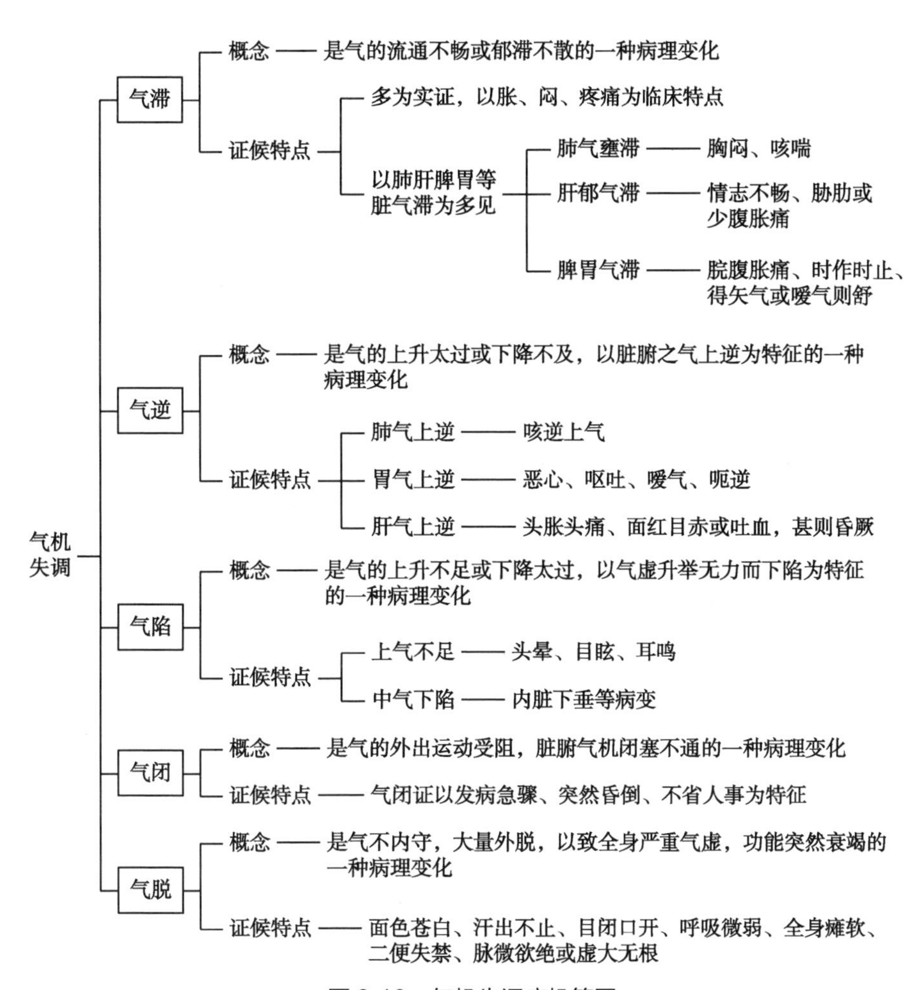

图 8-10　气机失调病机简图

升降出入，是气运动的基本形式。气的升降出入运动正常，是维持生命活动的必要条件。升降出入运动失常，则能影响脏腑组织器官等的功能活动，而表现为气机失调的病理变化。

（1）气滞：即气机郁滞，是气的流通不畅，或郁滞不散的病理变化。

导致气滞的原因：多由情志抑郁，或因痰湿、食积、瘀血等阻滞，或因脏腑功能失调等原因所致。

气滞的主要临床表现：其临床表现有多个方面，气滞于机体的某一局部，可出现相应部位的胀满、疼痛。气滞影响到血和津液的运行不畅，可形成瘀血、痰饮水湿停滞。脏腑气滞以肺、肝、脾胃为多见。肺气壅滞，见胸闷、咳喘；肝郁气滞，见情志不畅、胁肋或少腹胀痛；脾胃气滞，见脘腹胀痛，时作时止，得矢气或嗳气则舒。

一般而言，气滞多为实证，以胀、闷、疼痛为共同的临床特点。临床也有因气虚而气滞者，则兼有相应的气虚征象。

（2）气逆：是气的上升太过或下降不及，以脏腑之气上逆为特征的一种病理变化。

导致气逆的原因：多由情志所伤，或因饮食不当，或因痰浊阻滞等原因所致。

气逆的主要临床表现：多见于肺、胃、肝等脏腑气逆。肺气上逆，发为咳逆上气；胃气上逆，发为恶心、呕吐、嗳气、呃逆；肝气上逆，发为头痛头胀、面红目赤、易怒等症状，甚则可导致血随气逆，或为咯血、吐血，或壅遏清窍而致昏厥。

一般而言，气逆于上，以实证为主，但也有因虚而气逆者。如肺气虚弱，失于肃降或肾不纳气，都可导致肺气上逆；胃气虚弱，失于和降，亦能导致胃气上逆。

【原文解读】

《素问·生气通天论》曰：“大怒则形气绝，而血菀于上，使人薄厥。”原文是说，大怒伤肝，肝气上逆，使血随气逆，并走于上，壅遏清窍而致昏厥。

（3）气陷：是气的上升不足或下降太过，以气虚升举无力而下陷为特征的一种病理变化。

导致气陷的原因：多因气虚病变发展而来。或因素体虚弱，或因久病耗伤，致脾气虚弱，清阳不升，中气下陷，而形成气陷的病变。

气陷的主要临床表现：一为“上气不足”，因脾气虚弱，清气不升，头目失养，可见头晕、目眩、耳鸣等症状；一为“中气下陷”，因脾气虚弱，升举无力，可见内脏下垂，如胃下垂、肾下垂、子宫脱垂、脱肛等病变。

由于气陷是在气虚的基础上形成的，与脾气虚弱关系最为密切，故气陷病证，常伴有气短乏力、语声低微、脉弱无力，以及腰腹胀满重坠、便意频频等症状。

【原文解读】

《灵枢·口问》曰：“上气不足，脑为之不满，耳为之苦鸣，头为之苦倾，目为之眩。”原文论述了“上气不足”的临床表现。

（4）气闭：是气的外出运动受阻，脏腑气机闭塞不通的一种病理变化。

导致气闭的原因：多由情志刺激，或外邪、痰浊阻塞气机，使气不得外出而闭塞清窍所致。

气闭的主要临床表现：心气郁闭，阻塞清窍，可见突然昏厥，不省人事；肺气郁闭，气道不畅，可见呼吸困难，气喘声哑；膀胱气闭，可见小便不通；大肠气闭，可见腹部胀痛，大便秘结等病变。

临床常见的气闭病变，有因触冒秽浊之气所致的闭厥，有因突然遭受巨大精神刺激所致的气厥，有因痰浊闭阻气道所致的痰厥，有因在外感热病过程中热邪炽盛所致的热厥，有因剧烈疼痛所致的痛厥等等。其病机是由各种原因使机体气的外出突然严重受阻，清窍闭塞，神失所主所致。

一般所说的闭证，多指气郁闭于心，以发病急骤，突然昏厥，不省人事为特点。气闭可自行缓解，亦有因气闭不复而亡者。

（5）气脱：是气不内守，大量外脱，以致全身严重气虚，功能突然衰竭的一种病理变化。

导致气脱的原因：多因在疾病过程中，正不敌邪，或慢性疾病，正气长期消耗而衰竭，或因大出血、大出汗，使气随血脱或气随汗泄而致气脱，从而出现功能严重衰竭的病理变化。

气脱的主要临床表现：可见面色苍白、汗出不止、目闭口开、呼吸微弱、全身瘫软、二便失禁、脉微欲绝或虚大无根等症状。

气脱与亡阴、亡阳，在病机及临床表现方面多有相同之处，病机都属于正气大量脱失，临床上都可见有功能严重衰竭，生命垂危的表现。

三者之间亦有区别之处：亡阳是阳气突然大量脱失，见有冷汗淋漓、四

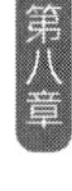

肢厥冷等寒象；亡阴是阴液突然大量脱失，见有汗出温而黏、手足尚温、烦躁、脉数疾等热象；气脱则是全身功能严重衰竭而无明显寒象或热象。一般而言，气脱若偏向于阳气的暴脱，则为亡阳；若偏向于阴液的耗损，则为亡阴。

（二）血的失常

血的失常，主要表现在两个方面：一是血的生成不足或耗损太过，血的濡养功能减退而引起的血虚。二是血的运行失常，包括血瘀、出血，以及影响血液运行的血寒、血热。

1. 血虚（图 8-11） 概念：血虚，是指血液不足，濡养功能减退的一种病理变化。

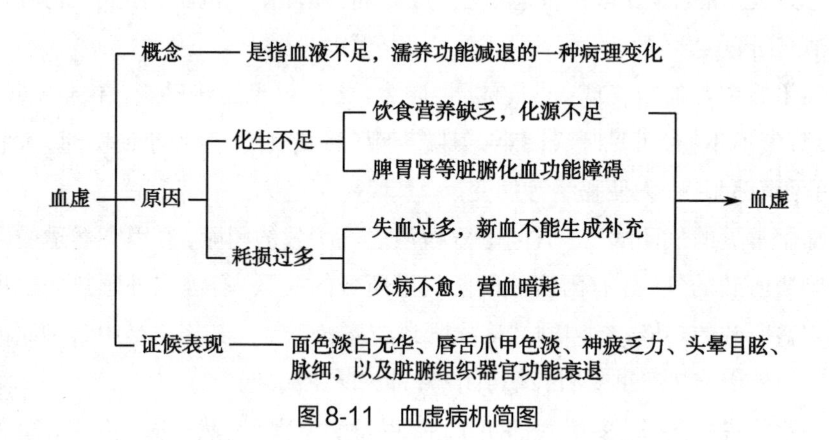

图 8-11 血虚病机简图

导致血虚的原因：一是血的生成不足。如因饮食营养缺乏，血液化生乏源，或脾胃虚弱，运化无力，血液化生减少，或肾精亏虚，精髓不能充分化血等原因，使血液化生不足。二是血的耗损太过。如各种急性、慢性出血过多，或因久病不愈，以致营血暗耗，新生之血不能及时补充等原因，均可导致血虚。

血虚的主要临床表现：常见面色淡白无华、唇舌爪甲色淡、神疲乏力、头晕目眩、脉细等血虚症状。

血虚尤以心血虚、肝血虚为多见。如心血虚者，还见有心悸怔忡、失眠多梦、健忘等心失血养的症状。肝血虚者，还见有两目干涩、视物昏花、手足麻木、肢节屈伸不利，或可见妇女月经量少、愆期，甚或闭经等病变。

2. 血运行失常（图 8-12）

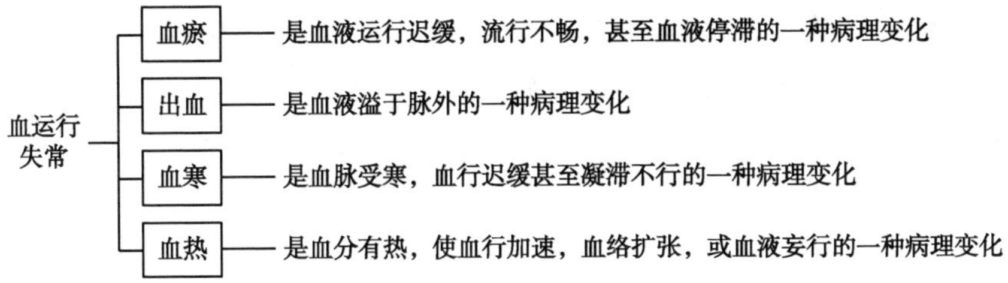

血运行失常
- 血瘀——是血液运行迟缓，流行不畅，甚至血液停滞的一种病理变化
- 出血——是血液溢于脉外的一种病理变化
- 血寒——是血脉受寒，血行迟缓甚至凝滞不行的一种病理变化
- 血热——是血分有热，使血行加速，血络扩张，或血液妄行的一种病理变化

图 8-12　血运行失常病机简图

（1）血瘀：是血液运行迟缓，流行不畅，甚则血液停滞的一种病理变化。导致血瘀的原因及其证候特点，参见第六章病因“瘀血”部分。

（2）出血：是指血液溢于脉外的一种病理变化。

导致出血的原因：有多个方面，或因气火上逆，血随气逆而外溢，或因火热迫血妄行，或因气虚不能摄血，或因瘀阻脉道，损伤脉络，使血不归经，或因外伤损伤血络等，使血液不能正常运行脉道而溢于脉外。

出血的主要临床表现：常见的出血有咳（咯）血、吐血、衄血、便血、尿血、皮下出血（紫斑）、崩漏、创伤出血等病变。

出血量的多少，对人体的影响不同。若出血量多，往往导致血虚而伴有血虚证候；若突然大量出血，可致气随血脱而引起全身功能衰竭，昏厥，甚至可危及生命。

溢于脉外的血液，为离经之血。若离经之血不能及时排出或消散，蓄积于体内，则为瘀血。瘀血停积体内，又可引起多种病变。

（3）血寒：是血脉受寒，血行迟缓，乃至凝滞不行的一种病理变化。

导致血寒的原因：多由外感寒邪，侵犯血分，或阳虚生寒，使血失温煦等原因所致。

血寒的主要临床表现：除见有一般的阴寒证候外，常见血脉寒滞引起疼痛，手足、爪甲、皮肤、唇舌青紫等症状。若寒凝心脉，心脉痹阻，可见真心痛；寒凝肝脉，肝经气血瘀滞，可见胁下、少腹、阴部冷痛，或妇女痛经、闭经等；寒凝肌肤血脉，可见冻伤等病变。

（4）血热：是指血分有热，使血行加速，血络扩张，或血液妄行的一种病理变化。

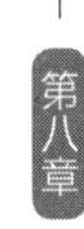

导致血热的原因：多由外感温热之邪，或其他外感病邪入里化热，或情志郁结，五志过极化火等，火热伤及血分所致。

血热的主要临床表现：除见有一般的热盛证候外，还可见面红目赤、舌质红绛、脉数等症状。若血热炽盛，灼伤脉络，迫血妄行，可见吐血、衄血、尿血、发斑等出血症状；血热扰动心神，可见心烦不安，甚则神昏、谵语、发狂等症状；血热又可煎熬营阴，使血液黏稠，运行不畅而成瘀血。

（三）气血关系失调

气与血的关系，在生理上，气能生血，气能行血，气能摄血，血能生气，血能载气。所以，气与血之间具有相互资生、相互依存和相互为用的关系。

在病理上，气血关系失调，气病可影响到血病，如气虚不能生血，可引起血虚；气虚推动血行无力，可引起血瘀；气滞血行受阻，可引起血瘀；气虚不能摄血，可引起出血；气逆使血随气逆，亦可引起出血等的病理变化。血病可影响到气病，如血虚不能生气，可引起气虚；血脱使气随血脱，而致气散；血瘀使气行受阻，而致气滞等的病理变化。（图 8-13）

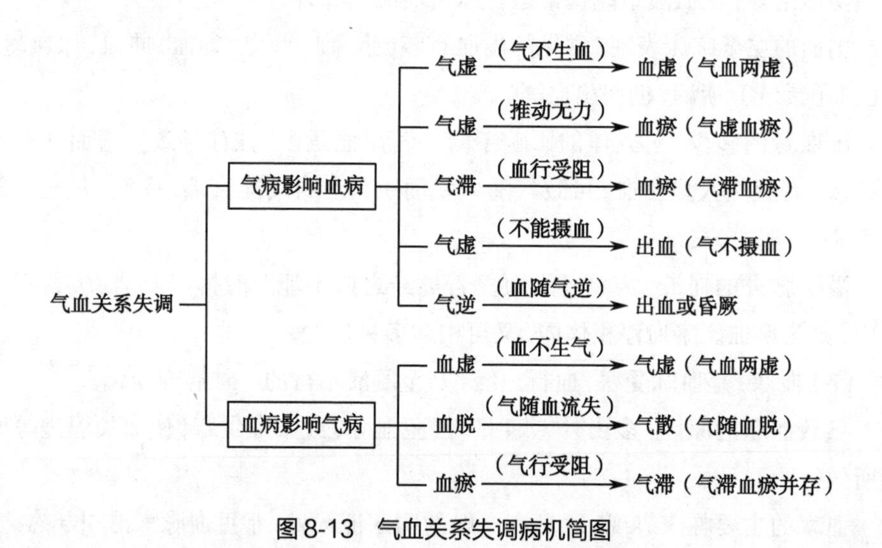

图 8-13　气血关系失调病机简图

（气血关系失调的病理变化，参见第三章“气与血的关系”）

【原文解读】

《素问·调经论》曰：“血气不和，百病乃变化而生。”

《医宗必读·古今元气不同论》曰：“气血者，人之所赖以生者也。气血充盈，则百邪外御，病安从来？气血虚损，则诸邪辐辏，百病从集。”“辐辏”，聚集之意。

四、津液代谢失常

人体的津液代谢，包括津液生成、输布和排泄的整个过程。津液的正常代谢，是维持体内津液生成、输布和排泄之间相对恒定的基本条件。

津液代谢失常，是指津液的不足和输布排泄障碍两个方面的病理变化。

（一）津液不足

概念：津液不足，是指体内津液数量亏少，使脏腑组织器官失其濡润滋养，而产生一系列干燥失润的病理变化。

导致津液不足的原因：一是津液的生成不足，如脾胃等脏腑气化功能减退，使津液生成不足。二是津液的耗伤过多，如外感燥热之邪灼伤津液，或内生火热耗伤津液，或因吐泻、大汗、多尿等流失过多，或因慢性疾病耗损津液等原因，均可导致津液不足。

津液不足的主要临床表现：因脏腑组织器官缺乏津液濡润滋养，故常见有口干舌燥、鼻咽干燥、唇焦、目眶凹陷、皮肤干燥或干瘪、小便短少、大便干结、舌红少津等干燥症状。

由于津液亏损的程度不同，而有伤津和脱液之分。一般而言，伤津主要是丢失水分，脱液不但丢失水分，而且还损伤精微物质。从病情轻重而言，伤津为轻，脱液为重。如发热多汗，或一般的吐、泻之后，出现口鼻干燥、舌干少津、口渴引饮、小便短少、大便燥结、皮肤干涩等症状，就是属于津伤为主的临床表现；如热病后期或久病伤阴，所见到的形瘦骨立、大肉尽脱、肌肤毛发枯槁、手足震颤、舌光红无苔等症状，就是液脱阴亏的临床表现。伤津未必兼有液脱，而脱液必兼有津伤。就治疗而言，津伤易补，而液脱则较难恢复。

（二）津液输布排泄障碍

概念：津液输布排泄障碍，是指津液代谢过程中不能正常的输布和排泄，而导致水湿停滞体内的一种病理变化。

导致津液输布排泄障碍的原因：是因外感或内伤等多种病因，导致脾、肺、肾、三焦等脏腑气化水液功能失常，影响到津液的正常输布和排泄所致。

津液输布排泄障碍的主要病变：津液输布排泄障碍，导致水湿停滞体内，产生湿浊困阻、痰饮凝聚、水液潴留等多种病变。如湿浊阻滞中焦，可见脘痞、腹胀、便溏、苔腻等症状；痰饮凝聚于肺，可见胸闷、咳嗽、咳痰等症状；水液停留

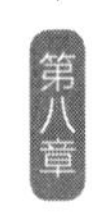

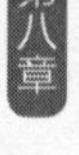

体内，可见水肿、尿少，或腹水等病变。

（三）津液与气血关系失调

津液与气、血关系失调，可出现水停气阻、气随液脱、津枯血燥、津亏血瘀等病理变化。（参见第三章“气与津液的关系”“血与津液的关系”）

第二节 内生五邪

内生五邪，是指在疾病的发展过程中，由于脏腑、经络、气血津液等的功能失常而产生的化风、化寒、化湿、化燥、化火等病理变化。由于病起于内，又与风、寒、湿、燥、火外邪所致病证的临床表现相类似，故分别称为“内风”“内寒”“内湿”“内燥”“内火”，统称为内生五邪。

内生五邪与六淫有区别：内生五邪属于疾病过程中的病机，其临床表现，一般都无表证，为里证、实证，或虚证、虚实夹杂证。六淫属于外感病因，所致病证的临床表现，多为表证、实证。（表8-1）

表8-1 内生五邪与六淫的区别表

	六淫	内生五邪
概念范畴	为外感病因	为疾病过程中的病机
发病途径	从外感受	自体内而生
临床表现	为表证、实证	无表证，为里证、实证或虚证或虚实夹杂证

一、风气内动

（一）内风的概念

风气内动，又称“内风”。是指在疾病发展过程中，主要因阳盛，或阴虚不能制阳，阳升无度，出现眩晕、抽搐、震颤等类似风动特征的病理变化。由于内风与肝的关系较为密切，故又称为肝风或肝风内动。

（二）内风的形成

内风的病理变化，主要有肝阳化风、热极生风、阴虚风动、血虚生风等方面。

1. 肝阳化风 肝阳化风，多由情志所伤，肝气郁结，或暴怒，肝气肝阳亢逆，或操劳过度，耗伤肝肾之阴，阴虚不能制阳，阳气升动无制，亢而化风，形成肝风内动。

2. 热极生风 热极生风，又称热甚动风。多见于热性病的极期，因热邪炽盛，煎灼津液，伤及营血，燔灼肝筋，使筋脉失其濡润所致。

3. 阴虚风动 阴虚风动，多见于热病后期，或久病耗伤，阴津亏虚，使筋脉失其濡润所致。

4. 血虚生风 血虚生风，多由于生血不足，或失血过多，或久病耗伤营血，肝血不足，筋脉失养，或血不荣络，则虚风内动。

（三）内风的病理表现

1. 肝阳化风 在肝阳上亢证的基础上，可见筋惕肉瞤（筋肉抽掣跳动）、肢麻震颤、眩晕欲仆，或口眼㖞斜、半身不遂，甚则血随气逆而猝然厥仆。

2. 热极生风 热极生风可见高热、痉厥、抽搐、颈项强直、角弓反张、目睛上吊，或神昏等症状。即为“高热抽筋”。

3. 阴虚风动 阴虚风动，可见筋挛肉瞤、手足蠕动或瘛疭（与抽筋同义，俗称抽风）等动风症状，并见低热、舌光少津、脉细如丝等阴液亏损之候。

4. 血虚生风 血虚生风，可见肢体麻木不仁、筋肉跳动，甚则手足拘挛，以及营血亏虚之候。

【原文解读】

《素问·至真要大论》曰“诸暴强直，皆属于风。”“诸风掉眩，皆属于肝。”原文指出内风的临床表现，以及内风与肝的密切关系。

二、寒从中生

（一）内寒的概念

寒从中生，又称“内寒”。是指机体阳气虚衰，温煦气化功能减退，虚寒内生，或阴寒之气弥漫的病理变化。

（二）内寒的形成

导致内寒的原因，因先天禀赋不足，阳气虚弱，或久病伤阳，或外感寒邪，过食生冷，损伤阳气，以致阳气虚衰。阳衰不能制阴，又致阴寒内盛。

内寒的病机主要与脾肾阳虚有关，尤以肾阳虚衰为关键。脾为气血生化之源，肾阳为人身阳气之根，能温煦全身脏腑形体。故脾肾阳气虚衰，温煦失职，最易表现虚寒之象。

（三）内寒的病理表现

一是温煦失职，虚寒内生。临床可见面色苍白、畏寒喜热、四肢不温、舌质淡胖、苔白滑润、脉沉迟弱，以及筋脉拘挛、肢节痹痛等症状。

二是阳气虚衰，气化功能减退或失司，水液代谢障碍。临床可见尿频清长，涕唾痰涎稀薄清冷，或大便泄泻，或水肿、痰饮等病变。不同脏腑的阳虚内寒病变，其临床表现也各不相同。

【原文解读】

《素问·至真要大论》曰："诸病水液，澄彻清冷，皆属于寒。""诸寒收引，皆属于肾。"原文指出内寒的临床表现，以及内寒与肾的密切关系。

三、湿浊内生

（一）内湿的概念

湿浊内生，又称"内湿"。是指由于脾、肺、肾等脏腑调节水液代谢功能失常，导致水液输布、排泄障碍，引起水湿痰浊蓄积停滞的病理变化。

（二）内湿的形成

导致内湿的原因，多因恣食生冷，过食甘肥，嗜好烟酒，饮食所伤，或六淫外感，或情志内伤，或过劳过逸等，使脾、肺、肾等脏腑对水液的输布排泄障碍所致。因脾主运化水湿，内生水湿多因脾虚，故脾运化失职是导致内湿之关键。

（三）内湿的病理表现

内湿为患，常因湿浊阻滞部位的不同而有不同的临床表现。如湿浊阻滞肢体经脉之间，可见头重如裹，肢体重着，颈项强急或屈伸不利；湿滞上焦，可见胸闷、咳嗽；湿阻中焦，可见脘腹胀满、食欲不振、口腻或口甜、舌苔厚腻；湿滞下焦，可见腹胀、便溏、小便不利；水湿泛溢肌肤，可见水肿等病变。

【原文解读】

《素问·至真要大论》曰："诸痉项强，皆属于湿。""诸湿肿满，皆属于脾。"

《素问·六元正纪大论》曰："湿胜则濡泄，甚则水闭胕肿。"

以上原文，指出内湿的临床表现，以及内湿与脾的密切关系。

四、津伤化燥

（一）内燥的概念

津伤化燥，又称"内燥"。是指机体的津液不足，人体各组织器官失其濡润，而出现干燥枯涩的病理变化。

（二）内燥的形成

导致内燥的原因，因久病耗伤阴液，或大汗、大吐、大下，或亡血失精，导致阴液亏少，或热性疾病过程中的热盛伤阴耗津等所致。由于阴液亏少，不能濡润脏腑组织器官，从而燥邪便由内而生。

（三）内燥的病理表现

内燥病变，常伴有津液枯涸的阴虚内热之证，可发生于各脏腑组织器官，以肺、胃、大肠为多见。临床常见肌肤干燥，起皮脱屑，甚则皲裂，口咽干燥，舌上无津，甚或光红龟裂，鼻干目涩，爪甲脆折，大便燥结，小便短赤等症状。若以肺燥为主，还兼有干咳无痰，甚或咳血；若以胃燥为主，可见食少、舌光红无苔；若系肠燥，则以便秘为甚。

【原文解读】

《素问·六元正纪大论》曰："燥胜则干。"

《素问玄机原病式·六气为病》曰："诸涩枯涸，干劲皴揭，皆属于燥。"

以上原文论述了内燥的临床表现。

五、火热内生

（一）内火的概念

火热内生，又称"内火"或"内热"。是指由于阳盛有余，或阴虚阳亢，或由于气血的郁滞，或由于病邪的郁结，而产生的火热内扰，功能亢奋的病理变化。

（二）内火的形成

火热内生的病理变化，主要有阳气过盛化火，邪郁化火，五志过极化火，阴虚火旺等方面。

1. 阳气过盛化火　人身之阳气，在生理情况下，有温煦脏腑组织的作用，中医学称之为"少火"。在病理情况下，阳气过盛，功能亢奋，以致伤阴耗津，此种病理性的阳气过亢，中医学则称之为"壮火"，称为"气有余便是火"。

2. 邪郁化火　邪郁化火，包括两个方面：一是外感六淫病邪，在疾病过程中，皆可郁滞而从阳化热化火，如寒郁化热、湿郁化火等。二是体内的代谢产物，导致人体之气郁滞而生热化火，如痰浊、瘀血、食积、虫积等，均能郁而化火。

3. 五志过极化火　五志过极化火，又称"五志之火"。多由情志刺激，影响

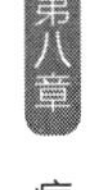

了脏腑气血阴阳的协调平衡，造成气机郁结，日久而化热，因之而火热内生。如情志内伤，肝气郁结或亢逆而化火，称为"肝火"。

4. 阴虚火旺 阴虚火旺，此属虚火。多由阴液大伤，阴虚不能制阳，阳亢则虚热虚火内生。

（三）内火的病理表现

火热内生的病理表现，包括实火和虚火两个方面。

实火为病，如阳气过盛，邪郁化火，五志化火等，多表现为烦热面赤、口干喜饮、小便黄赤、大便秘结、甚或狂躁、舌红苔黄、脉洪数等火热之证。

虚火为病，又称阴虚火旺证，多表现为五心烦热、骨蒸潮热、午后颧红、消瘦、盗汗、咽干口燥、舌红少苔、脉细数等阴虚内热之证。

内生火热所在的脏腑部位不同，其临床表现也各有不同。

【原文解读】

《素问·至真要大论》曰："诸热瞀瘛，皆属于火。""诸躁狂越，皆属于火。"原文论述了火热证的临床表现。

第三节 疾病传变

疾病传变，是指疾病在机体脏腑经络组织中的转移和变化。疾病传变病机，就是阐明疾病过程中各种病理变化的演变与发展规律。

一、疾病传变的形式

疾病传变形式，包括病位传变、病性转化和结局转归几个方面。

（一）病位传变

病位，即疾病所在的部位。人体是一个有机整体，若某一个部位有病，可以向其他部位波及扩展，从而引起该部位发生病变，这就是病位的传变。

掌握病位传变规律，能把握病势发展趋向，从而抓紧时机进行治疗，以防止疾病的进一步发展。

病位传变，主要讨论外感病的病位传变和内伤病的病位传变两个方面。

1. 外感病传变 外感病是感受六淫、疠气而导致的疾病。外感病的病变过程中的病位传变，主要讨论外感病的传变形式及传变类型。

（1）外感病的传变形式：外感病的传变形式是表里之间传变，又称内外传

变、表里出入传变。(图 8-14)

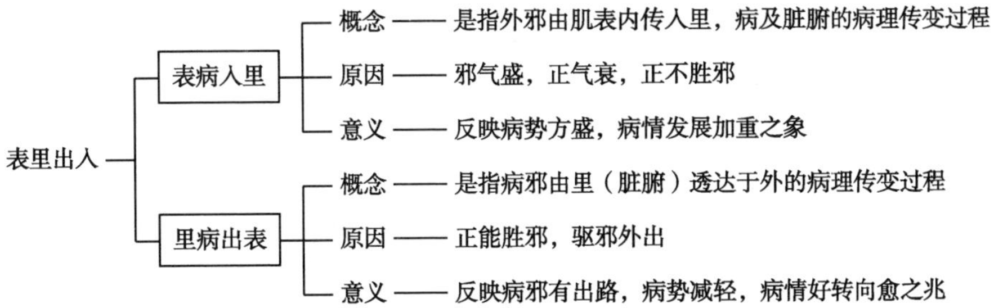

- 表里出入
  - 表病入里
    - 概念 —— 是指外邪由肌表内传入里，病及脏腑的病理传变过程
    - 原因 —— 邪气盛，正气衰，正不胜邪
    - 意义 —— 反映病势方盛，病情发展加重之象
  - 里病出表
    - 概念 —— 是指病邪由里（脏腑）透达于外的病理传变过程
    - 原因 —— 正能胜邪，驱邪外出
    - 意义 —— 反映病邪有出路，病势减轻，病情好转向愈之兆

图 8-14　表里出入传变简图

表与里,是一个相对概念。如以整体而言,则病在肌肤、经络为外属表,病在脏腑、骨髓为内属里;如以皮毛与经络相对而言,则皮毛为表,经络为里;如以脏与腑相对而言,则腑为表,脏为里;如以三阴三阳经而言,则三阳经为表,三阴经为里。作为辨证纲领的表证和里证,一般是指肌肤体表和脏腑而言。

表里传变,它代表病变部位的深浅,标志着病理变化的趋势。一般而言,病在表则多浅而轻,病在里则多深而重;由表入里则病势发展,由里出表则疾病好转向愈。

表里之间传变,可分为表病入里和里病出表两种形式。

1)表病入里:即表邪入里。是指外邪侵袭人体,首先停留肌肤卫表,而后内传入里,病及脏腑的病理传变过程。

导致表邪入里的原因,主要取决于邪正斗争的盛衰变化。外感病的初期或中期,或因病邪过盛,或因失治、误治等因素,邪气盛,正气衰,正气不能制止病邪的致病作用,病邪得以向里发展,以致表邪入里。

例如,外感风寒证,开始出现恶寒、发热、无汗等症状,是病邪在表。因感邪较盛,机体正气相对虚弱,不能驱邪,在表之病邪则内传入里犯肺,继而又出现咳嗽、咳痰等症状。此即是由表入里的病理传变过程。

病邪由表入里,多反映病势方盛,病情发展加重之象。

【原文解读】

《素问·皮部论》曰:“百病之始生也,必先于皮毛,邪中之则腠理开,开则入客于络脉,留而不去,传入于经,留而不去,传入于腑。”

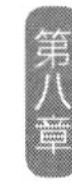

《素问·缪刺论》曰："夫邪之客于形也，必先舍于皮毛，留而不去，入舍于孙脉，留而不去，入舍于络脉，留而不去，入舍于经脉，内连五脏，散于肠胃，阴阳俱感，五脏乃伤。此邪之从皮毛而入，极于五脏之次也。"

以上原文，阐述了病邪由表入里的传变过程。

2）里病出表：是指病邪原本位于脏腑在里，而后由于邪正斗争，病邪由里透达于外的病理传变过程。

导致里病出表的原因，主要取决于人体正气的抗病和驱邪能力，治疗及时得当，正能胜邪，驱邪外出，则病由里出表。

例如，温热病变，里热炽盛，见有高热、烦躁、胸闷、咳逆等症状。因患者体质强盛，治疗及时得当，则正气旺盛，抗病有力，继则汗出而热解，或疹痦透发于外，脉静身凉，症状缓解。此即属里病出表的病理传变过程。

里病出表，多反映邪有出路，病势减轻，病情好转向愈之兆。

（2）外感病的传变类型（图8-15）：外感病的传变类型，主要是指外感伤寒的六经传变，外感热病的卫气营血传变和三焦传变。其实，六经传变、卫气营血传变和三焦传变，仍属于外感病的表里出入传变的范畴，因其有独特的传变规律与意义，故另立讨论。（详见伤寒论、温病学有关学科）

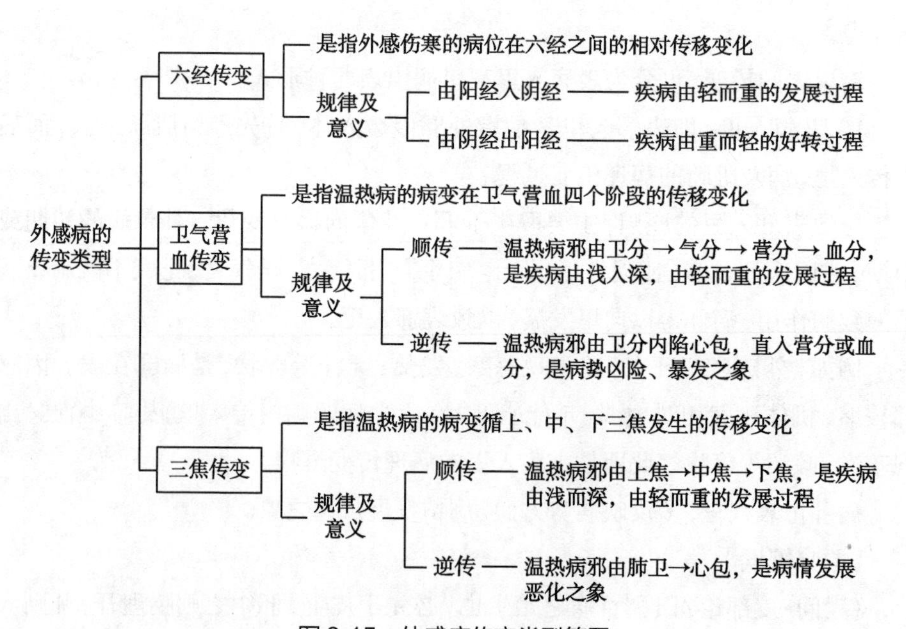

图8-15 外感病传变类型简图

1）六经传变：是指外感伤寒的病位在六经之间的相对传移变化。

汉代张仲景的《伤寒杂病论》创立了“六经传变”理论，是对伤寒热病六个不同发展阶段的病变规律和本质的概括。

六经由表入里传变的一般规律是：由阳经入阴经，即由太阳→阳明→少阳→太阴→少阴→厥阴的六个层次传变。说明正气由盛而衰，疾病由轻到重的发展过程。反之，由阴经出阳经，则说明正气由衰而盛，疾病由重到轻的好转过程。

此外，由于邪正斗争的复杂关系，也有不完全按六经次序相传的一些特殊传变形式，主要有：①越经传，如由太阳而传至太阴；②表里传，即表里两经相传，如由太阴而传至阳明；③直中，即病邪不由三阳经传入，而直接侵犯阴经，出现三阴经的证候，如寒邪直中太阴或直中少阴；④合病，即两经或两经以上同时受邪发病，如三阳经合病；⑤并病，即一经病证未罢，又出现另一经的证候，如太阳与少阳并病等，也都属于六经传变的形式。

2）卫气营血传变：是指在温热病的病变过程中，病变部位在卫、气、营、血四个阶段的传移变化。

清代叶桂的《温热论》创立了温病的卫气营血传变及辨证理论，是对温热病四个不同发展阶段的病变规律和本质的阐释。

卫气营血传变规律，反映了温热病由表入里，由外而内，由浅入深，由轻而重的疾病演变过程。一般而言，病在卫分，是温病的初期阶段，病位在肺卫，以发热、恶寒为其临床特点。病在气分，是温病的中期阶段，病邪已传里，病位在肺、胃、肠、胆、脾，以但恶热不恶寒为其临床特点。病在营分，是温病的严重阶段，病邪已深入，病位在心包及心，以舌质红绛、心烦不寐为其临床特点。病在血分，是温病最为严重的晚期，病邪更深入，病位在心、肝、肾，以舌质红绛及耗血、伤阴、动血、动风为其临床特点。

卫气营血传变，若由卫、气传至营血，病情多由轻而重、由浅入深，病势趋向恶化；若病变由营血传出气、卫，病情由重变轻、由深出浅，病势趋于好转或向愈。

卫气营血传变，有“顺传”和“逆传”。顺传，是温热病邪，从卫分开始，发展传入气分，由气分传入营分，再由营分传入血分。是反映病邪由浅入深，病势由轻而重的发展过程。

逆传，是温热病邪入卫分后，不经过气分阶段，而由肺卫直接内陷心包，深

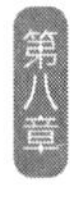

入营分或血分。是反映病势凶险与暴发之象，故称之为“逆传”。

此外，温病卫气营血传变，由于邪正斗争的不同结果，可有多种传变次序，如有卫气同病、气营两燔、气血两燔，以及卫气营血同时累及的病势情况。

3）三焦传变：是指在温热病的病变过程中，病变部位循上、中、下三焦发生传移变化。

清代吴瑭的《温病条辨》创立了温病的三焦传变及辨证理论，是对温热病三个不同发展阶段的病变规律和本质的阐释。

三焦传变，有“顺传”和“逆传”。顺传，是温热病邪，自口鼻而入，首先侵犯上焦肺卫，病邪深入，则由上焦传入中焦脾胃，再深入下焦肝肾。是疾病由浅入深，由轻而重的发展过程。

逆传，是温热病邪从肺卫直接传入心包。是病情发展恶化，超越了一般传变规律，故称之为“逆传”。

【原文解读】

《温病条辨·卷二》曰：“肺病逆传，则为心包。上焦病不治，则传中焦，胃与脾也。中焦病不治，即传下焦，肝与肾也。始上焦，终下焦。”原文论述了三焦传变中的“逆传”及“顺传”规律。

2. 内伤病传变 内伤病的基本传变形式是脏腑传变，以及脏腑与经络、脏腑与形体官窍之间传变。

（1）脏与脏传变：是指病位传变发生于五脏之间。五脏之间，在结构与功能上有着密切的联系关系。因此，某一脏的病变，常常可影响到他脏而发生传变。（详见第二章“脏与脏之间的关系”部分）

（2）脏与腑传变：是指病位传变发生于脏与腑之间。心与小肠，肺与大肠，脾与胃，肝与胆，肾与膀胱等脏与腑之间，有经脉直接络属，生理功能相互为用。因此，病变可以相互移易。（详见第二章“脏与腑之间的关系”部分）

（3）腑与腑传变：是指病变部位在六腑之间发生转移变化。六腑生理功能虽各有不同，但其共同的生理特点是“传化物”，六腑分别参与对饮食物的消化、精微和水液的吸收、糟粕的排泄。若其中某一腑发生病变，则势必影响及另一腑，导致其功能失常。（详见第二章“腑与腑之间的关系”部分）

（4）脏腑与形体官窍传变：五脏与五体，五脏与五官九窍之间，在结构及生理功能上有着一定的联系关系。因此，五脏病变可以影响到形体官窍；同样，形体官窍的病变，亦可按五脏所主、五脏外合关系，传入五脏。（详见第二章“五脏

与形体官窍的关系”部分）

（5）脏腑与经络传变：脏腑与经脉之间，存在着相互络属、相互联系的关系。因此，脏腑病变可以传至经脉及其所属部位；经脉受邪，病邪亦可由经脉传至脏腑，使病变在脏腑与经络之间发生传变。

【原文解读】

《素问·痹论》曰：“五脏皆有合，病久而不去者，内舍于其合也。故骨痹不已，复感于邪，内舍于肾；筋痹不已，复感于邪，内舍于肝；脉痹不已，复感于邪，内舍于心；肌痹不已，复感于邪，内舍于脾；皮痹不已，复感于邪，内舍于肺。所谓痹者，各以其时，重感于风寒湿之气也。”

《素问·咳论》曰：“皮毛者，肺之合也。皮毛先受邪气，邪气以从其合也。其寒饮食入胃，从肺脉上至于肺则肺寒，肺寒则外内合邪，因而客之，则为肺咳。”

以上原文，论述了五脏与形体组织有病相互影响的传变关系。

（二）病性转化（图 8-16）

疾病过程中，病证性质的转化，主要包括寒热转化和虚实转化。

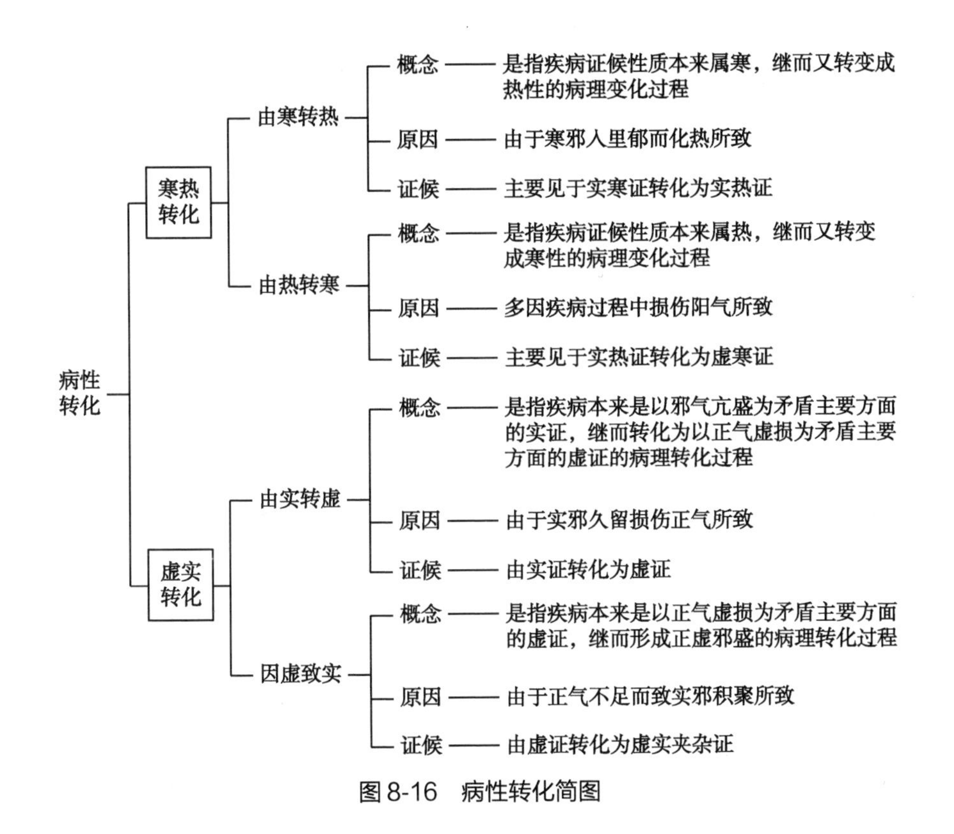

图 8-16　病性转化简图

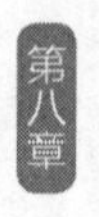

1. 寒热转化 寒热转化，指疾病过程中，病机性质由寒转化为热，或由热转化为寒的病理变化。

（1）由寒化热：是指疾病证候性质本来属寒，继而又转变成热性的病理变化过程。

由寒化热，主要见于实寒证转化为实热证。是由于寒邪入里，郁而化热所致。

例如，表寒证，初起恶寒重、发热轻、无汗、脉浮紧。若表邪不解，以后寒邪入里郁而化热，继而出现里热证，而见壮热、不恶寒反恶热、心烦口渴、脉洪数等症状。即是疾病性质由实寒证转化为实热证的过程。

（2）由热转寒：是指疾病证候性质本来属热，继而又转变成寒性的病理变化过程。

由热转寒，主要见于实热证转化为虚寒证。多因疾病过程中，耗伤阳气所致。

例如，阳热炽盛患者，见有高热、汗出、烦渴、面红、脉数等实热证。由于高热大汗不止，阳气随汗外脱，而出现面色苍白、四肢厥冷、冷汗淋漓、脉微欲绝等症状，即是疾病性质由实热证转为虚寒证（亡阳证）的过程。

寒热病性转化，与体质差异，感邪部位，以及治疗不当等因素有关。其一般规律是：阳盛阴虚体质，易热化、燥化；阴盛阳虚体质，易寒化、湿化。受邪脏腑经络属阳者，多从阳而化热、化燥；受邪脏腑经络属阴者，多从阴而化寒、化湿。误治伤阳，则从寒化；误治伤阴，则从热化。

寒热病性转化的发生，有突变，有渐变。一般来说，外感病的病性转化较为迅速，内伤病的病性转化较为缓慢。

【原文解读】

《素问·阴阳应象大论》曰："寒极生热，热极生寒。"就是指寒热病性的转化。

2. 虚实转化 虚实病机转化，是由邪正斗争导致的消长盛衰所决定。包括由实转虚和因虚致实两个方面。

（1）由实转虚：是指疾病本来是以邪气亢盛为矛盾主要方面的实证，继而疾病转化为以正气虚损为矛盾主要方面的虚证，即为由实转虚。

由实转虚的机制，主要是在疾病发展过程中，由于实邪久留损伤正气所致，虽然病邪已去，但正气已伤，则由实证而转为虚证。

例如，外感病的初、中期，主要表现为邪气亢盛的实证，若迁延至疾病后期，而出现气血阴阳亏虚的证候表现，即是由实转虚的病理变化。

（2）因虚致实：是指疾病本来是以正气虚损为矛盾主要方面的虚证，继而形成正虚邪盛的病理变化，即为因虚致实。

因虚致实的机制，主要是在疾病发展过程中，由于正气不足而致实邪积聚所致。因正气虚弱，脏腑气化功能减退，产生痰饮、水湿、气滞、瘀血等滞留体内，或因正虚病证，复感新邪，则形成因虚致实的病理变化。因虚致实，并不是由虚证转化为实证，而是由虚证转化为虚实夹杂证。

例如，肺肾两虚的哮喘证，因正气虚弱，肺卫不固，又复感风寒，哮喘复发，而见寒邪束表，痰涎壅肺的实证表现，即是因虚致实的病理变化。

（三）结局转归

疾病的转化，除以上讨论的病性转化外，还有疾病的转归变化，即疾病后期的变化状态和结局。结局转归主要有①好转至痊愈；②恶化至死亡；③缠绵迁延；④后遗伤残；⑤复发等。（以上内容，前面有关章节已讨论，在此从略。）

二、影响疾病传变的因素

影响疾病传变的因素是多方面的，其与机体正气强弱，病邪的性质与强弱，以及治疗措施等有着主要关系（表8-2）。

表8-2　影响疾病传变的因素简表

主要因素		对疾病传变的影响
体质因素	体质强者	发病急速，传变较少
	体质弱者	病势较缓，多有传变
	阳盛体质者	感邪后易从阳化热，疾病多向阳热证演化
	阴盛体质者	感邪后易从阴化寒，疾病多向阴寒证演化
病邪因素	感邪盛者	传变较快
	感邪弱者	传变较慢
	外感阳邪	传变较快
	外感阴邪	传变较慢
地域因素	居处势高干燥之地者	感邪后，易化热、化燥、伤阴
	居处卑湿之地者	感邪后，易化湿、伤阳

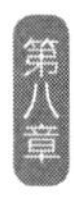

续表

主要因素		对疾病传变的影响
气候因素	久晴无雨的干燥季节	感邪后，易化热、化燥、伤阴
	阴雨连绵的潮湿季节	感邪后，易化湿、伤阳
生活因素	心情良好、饮食合理、劳逸得当者	疾病易向好转方向发展
	心情不好、饮食不当、劳逸失度者	疾病易向恶化方向发展
治疗因素	正确治疗	可及时阻断、中止疾病的发展和传变
	用药不当或失治或误治	损伤正气，助长邪气，变证迭起，预后不良

从邪正斗争所导致的邪正盛衰变化而言，在疾病过程中，若正盛邪衰，则传变缓慢或不发生传变，易于趋向痊愈；若邪盛正衰，则传变迅速，病情趋向于恶化；若邪正俱盛，则临床表现多剧烈；若邪正俱衰，则传变缓慢，疾病处于慢性恢复或缠绵状态。

影响正气强弱的主要因素有患者的体质、精神状态、生活状况，以及地域环境、气候因素等。影响邪气的主要因素有气候、地域、生活等因素。由于这些因素对人体正气与致病邪气有影响，因而会影响疾病的传变。

（一）体质因素

体质强弱影响到正气，因而对疾病传变有重要影响。主要表现于两个方面：

1. 体质强弱影响疾病的传变 相对而言，体质强盛者，感邪后发病急速，但传变较少，病程较短暂；体质虚弱者，感邪后病邪易深入，病势较缓，病程缠绵而多传变。

2. 体质差异影响病邪的“从化” 所谓“从化”，是指病邪侵入机体后，能随人的体质差异而发生性质的改变，形成与原来病邪性质不同而与机体的体质一致的病理变化。一般而言，阳盛体质者，则邪多从火化，疾病多向阳热证演化；阴盛体质者，则邪多从寒化，疾病多向阴寒证演化。如，同为感受湿邪，若阳热之体得之，则湿从阳而化热，形成湿热；若阴寒之体得之，则湿从阴而寒化，形成寒湿。

【原文解读】

《医宗金鉴·伤寒心法要诀》曰：“六气之邪，感人虽同，人受之而生病各异者，何也？盖以人之形有厚薄，气有盛衰，脏有寒热，所受之邪，每从其人之脏气而化，故生病各异也。是以或从虚化，或从实化，或从寒化，或从热化。”

《医门棒喝·叶氏温热论》曰：“六气之邪，有阴阳不同，其伤人也，又随人身之阴阳强弱变化而为病。”

以上原文，就是论述病邪随着人的体质不同而从化。

（二）病邪因素

病邪是影响疾病传变的重要因素。主要有以下几个方面：

1. 病邪强弱与性质对疾病传变的迟速有影响 如外感六淫病邪，相对而言，感邪盛者，则传变较快；感邪微者，则传变较慢。感受阳邪，则传变较快；感受阴邪，则传变较慢。

2. 不同病邪，伤人途径不同，病位传变有差异 如外感病以表里传变为主，伤寒多六经传变，温病多卫气营血、三焦传变，内伤病主要是脏腑传变。

3. 病邪属性对病性变化有影响 如燥为阳邪，易从热而化；湿为阴邪，易从寒而化。

（三）地域因素

在地理因素的长期作用下，可形成不同地理环境人群的体质特征和疾病的差异，并影响疾病传变。如居处地势高而干燥的人群，感邪后容易化热、化燥，伤阴耗津；居处地域卑湿者，病变较易化湿，易伤阳气。

（四）气候因素

季节气候不同，不仅影响人的生理活动，而且也影响疾病的传变。如久晴无雨的干燥季节，感邪后容易化热、化燥、伤阴；阴雨连绵的潮湿季节，感邪后易化湿、伤阳。

（五）生活因素

生活因素主要包括人的情志、饮食、劳逸等，主要是通过对机体正气发生作用而影响疾病的传变。总概而言，在疾病过程中，有良好的心情，合理的饮食，劳逸得当者，则有利于正气的恢复，因而能使疾病向好转方向发展。反之，情绪不好，饮食不当，劳逸失度者，则有损于正气，可使疾病向恶化方向发展。

（六）治疗因素

治疗是否及时、得当，亦直接影响疾病的传变。及时正确的治疗，可以阻断、中止疾病的发展和传变，或使疾病转危为安，以至痊愈。反之，若用药不当，或失治，或误治，可损伤人体正气，或助长邪气，以至变证迭起，坏证丛生，甚则预后不良。

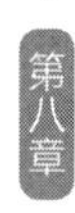

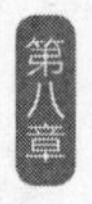

【学习要点提示】

1. 掌握邪正盛衰对虚实变化与疾病转归的具体内容。

2. 掌握阴阳偏盛、偏衰、互损、格拒、转化、亡失等病机的具体内容。

3. 掌握气血失常、津液代谢失常病机的一般内容。

4. 了解内生五邪的概念及其基本内容。

5. 了解疾病的病位传变、病性转化、结局转归的一般内容及影响传变的因素。

第九章 防治原则

防治原则，是预防疾病和治疗疾病的基本原则。

预防和治疗疾病，是人们向疾病作斗争的两种不同的理论和方法，但其目的都是为了消灭疾病，以保障人群的健康长寿。

第一节 预 防

预防，就是采取一定的措施，防止疾病的发生与发展。

中医学历来非常重视预防，早在《内经》中就提出了“治未病”的预防思想，强调防患于未然。预防，对于健康人来说，可增强体质，预防疾病的发生；对于病者而言，可防止疾病的发展与传变。

预防（治未病）的内容，包括未病先防、既病防变及病后防复等方面。（图9-1）

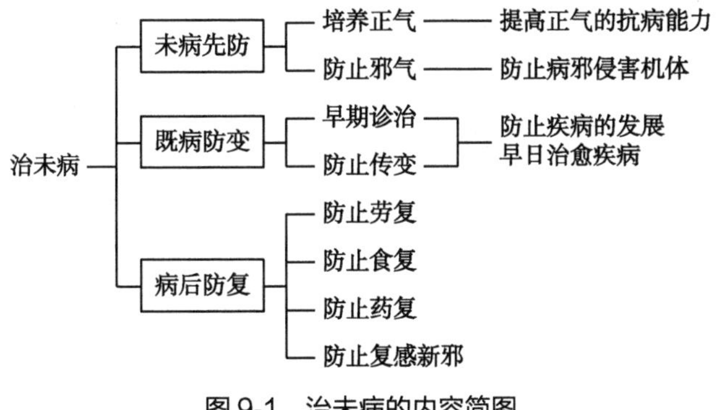

图9-1 治未病的内容简图

【原文解读】

《素问·四气调神大论》曰：“圣人不治已病治未病，不治已乱治未乱……夫病已成而后药之，乱已成而后治之，譬犹渴而穿井，斗而铸锥，不亦晚乎！”

《丹溪心法·不治已病治未病》曰：“与其救疗于有疾之后，不若摄养于无疾之先。盖疾成而后药者，徒劳而已。是故已病而不治，所以为医家之法；未病而先治，所以明摄生之理。夫如是则思患而预防之者，何患之有哉？此圣人不治已病治未病之意也。”

以上原文论述了治未病（预防）的重要性。

一、未病先防

未病先防，是指在未发生疾病之前，采取各种措施，做好预防工作，以防止疾病的发生。

未病先防，古称“养生”，亦称“摄生”“道生”，是调摄身体，保养生命的意思。养生，是中医预防医学的重要组成部分，其对增强体质，防止疾病发生，保持健康，以延年益寿，有着十分重要的意义。

疾病的发生，主要关系到正气和邪气两个方面因素，正气不足是疾病发生的内在因素，邪气侵犯是疾病发生的重要条件。因此，要做到未病先防，一是要培养正气，二是要防止邪气。这是未病先防（养生）的两条基本原则。

（一）培养正气（图 9-2）

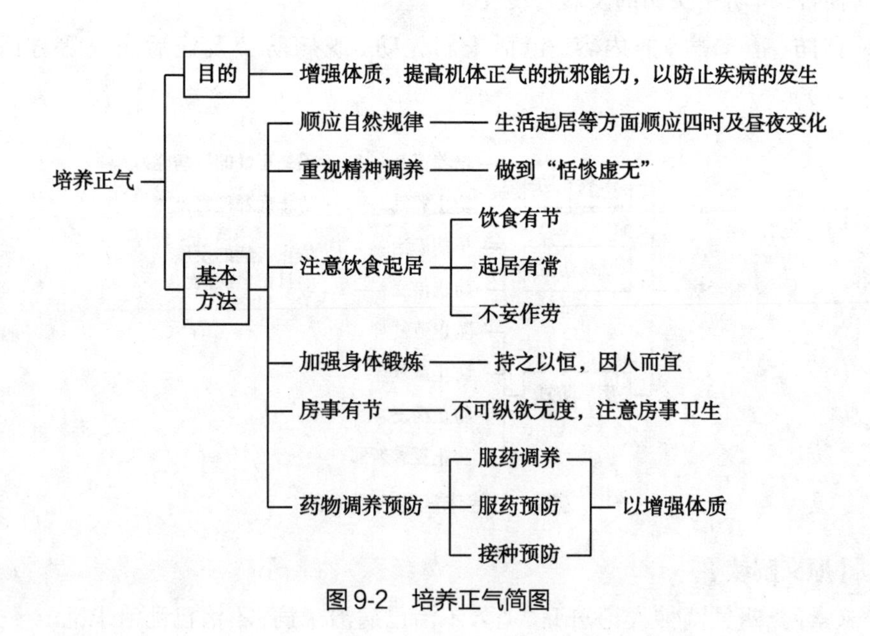

图 9-2　培养正气简图

增强体质，培养正气，提高机体的抗邪能力，可以防止疾病的发生。增强体质，培养正气的基本方法有：

1. 顺应自然规律　顺应自然规律，亦即“顺时养生”。人生活在自然界中，人的生命活动与自然界的各种变化是息息相关的。人们要了解和掌握自然变化规律，在生活习惯，衣着更换，饮食调配，起居规律等方面，要顺应四时及昼夜变化，使人体生命节律与自然变化节律相协调。这样，才能保持健康，增强正气，避免邪气的侵害，从而达到防止疾病发生的目的。

《内经》提出“法于阴阳”，“和于术数”，“春夏养阳，秋冬养阴”的养生原则和方法，就是要求人们养生必须遵循四时变化规律。

【原文解读】

《素问·四气调神大论》曰：“夫四时阴阳者，万物之根本也，所以圣人春夏养阳，秋冬养阴，以从其根，故与万物沉浮于生长之门。逆其根，则伐其本，坏其真矣。故阴阳四时者，万物之终始也，死生之本也，逆之则灾害生，从之则苛疾不起，是谓得道。”

《灵枢·本神》曰：“智者之养生也，必顺应四时而适寒暑，和喜怒而安居处，节阴阳而调刚柔。如是则僻邪不至，长生久视。”“僻邪不至”，指四时不正之气难以侵袭。“长生久视”，即长寿，不易衰老。“视”，活也。

以上原文，论述了顺应自然养生的重要意义及其原则与方法。

2. 重视精神调养　人的精神情志活动是脏腑功能活动的体现。七情太过，可直接伤及脏腑，导致气机紊乱，气血阴阳失调，损伤人体正气，易于引发疾病。因此，重视精神调养是养生防病的一个重要方面。

重视精神调养，要求人们做到：心情舒畅，精神愉快，思想上安定清静，无贪欲妄想。即《内经》所说的“恬惔虚无”之义。这样，人体气机通畅，气血阴阳调和，正气充沛，起到预防疾病，健康长寿的功用。

【原文解读】

《素问·上古天真论》曰：“恬惔虚无，真气从之，精神内守，病安从来。”原文论述了精神调养的要求及其意义。“恬惔虚无”，是说思想上安定清静，无贪欲妄想。

3. 注意饮食起居　注意饮食起居，包括饮食有节、起居有常、不妄作劳等方面。

（1）饮食有节：饮食是供给机体营养物质的源泉。饮食有节，即注意饮食调养。饮食合理，可以增强体质，提高正气抗邪能力，以减少疾病，延年益寿。若饮食不当，易伤及脾胃，耗损正气，引发诸多疾病。

饮食调养要求做到：一是饮食要适时适量，不可过饥过饱。二是注意饮食卫生，不吃不洁、有毒、腐败变质的食物。三是饮食要五味调和，不可偏嗜。

（2）起居有常：是说生活起居要有一定的规律性，并要顺应四时气候的变化，安排适宜的作息时间。生活起居有规律，能保持精力充沛，增进身体健康。若生活起居无规律，可致气血阴阳紊乱，正气虚弱，抗病能力减退。

（3）不妄作劳：是说劳力要适度，要注意劳逸结合。适当的体力劳动和运动，可以使气血流通，促进身体健康。否则，过劳能够耗伤气血，损伤形体，过逸又使气血阻滞，易引发各种疾病。

【原文解读】

《素问·上古天真论》曰："上古之人，其知道者，法于阴阳，和于术数，食饮有节，起居有常，不妄作劳，故能形与神俱，而尽终其天年，度百岁乃去。今时之人不然也，以酒为浆，以妄为常，醉以入房，以欲竭其精，以耗散其真，不知持满，不时御神，务快其心，逆于生乐，起居无节，故半百而衰也。"

《素问·脏气法时论》曰："五谷为养，五果为助，五畜为益，五菜为充，气味合而服之，以补益精气。"

以上原文，论述了在生活起居方面，养生的要求及其意义。

4. 加强身体锻炼 生命在于运动。经常锻炼身体，可以促使气血流通，筋骨劲强，肌肉健壮，体质增强，提高正气的抗病能力，增进健康，延年益寿。广播体操、太极拳、武术等各种体育运动，是锻炼身体的良好方法。锻炼身体的运动量要适度，要因人制宜，做到"形劳而不倦"。锻炼身体要持之以恒，方能收效。

【原文解读】

《吕氏春秋·尽数》曰："流水不腐，户枢不蠹，动也。形气亦然。形不动则精不流，精不流则气郁。""户枢"，旧式门户的转轴。"蠹（dù 妒）"，蛀蚀，损害。

5. 房事有节 男女间正常的性生活，是生理所需，对身体是无害的。性生活要消耗肾精，肾精是人体生长、发育、生殖等功能的物质基础。性生活过度，必致肾精亏损，使人易老或患病。因此，房事要有节制，不可纵欲无度，以保护肾精。肾精充足，形健神旺，达到健康长寿的目的。

另外，要注意房事卫生。男女双方身体不适或疾病，不宜房事。男女性生活不可淫乱，否则，必染病折寿。

6. 药物调养预防 包括服用药物调养预防和接种药物预防等方法。通过药物对人体的作用，达到增强体质，提高正气抗邪能力，以预防疾病发生。

（1）服用药物调养以预防疾病：一是指长期服用一些对身体有益的药物，以增强体质，扶助正气，从而达到健身防病益寿的目的。其对体质偏弱，或体弱多病，或老年人群，尤为重要。二是指有意识地服用某些药物，亦能收到良好的防病效果。如服用板蓝根、大青叶预防流行性感冒、腮腺炎，服用马齿苋预防细菌性痢疾，服用茵陈、栀子预防肝炎等，就是简便易行，行之有效的预防方法。

（2）接种药物预防疾病：药物接种，对增强体质，预防某些疾病的发生，起到显著作用。我国在16世纪发明了人痘接种法预防天花，是人工免疫法的先驱，为后世的预防接种免疫学的发展开辟了道路。

【原文解读】

《素问•刺法论》曰："黄帝曰：余闻五疫之至，皆相染易，无问大小，病状相似，不施救疗，如何可得不相移易者？岐伯曰：不相染者，正气存内，邪不可干，避其毒气……又一法，小金丹……服十粒，无疫干也。"《内经》最早提出"培养正气"（正气存内），"防止邪气"（避其毒气）的未病先防的基本原则，以及用"小金丹"防病的具体方法。

（二）防止邪气（图9-3）

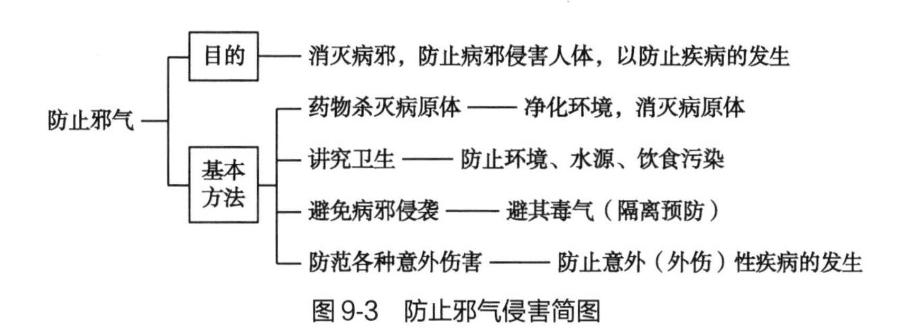

图9-3　防止邪气侵害简图

病邪侵犯人体会导致疾病发生。因此，未病先防，除增强人体正气外，还要消灭病邪和防止病邪侵害人体。主要有以下几点：

1. 药物杀灭病原体 利用某些药物对生物性病原体的杀灭作用，消灭了病原体，对预防疾病的发生起着重要作用。古代用苍术、雄黄等烟熏，消毒灭菌，以预防疾病。近年来，使用多种喷洒剂、雾化剂等消毒净化环境，消灭病原体，取得良好效果。

2. 讲究卫生 讲究卫生，包括环境、水源、饮食等卫生，以防止病邪从体表口鼻而入。因此，防止环境、水源和饮食的污染，对预防呼吸道和消化道等疾病有十分重要的作用。

3. 避免病邪侵袭 注意隔离传染病患者，尽量不要与其接触，以“避其毒气”，是预防传染性疾病的重要措施之一。

4. 防范各种意外伤害 对于跌打损伤、虫兽咬伤等的外伤性疾病，在日常生活和劳动中，必须经常留心防范，以防止外伤性疾病的发生。

【原文解读】

《素问·上古天真论》曰：“虚邪贼风，避之有时。”

二、既病防变（图 9-4）

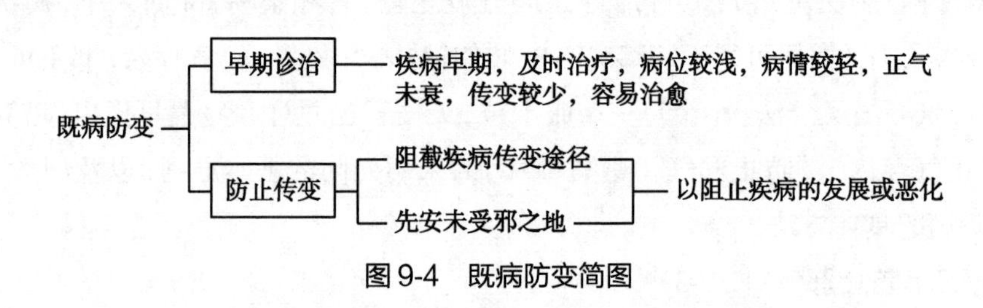

图 9-4 既病防变简图

既病防变，是指疾病已经发生，应采取有效的治疗措施，防止疾病的发展传变，以达到早日治愈疾病的目的。既病防变的主要原则及措施：一是早期诊治，二是防止疾病传变。

（一）早期诊治

在疾病的初期，一般而言，病位较浅，病情多轻，正气未衰。因此，在疾病的早期就及时进行诊断和治疗，易于祛除病邪，有利于保护正气，疾病传变较少，容易治愈。

如果不及时诊治，邪气渐盛，正气渐衰，病邪就有可能由表入里，由浅入深，病情可能由轻而重，由单纯到复杂，以致侵犯内脏，治疗就愈加困难，甚至丧失治疗良机。

【原文解读】

《素问•阴阳应象大论》曰："故邪风之至，疾如风雨，故善治者治皮毛，其次治肌肤，其次治筋脉，其次治六腑，其次治五脏。治五脏者，半死半生也。"

《医学源流论•防微论》曰："病之始生浅，则易治；久而深入，则难治。""盖病之始入，风寒既浅，气血脏腑未伤，自然治之甚易；至于邪气深入，则邪气与正气相乱，欲攻邪则碍正，欲扶正则助邪，即使邪渐去，而正气已不支矣。"

以上原文，阐述了早期诊治的意义，以及不及时诊治的后果。

（二）防止传变

防止传变，是指在掌握疾病的发生、发展规律，及其传变途径的基础上，早期诊断与治疗，以防止疾病的发展传变。防止传变，包括阻截疾病传变途径和"先安未受邪之地"两个方面。

1. 阻截疾病传变途径 疾病的传变有一定的规律和途径。如外感病的六经传变、卫气营血传变、三焦传变，内伤病的脏腑传变、经络传变等。掌握了疾病的传变途径及规律，就能及时采取治疗措施，从而能防止疾病的发展或恶化。

例如，伤寒病的太阳病阶段，是伤寒病早期诊治的关键，在此阶段的正确有效的治疗，是防止伤寒病病势发展的最好措施。又如，麻疹初期，疹毒未透，易内传脏腑，转为重证。因此，在麻疹初期，要及时采用宣透之药以发表透疹，使疹毒随汗由表而泄，不至于内犯脏腑。

2. 先安未受邪之地 所谓"先安未受邪之地"，是说根据疾病发展传变规律，预先用药安扶尚未受到病邪传及之处（部位）。这是根据不同疾病的传变规律，实施预见性治疗，以控制疾病的传变。

例如，"见肝之病，知肝传脾，当先实脾"之法，就是在治疗肝病的同时，配合健脾的药物，使脾气旺盛而不受邪，以防肝病传脾。又如，温热病伤及胃阴时，病势进一步发展，将耗及肾阴。清代医家叶桂，据此传变规律，提出了"务必先安未受邪之地"的方法，即是在甘寒养胃阴的方药中，加入咸寒滋肾阴的药物，以防肾阴的消耗。这些都是既病防变法则具体应用的范例。

【原文解读】

《难经•七十七难》曰："上工治未病，中工治已病者，何谓也？然：所谓治未

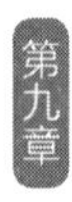

病者，见肝之病，则知肝当传之于脾，故先实其脾气，无令得受肝之邪，故曰治未病焉。中工者，见肝之病，不晓相传，但一心治肝，故曰治已病也。”

《金匮要略·脏腑经络先后病脉证》曰：“见肝之病，知肝传脾，当先实脾。”

三、病后防复

疾病初愈，采取适当的调养与善后疗法，防止因过于劳累，或饮食失宜，或服药不当等，引起疾病复发。主要有以下几个方面：

1. 防止劳复 形神过劳，或早犯房事，或情志异常等而致复发者，称之为“劳复”。病后初愈，劳逸适度，工作、学习和运动都应量力而行；节制房事，不能过早过频；保持心情舒畅，情志不能激动或消沉，则有利于形神恢复，防止疾病复发。

2. 防止食复 疾病初愈，因饮食失宜而致复发者，称之为“食复”。疾病初愈，脾胃之气尚虚，若多食强食，不注意饮食卫生和“忌口”，易使疾病复发。病后，饮食宜清淡，搭配合理，少食辛辣肥腻生硬之品，不饮酒等，以防止复发。

3. 防止药复 病后因滥用补剂，或因药物应用不当而致复发者，称之为“药复”。疾病初愈，正气已伤，余邪尚存，适当应用药物调理，以恢复正气，清除余邪。若滥补或猛攻，致使虚不受补，助邪伤正，导致疾病复发，或生新病。

4. 防止复感新邪 病后因重新感受外邪而导致复发者，称之为“复感新邪致复”。病后体弱，对外界环境适应能力、抗御外邪能力较差。外出活动应注意防止复感新邪而致病。（病后防复，参见第七章“发病类型”的“复发”部分）

第二节 治 则

1. 治则的概念 治则，即治疗原则，是治疗疾病时必须遵循的基本原则。它是在整体观念和辨证论治理论指导下所制定的，对临床治疗立法、处方、用药等具有普遍指导意义的治疗学理论。

2. 治则与治法的区别 治则是指导治疗疾病的准则，是确立治疗方法的依据。治法是在治疗原则指导下所确立的具体治疗措施，它直接关系到处方、用药、取穴等。

治法又有治疗大法和治疗方法的不同。治疗大法，是针对一类相同病机的证候而确立的，其适用范围相对较广。治疗方法，是在治疗大法限定的范围之内，针对具体病证所确立的具体治疗方法。如扶正祛邪为治疗原则，汗、吐、下、和、温、清、消、补等八法为治疗大法，发汗法则是在祛邪原则指导下的治疗大法，而辛温发汗又是在发汗法范围内针对风寒表证所采用的具体的治疗方法。因此，治则和治法的区别不是绝对的，而是有联系的。治则与治法的运用，体现了原则性和灵活性的结合。

3. 确定治则的主导思想 中医学制定治疗原则，确定治疗方法的主导思想是“治病求本”。

所谓“治病求本”，就是在治疗疾病时，必须寻求疾病的本质，而后针对疾病本质进行治疗。

治病求本，关键在于“求本”和“治本”。求本，就是通过对疾病的病因、病位、病程、病性、邪正关系及机体反应等的综合分析，得出其证候。证候是疾病发展过程中某一阶段的病变本质。病机又是疾病证候本质的概括。所以，证候病机是疾病本质所在。治本，就是根据证候本质进行治疗。

求本和治本是不可分割的整体，求本是决定治本的前提和依据，治本是求本的目的，是解除疾病的方法和手段。因此，治病求本，从某种意义上说，就是辨证论治，它是整体观念和辨证论治理论在治病过程中的体现。（图 9-5）

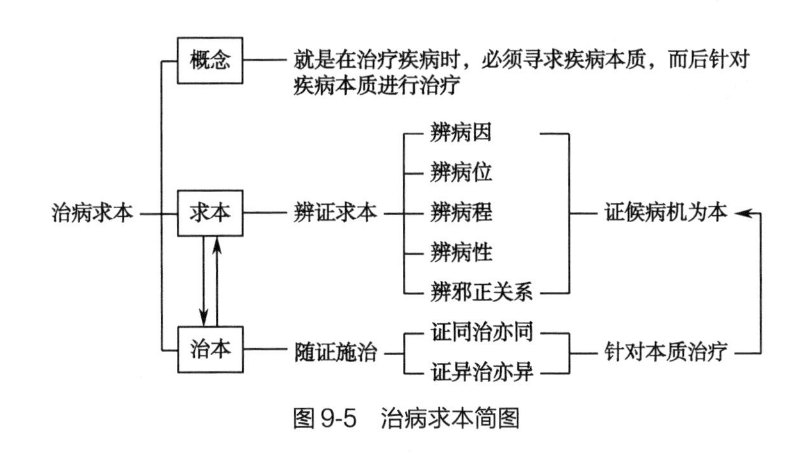

图 9-5 治病求本简图

4. 治则的基本内容 在治病求本主导思想的指导下，治则的基本内容包括：正治与反治、治标与治本、扶正与祛邪、调整阴阳、调理气血津液、三因制宜等。

【原文解读】

《素问·阴阳应象大论》曰："治病必求于本。"

《景岳全书·传忠录·论治篇》曰："凡看病施治，贵乎精一。盖天下之病，变态虽多，其本则一。天下之方，治法虽多，对证则一。故凡治病之道，必确知为寒，则竟散其寒；确知为热，则尽清其热。一拔其本，诸证尽除矣。故《内经》曰：治病必求其本。"

《景岳全书·传忠录·求本论》曰："万事皆有本，而治病之法，尤惟求本为首务。所谓本者，惟一而无两也。盖或因外感者，本于表也；或因内伤者，本于里也；或病热者，本于火也；或病冷者，本于寒也；邪有余者，本于实也；正不足者，本于虚也。但察因何而起，起病之因便是病本。万病之本，只此表、里、寒、热、虚、实六者而已。……直取其本，则所生诸病，无不随本皆退矣。"

《素问病机气宜保命集·病机论》曰："察病机之要理，施品味之性用，然后明病之本焉。故治病不求其本，无以去深藏之大患。"

以上原文，论述了治病求本的方法及其意义。

一、正治与反治

在错综复杂的疾病过程中，疾病有本质与征象一致者，有本质与征象不完全一致者，故有正治与反治的不同。

正治与反治，是针对疾病有无假象所制定的两种治疗原则，是指所用药物性质的寒热补泻与疾病本质与现象之间的从逆关系而言。

【原文解读】

《素问·至真要大论》曰："逆者正治，从者反治。"《内经》确立了正治与反治的治疗原则。

（一）正治（图 9-6）

1. 含义 正治，是逆其证候性质而治的一种治疗原则。即治疗采用的方药性质与疾病的证候性质相逆（反），故又称为"逆治"。正治是临床最为常用的一种治疗原则。

2. 适应证　正治法适用于疾病的征象与本质相一致的病证。如热证见热象，寒证见寒象，虚证见虚象，实证见实象等。

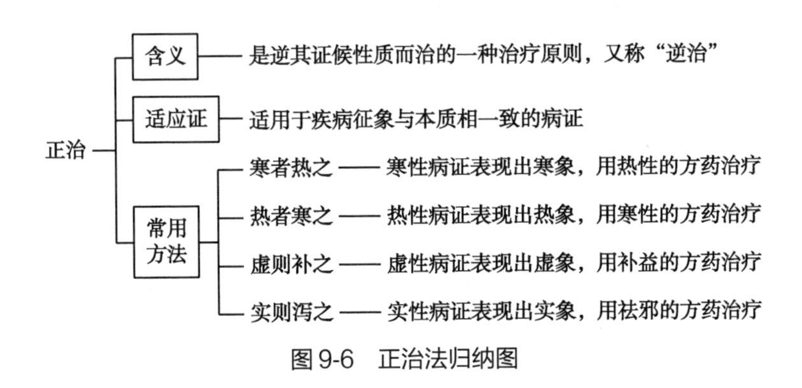

图 9-6　正治法归纳图

3. 常用方法

（1）寒者热之：是指寒性病证表现出寒象，用温热的方药治疗。又称为“以热治寒”。如表寒证的治疗用辛温解表的方药，里寒证的治疗用辛热温里的方药等。

（2）热者寒之：是指热性病证表现出热象，用寒凉的方药治疗。又称为“以寒治热”。如表热证的治疗用辛凉解表的方药，里热证的治疗用苦寒清里的方药等。

（3）虚则补之：是指虚性病证表现出虚象，用补益的方药治疗。如治疗气虚证用补气的方药，血虚证用补血的方药，阴虚证用补阴的方药，阳虚证用补阳的方药等。

（4）实则泻之：是指实性病证表现出实象，用祛邪的方药治疗。如治疗食滞证用消食导滞的方药，痰湿证用化痰祛湿的方药，瘀血证用活血化瘀的方药，里实证用泻下攻里的方药等。

【原文解读】

《素问·至真要大论》曰：“寒者热之，热者寒之。”“盛者泻之，虚者补之。”

《素问·三部九候论》曰：“实则泻之，虚则补之。”

以上原文，是《内经》确立的常用的正治方法。

（二）反治（图 9-7）

1. 含义　反治，是顺从病证假象而治的一种治疗原则。即治疗采用的方药

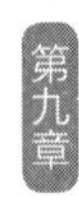

性质与病证中的假象性质相从(同),故又称为“从治”。

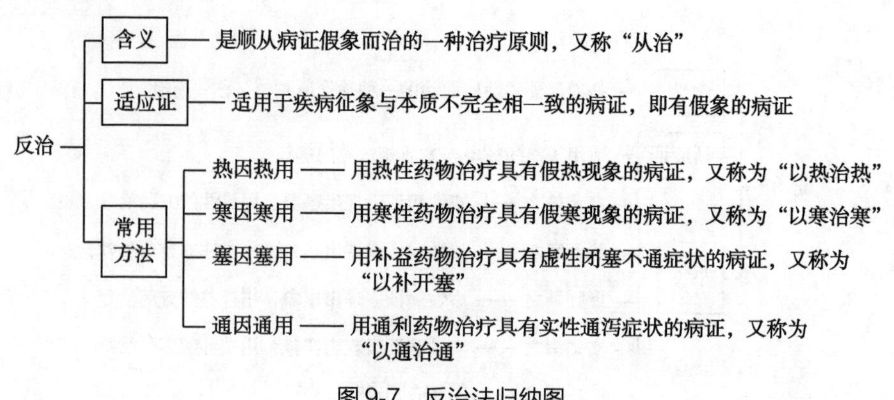

图9-7 反治法归纳图

2. 适应证 反治法适用于疾病的征象与本质不完全相一致的病证。即有假象的病证,如真热假寒证,真寒假热证,真实假虚证,真虚假实证等。

3. 常用方法

(1)热因热用:是指用热性药物治疗具有假热现象的病证。又称为“以热治热”。适用于阴盛格阳的真寒假热证。

例如,格阳证,由于阴寒内盛,临床见有下利清谷,四肢厥冷,脉微欲绝,舌淡苔白等真寒之象。因阳气被格拒于外,又见身热欲盖衣被,面红如妆的假热之象。其病证本质是真寒(少阴虚寒证),热象是假(戴阳、浮阳)。因此,当用热性药物温内寒以治其本。热药对假热之象而言,则为“热因热用”。

“热因热用”中的前一个“热”,是指药性之热,后一个“热”,是指假热的症状。

(2)寒因寒用:是指用寒性药物治疗具有假寒现象的病证。又称为“以寒治寒”。适用于阳盛格阴的真热假寒证。

例如,格阴证,由于阳热内盛,临床见有高热、烦渴、小便短赤、舌质红绛、脉数等真热之象。因阳气郁阻于内,不能外达并格阴于外,又见手足厥冷、脉沉伏的假寒之象。其病证本质是真热(阳明实热证),寒象是假(热厥)。因此,当用寒性药物清里热以治其本。寒药对假寒之象而言,则为“寒因寒用”。

“寒因寒用”中的前一个“寒”，是指药性之寒，后一个“寒”，是指假寒的症状。

（3）塞因塞用：是指用补益的药物治疗具有虚性闭塞不通症状的病证。又称为“以补开塞”。适用于因虚而有闭塞不通症状的真虚假实证。

例如，血虚经闭证，此经闭是因血虚所致，治当补血，血足则经通。又如，肾虚尿闭证，小便不通是因肾阳虚衰，不能蒸化水液所致，治当温补肾阳，肾阳充足则小便自通。再如，脾虚便秘证，大便不通是因脾气虚衰，无力运化所致，治当健脾益气，脾气健运，大便自通。此即是“以补开塞”之义。

“塞因塞用”中的前一个“塞”，有补塞之意，是指补益作用的药物，后一个“塞”，是指虚性闭塞不通的症状。

（4）通因通用：是指用通利的药物治疗具有实性通泻症状的病证。又称为“以通治通”。适用于因实邪内阻而出现通泻症状的真实假虚证。

例如，瘀血崩漏证，出血不止是因瘀血内阻，血不归经所致，治当活血化瘀，瘀血去则血自归经而出血自止。又如，湿热淋证，尿频、尿急、尿痛等，是因湿热蕴积膀胱所致，治当利尿通淋，清化膀胱湿热，湿热除则淋证自消。又如，食积泄泻证，腹痛、泄泻是因食滞肠胃所致，治当消食导滞，食积去而泄泻自愈。再如，痢疾病证，腹痛、里急后重、便下脓冻等，是湿热损伤肠腑血肉所致，治当清泻肠中湿热，湿热清而痢下自除。此即是“以通治通”之义。

“通因通用”中的前一个“通”，是指通利作用的药物，后一个“通”，是指实性通泄的症状。

【原文解读】

《素问·至真要大论》曰：“塞因塞用，通因通用。”

《景岳全书·传忠录·论治篇》曰：“治法有逆从，以寒热有真假也，此《内经》之旨也。经曰：逆者正治，从者反治。夫以寒治热，以热治寒，此正治也，正即逆也。以热治热，以寒治寒，此反治也，反即从也。”

以上原文，阐述了正治与反治的概念及其方法。

另：关于正治与反治的关系（图 9-8）

相同之处：正治与反治都是针对疾病本质而治，都属于治病求本的范畴。

不同之处：正治是针对疾病本质而言，适用于疾病的本质与现象相一致的病证。反治是针对疾病假象而言，适用于疾病本质与现象不完全一致的病证。

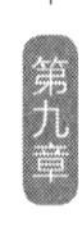

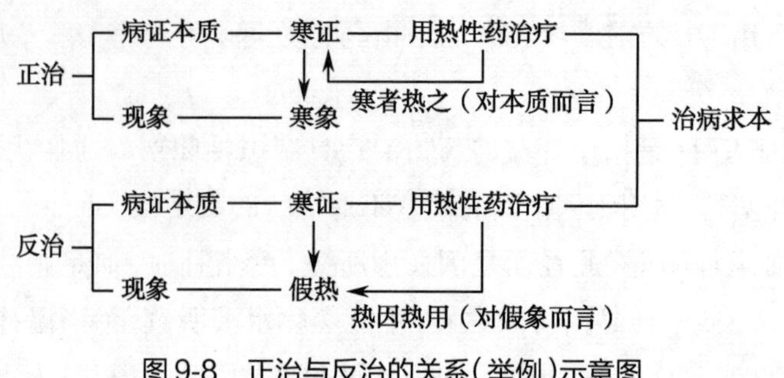

图9-8 正治与反治的关系（举例）示意图

二、治标与治本

（一）治标与治本的概念

标与本是一对相对概念，具有本末、主次、先后、因果等多种含义，在中医学中常用来说明疾病的本质与现象，以及疾病过程中矛盾的主次、先后关系。

治标与治本，亦称“标本缓急”，是说在复杂多变的病证中，其病证有标本主次不同，治疗有先后缓急之分。

标本的相对性，常随疾病过程中的具体情况而划分。如以邪正关系而言，则正气为本，邪气为标；以病因与症状而言，则病因为本，症状为标；以疾病先后而言，则先病、原发病为本，后病、继发病为标；以表里病位而言，则脏腑病为本，肌表经络病为标等。因此，在临床上要从复杂多变的病证中，分辨其标本主次，来确定治疗上的先后缓急。

【原文解读】

《景岳全书·传忠录·标本论》曰：“病有标本者，本为病之源，标为病之变。”

《珍珠囊补遗药性赋》曰：“夫用药者，当知标本。以身论之，外为标，内为本；气为标，血为本；阳为标，阴为本；六腑属阳为标，五脏属阴为本。以病论之，先受病为本，后传变为标。”

以上原文，分别（举例）阐述了标与本的概念。

（二）治标与治本的运用（图9-9）

标本缓急的运用原则，临床常有缓则治本，急则治标，标本兼治三个方面。

1. 缓则治本 缓则治本，是指在病情缓和（标病不急）的情况下，针对疾病本质进行治疗。

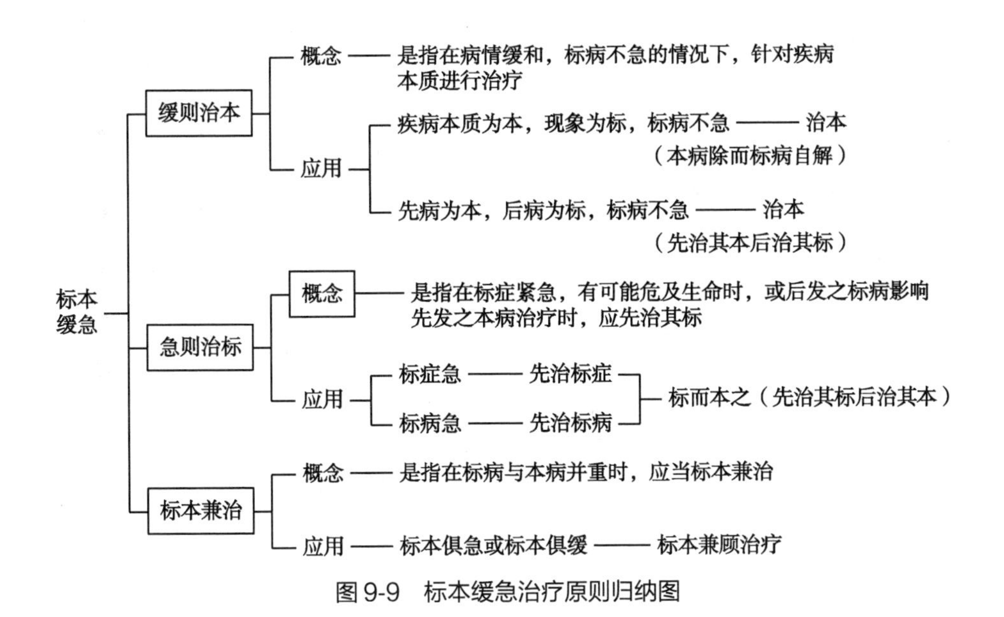

图 9-9　标本缓急治疗原则归纳图

缓则治本的应用，主要有两种情况：

（1）从疾病的本质与现象来分析：本质为本，现象为标。标病产生于本病，在标病（症状）不急时，应针对疾病本质治疗，本病既除而标病自解。例如，肺阴虚而产生的咳嗽，肺阴虚为本，咳嗽症状为标，用滋阴润肺之法治疗，肺阴充足了，咳嗽症状也就消除了。

（2）从先病与后病来分析：先病为本，后病为标。在后发之病不急时，应先治先发之病，后治后发之病。此为“本而标之，先治其本，后治其标”。例如，先患外感咳嗽，后患心病之失眠、多梦，如果失眠之病不急，则应先治肺病咳嗽，待外感之邪祛除而咳嗽愈后，再治疗心病之失眠。

2. 急则治标　急则治标，是指在标症紧急，有可能危及生命时，或后发之标病影响先发之本病治疗时，应先治标症或标病。

标症急：标症紧急，若不及时解救就会危及生命，此时应先治标症，待标症缓解后再治本病。例如，在疾病过程中，出现高热、抽筋、剧痛、剧烈呕吐、喘促或呼吸困难、大出血、尿闭等危重症状时，当先应急治疗。待标症解除后，再治本病。

标病急：原发之病为本，后发之病为标。若原发之病未除，又继发新病，并影响原发病的治疗时，此时应先治后发之标病，待标病解除后，再治本病。例如，原有慢性胃病，又复感外邪而患感冒，则应先治感冒，待感冒愈后，再治胃病。

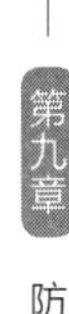

急则治标，属于一种应急性治疗，治标以后一定还要治本，此为“标而本之，先治其标，后治其本”。

3. 标本兼治 标本兼治，是指在标病与本病并重时，应当标本兼治。

标病与本病，或俱急，或俱缓，若单治标病而不顾其本病，或单治本病而不顾其标病，则不能适应病证的治疗要求，就必须标本兼顾进行治疗。

例如，虚人感冒，患者素体气虚，抗邪无力，反复感冒。正气为本，邪气为标。若单治其本，补气扶正则易留邪，若单治其标，发汗祛邪则易伤正，此时宜益气解表并用。

又如，在热病过程中，出现身热、腹满胀痛、大便燥结、口干渴、舌苔焦燥等症状，是热邪内结，阴液受损所致。正气为本，病邪为标，此属标本俱急之证，治宜增液承气汤，以泻热存阴。攻下热邪以治标，有助于阴液之本的恢复，滋阴润燥以治本，有利于热邪之标的祛除。标本兼治，相得益彰。

总之，标本缓急治则的运用，在“治病求本”主导思想指导下，要根据疾病的不同情况进行具体分析，从复杂多变的病证中抓住主要矛盾，采取灵活的方法进行治疗。

【原文解读】

《素问·标本病传论》曰：“知标本者，万举万当；不知标本，是谓妄行。……先热而后生病者治其本，先热而后生中满者治其标。……小大不利治其标，小大利治其本。病发而有余，本而标之，先治其本，后治其标。病发而不足，标而本之，先治其标，后治其本。”

《医宗必读·辨治大法论》曰：“标本先后者，受病为本，见证为标；五虚为本，五邪为标。如腹胀因于湿者，其来必速，当利水除湿，则胀自止，是标急于本，先治其标。若因脾虚渐成胀满，夜剧昼静，当补脾阴，夜静昼剧，当补胃阳，是本急于标，先治其本。”

《类经·标本类》曰：“危急之候，虽为标病，必先治之，此所谓急则治其标也。”

《医论三十篇》曰：“病有标有本，不可偏废，而危急之际，则必先治其标。”

以上原文，分别论述了标本缓急的运用意义及其方法。

三、扶正与祛邪

在疾病的过程中，邪正斗争的盛衰变化，决定着疾病的发展变化与转归。

因此，治疗疾病的一个基本原则，就是要扶助正气，祛除邪气，使疾病向好转、痊愈的方面转化，以早日康复。

（一）扶正祛邪的基本概念（图 9-10）

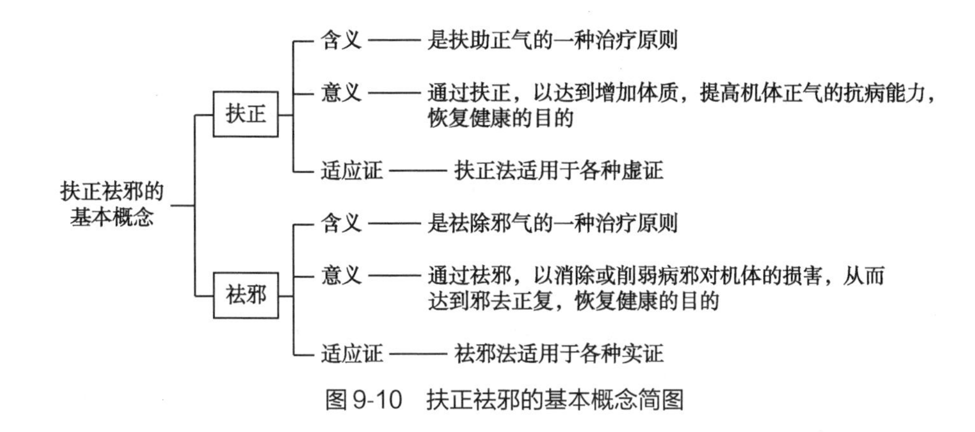

图 9-10　扶正祛邪的基本概念简图

扶正祛邪，是针对虚证和实证所确定的治疗原则，包括扶正和祛邪两个方面。

1. 扶正　就是扶助正气的一种治疗原则。通过扶正，以达到增强体质，提高机体抗病能力，恢复健康的目的。

扶正常用的方法，根据气虚、血虚、阴虚、阳虚等的不同，临床常用内服益气、养血、滋阴、温阳等药物方法，以补养各脏腑的气血阴阳。此外，食疗、针灸、推拿、锻炼等亦能起到扶正的作用。

扶正法适用于正气虚损的各种虚证。

2. 祛邪　就是祛除邪气的一种治疗原则。通过祛邪，以消除或削弱病邪对机体的侵袭和损害，从而达到邪去正复，恢复健康的目的。

祛邪常用的方法，根据邪气的性质及病变部位的不同，临床常用发汗、涌吐、攻下、清热、散寒、祛湿、化痰、行气、活血、消导，以及手术等方法。

祛邪法适用于邪气盛的各种实证。

【原文解读】

《素问·三部九候论》曰："实则泻之，虚则补之。"

《灵枢·邪客》曰："补其不足，泻其有余。"

《景岳全书·传忠录·虚实篇》曰："虚实者，有余、不足也……实言邪气实，则当泻；虚言正气虚，则当补。"

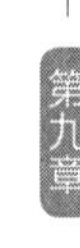

以上原文，分别阐述了扶正与祛邪的治疗原则。

（二）扶正祛邪的运用原则（图 9-11）

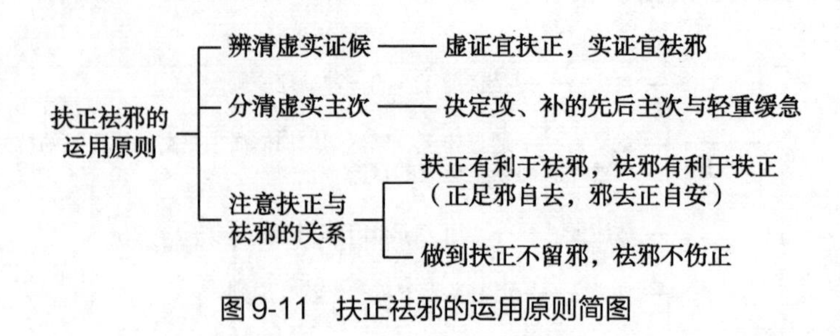

图 9-11 扶正祛邪的运用原则简图

扶正祛邪的治疗原则，适用于各种虚证、实证以及虚实错杂证。在临床运用时，必须掌握以下三条原则：

1. 辨清虚实证候，虚证宜扶正，实证宜祛邪 虚证用扶正法，实证用祛邪法。首先是对虚证、实证的辨证要确切，才能治疗正确，收到疗效。若辨证不清，补、泻误用，则会产生虚者更虚，实者更实的严重后果。

2. 分清虚实主次，决定攻、补的先后主次与轻重缓急 对于虚实错杂证，应根据虚实主次关系，来决定攻、补的先后主次与轻重缓急。

3. 注意扶正与祛邪的关系，做到扶正不留邪，祛邪不伤正 扶正与祛邪之间的作用，是相互为用，相辅相成的。扶正能增强正气，则有助于机体祛除病邪，即所谓“正足邪自去”；祛邪能消除病邪，减少或消除邪气对机体正气的损害，即所谓“邪去正自安”。所以，前人有“扶正即所以祛邪，祛邪即所以扶正”之说。若运用不当，则会产生误补助邪，误攻伤正之害。所以，在运用扶正与祛邪法时，要做到扶正不留邪，祛邪不伤正。

【原文解读】

《素问·五常政大论》曰：“无盛盛，无虚虚，而遗人天（夭）殃。”是说不要实证用补使其更实，不要虚证用泻使其更虚，而落下使人夭折生命之灾难。

《医门法律·申明〈内经〉法律》曰：“凡治病，不辨新病邪实，久病正虚，缓急先后失序，而实实虚虚，医之罪也。”“实实”，实证用补法，使其更实。“虚虚”，虚证用泻法，使其更虚。

以上原文指出虚实辨证不清，补泻误用的严重后果。

《景岳全书·传忠录·论治篇》曰：“治病之则，当知邪正，当权重轻。”“补泻之法，补亦治病，泻亦治病，但当知其要也。”“用补之法，贵乎先轻后重，务在成功；用攻之法，必须先缓后峻，及病则已。”

（三）扶正祛邪的运用方式（图 9-12）

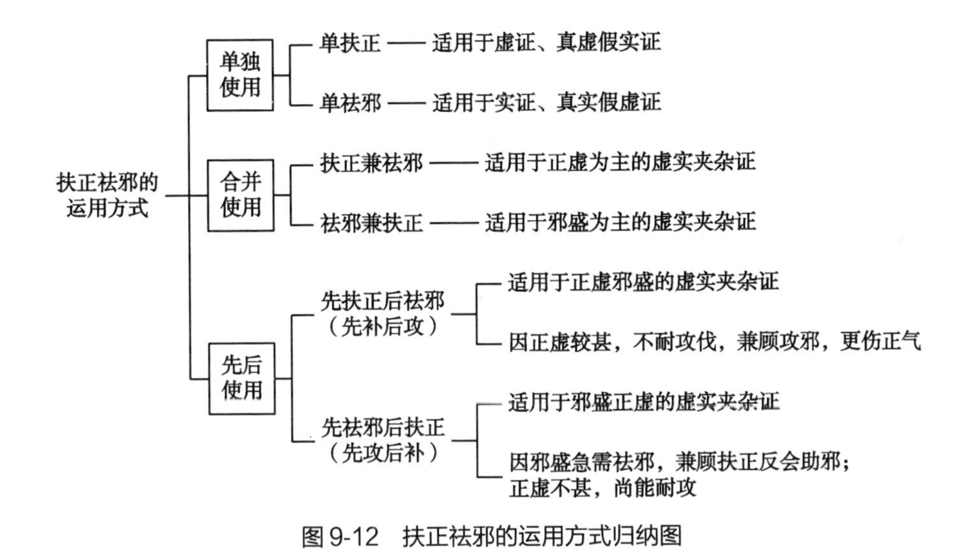

图 9-12　扶正祛邪的运用方式归纳图

1．单独使用

（1）单扶正：适用于各种虚证、真虚假实证。

临床运用时，当分清虚证所在脏腑经络等的不同部位，以及精气血津液阴阳的何种虚衰，而分别选用与其相应的扶正方法。扶正用药，一般宜缓补，少用峻补，以免虚不受补。

（2）单祛邪：适用于各种实证、真实假虚证。

临床运用时，当辨清病邪的性质、强弱、所在病位，而采用相应的祛邪方法。祛邪用药，还应注意中病即止，防止太过伤正，以免“贼去城空”之误。

2．合并使用　扶正与祛邪同时使用，即攻补兼施，适用于既有正气虚又有邪气盛的虚实夹杂证。因正虚邪实二者均不甚重，若单纯补虚，则会助邪，单纯攻邪，反会伤正。因此，必须扶正与祛邪合并使用。由于虚实夹杂证有虚实主次之分，因而攻补合并使用时亦有主次之别。

（1）扶正兼祛邪：即以扶正为主，辅以祛邪。适用于以正虚为主的虚实夹杂证。

（2）祛邪兼扶正：即以祛邪为主，辅以扶正。适用于以邪盛为主的虚实夹杂证。

例如：气虚感冒，宜补气解表同用。若单补气则留邪，单解表则伤正。在临床运用时，又要根据病情，分清虚实主次关系，以确定补气与解表的轻重主次。

3. 先后使用 扶正与祛邪分先后使用，主要是根据虚实夹杂证中的虚实轻重缓急而采取的一种治疗措施。在使用中，更要注意掌握扶正与祛邪之间的关系，做到扶正而不留邪，祛邪而不伤正。

（1）先扶正后祛邪：即先补后攻。适用于正气虚邪气盛的虚实夹杂证。因为机体正气虚损较甚，不耐攻伐；此时若兼顾攻邪会更伤正气。故当先扶助正气，待正气适当恢复，能耐受攻伐时再予以祛邪。

例如：鼓胀病，是正气虚水液内停所致。因正气虚衰为主要矛盾，正虚又不耐攻伐，治疗就必须先扶助正气，待正气能耐攻伐时，再进行逐水，以防发生意外事故。

（2）先祛邪后扶正：即先攻后补。适用于邪气盛正气虚的虚实夹杂证。因为邪气较盛，急需祛邪，若兼顾扶正反会助邪；机体正气虽虚但不甚，尚能耐攻。故当先行祛邪，邪去后再给予扶正。

例如：瘀血崩漏证，因瘀血不去，出血难止，在正气尚能耐攻的情况下，应先活血化瘀以祛其邪，然后再进行补血以扶其正。

【原文解读】

《医学源流论》曰："虚证宜补，实证宜泻，尽人而知之者。然或人虚而证实，如弱体之人冒风、伤食之类；或人实而证虚，如强壮之人劳倦、亡阳之类；或有人本不虚，而邪深难出；又有人已极虚，而外邪尚伏。种种不同，若纯用补，则邪气益固；纯用攻，则正气随脱。此病未愈，彼病益深。古方所以有攻补同用之法。"原文举例论述了攻补同用的方法及其意义。

《医门法律·先哲格言》曰："所谓缓急者，察虚实之缓急也。无虚者，急在邪气，去之不速，留则生变也。多虚者，急在正气，培之不早，临期无济也。……实而误补，固必增邪，犹可解救，其祸小；虚而误攻，真气忽去，莫可挽回，其祸大。此虚实之缓急，不可不察也。"原文论述了虚实缓急的治法及其攻、补误治的危害。

四、调整阴阳（图9-13）

调整阴阳，是指纠正疾病过程中的阴阳偏盛、偏衰，使阴阳恢复相对平衡状态的一种治疗原则。

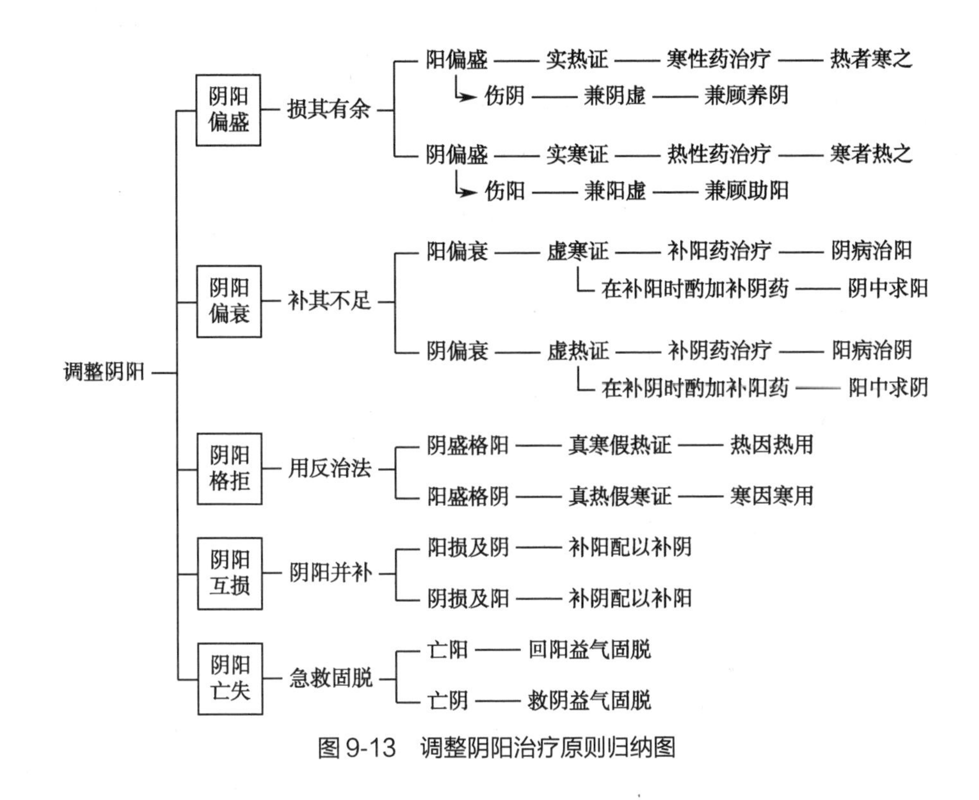

图9-13 调整阴阳治疗原则归纳图

（一）阴阳偏盛的治疗——损其有余

阴阳偏盛的实证，用祛邪法治疗，即为“损其有余”“盛则泻之”。

1. 阳偏盛 对阳偏盛的实热证，用寒性药治疗，以清泻阳热病邪，即为“热者寒之”。若阳盛伤阴，兼有阴虚者，在清热的同时，又当兼顾养阴，即为祛邪兼以扶正。

2. 阴偏盛 对阴偏盛的实寒证，用热性药治疗，以祛除阴寒病邪，即为“寒者热之”。若阴盛伤阳，兼有阳虚者，在祛寒的同时，又当兼顾助阳，即为祛邪兼以扶正。

（二）阴阳偏衰的治疗——补其不足

阴阳偏衰的虚证，用扶正法治疗，即为“补其不足”“虚则补之”。

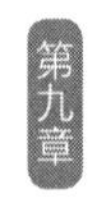

1. 阳偏衰 对阳虚不能制阴而致阴相对偏盛的虚寒证，用补阳药治疗，扶阳以抑阴。此法又称为“阴病治阳”“益火之源，以消阴翳”。

2. 阴偏衰 对阴虚不能制阳而致阳亢的虚热证，用补阴药治疗，滋阴以制阳。此法又称为“阳病治阴”“壮水之主，以制阳光”。

此外，根据阴阳互根互用的理论，对阴阳偏衰的虚证，在治疗时还可应用“阴中求阳”“阳中求阴”的方法。如治疗阳虚证，在补阳时适当佐以补阴药，即为阴中求阳；治疗阴虚证，在补阴时适当佐以补阳药，即为阳中求阴。阴中求阳，使阳得阴助而生化无穷；阳中求阴，使阴得阳助而泉源不竭。此即阴阳互用互济之法，不但能增加疗效，而且能限制纯补阳或纯补阴时药物的偏性及副作用。

【原文解读】

《素问·至真要大论》曰：“谨察阴阳所在而调之，以平为期。”

《灵枢·邪客》曰：“补其不足，泻其有余。”

《灵枢·寒热病》曰：“盛则泻之，虚则补之。”“损有余，益不足。”

《素问·至真要大论》曰：“寒者热之，热者寒之。”“有病热者寒之而热，有病寒者热之而寒，二者皆在，新病复起，奈何治？岐伯曰：诸寒之而热者取之阴，热之而寒者取之阳，所谓求其属也。”唐·王冰注：“言益火之源，以消阴翳，壮水之主，以制阳光，故曰求其属也。”

《素问·阴阳应象大论》曰：“阳病治阴，阴病治阳。”

《景岳全书·卷之五十·新方八略》曰：“故善补阳者，必于阴中求阳，则阳得阴助而生化无穷；善补阴者，必于阳中求阴，则阴得阳升而泉源不竭。”

以上原文对调整阴阳的治疗原则作了具体阐述。

（三）阴阳格拒的治疗——用反治法

对阴盛格阳的真寒假热证，采用“热因热用”的方法治疗。真寒假热证，病证本质是阴寒内盛，治宜热药以温阳散寒，对假热现象而言，即是热因热用。

对阳盛格阴的真热假寒证，采用“寒因寒用”的方法治疗。真热假寒证，病证本质是阳热内盛，治宜寒药以清泻阳热，对假寒现象而言，即是寒因寒用。

（四）阴阳互损的治疗——阴阳并补

对阴阳互损所致的阴阳两虚证，用阴阳并补的方法治疗。临床应用时，应当分清主次。

阳损及阴，是以阳虚为主的阴阳两虚证，治疗时，应在补阳的基础上配以补阴。

阴损及阳，是以阴虚为主的阴阳两虚证，治疗时，应在补阴的基础上配以补阳。

（五）阴阳亡失的治疗——急救固脱

亡阴与亡阳，是全身之气大量脱失，功能衰竭，生命垂危，治疗应急救固脱。亡阳者，重在回阳益气固脱；亡阴者，重在救阴益气固脱。

五、调理气血津液

（一）调气

气病的病理变化，主要包括气虚和气机失调。因此，调气主要包括补气和调理气机两个方面。（图9-14）

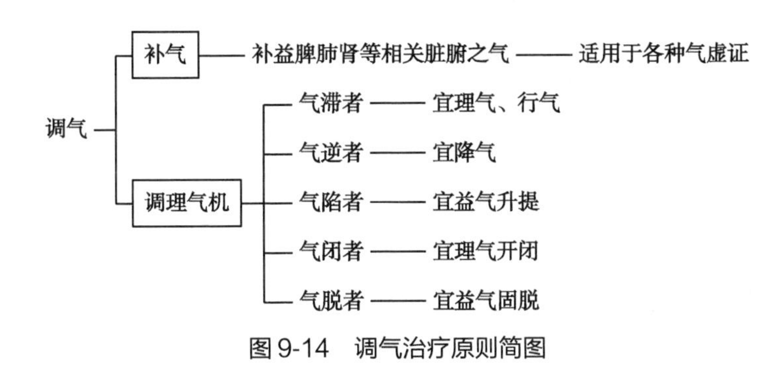

图9-14　调气治疗原则简图

1. 补气　补气法主要用于气虚证。由气的生成不足导致的气虚，主要与脾、肺、肾三脏关系最为密切。因此，补气多为补益脾、肺、肾三脏之气。由病变过程中导致的气虚，可见于五脏六腑之气的不足，临床当视其病变的具体情况，分别进行补益相关脏腑之气。

2. 调理气机　调理气机主要用于气机失调的病证。气机失调的病变，有气滞、气逆、气陷、气脱、气闭等的不同。因此，治疗时要根据不同病变进行调理。如气滞者，宜理气、行气；气逆者，宜降气；气陷者，宜益气升提；气闭者，宜理气开闭；气脱者，宜益气固脱。临床时，还必须结合脏腑气机的升降出入规律，分别进行调理。

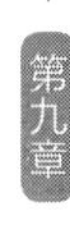

（二）调血

血病的病理变化，包括血虚、血瘀、出血、血热、血寒等。临床治疗时，要根据不同的病变及其原因进行调理。（图9-15）

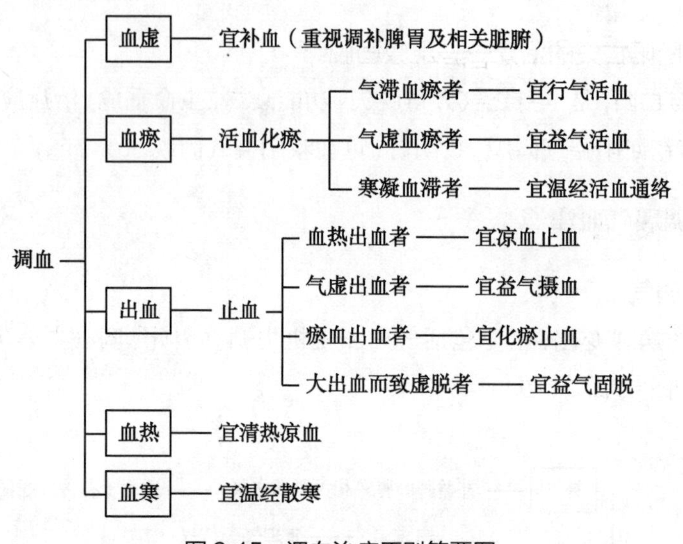

图9-15 调血治疗原则简要图

例如，血虚者，宜补血。由于血液的生成来源于水谷精微，与脾、胃、心、肝、肾等脏腑的功能密切相关。因此，补血时，要注意调补脾胃及相关脏腑的功能。

又如，血瘀者，宜活血化瘀。导致血瘀的原因是多方面的，若因气滞血瘀者，宜行气活血；若因气虚血瘀者，宜益气活血；若因寒凝血滞者，宜温经活血通络等。

再如，出血者，宜止血。若因血热出血者，宜凉血止血；若因气虚出血者，宜益气摄血；若因瘀血出血者，宜化瘀止血；若因大出血而致虚脱者，宜益气固脱等。

血热者，宜清热凉血。血寒者，宜温经散寒。

（三）调津液

津液失常的病理变化，主要是津液不足和津液输布排泄障碍而致的水湿停滞。因此，调理津液失常的治法：一是滋养津液；二是化湿利水。

1. 滋养津液 用于津液不足证。若是实热伤津者，宜清热生津。津液不足证，日久多有阴虚，在临床上，常养阴生津并用。

2. 化湿利水 用于水湿停滞证。水湿停滞体内的病变表现是多样的，若湿盛者，宜化湿、利湿、燥湿；若水肿者，宜利水消肿；若痰饮为患者，宜化痰逐饮等。

水湿停滞的原因是多方面的，从脏腑功能而言，多因脾、肺、肾、三焦等脏腑对水液的输布排泄功能失常，在治疗时，还须调治相关脏腑功能。

（四）调理气血津液的关系

1. 调理气与血的关系（图 9-16） 气与血的病变常相互影响，气病可及血，血病可及气，结果是气血同病。因此，治疗时必须调理两者的关系。

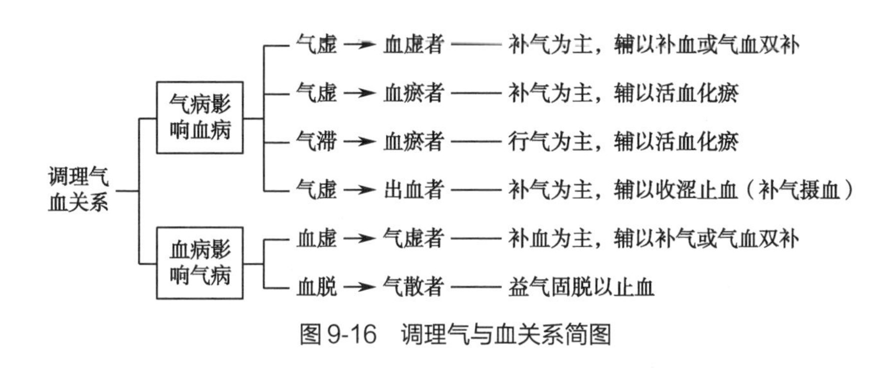

图 9-16 调理气与血关系简图

如气虚生血不足而致血虚者，宜补气为主，辅以补血，或气血双补；气虚推动血行无力而致血瘀者，宜补气为主，辅以活血化瘀；气滞血行不畅而致血瘀者，宜行气为主，辅以血活化瘀；气虚不能摄血而致出血者，宜补气为主，辅以收涩止血（补气摄血）。

如血虚不能生气而致气虚者，宜补血为主，辅以补气，或气血双补；大出血而导致气随血脱者，当先益气固脱以止血。

2. 调理气与津液的关系（图 9-17） 气虚而致津液生成不足者，宜补气生津；气虚或气滞而致津液输布、排泄不畅产生水湿痰饮者，宜补气或行气以行水、利水、化痰；气虚不能固摄津液而致津液流失者，宜补气以摄津。

水停气阻者，在治疗水湿痰饮之时，应辅以行气导滞；气随液脱者，宜益气固脱，辅以生津。

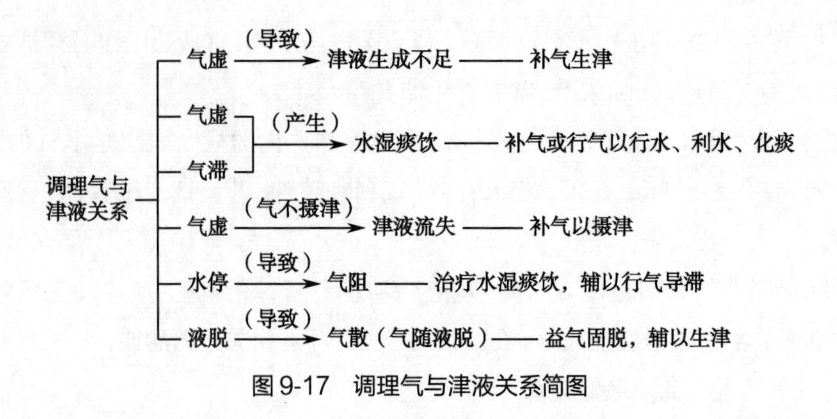

图 9-17　调理气与津液关系简图

3. 调理血与津液的关系　血与津液在病理上常相互影响，失血过多导致津液亏损，津液大量耗损导致血脉空虚（津枯血燥）。因此，在治疗时，除针对病因治疗外，还要兼顾养血生津。

六、因时因地因人制宜

气候变化、地理环境、人的个体差异等因素，均可影响疾病的发展变化与转归，因此，在治疗疾病时，必须考虑这些因素，而采取适宜的治疗方法。

（一）因时制宜（图 9-18）

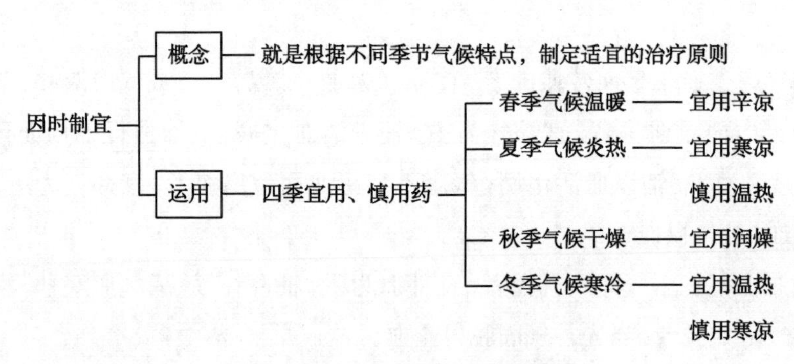

图 9-18　因时制宜治则简图

1. 概念　因时制宜，就是根据不同季节气候的特点，来制定适宜的治疗原则。

2. 运用　一年四季，气候寒热温凉的变迁，对人的生理病理都有影响。所以在治病时，要根据季节气候的特点，来考虑治疗用药。

例如，夏季炎热，人体阳气升发，腠理疏松开泄，易于汗出，即使感受风寒致病，辛温发散之品则亦不宜过用，以免伤津耗气。寒冬季节，人体阳气内藏，腠理致密，外感风寒致病，辛温发散之品用之无碍；若寒冬时节患热病，当慎用寒凉之品，以防损伤阳气。

对外感病的治疗，有四季宜用药物、慎用药物。一般而言，春季气候温暖，宜用辛凉药物；夏季气候炎热，宜用寒凉药物，慎用温热药物；秋季气候干燥，宜用润燥药物；冬季气候寒冷，宜用辛温药物，慎用寒凉药物。

【原文解读】

《素问·六元正纪大论》曰："用寒远寒，用凉远凉，用温远温，用热远热，食宜同法。"

《嵩厓尊生全书·病机部》曰："远者，避忌之谓，即无犯也。凡用热者，无犯司气之热及时令之热；用寒者，无犯司气之寒及时令之寒。温凉亦然。"

以上原文所述，是因时制宜的用药原则。如"用寒远寒"，前一个"寒"，是指寒性药物，后一个"寒"，是指寒冷的季节及寒冷的气候。"远"，远离、避开之意。就是说，寒冷的季节（气候）要慎用寒凉药。

（二）因地制宜（图 9-19）

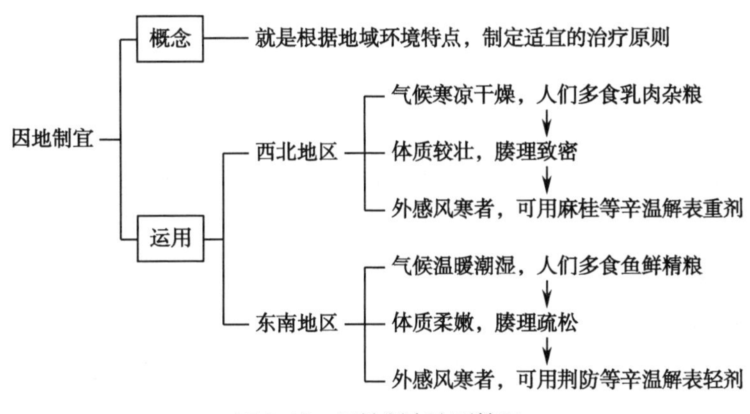

图 9-19　因地制宜治则简图

1. 概念　因地制宜，就是根据不同的地域环境特点，来制定适宜的治疗原则。

2. 运用　不同的地理区域，地势有高低，气候有寒热燥湿，水土性质及人们的生活习惯等有差异。因此，不同地域的人，其生理活动与病理变化亦各有不同。所以，在治疗疾病时，就要根据地理环境特点，来考虑治疗用药。

例如，在我国西北地区，高原山区，气候寒凉干燥，人们多食乳肉杂粮，体质较壮，腠理致密，若外感风寒，可用麻黄、桂枝等辛温解表重剂。东南地区，平原地带，气候温暖潮湿，人们多食鱼鲜精粮，体质柔嫩，腠理疏松，若外感风寒，宜用荆芥、防风等辛温解表轻剂。

【原文解读】

《素问·五常政大论》曰："地有高下，气有温凉，高者气寒，下者气热……西北之气，散而寒之，东南之气，收而温之，所谓同病异治也。"

《素问·异法方宜论》曰："医之治病也，一病而治各不同，皆愈何也？岐伯对曰：地势使然也。"

《医学阶梯》曰："善疗疾病者，必先别方土。方土分别，远迩高卑，而疾之盛衰，人之强弱因之矣。"

《医学源流论·五方异治论》曰："人禀天地之气以生，故其气体随地不同。西北之人，气深而厚，凡受风寒，难于透出，宜用疏通重剂；东南之人，气浮而薄，凡遇风寒，易于疏泄，宜用疏通轻剂。"

以上原文，论述了地理区域不同，影响人的体质强弱，因而在治疗上就有差别。

（三）因人制宜（图 9-20）

1. 概念 因人制宜，就是根据患者的年龄、性别、体质等不同特点，来制定适宜的治疗原则。

2. 运用 不同的患者有其不同的个体特点，治疗时就应根据每个患者的年龄、性别、体质等不同的个体特点来考虑治疗用药。如：

（1）年龄不同：人的年龄不同，其生理功能、病理反应有差异，所以治疗用药应有所区别。如：

小儿，生机旺盛，但脏腑娇嫩，气血未充，患病则易寒易热，易虚易实，病情变化较快，治疗用药宜轻，慎补忌攻。

老年人，生机减退，脏腑功能衰减，气血亏虚，患病多表现为虚证，或虚中夹实，治疗宜补慎攻，或攻补兼施。

青壮年，形体壮实，脏腑功能旺盛，气血充足，患病多表现为实证，治疗宜攻邪泻实，药量可稍重。

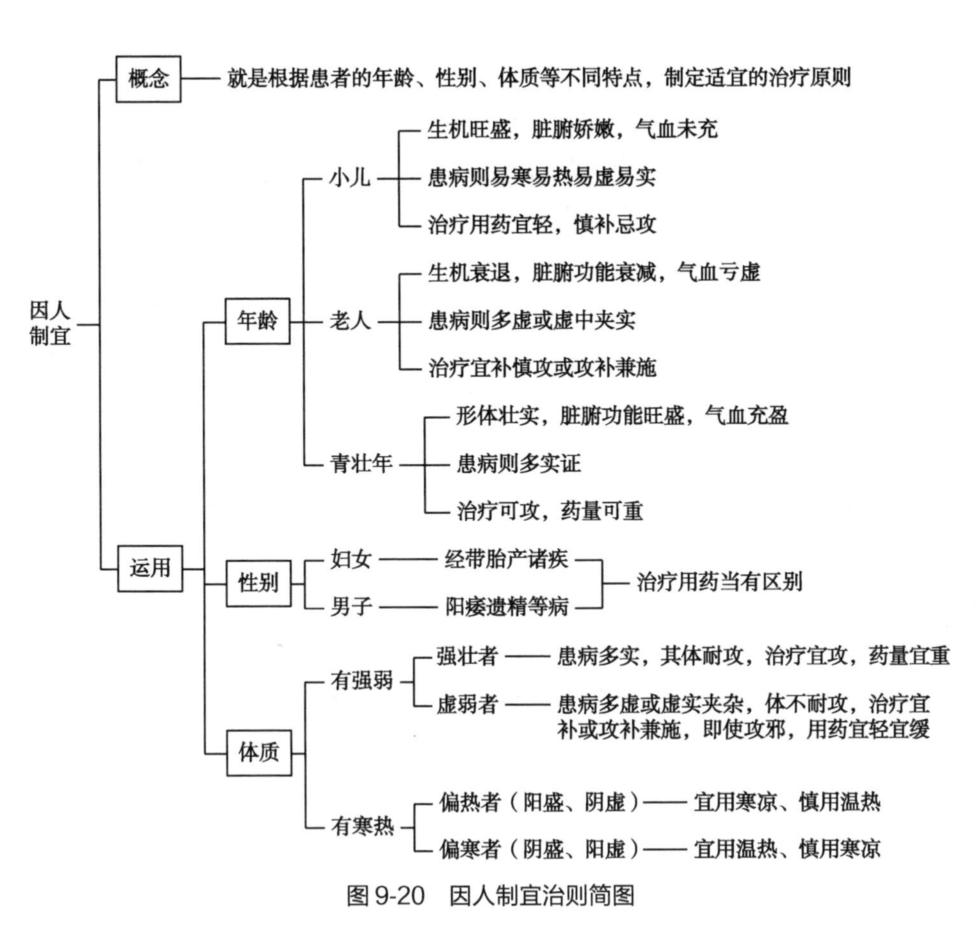

图 9-20　因人制宜治则简图

（2）性别不同：男女性别不同，各有其生理、病理特点，治疗用药亦当有别。

妇女，以血为本，有经、带、胎、产生理特点，因而病理上就有经、带、胎、产诸疾，以及乳房、胞宫之病。在月经期、妊娠期，慎用或禁用峻下、破血、滑利、走窜、开窍及有毒药物，产后又应考虑气血亏虚及恶露情况，从而采取适宜的治法。

男子，以精为主，病理上易患阳强、阳痿、早泄、遗精、滑精以及精液异常等病证，因肾藏精、主生殖，故治疗应在调肾的基础上结合具体病机进行论治。

（3）体质不同：由于每个人的先天禀赋与后天生活环境的不同，个体体质就会有强弱、有偏寒偏热的不同。不同体质对不同的病邪有易感性，患病之后，由于机体的反应性不同，病证的性质就会有寒热虚实之别。因此，治疗上就应当有所不同。如：

体质有强弱之分：强壮者，患病后多实证，其体耐攻伐，治疗宜攻，药量宜

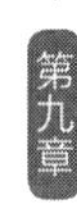

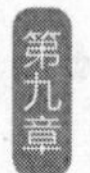

重；虚弱者，患病后多为虚证或虚实夹杂证，其体不耐攻伐，治疗宜补或攻补兼施，即使攻邪，药性宜缓，药量宜轻。

体质有寒热之偏：偏热者，见于阳盛或阴虚之体，患病后病邪易随体质而变化，故多表现为热象，治疗宜用寒凉而慎用温热之剂；偏寒者，见于阴盛或阳虚之体，患病后多表现为寒象，治疗宜用温热而慎用寒凉之品。

总之，因时、因地、因人制宜的治疗原则，体现了中医治疗上的整体观念及辨证论治在实际应用中的原则性和灵活性。临床时，必须全面地看问题，具体情况具体分析，才能不断提高疗效。

【原文解读】

《灵枢·论痛》曰："胃厚，色黑，大骨及肥者，皆胜毒，故其瘦而薄胃者，皆不胜毒也。"

《温疫论·老少异治》曰："凡年高之人，最忌剥削。设投承气，以一当十；设用参术，十不抵一。盖老年营卫枯涩，几微之元气易耗而难复也。不比少年气血生机甚捷，其气勃然，但得邪气一除，正气随复。所以老年慎泻，少年慎补，何况误用耶？万有年高禀厚，年少禀薄者，又当从权，勿以常论。"

《景岳全书·传忠录·藏象别论》曰："血气为人之橐籥，是皆人之所同也。若其同中之不同者，则脏气各有强弱，禀赋各有阴阳。……禀赋有阴阳，则或以阴脏喜温暖，而宜姜、桂之辛热；或以阳脏喜生冷，而宜芩、连之苦寒；或以平脏，热之则可阳，寒之则可阴也。……人之气质有常变，医之病治有常变。"

《医学源流论·病同人异论》曰："天下有同此一病，而治此则效，治彼则不效，且不惟无效而反有大害者，何也？则以病同人异也。夫七情、六淫之感不殊，而受感之人各殊，或气体有强弱，质性有阴阳，生长有南北，性情有柔刚，筋骨有坚脆，肢体有劳逸，年力有老少，奉养有膏粱藜藿之殊，心境有忧劳和乐之别，更加天时有寒暖之不同，受病有深浅之各异。一概施治，则病情虽中，而于人之气体迥乎相反，则利害亦相反矣。故医者必细审其人之种种不同，而后轻重缓急、大小先后之法因之而定。"

以上原文，从体质、年龄、性情、奉养等方面的不同，阐述因人制宜的治疗原则。

【学习要点提示】

1. 了解预防（治未病）的基本概念、主要内容（未病先防、既病防变、病后防复）及其基本方法。

2. 掌握治则的基本概念及主要内容。

3. 掌握正治与反治、治标与治本、扶正与祛邪、调整阴阳、调理气血津液、因时因地因人制宜等治疗原则的基本概念及其运用。

附：主要参考书目

1. 孙广仁. 中医基础理论[M]. 2版. 北京：中国中医药出版社，2007.
2. 李德新. 中医基础理论[M]. 北京：人民卫生出版社，2001.
3. 刘燕池，郭霞珍. 中医基础理论[M]. 北京：科学出版社，2002.
4. 张登本. 中医学基础[M]. 北京：中国中医药出版社，2003.
5. 曹洪欣. 中医基础理论[M]. 北京：中国中医药出版社，2004.
6. 王新华. 中医学基础[M]. 上海：上海科学技术出版社，1995.
7. 印会河. 中医基础理论[M]. 上海：上海科学技术出版社，1984.
8. 黄帝内经素问[M]. 北京：人民卫生出版社，1963.
9. 灵枢经[M]. 北京：人民卫生出版社，1963.